本草经典古籍校注丛书（第一辑）

李成文 总主编

本草求真

清·黄宫绣 著

李成文 胡素敏 史周薇 校注

中国健康传媒集团

中国医药科技出版社 ·北京

内容提要

本书收载药物500余种，共十卷。其中前八卷分列补剂（温中、平补、补火、滋水、温肾），收涩（温涩、寒涩、收敛、镇虚），散剂（散寒、驱风、散湿、散热、吐散、温散、平散），泻剂（渗湿、泻湿、泻水、降痰、泻热、泻火、下气、平泻），血剂（温血、凉血、下血），杂剂（杀蛊、发毒、解毒、毒物），详述药物形态、性味、功效、主治以及禁忌。后二卷增补食物，并分列脏腑病证主药、六淫病证主药及药物总义概述。全书"无不搜剔靡尽，牵引混说，概为删除，俾令真处悉见"，故冠以"求真"之名。本书可供中医临床、教学及科研人员参考，也可供中医爱好者参阅。

图书在版编目（CIP）数据

本草求真 /（清）黄宫绣著；李成文，胡素敏，史周薇校注 . -- 北京：中国医药科技出版社，2025.8.
（本草经典古籍校注丛书 / 李成文总主编）. -- ISBN 978-7-5214-4947-1

Ⅰ. R281.3

中国国家版本馆CIP数据核字第20247HX435号

美术编辑 陈君杞
版式设计 南博文化

出版 **中国健康传媒集团** | 中国医药科技出版社
地址 北京市海淀区文慧园北路甲22号
邮编 100082
电话 发行：010-62227427 邮购：010-62236938
网址 www.cmstp.com
规格 880×1230mm $^1/_{32}$
印张 16 $^3/_8$
字数 466千字
版次 2025年8月第1版
印次 2025年8月第1次印刷
印刷 大厂回族自治县彩虹印刷有限公司
经销 全国各地新华书店
书号 ISBN 978-7-5214-4947-1
定价 **49.00元**

获取新书信息、投稿、为图书纠错，请扫码联系我们。

本草经典古籍校注丛书
（第一辑）

编　委　会

前言

本草始自神农，专著400余部，各书所录，皆有侧重，载药3000多种，涵盖2000多年研究成果，包括药物形态、产地气候、种植栽培、采收加工、炮制保藏、伪劣鉴别、寒热温凉、酸苦甘辛咸淡、气味厚薄、升降浮沉、归经引经、功效主治、配伍应用、毒性禁忌、处方用量、煎煮方法、冲服外敷、丸散膏丹、用药验案等，至今未能全部整理出版，难得一窥芳容。即使是已经影印出版的繁体竖排版本，也因没有校注而阅读不便，故不被世人所关注。

不读本草，焉知药性？昆虫草木，生之有地，根叶花实，采之有时，新陈不同，精粗不等，区分名实，炮制加工。金石类多主镇逆破坚；草本类多主散结利气，大约苗及茎升，根降，叶散，子攻，花润；虫兽类多主助运泄闭。形质虽一，气味不同，气味相类，形质则迥。气无形而升为阳，味有质而降属阴；气味皆有厚薄，气厚者为纯阳，薄为阳中之阴；味厚者为纯阴，薄为阴中之阳。气薄则发泄，气厚则发热；味厚则泄，味薄则通；气薄宜升，味厚宜降，轻虚者浮而升，重实者沉而降。味薄者升而生春象，气薄者降而收秋象，气厚者浮而长夏象，味厚者浮而藏冬象，味平者化而成土象。气厚味薄者浮而升，味厚气薄者沉而降，气味俱厚者能浮能沉，气味俱薄者可升可降。降中有升，浮中有沉，升降一体，浮沉兼收。五味之用，味酸者能涩、能收，味苦者能泻、能燥、能坚，味甘者能补、能和、能缓，味辛者能散、能润、能横行，味咸者能下、能软坚，味淡者能利窍、能渗泄。辛甘发散为阳，酸苦涌泄为阴，咸味涌泄为阴，淡味渗泄为阳，轻清升浮为阳，重浊沉降为阴。药物归经引经，或入太阳，或入少阳，或入阳明，或行太阴，或走厥阴，或走少阴之经。凡色青、味酸、气躁，性属木者，皆入足厥阴肝、足少阳胆经；色赤、味苦、气焦，性属火者，皆入手少阴心、手太阳小肠经；色黄、味甘、气香，性属土者，皆入足太阴脾、足阳明胃经；色白、味辛、气腥，性属金者，皆入手太阴肺、手阳明大肠经；色黑、味咸、气腐，性属水者，皆入足少阴肾、足太阳膀胱经。寒热温凉，虚实补泻，或阴或阳，或气或血，或攻或补，或表或里，或开或阖，或通或涩，或燥或润，或芳香辟秽，防疫散邪，悦脾开胃，化湿祛浊，行气活血，消肿散结，通经止痛，开窍醒神。总之，多读本草，辨识药性，纠偏避害，才能将兵。否则，虚实莫辨，攻补妄施；温凉杂撮，寒热倒置，方不成方，何能制敌，动辄得咎，草菅人命。

　　本草多以繁体竖排手稿、抄本流传，近有刻本，遗漏错讹，在所难免，很多本草专著不被人知，历代医家耗尽毕生心血研究本草的新发现、新认知、新成果，或总结的独特用药心得与经验，无法得到传承，后人未见前书，却又进行着重复研究，浪费大量的宝贵资源，严重地影响了中药学的发展与学术进步，并波及中医学的发展与进步，更给大众健康带来了不利影响。

　　本草古籍众多，文辞深奥，涉及知识面较宽，过往校注之书，仅重医理，文字误读、注释错误、用典不释、当释未释、遇难不释现象屡见。为此，我们专门成立《本草经典古籍校注丛书》编写团队，对其进行系统整理校注。组织专家学者认真梳理，遵从中医古籍整理规范，参考诸家注释，筛选其影响阅读，难以理解的字、词、人名、地名、官职、书名、风俗、方物、典故、病证、本草异名等，逐一考订，遇疑即解，拨冗歧义，附以书证，注重源流，言简意赅，深入浅出，通俗易懂，清晰准确，突出实用。避免应解不解、蜻蜓点水、望文生义、字面顺释、曲解附会、失注误注，为中药研究、应用提供基础支持。

本套丛书的出版得到了中国医药科技出版社的大力支持，在此表示衷心的感谢。

中国中医药研究促进会各家学说与临床研究分会会长

河南中医药大学教授　主任医师　博士研究生导师

李成文

2025 年 6 月

校注说明

  黄宫绣（1730—1817年），字锦芳，江西抚州宜黄人，清代著名医学家。黄氏出身书香世家，为太学监生，后专注医学，精研经典，探求真理，注重实践，著有《本草求真》《脉理求真》《太史医案初编》等。

  《本草求真》刊行于乾隆三十四年（1769年），收载药物500余种，分为十卷。前八卷分列补剂（温中、平补、补火、滋水、温肾），收涩（温涩、寒涩、收敛、镇虚），散剂（散寒、驱风、散湿、散热、吐散、温散、平散），泻剂（渗湿、泻湿、泻水、降痰、泻热、泻火、下气、平泻），血剂（温血、凉血、下血），杂剂（杀虫、发毒、解毒、毒物），详述药物形态、性味、功效、主治以及禁忌。后二卷增补食物，并分列脏腑病证主药、六淫病证主药及药物总义概述。

  本次校注以乾隆三十九年（1774年）文奎堂绿圃斋刊本为底本，以乾隆四十三年（1778年）绿圃斋重刊兴顺堂藏本（1959年上海科技出版社据此校勘铅印本）为主校本，1941年上海锦章书局石印本为参校本，以江西本《本草纲目》为他校本进行校注。

1.校勘方法以对校、他校为主，本校辅之，底本疑有讹误，而对校、他校又无旁证可采者，酌情用理校或存疑待考。

2.凡繁体字、异体字、俗写字、古今字，或有案可稽的古讹字，一律径改为规范简体字。

3.凡因字形相似，或增笔，或缺笔，或连笔等而误写、误刻的文字，如"正、止""若、苦"，"今、令""灸、炙""且、旦""千、干""日、月、曰""太、大、犬""己、已、巳""人、八、入""戊、戌、戍""未、末"之类，若属明显讹误而无疑义者，径改不出注。若遇难裁断是非或疑似之间者，不改原文，出注说明。

4.凡疑难字、生僻字、通假字、容易误解的异读字，词义费解，或有歧义、僻义，古代常用固定词汇或成语，而不符合今人习惯用语者，不常见、不常用的联绵词，或有歧义的虚词，本草别名、病症名、地名或地域名、官职、医家、书名等出注解释。同一内容多次出现且需出注时，一般只在首见处出注。

5.凡历朝避讳字，一律保持原貌，前人已改之字不回改，缺字不增补，但缺笔字补正。其中因改字影响文义之处和改人名处，均出注说明。特殊情况根据语境和文义处理。

6.因书改横排，原书右、左等表示方位词上、下之义，或前后文关系的，径改为上、下。

7.校注侧重于解释字词、人名、地名、方物、著作等方面，力求简明扼要，不作繁琐考证。

8.本书卷前所附药图，多转绘于《本草纲目》和《本草汇言》，推测可能是书商所为，且使用价值有限，本次整理未予收录。

9.目录保留原书序号，附药等不单独列出。卷后目录据正文分部类别调整。

序

　　乾隆三十七年①正月初四日，内阁奉上谕：朕稽古右文②，聿③资治理，几④余典学，日有孜孜。因思策府⑤缥缃⑥，载籍极博者巨者，羽翼经训，垂范方来，固足称千秋法鉴。即在识小之徒，专门撰述，细及名物、象数，兼综条贯，各自成家，亦莫不有所发明，可谓游艺⑦养心之一助。是以御极之初，即诏中外搜访遗书，并命儒臣校勘十三经、二十一史，遍布黉宫⑧，嘉惠后学。复开馆修纂《纲目三编》《通鉴辑览》及三通诸书，凡艺林承学之士，所当户诵家弦者，既以荟萃略备。第⑨念读书固在得其要领，而多识前言往行以畜其德，惟搜罗益广，则研讨愈精。如康熙年间，所修《图书集成》，全部兼收并录，极方策⑩之大观，引用诸编，率

① 乾隆三十七年：指壬辰年（1772年）。
② 稽古右文：考察总结古代经验，提倡文化教育。稽，考察；右，提倡。
③ 聿：语首助词，无义。
④ 几：通"机"，政务。
⑤ 策府：指帝王藏书之所。
⑥ 缥缃（piǎo xiāng）：书卷。
⑦ 游艺：指修习学问或技艺。语见《论语·述而》。
⑧ 黉（hóng）宫：古时指学堂或学校。
⑨ 第：尽管。
⑩ 方策：指典籍。

属因类取裁，势不能悉载全文，使阅者沿流溯源，一一征其来处。今内府藏书，插架不为不富，然古今来著作之手，无虑于百家，或逸在名山，未登柱史，正宜及时采集，汇送京师，以彰千古同文之盛。其令直省督抚，会同学政等通饬①所属，加意购访，除坊肆所售举业时文及民间无用之族谱、尺牍、屏幛、寿言等类，又其书本无实学，不过嫁名驰鹜，编刻酬倡诗文，琐碎无当者，均无庸采取外，其历代流传旧书，内有阐明性学治法，关系世道人心者，自当首先购觅。至若发挥传注，考核典章，旁暨九流百家之言，有裨②实用者，亦应备为甄择。又如历代名人，洎③本朝士林宿望，向有诗文专集，及近时沉潜经史，原本风雅，如顾栋高、陈祖范、任启运、沈德潜辈，亦各著成编，并非剿说④卮言⑤可比，均应概行查明。在坊肆者，或量为给价；家藏者，或官为装印；其有未经镌刊，只系抄本存留者，不妨缮⑥录副本，仍将原书给还。并严饬所属一切善为经理，毋使吏胥借端滋扰。但各省搜辑之书，卷帙必多，若不加之鉴别，悉令呈送，烦复皆所不免。着该督抚等先将各书叙列目录，注明某朝某人所著，书中要指何在，简明开载，具折奏闻。候汇齐后，令廷臣校核，有堪备阅者，再开单行知取进，庶几副在石渠⑦，用储乙览⑧。从此《四库》《七略》益昭美备，称朕意焉，钦此。

---

① 饬：通"敕"，命令。

② 裨：补益。

③ 洎（jì）：到，及。

④ 剿（chāo）说：抄袭别人的言论为己说。

⑤ 卮（zhī）言：支离破碎之言；无主见之言。

⑥ 缮（shàn）：抄写。

⑦ 石渠：石渠阁，西汉皇室藏书之处。

⑧ 乙览：皇帝阅览文书。

叙

　　岐黄一术，小之虽为技业之精，大之即为参赞之道，其功甚巨，其理甚微①，自非有真学问、真识见者，出而为医，亦乌能博极群书，探本穷源，而得其真于不谬哉。盖天下有真儒，则始有真医，必为真儒，以为真医，则其医始真而不伪；必求真读医书以为真医，则其医尤真而不伪。顾世之医者不然，或读书而止记数方，或临证而偶忆一说，拘牵附会，害不胜言。其幸而济，则以自鸣其术，而不知求其精；不幸而不济，则且同委诸命而不复知其失。呜呼！以千万人之死生，系一人之工拙，而固若是以术尝哉！然此非独攻医者之过，即古诸书亦与有责焉。余向习举业，未谙医理，承简命以来，簿书刑钱，日久不遑，间或公事稍暇，考诸本草所载药品气味，非不既繁且备，然多以隔一隔二为言，推说反说见意，徒令人茫乎不知其津涯，浩乎不知其畔岸。则欲以求真，适以乱真，无怪乎寡见渺闻之士，终不能得其真也。宜

_____

①　微：精深，奥妙。

川太学姓黄讳宫绣号锦芳者，其父讳①为鹗，曾以《理解体要》问世，知生本为儒家子，其渐渍于儒者久矣。一日手示《本草求真》请序于余。余阅是书，即已了如指掌，判若日星，更知于医研究有素，故能阐真摘要，订伪辨讹，发前人所未发。俾②习为儒而未学夫医者，固一览而知其道，即素未为儒而始学夫医，亦甫③读而得其要，斯岂庸医浅儒所能道其万一者乎。方今圣天子嘉惠元元④，万物一体，痌瘝⑤恒切，蔀屋⑥皆春，倘得是书而广布之，将见济世无穷，活人甚众，其功非止见于方隅，自必及于四海，而皆被其效，非止垂于一时，自必绵于万古而不替也。是为叙。

时乾隆己丑⑦季冬知宜黄县事晋陵王光燮书于凤冈公署

---

① 讳：古时称死去的皇帝或尊长的名字。

② 俾：使。

③ 甫：刚，才。

④ 元元：百姓。

⑤ 痌瘝（tōng guān）：病痛；疾苦。

⑥ 蔀（bù）屋：草席盖顶之屋，泛指贫家幽暗简陋之屋。

⑦ 乾隆己丑：指乾隆三十四年（1769年）。

维乾隆三十有七年，恭逢圣天子稽古右文，特诏征购遗书用储乙览，而余以向任馆职，奉上游①委以汇核之任，凡江右诸书所得见者几千百种，其间纯驳互出，固不尽为不朽之业，然巨编单帙盈积箱案，固已显晦无遗矣。得与寓目者，洵②洋洋乎大观也哉。宜黄黄太学宫绣，以其故父为鹗所著《理解体要》二卷，并所自著《医学救真录》数卷，并《本草求真》数卷来上兼请叙余。惟义理之学，至宋儒而大明，发明宋儒之蕴，更元、明诸儒而大备。宜黄，古临川郡也。计是郡之谈理者，宋有象山③，元有草庐④，明则康斋⑤，皆以绝人之资，发其自得之学。黄君之书，其资既与数先哲相若，且能于章句、训诂之余，不溺于口耳词华之习，

---

① 游：浮夸不实。此为谦词。
② 洵（xún）：确实，的确，实在。
③ 象山：即陆九渊，字子静，号象山，著名哲学家，南宋江西抚州金溪人。因讲学于象山（今江西贵溪西南），自称为象山翁，世称象山先生或陆象山。
④ 草庐：即吴澄，字幼清，晚年改字伯清，人称草庐先生。
⑤ 康斋：吴与弼，字子傅，号康斋。

荟萃儒家者流，以为此书可不谓能自拔于流俗之外者欤。太学于敬读父书余暇，肆力轩岐，夫古人以良医之功，此方良相。盖古仁者及人利物之心，类如是耳。否则博施惠众，其事靡穷，而良相、良医厥人有数，矢愿固硔①，恐反于仁之术隘矣。今太学之为此书也，于史为方技家言，而能归重立品正情，则不独借以寄其良相之思，亦将自溥其近臂之念，故迥与世之鬻技②者殊矣。爰不却其请，以所上二书邮申书局，以备采择，而并叙其概如此云。

时乾隆三十八年③季冬月赐进士出身诰授中宪大夫江西分巡
广饶九南兼管水利兵备道加二级纪录一次前日讲起居注官
翰林院侍讲左春坊左赞善翰林院编修江宁秦承恩撰

---

① 硔（hóng）：宏大，精深。
② 鬻（yù）技：亦作"鬻伎"，指出卖技术，以技艺谋生。鬻，卖。
③ 乾隆三十八年：指癸巳年（1773年）。

凡例

本草一书，首宜分其形质气味，次宜辨其经络脏腑，终宜表其证治功能，历观诸书，无不备载。然理道不明，意义不疏，徒将治效彰著，浅学医士，其奚辨焉。况有补不实指，泻不直说，或以隔一隔二，以为附会，反借巧说，以为虚喝，义虽可通，意难即悟。兹从往昔诸书，细加考订，其有一义未明，一意未达，无不搜剔靡尽，牵引混说，概为删除。俾令真处悉见，断不随声附和，语作影响，以致眩人耳目也。

药品补泻，或阴或阳，或气或血，或燥或润，原自有别，遍绎诸书，无有实载。如白术味苦性燥，是能入脾补气；山药味甘气平，是能入脾补阴；人参、黄芪味甘性温，是能入肺而补气；葳蕤①、蜂蜜甘平、甘温，是能入肺而补阴；龙眼甘温，是能入心而补气；当归、柏子仁辛甘温润，是能入心而补血；山茱萸、杜仲辛温、酸温，是能入肝而补气；首乌、阿胶甘平微温，是能入肝而补血。至附、桂辛热，则能入肾以补阳；熟地、枸杞甘润、

① 葳蕤：即玉竹。

甘温，是能入肾以补阴。补剂如斯，泻剂亦然。而书仅以补泻混指。是集论补、论泻，俱以阴阳气血分辨，概不敢以影响浑混等语塞责，庶使开卷了了，无有错误。

本草药性，最宜就实讲明，不可一毫牵引。如书既言桑白皮入肺泻火，是明于气无补，而又混引益气之说以相淆；枳壳、枳实本为下气最峻之味，而书又引益气明目之说以为质；桔梗本属升气之品，而书又扩其义曰降；赤小豆本非大热之味，而书又别其义曰燥；紫石英、白石英之甘与温，本非最湿之品，而书又反其词曰湿。此惟上哲①之士，始可以悟其蕴，若使粗工褊浅②，又曷克③以明其义乎。是集凡有义蕴难明之处，逐一详解，不令稍有含混。

经络脏腑，他书亦有载，系某药主入某经、某药兼入某经，然众书繁杂，持论不一。如知母味辛而苦，沉中有浮，降中有升，本能清肺以宁肾，而书偏置润肺不语，止言于水有滋，牵强混引，殊多不解。是篇凡有类此不明，无不从实发挥，庶主辅攸分，而经腑与脏之药，自不致误。

是集论症、论治、论效，总以药之气味形质四字推勘而出，则药之见施于病者，即有其因，而药之见施于病而即有效者，又有其故。如刘寄奴之能破瘀通经行血，又治金疮，使血顿止，一通一涩，似不相合，他书止载治效，无有诠释，使人自悟。是篇凡其药有类是，无不按实考明，尽情阐发，俾令后学，始有津涯。

药多有形质相同，气味相等，若使各为注释，而不比类合观，则疑似莫辨。如诃子、粟壳共为涩药之类；白蔻、砂仁共为燥胃之类；猪苓、泽泻共为利湿之类；羌活、独活共为驱风之类；大戟、甘遂共为泻水之类；枳壳、枳实共为破气之类；附子、肉桂

---

① 上哲：指具有超凡道德和才智之人。

② 褊（biǎn）浅：心地、见识等狭隘短浅。

③ 曷克：曷，何，怎么；克，能，会。

共为补火之类；地黄、枸杞共为滋水之类；牛黄、贝母共为清热祛痰之类；乳香、没药共为行血破血之类；人参、黄芪共为补肺补气之类。本草分论虽多，而合论则少。是篇尚论药味，凡有气味相同，无不先于篇首合同阐发，再于各味之中，又取相类以为分别，庶使毫厘千里，无有差谬。

药有宜有忌，宜者可用，而忌者不可用也。有其宜之当用，即有其忌之不可用。是篇既于药品之宜，反复申明，复于药性之忌，多为诰诫，俾其喜忌并知，而无临症岐①亡之弊矣。

本草药味，他氏多以草木昆虫金石类为编次，以便披阅。然形质虽同，而气味不就一处。合编，则诸药诸性，又已分散各部而不可以共束矣。是编开列药品，总以气味相类共为一处。如补火等药，则以补火为类；滋水等药，则以滋水为类；间有一味而兼数治、数性者，则不得不就一处以为品列，不必彼此重见，是亦限于编次之一道也。再于分别气味之下，又注是草、是木、是金、是石，以为类次，俾气味既得依类而处，而形质亦得分类合观。庶泾渭攸分，而学者自无亡津之叹。

本草《本经》，出自神农，其理自属不易，然考论中所载药性，多有安五脏、定神志，并延年益寿、身轻黑发，及桑白皮、紫草补中益气等说。按：此语多肤廓，不无可疑。且考神农尝草，流传至今，是时文字未开，当有识识相应，不尔何由得闻。所详药出郡县，多有后汉地名。故寇宗奭②、陶通明③、掌禹锡④皆谓是书

---

① 岐：同"歧"。后同。

② 寇宗奭：宋代药物学家，政和六年（1116年）著《本草衍义》三卷。

③ 陶通明：陶弘景（452—536年），字通明，晚号华阳隐居，丹阳秣陵（今江苏南京）人。南朝齐、梁时道教学者、炼丹家、医药学家。著有《本草经集注》《养性延命录》等。

④ 掌禹锡：北宋官员，许州郾城（今河南省漯河市郾城区）人，天禧进士。嘉祐二年（1057年）奉敕与林亿、苏颂等共同编修《嘉祐补注神农本草》。

考之于汉，已有不能断自何代所作，《淮南子》虽言神农尝百草以和药，亦无本草之名。至称桐①、雷②本此载在简编，应与《素问》同类，何以后人多为更饰，故有疑为他氏所著。厥后代为损益，其真愈失，而其论愈讹，无怪李氏③濒湖纂集本草，仅以《本经》主治冠列诸首，而不力为著解，且有疑其经论未确，留此以为存羊之意。非故厚今薄古，实以语多肤廓，故不敢以疑信相参之书，等于《素问》，同作千古俎豆观也。惟有长洲路玉④极力尊崇，而其中多有强为纽合之心，仍非尊崇本意。故余尚论药性，每从实处追求，既不泥古以薄今，复不厚今以废古，惟求理与病符，药与病对，俾炎帝救世之真心，默与余论相合，而不失其尊崇之意，是亦余心之素望也矣。

　　他书皆有圈点勾勒，取其易于披阅，然满纸细圈，稠密不空，余素不尚。且此非属文艺，仅求意义通达，不蔓不支，便惬⑤余志，故集止就第一要处，以为圈饰，余则或点或某，以为甄别。

<hr />

① 桐：指桐君。

② 雷：指雷公。

③ 李氏：李时珍（1518—1593年），字东璧，号濒湖山人，湖北蕲州（今湖北省蕲春县）人，明代著名医药学家。著有《本草纲目》《奇经八脉考》《濒湖脉学》等。

④ 路玉：即张璐（1617—1699年），字路玉，晚号石顽老人，明末清初医学家，江南长洲（今江苏苏州）人。著有《伤寒缵论》《伤寒绪论》《张氏医通》《本经逢原》等。

⑤ 惬：本义为满意、畅快。

目录

　　绣按：是书编次，悉以药性气味类载，如补火则以补火之药一类，逐水则以滋水之药一类，散寒则以散寒之药一类，泻热则以泻热之药一类，以便披阅。但人药性不明，或以仓卒之会，药次有难稽查，仍照古式分以草、木、金、石、鸟、兽，另立篇目，附于卷末，并于各药之下，注立先后号次，以便照号检对。

补 剂 温中 平补 补火 滋水 温肾

温 中

人身一小天地耳。天地不外阴阳五行，以为健顺；人身不外水火气血，以为长养。盖人禀赋无偏，则水以附火，火以生水，水火既足，则气血得资，而无亏缺不平之憾矣。惟其禀有不同，赋各有异，则或水衰而致血有所亏，火衰而致气有所歉，故必假以培补，俾偏者不偏，而气血水火，自尔安养而无病矣。第①其病有浅深，症有轻重，则于补剂之中，又当分其气味以求，庶于临症免惑。如补之有宜于先天真火者，其药必燥必烈，是为补火之味；补有宜于先天真水者，其药必滋必润，是为滋水之味；补有宜于水火之中而不敢用偏胜之味者，其药必温必润，是为温肾之味；补有宜于气血之中而不敢用一偏之药者，其药必甘必温，是为温中之味；补有宜于气血之中而不敢用过补之药者，其药必平必淡，是为平补之味。合是诸补以分，则于补剂之义，已得其概，又何必过为分别云。又按：万物惟温则生，故补以温为正也。万物以土为母，甘属土，故补又以甘为贵也。土亏则物无所载，故补脾气之缺陷，无有过于白术；补肝气之虚损，无有过于鸡肉；

---

① 第：但，只是。

补肺气之痿弱，无有过于参、芪；补心血之缺欠，无有过于当归，是皆得味之甘，而不失其补味之正也。其次补脾之味，则有如牛肉、大枣、饴糖、蜂蜜、龙眼、荔枝、鲫鱼，皆属甘温，气虽较与白术稍纯，然蜂蜜、饴糖则兼补肺而润燥，龙眼则兼补心以安神，荔枝则兼补营以益血，惟有牛肉则能补脾以固中，大枣则能补脾以助胃，鲫鱼则能补土以制水也。且绣尝即补脾以思，其土之卑监而不平者，不得不借白术以为培补。若使土干而燥，能无滋而润乎？是有宜于山药、人乳、黄精、猪肉之属是也。土湿而凝，能无燥而爽乎？是有宜于白蔻、砂仁之属是也。土润而滑，能无涩而固乎？是有宜于莲子、芡实、肉蔻之属是也。土郁而结，能无疏而醒乎？是有宜于木香、甘松、藿香、菖蒲、胡荽、大蒜之属是也。土浸而倾，能无渗而利乎？是有宜于茯苓、扁豆、山药、鲫鱼之属是也。土郁而蒸，能无清而利乎？是有宜于薏苡仁、木瓜、白鲜皮、蚯蚓、紫贝、皂白二矾①、商陆、郁李之属是也。土寒而冻，能无温而散乎？是有宜于干姜、附子之属是也。上敦而卓，能无通而泄乎？是有宜于硝、黄、枳实之属是也。土崩而解，能无升而举乎？是有宜于参、芪、甘草之属是也。凡此皆属补脾之味，然终不若甘温补脾之为正耳。

人参 一 山草

[批] 补肺气以生阴。

人参专入肺，兼入脾。性禀中和，不寒不燥，形状似人，气冠群草，能回肺中元气于垂绝之乡，冯楚瞻②曰：人参能回阳气于垂绝，却虚

---

① 皂白二矾：指皂矾和白矾。皂，本义为栎实，引申指黑色。

② 冯楚瞻：即冯兆张，字楚瞻，浙江海盐人，明末清初医家。著有《冯氏锦囊秘录》二十卷。

邪于俄顷。功与天地并行不悖，是犹圣帝御世，抚育万民，参赞化育，功与天地并立为参，此参之义所由起，而参之名所由立也。李时珍曰：人薓年深，浸渐长成者，根如人形，有神，故谓之人薓、神草。薓字从浸，亦浸渐之义。漫即浸字，后世因字文繁，遂以参星字代，从简便尔。绣按：其说亦是。**第世畏乎其参者，每以参为助火助气，凡遇伤寒发热，及劳役内伤发热等症，** 发热内伤、外感皆有，惟察脉见浮数有力为外热，沉大有力为内热。脉而沉细有力为实，脉而浮大无力为虚。热而脉盛为伤热，为实，热而脉虚为伤暑，为虚。热而能言有力者为实，热而懒言无力者为虚。热而口干酷饮冷水者属实，热而口干微饮汤者属虚。热而久按益热，是里热彻表，为实，热而久按不热，是里阳浮表，为虚。热而火烙，时常不减，头足身体一样为实，热而乍作乍止，头热不烙，足冷为虚。热而无汗，二便闭塞为实，热而有汗，二便通调为虚。热而见有里症为里热，热而见有表症为表热。热而时当秋冬，收敛闭藏多实，热而时当春夏，升发浮散多虚。**畏之不啻①鸩②毒。** 以为内既发热，复以助火助热之药，入而投之，不更使热益甚乎？讵③知参以补虚，非以填实，其在外感，正气坚强，参与芪、术、附、桂同投，诚为助火弥炽。若使元气素虚，邪匿不出，正宜用参领佐，如古参苏饮、败毒散、小柴胡汤、白虎加人参汤、石膏竹叶汤、黄龙汤，皆用人参内入，领邪外出。喻嘉言④曰：伤寒宜用人参，其辨不可不明。盖人受外感之邪，必先汗而驱之，惟元气壮者，外邪始乘药势而出。若素弱之人，药虽外行，气从中馁，轻者半出不出，重者反随元气缩入，发热无休矣。所以体虚之人，必用人参三五七分入表药中，少助元气，以为驱邪之主，使邪气得药一涌而出，全非补养衰弱之意也。矧⑤有并非外感，止因劳役发

---

① 不啻：无异于。

② 鸩：疑为"鸩"讹。

③ 讵（jù）：岂，怎。

④ 喻昌：字嘉言（1585—1664年），号西昌老人，江西新建（今属江西南昌）人，明末清初著名医家。著有《医门法律》《寓意草》等。

⑤ 矧（shěn）：况且，何况。

热，而可置参而不用乎？夫参之所以能益人者，以其力能补虚耳。果其虚而短气，虚而泄泻，虚而惊恐，虚而倦怠，虚而自汗，虚而眩运①，虚而饱闷食滞等症，固当用参填补，即使虚而嗽血，虚而淋闭，虚而下血失血，与夫虚而喘满、烦躁、口渴、便结等症，又何可不以虚治而不用以参乎？况书有云，参同升麻则可以泻肺火，同茯苓则可以泻肾火，同麦冬则可以生脉，同黄芪、甘草则可以退热，出元素②。是参更为泻火之剂，则参曷为不用？惟在虚实二字，早于平昔分辨明确，则用自不见误耳。治病要着。洁古谓其喘嗽不用，以其痰实气壅之故，若使肾虚气短喘促，岂能禁而不用乎？仲景③谓其肺寒而嗽勿用，以其寒束热邪，壅滞在肺之故，若使自汗恶寒而嗽，岂能禁而不用乎？东垣④谓其久病郁热在肺勿用，以其火郁于内，不宜用补之故。若使肺虚火旺，气短汗出，岂能禁而不用乎？丹溪⑤谓其诸痛不宜骤用，以其邪气方锐，不可用补之故。若使里虚吐利，及久病胃弱，与虚痛喜按之类，岂能禁而不用乎？节斋⑥谓其阴虚火旺吐血勿用，以其血虚火亢之故。若使自汗气短，肢寒脉虚，岂可禁而不用乎？夫虚实二字，最宜

---

① 运：通"晕"。

② 元素：即张元素（约12—13世纪），字洁古，金代易州（今河北省易县）人，后人又称其为易老。著有《医学启源》《脏腑标本寒热虚实用药式》《珍珠囊》等。

③ 仲景：即张机（约150—219年），字仲景，南郡涅阳（今河南省邓州市）人，东汉末年著名医家。著有《伤寒杂病论》，确立了中医学辨证论治的原则。

④ 李杲：字明之（1180—1251），晚号东垣老人，金代真定（今河北省正定县）人，金元四大家之一。著有《内外伤辨惑论》《脾胃论》《兰室秘藏》等。

⑤ 丹溪：即朱震亨（约1281—1358年），字彦修，元代浙江义乌人，家居丹溪，后人尊为丹溪翁，金元四大家之一。著有《格致余论》《局方发挥》《丹溪心法》《脉因证治》等。

⑥ 节斋：即王纶，字汝言，号节斋。明代著名医家，著有《名医杂著》。

相较。言闻①曰：凡人面白、面黄、面青、黧悴者，皆脾、肺、肾气不足，可用也。面赤、面黑者，气壮神强，不可用也。脉之浮而芤濡虚大迟缓无力，沉而迟涩弱细结代无力者，皆虚而不足，可用也。若弦长紧实滑数有力者，皆火郁内实，不可用也。果其气衰火熄，则参虽同附、桂可投；如其火旺气促，则参即同知、柏切忌。至于阴气稍虚，阳气更弱，阴不受火熏蒸者，则可用参为君；阴气稍衰，阳气更弱，而火稍见其盛者，则可用参为佐。盖阳有生阴之功，阴无益阳之理，参虽号为补阳助气，而亦可以滋阴生血耳。是以古人补血用四物，而必兼参同用者，义实基此。杲曰：古人血脱者益气，盖血不自生，须得生阳气之药乃生，阳生则阴长，血乃旺也。若单用补血药，血无由而生矣。《素问》言，无阳则阴无以生，无阴则阳无以化，故补气须用人参，血虚者亦须用之。非若黄芪性禀纯阳，阴气绝少，而于火盛血燥不宜；沙参甘淡性寒，功专泻肺，而补绝少；玄参苦咸寒滑，色黑入肾，止治肾经无根之火攻于咽喉，不能于气有益；荠苨甘平，虽能补中益气，而质润味淡，止能润肺止嗽，兼治风湿，仍非肺分气药耳。故书载参益土生金，明目开心，益智添精，助神定惊止悸，正气得补，邪火自退。解渴除烦，气补则火不浮而烦自除；气补则津上升而渴自止。通经生脉，气补则血随气以行，而脉自至。破积消痰。气运则食自化，而积可破；气旺则水可利，而痰自消。发热自汗，气补而阳得固。多梦纷纭，气补而神自聚。呕哕反胃，虚咳喘促，气补而肺与胃克安。久病滑泄，气补而清得上升。淋沥胀满，气补而浊得下降。中暑、中风，气补而邪得外解。一切气虚血损之症，气补而血得内固。皆所必用。至云参畏灵脂，而亦有参同用以治月闭，是畏而不畏也；参恶皂荚，而亦有参同用以名交泰丸，是恶而不恶也；参反藜芦，而亦有参同用以取涌越，是盖借此以激其怒，虽反而不反也。然非深于医者，不能以知其奥耳。出言闻氏。

---

① 言闻：即李言闻，字子郁，号月池，湖北蕲州（今湖北省蕲春县）人，明代医家，李时珍之父。

但参本温，积温亦能成热，故阴虚火亢，咳嗽喘逆者为切忌焉。

参以黄润紧实似人者佳。上党虽为参产道地，然民久置不采。
时珍曰：上党①，今潞州也。民以人参为地方害，不复采取，今所用者，皆是辽参。今有所云党参者，皆是假物。时珍曰：伪者皆以沙参、荠苨、桔梗采根造作乱之。沙参体虚无心而味淡；荠苨体虚无心；桔梗体坚有心而味苦；人参体实而味甘，微带苦。其次百济②所出，力薄上党。又其次高丽③、辽东④所出，力薄百济。

用皆忌铁。久留经年，须用淋过灶灰晒干，及或炒米同参纳入瓷器收藏。

参须：性主下泄，与紫菀、当归之属破血意义相同，滑脱则忌。

参芦⑤：功主上涌，气虚火炎亦忌。但体虚痰壅，用之可代瓜蒂。

山西太行新出党参，其性止能清肺，并无补益，与于久经封禁真正之党参，绝不相同。另有义详党参论内，所当并考参观。

黄芪 二 山草

[批] 补肺气，实腠理。

黄芪专入肺，兼入脾。味甘性温，质轻皮黄肉白，故能入肺补气，入表实卫，为补气诸药之最，是以有"耆"之称。且著其功

---

① 上党：指上党郡，战国时韩国设置。即今之山西省东南部长治市。
② 百济：古代国名。在朝鲜半岛西南部地区，与高句丽、新罗形成三国鼎立局面，在相互间的战争中常处劣势。
③ 高丽：古代国名，又称高句丽、高句骊、句骊。战国时属燕，汉武帝时起设玄菟郡。辖地约为今鸭绿江及其支流浑江流域一带。
④ 辽东：地区名。泛指辽河以东地区，或通称今辽宁省。
⑤ 参芦：人参的根茎。

曰：生用则能固表，无汗能发，有汗能收。是明指其表实则邪可逐，故见无汗能发；表固则气不外泄，故见有汗能止耳。又著其功曰：熟则生血生肌，排脓内托。是盖指其气足，则血与肉皆生，毒化脓成，而为疮疡圣药矣。至于痘疮不起，阳虚无热，机曰：保元汤用黄芪，原出东垣治慢惊土衰火旺之法，今借此加减治痘，以其内固营血，外护卫气，滋助阴阳，作为脓水，其症虽异，其理则同。故去白芍加生姜，改名曰保元汤。炙黄芪三钱，人参二钱，炙甘草一钱，生姜一片，水煎服之。书言于芪最宜，皆是取其质轻达表，功专实卫，色黄入脾，色白入肺，而能升气于表。又言力能补肾，以治崩带淋浊，是盖取其补中升气，则肾受荫，而崩带淋浊自止。然与人参比较，则参气味甘平，阳兼有阴，芪则秉性纯阳，而阴气绝少。盖一宜于中虚，而泄泻、痞满、倦怠可除；一更宜于表虚，而自汗亡阳，溃疡不起可治。且一宜于水亏而气不得宣发，一更宜于火衰而气不得上达之为异耳。黄芪，书言性畏防风，其功益大，盖谓能以助芪达表，相畏而更相使，是以如斯。若使阳盛阴虚，上焦热甚，下焦虚寒，肝气不和，肺脉洪大者，则并戒其勿用矣。

出山西黎城①，大而肥润箭直良，瘦小色黑坚硬不软者，服之令人胸满。震亨曰：宜服三拗汤以泻。茯苓为使。恶龟甲、白鲜皮。反藜芦。畏五灵脂、防风。血虚肺燥，捶扁蜜炙；发表生用；气虚肺寒，酒炒；肾虚气薄，盐汤蒸润。切片用。

当归 三 芳草

[批] 入心生血。

当归专入心。辛甘温润，诸书载为入心生血上品。缘脉为血

---

① 城：原作"民"，据上科本改。

府，诸脉皆属于心，心无血养，则脉不通，血无气附，则血滞而不行。当归气味辛甘，既不虑其过散，复不虑其过缓，得其温中之润，阴中之阳，故能通心而血生，号为血中气药。故凡一切血症，阴虚阳无所附，而见血枯、血燥、血闭、血脱等症，则当用此主治。按：当归头则止血上行，身则养血中守，尾则破血下流，全则活血不走。出东垣。古方合白芍、芎𦬼、地黄同用，名为四物汤总剂，盖谓得芎以为长养生发之机，地黄以为滋补化源之自，白芍以为救阴敛阳之本，则血始能以生。张景岳[1]曰：治血之剂，古人多以四物为主，然亦有宜与不宜者。盖补血行血，无如当归，但当归之性动而滑，凡因火动血者忌之，因火而嗽，因湿而滑者，皆忌之。行血散血，无如川芎，然川芎之性升而散，凡火带血上者忌之，气虚多汗，火不归元者，皆忌之。生血凉血，无如生地，敛血清血，无如芍药，然二物皆凉，凡阳虚者非宜也，脾弱者非宜也；脉弱身凉，多呕便溏者，皆非宜也。故凡用四物以治血者，不可不察。若血虚而气不固，则当佐以人参、黄芪；血热佐以条芩、栀、连；血积佐以大黄、牵牛。与夫营虚而表不解，则当佐以柴、葛、麻、桂；卫热而表不敛，则当佐以大黄。随其病之所向，以为出入加减，要使血滞能通，血虚能补，血枯能润，血乱能抚，俾血与气附，气与血固，而不致散乱而无所归耳。书命其名曰归，即是此意。是以气逆而见咳逆上气[2]者，则当用此以和血，血和而气则降矣；寒郁而见疟痢腰腹头痛者，则当用此以散寒，寒散而血则和矣；血虚而见风痓[3]无汗者，则当用此以养血，血养而风则散矣。他如疮疡痛疽，而见痛苦异常；肌肉失养，而见皮肤不润；并冲脉为病，而见气逆里急；带脉为病，而见腹痛，腰如坐水。冲脉起

---

[1] 张介宾：字会卿（1563—1640年），号景岳，明代会稽（今浙江绍兴）人。著有《景岳全书》《类经》《质疑录》等。

[2] 气：原作"闻"，据《本草纲目》卷十四"当归"条改。

[3] 痓（chì）：指筋脉痉挛、强直的病症。

于肾下，出于气街，侠脐上行至胸中，上颃颡①，渗诸阳，灌诸精，下行入足，灌诸络，为十二经脉之海，主血。带脉横围于腰，如束带，总约诸脉。亦何莫不因血虚气无所附之意。得此则排脓痛止，痛消毒去，肤泽皮润，而无枯槁不荣之患矣。然此味辛则散，气虚火盛者切忌；味甘则壅，脾胃虚寒者则忌；体润性滑，大肠泄泻者则忌。不可不熟晰而明辨耳。至书既言当归入心，而又曰入肝、入脾，无非因其血补，而肝与脾皆有统藏之意。脾统血，肝藏血。

秦产泰州②、汶州③所出。头圆尾多，色紫气香，肥润，名马尾当归，其性力柔善补；川产尾粗坚枯，名镵头当归，其性力刚善攻，只宜发散。收贮晒干，乘热纸封瓮内，宜用酒洗。

畏菖蒲、海藻、生姜。恶湿面。

白术 四 山草

[批]补脾气，燥脾湿。

白术专入脾。缘何专补脾气？盖以脾苦湿，急食苦以燥之，脾欲缓，急食甘以缓之。《内经》。白术味苦而甘，既能燥湿实脾，复能缓脾生津，湿燥则脾实，脾缓则津生。且其性最温，服则能以健食消谷，为脾脏补气第一要药也。五脏各有阴阳，白术专补脾阳，故曰补气。书言无汗能发，有汗能收，通溺止泄，消痰治肿，止热化癖，安胎胎气系于脾，脾虚则蒂无所附，故易落。止呕，声物俱有为呕，有物无声为吐。东垣云：生姜、半夏皆可以治表实气壅。若虚呕，谷气不行，当以参、术补

---

① 颃颡（háng sǎng）：指咽喉。

② 泰州：西晋泰始五年（269年）分雍、凉、梁三州置，治冀县（今甘肃省甘谷县东）。辖境相当于今甘肃省天水市一带。

③ 汶州：北周保定四年（564年）以绳州改置，治广阳县（今四川省茂县西北）。辖境相当于今四川省茂县、汶川县一带。

胃，推扬谷气而已。功效甚多，总因脾湿则汗不止，脾健则汗易发。凡水湿诸邪，靡不因其脾健而自除；吐泻及胎不安，胃之上口为贲门，水谷于此而入。胃之下口为幽门，水谷之滓秽，自此而入小肠。又自小肠下一十六曲，水谷始下小肠下口阑门，水谷自此泌别。凡秽为浊，入于大肠，水之清，入于膀胱。如水谷不分，清浊不别，则皆入于大肠而成。李士材[1]云：脾土强者，自能胜湿，无湿则不泄，湿多成于[2]五泄，若土虚不能制湿，则风寒与热皆得干而为病。亦靡不因其脾健而悉平矣。故同枳实，则能治痞；同黄芩，则能安胎；同泽泻，则能利水；同干姜、桂心，则能消饮祛癖；同地黄为丸，则能以治血泻萎黄；同半夏、丁香、姜汁，则可以治小儿久泻；同牡蛎、石斛、麦麸，则可以治脾虚盗汗。然血燥无湿，肾间动气筑筑，燥渴便闭者，忌服。谓其燥肾闭气，则其气益筑。刘涓子[3]云：痈疽忌白术，以其燥肾而闭气，故反生脓作痛也。凡脏，皆属阴，世人但知白术能健脾，宁知脾虚而无湿邪者，用之反燥脾家津液，是损脾阴也，何补之有？此最易误，故特表而出之。又寒湿过甚，水满中宫者，亦忌。谓其水气未决，苦不胜水，甘徒滋壅，必待肾阳培补，水气渐消，肾气安位，术始可投。犹洪水冲堤，必待水退，方可培土御水。此又不得不稍变换于其中也。凡土亏水泛，必俟水势稍退，方进理中等药。盖补脾药不一，白术专补脾阳，仲淳[4]曰：白术禀纯阳之土气，除邪之功胜，而益阴之效亏，故病属阴虚血少，精不足，内热骨蒸，口干唇燥，咳嗽吐痰，吐血、鼻衄、齿衄，便秘滞下者，法咸忌之。生则较熟性更鲜，补不滞腻，能治风寒湿痹，及散腰脐间血，并冲脉为

---

[1] 李士材：即李中梓（1588—1655年），字士材，号念莪，江苏松江南汇（今上海市）人，明末清初医家。著有《医宗必读》《内经知要》等。

[2] 于：疑衍。

[3] 刘涓子：南北朝江苏京口（今江苏省镇江市京口区）人，撰《刘涓子鬼遗方》。

[4] 仲淳：即缪希雍（1546-1627年），字仲淳，号慕台，明代南直隶苏州府常熟县（今江苏省常熟市）人。著有《先醒斋医学广笔记》《神农本草经疏》等。

病，逆气里急之功。非若山药止补脾脏之阴，甘草止缓脾中之气，而不散于上下，俾血可生，燥症全无。苍术气味过烈，散多于补。人参一味冲和，燥气悉化，补脾而更补肺。所当分别而异视者也。

出浙江於潜地者，为於潜术，最佳。米泔浸，借谷气和脾。壁土拌炒，借土气助脾。入清燥药，蜜水炒。借润制燥。入滋阴药，人乳拌用。借乳入血制燥。入消胀药，麸皮拌炒用。借麸入中。

龙眼 五 夷果

[批] 补心脾气血。

龙眼专入心、脾。气味甘温，多有似于大枣。但此甘味更重，润气尤多，于补气之中，温则补气。又更存有补血之力。润则补血。故书载能益脾长智，脾益则智长。养心葆血，血葆则心养。为心脾要药。是以心思劳伤，而见健忘怔忡惊悸，暨肠风①下血，便血症不一端，然大要血清而色鲜，另作一派。溅出远射，四散如筛，其腹不痛，是为肠风无疑；便血而见腹痛，则为热毒下注；不痛则为湿毒下注；痛而喜手谨按，则为寒毒下注。并血而见鲜红为热瘀；淡为寒瘀；晦为积；鲜紫为燥为结；血如鸡肝烂肉绞痛为蛊②。与夫症见面色萎黄，大便不实，声短气息，恶心呕吐，六脉沉迟浮大无力为虚；神气不爽，脉数能食，肠红下泻，腹痛便秘为实。而究不越气失所统，阴不随阳，而血自不归附耳。俱可用此为治。盖血虽属心生，而亦赖脾以统。思虑而气既耗，则非甘者不能以补；思虑而神更损，则非润者不能以济。龙眼甘润兼有，既能补脾固气，复能保血不耗，则神气自尔长养，而无惊悸健忘之病矣。按：古归脾汤有用

---

① 肠风：以便血为主症的疾病。

② 蛊（gǔ）：指腹中寄生虫。

龙眼肉以治心脾伤损，义实基此。非若大枣力专补脾，气味虽甘，其性稍燥，而无甘润和柔，以至于极之妙也。至书有言久服令人轻身不老，百邪俱辟，止是神智长养之谓；蛊毒可除，三虫可杀，止是气血充足而蛊不食之谓。但此味甘体润，凡中满气壅，肠滑泄利，为大忌耳。

桂产者佳，粤东^①者性热，不堪入药。

大枣 六 五果

[批] 补脾胃中气血。

大枣专入脾、胃。味甘气温，色赤肉润，为补脾胃要药。《经》曰：里不足者，以甘补之，形不足者，温之以气。大枣甘能补中，温能益气，脾胃既补，则十二经脉自通，九窍利，九窍：口、耳、鼻、目、前后二阴。四肢和也。正气足则神自安。故凡心腹邪气，心下悬急者，得此则调，得补则气力强，肠胃清。身中不足及病见肠澼^②者，用此则安。甘能解毒，故于百药中，得甘则协。且于补药中风寒发散，内用为向导，则能于脾助其升发之气。仲景治奔豚，用大枣滋土以平肾，治水饮胁痛，用十枣益土以胜水。不似白术性燥不润，专于脾气则补，山药性平不燥，专于脾阴有益之为异耳。但多食损齿，齿属肾，土燥克水。及气实中满切忌。甘令中满，大建中汤减饧^③、枣，与甘草同例。

北产肥润者良。金华南枣亦佳。杀乌、附。忌葱、鱼同食。

---

① 粤东：广东省东部地区的简称，包括汕头、潮州、揭阳和汕尾等。因位于古百越（粤）之地东部而得名。

② 肠澼（pì）：中医病名。指痢疾。

③ 饧（xíng）：指饴糖。

荔枝 七 夷果

[批] 入脾助气，入肝益血养营。

荔枝专入肝、脾。味甘而酸，气温。故能入脾助气，甘入脾。入肝益血养营。酸入肝。然于血虚火衰则宜，若使病非虚弱，及素火盛服之，反致助火发热，而有衄血、齿痛之病矣。李时珍曰：荔枝气味纯阳，其性最热。鲜者食多，即龈肿口痛或衄血也。病齿蜃[1]及火病人尤忌之。《开宝本草》[2]言其性平，苏氏却谓多食无伤，皆谬说也。按《物类相感志》[3]云：食荔枝多则醉，以壳浸水饮之即解。此即食物不消，还以本物消之之意。

荔枝核味甘气温，专入肝肾，散滞辟寒，双核形似睾丸，尤治癫[4]疝卵肿，以其形类相似，有感而通之义也。治疝气如斗，用荔枝炒黑，与茴香、青皮各炒为末，用酒送下。

痘疮不起，用荔枝壳煎汤以服，盖取壳性温补内托之意。

然要皆属性燥，用当酌症所宜，非若龙眼性主温和而资益甚多也。

出建产者良。

饴糖 八 造酿

[批] 温脾润肺。

饴糖专入脾、肺。气味甘温。据书言能补脾润肺，化痰止嗽。并

---

① 蜃（nì）：虫。
② 《开宝本草》：即《开宝重定本草》。宋代刘翰、马志等人编著。
③ 《物类相感志》：是一部传统博物学著作。旧本题东坡先生撰，又题五代末北宋初的名僧释赞宁编次。
④ 癫（tuí）：阴病。

仲景建中汤用此以为补中缓脾。盖以米麦本属脾胃之谷，而饴糖即属谷麦所造，凡脾虚而肺不润者，用此气味甘缓以补脾气之不足。成无己①曰：脾欲缓，急食甘以缓之。胶饴之甘，以缓之也。兼因甘润以制肺燥之有余。是以脾虚而痰不化，固可用此以除痰；脾虚而嗽不止，固可用此以除嗽。即中虚而邪不解，亦得用此以发表；中虚而烦渴时见，亦得用此以除烦止渴。寒食大麦一升，水七升，煎五升，入赤饧二合，渴即饮之。他如草乌毒中，其性横烈，固可用此以为甘缓；芒刺误吞，痛楚异常，更可用此以为柔软。然糖经炼成，湿而且热，其在气虚痰盛，中虚火发，固可用此温除。若使中满气逆，实火实痰，非惟治痰，且更动痰，非惟治火，且更生火。震亨曰：饴糖属土而成于火，火发湿中之热。寇氏谓其动风，言末而遗本矣。至于小儿多食，尤易损齿生虫，虫喜甘，齿属肾，土补而水克。不可不慎。

牵白者不入药用。

鸡肉　九　原禽

[批] 补肝火，动肝风。

鸡肉专入肝。补虚温中，载之《本经》②，不为不是。然鸡属巽③而动风，巽生风。外应乎木，内通乎肝。得阳气之最早，故先寅④而鸣。宗奭曰：鸡鸣于五更，日至巽位，感动其气然也。鸣必鼓翅，火动风生之象。时珍曰：《礼记》⑤云，天产作阳，地产作阴，鸡卵生而地产，羽

---

① 成无己：宋金间（约1063—1156年）聊摄（今山东聊城）人。著有《注解伤寒论》《伤寒明理论》等。
② 《本经》：即《神农本草经》。秦汉时期众多医学家搜集整理而成，三卷，载药365种，是中国现存最早的药物学专著。
③ 巽（xùn）：八卦之一。代表风。
④ 寅：寅时，即天亮前3时至5时。
⑤ 《礼记》：儒家经典之一，主要记载先秦时期礼仪制度的产生、内容以及变迁

不能飞，虽为阳精，实属风木，是阳中之阴也。故能生热动风，风火相扇，乃成中风。风火易动而易散，人之阳事不力者不宜食鸡，是以昔人有利妇人不利男子之说。而东南之人肝气易动，则生火生痰，病邪得之，为有助也。故阴虚火盛者不宜食鸡，食则风火益助矣。脾胃虚弱者不宜食鸡，食则肝邪益甚，而脾益败矣。昧者不察，既犯阴虚火动，脾虚不食两症，又不撙节口腹，反执补虚温中之说，殊为可惜。至于妇人小产胎动，尤不宜食。食则并，气益动而血益损，脾益虚而胎益堕。惟有乌骨一鸡，别是一种，独得水木之精，性专走肝肾血分，补血益阴，为补虚除痨，祛热生津止渴，以及下痢噤口、带下崩中要药。时珍曰：乌色属水，牝①象属阴，故乌雌所治皆血分之病，各从其类也。如古方有用乌骨鸡丸，以治妇人百病。取其补虚益阴。鬼击卒死，用热血以涂心下即苏。《肘后》②用乌鸡冠血，沥口中令咽，仍破此鸡，拓心下，冷乃弃之道边，妙。

鸡冠位处至高，精华所聚，凡年久雄鸡色赤，尤为阳气充盛，故可刺血以治中恶惊忤。阴不胜阳。及或中风口眼㖞斜，用血涂其颊上即正。咸能走血透肌，故主之。

鸡血和酒调服，可以使痘即发；对口③毒疮，可用血涂即散；风势善行，以毒攻毒。中蜈蚣毒，舌胀出口，可用冠血浸舌并咽即消。取其物性之有畏恶而得制伏。其效甚众。

至于雄鸡肝，味甘微苦而温，何书载治阴痿④不起，《千金方》⑤

---

① 牝（pìn）：本义是雌性的鸟兽，后引申为阴性的事物。
② 《肘后》：即《肘后备急方》，原名《肘后救卒方》。东晋·葛洪著，八卷，是中国第一部临床急救手册。
③ 对口：指生在脑后，部位跟口相对的疮。
④ 阴痿：中医病名，又称阳痿。指阴茎不举或举而不坚。出《素问·阴阳应象大论》："年六十，阴痿，气大衰。"
⑤ 《千金方》：即《备急千金要方》，唐·孙思邈所撰，三十卷，被誉为中国最早的临床百科全书。

用鸡肝三具，并菟丝子一斤为末，雀卵和丸，如小豆大，每服五六十丸，酒下。

及小儿疳积，眼目不明，并肝经实热虚热？ 实热用雄鸡软肝，并胡黄连、白芙蓉花、肉豆蔻为末化服；虚热用鸡肝同明雄黄、桑白皮、鸡内金为末，酒蒸，去药食。皆以取其肝以入肝，气类相感之意。

鸡屎白性寒不湿，用之以治鼓胀，《普济方》[①]云：治鼓胀旦食不能暮食，由脾虚不能制水，水反胜土，水谷不运，气不宜流，故令中满，其脉沉实而滑，宜鸡矢醴主之。何大英[②]云：诸腹胀大，皆属于热，精气不得渗入膀胱，别走于腑，溢于皮里膜外，故成胀满，小便短涩。鸡矢性寒，利小便，诚万金不传之宝也。用腊月干鸡矢白半斤，袋盛，以酒醅一斗，渍七日，温服三杯，日三。或为末服二钱亦可。石淋，《古今录验》[③]用鸡矢白日中半干，炒香为末，以酸浆饮服方寸匕，日二次，当下石出。瘢痕，《外台》[④]以猪脂三升，饲乌鸡一只，三日取矢，同白芷、当归各一两，煎十沸，去渣，入鹰矢白半两调敷。风痹，《千金方》用腊月乌鸡矢一升，炒黄为末，绢袋盛，渍三升酒中，频频温服令醉。亦以取其消导利湿，清热除风之义。

惟鸡子性禀生化最初之气，兼清浊而为体，味甘气寒，性专除热疗火，为风热痛瘗及伤寒少阴咽痛必用之药。

卵清微寒，性专治热解毒，为目痛赤痛，烦满咳逆，小儿下泄，妇人难产，胞衣不出，痈疽敷肿必用之药。

卵黄微温，性专利产安胎，但多食则滞。鼎曰：勿多食，令人腹中有声，动风气。和葱、蒜食之，气短；同韭子食，成风痛；共鳖肉食，损人；共獭肉食，成遁尸[⑤]；同兔肉食，成泄痢；妊妇以鸡子、鲤鱼同食，令儿生疮；同

① 《普济方》：明·朱橚等编撰。是中国现存规模最大的医方著作，载方61739首。
② 何大英：明代医家。履贯欠详。尝著《发明证治》，未见传世。《本草纲目》曾参考其书。
③ 《古今录验》：即《古今录验方》，隋唐名医甄权所撰。
④ 《外台》：即《外台秘要》，唐·王焘著。
⑤ 遁尸：中医病名，流注的一种。

糯米食，令儿生蛊。

他如卵壳研末，磨障除翳，及或敷下疳疮，盖以取其蜕脱之义。伤寒劳复用此熬令黄黑，为末，热汤调服，亦以取其风性发散之意。

肫[1]内黄皮，性专消谷除热，止烦通溺。并卵中白皮，能散久咳结气。皆以取其性气上行下入之妙。

然要鸡中具有温性，则能动火助风；具有寒性，则能清热利湿；具有平性，则能益阴秘阳。用鸡而在于肝，则可通肝以治疳；用鸡而在于肫、于屎，则可入腑以消食；用鸡而在于抱出皮壳，则可入目以磨翳。而仍不越乎巽木风动以为之主，故能直入厥阴而不歧耳。凡血虚筋挛，及阴虚火起骨蒸，服此大忌。诸鸡惟乌骨、乌肉、白毛最良。

牛肉 一〇 畜

[批] 补脾固中。

牛肉专入脾。本属土。若属黄牛，色犹得正，治能补土固中，土居中。益气止渴，气益则津生渴止。功与黄芪无异。故三疟久病，日服黄牛汤，能令日渐轻强而无肿胀之病，其效可知。即丹溪倒仓法。治停痰积血，胶聚于肠胃回肠曲折之处，发为瘫痪、痨瘵[2]、蛊胀、膈噎，非丸散所能及者。用此因泻为补，借补为泻，踸其曲折，如洪水泛涨，陈朽顺流而下，沉痂悉去，大有再造之功。中年后行一二次，亦却疾养寿之一助。朱震亨《倒仓论》曰：肠胃为积谷之室，故谓之仓。倒者，推陈以致新也。胃属土，受物而不能自运，七情五味有伤中宫，停痰积血，互相纠缠，发为瘫痪，为痨瘵，为蛊胀，成形成质，为窠

---

① 肫（zhūn）：禽类的胃，亦称"胗"。

② 痨瘵（láo zhài）：中医病名，肺痨。

为白，以生百病，而中宫愆和①，自非丸散所能去也。此方出自西域异人，其法用黄肥牡牛肉二十斤，长流水煮成糜，去滓，滤取液，再熬成琥珀色，取之，每饮一钟②，随饮至数十钟，寒月温饮，病在上则令吐，在下则令利，在中则令吐而利，在人活变。吐利后渴，即服其小便一二碗，亦可荡涤余垢。睡二日，乃食淡粥，养半月，即精神强健，沉疴悉去也。须断房事半年、牛肉五年而安。此为补中之剂，非若汗、吐、下药能以伤人，亦奇方也。但病非肠胃者，不得遽③行是法。牛有黄牛、水牛之分。故黄牛性温，而水牛性平。白水牛可治反胃吐食，肠结不通。牛乳味甘微寒，亦治脾胃枯槁，噎膈反胃。噎膈形类甚多，然大要皆属精枯泽竭，气逆上攻所致，故食不能入喉入膈而自下也。且人脏腑亏损，津竭气逆，浑身痰窒，用以辛香燥膈劫痰，未尝不快。然旋劫旋生，旋燥旋阻，痰愈且盛，津液见枯，清道厌会，无不阻塞。虽水与饮类可以入喉不逆，而坚硬食物，每至厌会即返，曰噎；至膈阻绝吐出，曰膈。况肾主五液二便，与膀胱一表一里，肾水既槁，阳火偏胜，煎熬津液，三阳热结，前后闭塞，口既不通，必反于上，直犯清道，上冲吸门咽喉，所食多噎不下。故《经》有言：三阳结谓之膈。朱震亨曰：反胃噎膈，大便燥结，宜牛乳、羊乳时时咽之，兼服四物汤为上策。不可服人乳。人乳有五味之毒，七情之火也。

牛肉病独肝黑身白头者，切忌。同猪肉食，则生寸白虫。

鲫鱼 —— 鱼

[批] 补土制水消肿。

鲫鱼专入脾、胃、大肠。气味甘温。诸鱼性多属火，惟鲫鱼则性属土，土能制水，故书载有和胃实肠行水之功。凡肠风下血，膈

---

① 愆和（qiān hé）：即失和。

② 钟：同"盅"。

③ 遽（jù）：匆忙、仓促。

气吐食，俱可用此投治。且性与厚朴反，朴则泄气，鲫则益气也。至于生捣，可涂痰核乳痈坚肿；以猪油煎灰服，可治肠痈；合赤小豆煮汁食，则消水肿；炙油，则治妇人阴疮；同白矾烧研，则治肠痈血痢；入绿矾泥固煅，则治反胃吐食；与胡蒜煨，则治膈气痞满。皆以借其制水之意。但煅不可去鳞，[批]鲫鱼鳞。以鳞有止血之功也。

乌背者味美。忌麦冬、芥菜、沙糖①、猪肝。

蜂蜜 一二 卵生

[批]蜂白蜜和胃润肺通结；赤蜜性凉降火；蜂房清热软坚散结，解肠胃毒。

蜜专入脾、肺，兼入肠、胃。本花木精英，春生露气嘘得酿而成。生则性凉清热，熟则性温补中，为至纯至粹之味。凡人五脏不足，燥结不解，营卫不调，三焦失职，心腹急痛，肌肉疮疡，咳嗽热痢，眼目眩花，形色枯槁，无不借其润色以投。如仲景治阳明燥结，大便不解，用蜜煎导，乘热纳入谷道。取其能通结燥而不伤脾胃也。滋补药俱用白蜜为丸，取其和胃润肺也。至于赤蜜食之使人心烦，以其味酸者，故惟降火药用之。白蜜虽补脾肺，然性凉质润，若脾气不实，肾气虚滑，及湿热痰滞，胸痞不宽者，咸须忌之。白如膏者良。李时珍曰：凡试蜜，以烧红火箸插入，提出起气是真，起烟是伪。用银石器，每蜜一斤，入水四两，桑火慢熬，掠去浮沫，至滴水成珠用。忌葱、鲜莴苣同食。蜂房味苦咸辛，气平有毒，为清热软坚散结要药。是以惊痫蛊毒，痈疽瘰疬，痔痢风毒等症，得此则除。时珍曰：蜂露房，阳明药也。外科、齿科及他病用之者，亦皆取其以毒攻毒，杀虫之功耳。以其辛能散结，苦能泄热，咸能软坚，

① 沙糖：即砂糖。后同。

且取其气类相从，以毒攻毒之义也。有同乱发、蛇皮三物合烧灰酒服，治恶疮、附骨疽根在脏腑，历节肿，出疔肿，恶脉诸毒者。又以煎水漱齿，止风虫疼痛，洗乳痈、蜂疔、恶疮者，皆以取其攻毒散邪杀虫之意，并得阴露之寒及蜕脱之义耳。但痈疽溃后禁用。

去外粗皮，酒净炒用。

平 补

精不足而以重味投补，是亏已在于精，而补不当用以平剂矣；气不足而以轻清投补，是亏已在于气，而补亦不当用以平剂矣。惟于补气而于血有损，补血而于气有窒，补上而于下有碍，补下而于上有亏，其症似虚非虚，似实非实，则不得不择甘润和平之剂以进。如萎蕤、人乳，是补肺阴之至平者也；山药、黄精、羊肉、猪肉、甘草，是补脾阴之至平者也；柏子、合欢皮、阿胶，是补心阴之至平者也；冬青子、桑寄生、桑螵蛸、狗脊，是补肝肾阴之至平者也；燕窝、鸽肉、鸭肉，是补精气之至平者也。但阿胶、人乳，则合肝肾与肺而皆润；合欢，则令脾阴五脏而皆安；山药，则令肺肾而俱固；桑螵蛸，则能利水以交心。至于仓米、扁豆，一能养胃以除烦，一能舒脾以利脾，皆为轻平最和之味。余则兼苦、兼辛、兼淡，平虽不失，而气味夹杂，未可概作平补论耳。

萎蕤 一三 山草

[批] 补肺阴，止嗽，兼祛风湿。

萎蕤专入肺，兼入肝、脾、肾。一名玉竹，味甘性平，质润。据书载能补肺阴，及入肝、脾、肾以祛风湿，与人参、地黄，称为补剂上品。如《本经》所论，以治中风暴热等病；《别录》所论，以治心腹结气，虚热腰痛，茎中寒，目痛眦烂泪出；甄权①所论，以治内虚不足，去虚痨客热，头痛不安；《千金》以治风温，自汗身重，语言难出；时珍以治寒疟、痁②疟不足，皆以萎蕤为主。并云可以当参，其说未尝不是。但此气平力薄，既与人参力厚不若，复与地黄味浓不合，即使用至斤许，未有奇功。较之人参之补元，地黄之滋阴，不啻天渊矣。矧可用此当参以挽垂绝之倾乎？况书载云祛风除湿，不无疏泄于补，更云不及，曷云可称上剂耶？

肥白者良。似黄精而差小，黄白多须，竹刀刮去皮节。发散用生，补剂用蜜水拌，饭上蒸熟用。

黄精 一四 山草

［批］补脾阴。

黄精专入脾，兼入肺、肾。书极称羡，谓其气平味甘，治能补中益五脏，补脾胃，润心肺，填精髓，助筋骨，除风湿，下三虫，且得坤土之精粹，久服不饥，其言极是。时珍曰：黄精受戊己之淳气，故为真黄宫之胜品。土者万物之母，土得其养，则水火既济，木金交合，而诸邪自去，百病不生矣。但其所述逃婢一事，云其服此能飞，不无可疑。究其黄精气味，止是入脾补阴，若使挟有痰湿，则食反更助痰，况此未经火煅，食则喉舌皆痹，何至服能成仙？若使事果属实，则人参更得天地中和之粹，又曷云不克成仙耶？细绎是情，殊觉荒谬，因并记之。

---

① 甄权：隋唐间（约541—643年）许州扶沟（今河南省扶沟县）人。著有《针经钞》《药性论》，均已亡佚。

② 痁（shān）：疟病。

根紫花黄，叶如竹叶者是。俗名山生姜。九蒸九晒用。

甘草 一五 山草

[批] 缓中气不足。

甘草专入脾。味甘性平，质中，外赤肉黄，生寒熟热。昔人言其有火能泻，是因火性急迫，用此甘味以缓火势，且取生用性寒，以泻焚烁害耳。至书有云炙用补脾，是能缓其中气不足，调和诸药不争。王好古[1]曰：五味之用，苦泄，辛散，酸收，咸敛，甘上行而发，而本草言甘草下气，何也？盖味甘主中，有升降浮沉，可上可下，可外可内，有和有缓，有补有泄，居中之道尽矣。张仲景附子理中汤用甘草，恐其僭上也；调胃承气汤用甘草，恐其速下也。皆缓之之意。小柴胡汤有柴胡、黄芩之寒，人参、半夏之温，而用甘草者，则有调和之意。建中汤用甘草，以补中而缓脾急；凤髓丹[2]用甘草，以缓肾急而生元气也。乃甘补之意也。故入和剂则补益，入凉剂则泻热，入汗剂则解肌，入峻剂则缓正气，入润剂则养血，并能解诸药毒，颂[3]曰：按孙思邈《千金方》论云：甘草解百药毒，如汤沃雪，有中乌头、巴豆毒，甘草入腹即定，验如反掌。方称大豆汁解百药毒，予每试之不效，加入甘草为甘豆汤，其验乃奇也。及儿胎毒，以致尊为国老。然使脾胃虚寒，及或挟有水气胀满等症，服此最属不宜。未可云其补脾，而凡脾胃寒极，皆可得而服也。若使满属虚致，则甘又能泻满，不可不知。王好古曰：甘者令人中满，中满者勿食甘，甘缓而壅气，非中满所宜也。凡不满而用炙甘草，为之补；若中满而用生甘草，为之泻，能引甘药

① 王好古：字进之（约1200—1264年），号海藏，元代赵州（今河北省赵县）人。著有《医垒元戎》《阴证略例》等。
② 凤髓丹：即封髓丹。
③ 颂：即苏颂（1020—1101年），字子容，福建泉州同安（今福建省厦门市同安区）人。北宋药物学家、天文学家，著有《本草图经》《新仪象法要》等。

直至满所。甘味入脾，归其所喜，此升降浮沉之理也。《经》云以甘补之，以甘泻之，以甘缓之是矣。

甘草梢止茎中涩痛。气行于下。

甘草节消痈疽㾴^①肿，及除胸热。节行节处。功各有宜，但用宜取大而且结。

至书所载甘草反大戟、芫花、甘遂，又云亦有并用不悖，惟深达精微者始可知之。好古治痰癖，有用十枣汤加甘草；东垣治结核，与海藻同用；丹溪治瘰疬莲心饮，与芫花同用。皆以反其下势之锐。

桑寄生　一六　寓木

［批］补肝肾，除风湿，强筋骨。

桑寄生专入肝、肾。感桑精气而生，味苦而甘，性平而和，不寒不热，号为补肾补血要剂。缘肾主骨，发主血，苦入肾，肾得补则筋骨有力，不致痿痹而酸痛矣；甘补血，血得补则发受其灌荫，而不枯脱落矣。故凡内而腰痛，筋骨笃疾，胎堕，外而金疮，肌肤风湿，何一不借此以为主治乎！

第出桑树生者真。须自采，或连桑叶者乃可用。和茎叶细锉，阴干，忌火。服则其效如神。若杂树所出，性气不同，恐反有害。

柏子仁　一七　香木

［批］养心血。

柏子仁专入心。辛甘平润。考书俱言四脏皆补，究之止属心药耳。盖香虽能补脾，而实可以通窍而入心；润虽可以补肝而益肾，

---

① 㾴（xìn）：发炎肿痛。

而实可以宁神而定智；甘虽足以和胃而固中，而实足以益血而神
守。是以风湿可除，惊痫可疗，邪魅可辟，皮肤可泽，惟见神恬
气适，耳聪目明，而无枯槁燥塞①之患矣。然性多润滑，凡仁皆润。
阴寒泄泻者切忌。气多香泄，体虚火盛者亦忌。若云不饥不老，
延年轻身，虽出经典，仍当活视，毋为书执。

蒸熟曝干自裂，入药炒研去油用。畏菊花。

冬青子 一八 灌木

[批] 冬青子补肝强筋，补肾健骨。女贞子补肾水，滑肠胃。枸骨子补腰膝，
理失血。

冬青、专入肝、肾。女贞、枸骨载之本草，已属不同。如冬青
即今俗呼冻青树者；女贞即今俗呼蜡树者；枸骨即今俗呼猫儿刺
者。冬青、女贞，花繁子盛，累累满树，冬月鹦鸪喜食，木肌皆
白，叶厚而柔长，绿色，面青背淡，形色相似。但女贞则叶长
四五寸，子黑色，冬青则叶微团，子红色之为异耳。今人不知女
贞即属蜡树，仅以女贞茂盛，呼为冬青，致令两物同名。枸骨树
若女贞肌白叶长，青翠而厚，叶有五刺，子若冬青绯红，以致混
将是物亦列女贞项下。究之三物合论，在冬青苦甘而凉，诸书虽
言补肝强筋，补肾健骨，《简集方》②：冬至日取冻青树子，盐酒浸一夜，九
蒸九晒，瓶收，每日空心酒吞七十粒，卧时再服。而补仍兼有清。女贞气味
苦平。按：书称为补虚上品，可以滋水黑发，如古方之用旱莲草、
桑椹子同入以治虚损。然亦须审脾气坚厚，稍涉虚寒，必致作泄。

---

① 塞：一本作"涩"。

② 《简集方》：即《集简方》，又名《李时珍濒湖集简方》，由李时珍撰写，张梁
森重订。全书收载简方六百余首。按内、外、妇、儿、五官等科分类记载，
每方记有主治、组成等内容。

枸骨气味苦平。按：书有言能补腰膝，及治劳伤失血，用枸骨数斤去刺，入红枣二三斤，熬膏蜜收。亦是补水培精之味。但性多阴不燥，用以阴虚则宜，而于阳虚有碍。枝叶可以淋汁煎膏以涂白癜风。脂亦可以为黐^①粘雀。三药气味不同，至就其子红黑以推，大约色红则能入肝补血，色黑则能入肾滋水。色红则能入血理血，故于失血、血瘀有效；色黑则能补精化血，故于乌须黑发有功。然色红而润，其性阴兼有阳；色黑而润，其性纯阴不杂。故书有言女贞补中安脏，而又议其阴寒至极。凡此似同而异，在人平昔细为考核，免至临岐亡羊耳。

冬日采佳。酒浸蒸润晒干用。

合欢皮 一九 乔木

[批]补脾阴，缓心气。

合欢专入脾，兼入心。因何命名？谓其服之脏腑安养，令人欢欣怡悦，故以欢名。第此味甘气平，服之虽能入脾补阴，朱震亨曰：合欢属土，补阴之功，长肌肉，续筋骨，概可见矣。入心缓气，而令五脏安和，神气自畅，及单用煎汤而治肺痈唾浊，韦宙^②独行方。合阿胶煎汤而治肺痿吐血，皆验。与白蜡熬膏，而为长肉生肌，续筋接骨之药。然气缓力微，用之非止钱许可以奏效，故必重用久服，方有补益、怡悦心志之效矣。若使急病而求治即欢悦，其能之乎？

合欢即合昏木，植于庭除，干似梧桐，枝甚柔弱，叶似皂角，

---

① 黐（chī）：木胶，用细叶冬青茎部的内皮捣碎制成，可以粘住鸟毛，用以捕鸟。

② 韦宙：唐代医家，京兆万年（今陕西西安）人。著有《零陵录》《韦氏集验独行方》，已佚。

极细繁密，叶则夜合者是。去粗皮，炒用。

陈仓米 二〇 造酿

［批］养胃除烦。

陈仓米专入胃，兼入心、脾。即米多年陈积于仓而未用者也。时珍曰：廪米北人多用粟，南人多用粳及籼，并水浸蒸晒为之，亦有火烧过治成者，入仓陈久，皆气过色变，故古人谓之红粟红腐，陈陈相因也。凡米存积未久，则性仍旧未革，煮汁则胶黏不爽，食亦壅滞不消。至于热病将愈，胃气未复，犹忌食物恋膈，热与食郁，而烦以生，必得冲淡甘平以为调剂，则胃乃适。陈米津液既枯，气味亦变，服此正能养胃、除湿、祛烦，是以古人载此，既有煮汁养胃之功，复有祛湿除烦之力。一切恶疮，百药不效者，用此作饭成团，火煅存性，麻油、腻粉调敷，可知冲淡和平，力虽稍逊，而功则大，未可忽也。若以无病之时而用此，日为饱饭，则又未见其有克合者矣。

山药 二一 柔滑

［批］补脾阴。

山药专入脾，兼入肺、肾。本属食物，古人用入汤剂，谓其补脾益气，气益由于阴补，非正说也。除热。然究色白入肺，味甘入脾，气虽温而却平，为补脾肺之阴。时珍曰：按吴绶①云，山药入手、足太阴二经，补其不足，清其虚热。是以能润皮毛，长肌肉，与面同食，不能益

---

① 吴绶（shòu）：明代医家，浙江钱塘（今杭州市）人。著《伤寒蕴要全书》，发明五运六气，画图立说，究极玄微。

人。诜^①曰：惟和面作馎饦^②则动气，为不能制面毒也。不似黄芪性温能补肺阳，白术苦燥能补脾阳也。且其性涩，汪昂^③曰：性涩故治遗精、泄泻。而诸家俱未言涩。能治遗精不禁。味甘兼咸，又能益肾强阴，故六味地黄丸用此以佐地黄。然性虽阴而滞不甚，故能渗湿以止泄泻。生捣敷痛疮，消肿硬，亦是补阴退热之意。至云补阳消肿，补气除滞，理虽可通，语涉牵混，似非正说。至入汤剂以治火虚危症，难图近功，必多用之方愈，以其秉性和缓故耳。

入滋阴药中宜生用，入补脾内宜炒黄用。怀产色白而坚者良，建产虽白不佳。

扁豆　二二　蔽豆

［批］补脾除湿。

扁豆专入脾。如何补脾？盖缘脾喜甘，扁豆得味之甘，故能于脾而有益也。脾得香而能舒，扁豆禀气芬芳，故能于脾而克舒也。脾苦湿而喜燥，扁豆得性之温，故能于脾而克燥也。脾土既实，则水道自通。三焦不混，而太阴暑湿之邪指太阴暑湿言。自尔克消，安能复藏于脾而有渴泻之病乎？但多食壅滞，凡仁皆滞。不可不知。

子粗圆色白者佳。入药连皮炒研用，亦有浸去皮及生用者。

---

① 诜（shēn）：即孟诜（621—713年），唐代药物学家、食疗专家，汝州梁县（今河南省汝州市）人。著有《食疗本草》一书。

② 馎饦（bó tuō）：原本作"不饱"，据《本草纲目》卷二十七"薯蓣"条改。馎饦，古时汤饼之别名。

③ 汪昂：字讱庵（1615—1694年），明清间医家，安徽休宁人，著有《医方集解》《本草备要》《汤头歌诀》等。

鸭肉 二三 水禽

[批]补虚除痨，逐痰利水。

鸭肉专入脾、胃，兼入肺、肾。气味甘温，逼火而生，唼^①水而长，未出卵时，先得火气，故不惮冰雪，偏喜淫雨，而尾臎^②膻浊最甚，故群雌一被其气，皆得化生之机，不待鹢尾之遍也。温中补虚，扶阳利水，时珍曰：鸭、水禽也。治水利小便，宜用青头雄鸭，取水木发生之象。是其本性，此主性温者而言也。有言其性微冷，能入肺肾血分，滋阴补虚，除痨止嗽化痰，利水消肿为要。葛可久^③治久虚发热咳嗽，吐痰咳血，火乘金位者，用黑嘴白鸭一只，取血入温酒，量饮，使直入肺经，以酒补之。将鸭干拔去毛，胁下开窍，去肠拭净，入大枣肉二升，参苓平胃散末一升，缚定，用沙瓮一个，置鸭在内，以炭火慢煨，将陈酒一瓶，作三次入之，酒干为度，取起食鸭及枣，频作取愈。服之阴虚亦不见燥，阳虚亦不见冷，非真性平，乌能若是乎。但雌则微温，而雄则微冷，不可不辨。

若黑骨白毛者，为虚痨圣药，亦金水相生之义耳。老者良。

鸭血解金银、丹石、砒霜百毒，及中恶溺死者。

鸭卵甘咸微寒，能滋阴，除心腹膈热。炒盐藏食佳。

鸽肉 二四 原禽

[批]补精益气，兼除疮疥。

鸽肉专入肺、肾。味咸气平，性禀金水，故能入肾入肺，为久患

---

① 唼（shà）：拟声词。鱼、鸟等吃东西的声音。

② 臎（cuì）：指鸟尾部的肉。

③ 葛可久：名乾孙（1305—1353年），元代医学家，著有《十药神书》《医学启蒙》等，已佚。

虚羸要药。凡人肺肾受伤，多缘精亏气弱。精愈损者，则气益祛，气愈祛者，则精益虚。精无气不行，气无精不附。服此味咸温平，则精既见其有补，而气益见其有益也。此为甘平咸温之品，其性不凉不燥，故于治虚之外，更能兼理疮疥。《嘉祐》^①。凡一切皮肤恶疮，及癞风、瘰疬、疡风等症，煮熟^②，酒服，无不咸宜。并辟诸般药毒，诚虚痨患疥之良剂，补精与气之要药也。

但鸽形色甚多，时珍曰：鸽性淫而易合，故名。惟白者最良。

鸽卵能预解痘毒。用白鸽卵一对。入竹筒封置厕中半月，以卵和辰砂三钱，丸绿豆大，每服三十丸，三豆饮下，毒从大小便出也。

鸽屎亦能杀瘵虫，虚痨家咸多畜之。

阿胶　二五　畜

[批]入肝补血，通润心肺与肾。

阿胶专入肝，兼入肺、肾、心。味甘气平，质润，专入肝经养血。何书又言除风化痰？盖以血因热燥，则风自生，阿胶得阿井纯阴之济水，又得纯黑补阴之驴皮，宗奭曰：驴皮煎胶，取其发散皮肤之外也。用乌者，取乌色属水，以制热则生风之义。如乌卵、乌鸡之类，皆然。气味俱阴，既入肝经养血，复入肾经滋水，水补而热自制，故风自尔不生。藏器^③曰：诸胶皆主风，止泄补虚，而驴皮主风为最。又胶润而不燥，胶性既能润肺，复能趋下降浊，使痰不至上逆耳。至于痔漏疡^④风，

① 《嘉祐》：即《嘉祐补注神农本草》。宋代掌禹锡、林亿、苏颂等共同编修。共二十卷。
② 熟：原讹作"热"，据文义及兴顺堂本改。
③ 陈藏器：唐代药物学家，四明（今浙江宁波）人，撰有《本草拾遗》十卷（今佚）。
④ 疡："肠"之讹。

衄血血淋，下痢，_{痢因热成。}暨经枯崩带，胎动，痈肿，治克有效，亦是因血枯燥，伏热而成，故能得滋而解。此为血分养血润燥，养肺除热要剂。不似首乌功专入肝，补血祛风，乌须黑发，而于肺经润燥定喘则未及；鹿胶性专温督与冲，以益其血，而于肺经清热止嗽则未有；龟胶力补至阴，通达于任，退热除蒸，而于阴中之阳未克有补。古人云：阿胶养神，人参益气。正谓此也。

以黑光带绿，至夏不软者良。削炒成珠，或面炒、蛤粉炒、_{去痰。}蒲黄炒，_{止血。}或酒化、水化为用。以山药为使。恶大黄。

牛胶功与阿胶相似，_{陈自明①云：补虚用牛皮胶，去风用驴皮胶。时珍云：阿胶难得，真牛皮胶亦可权用。其性味皆平补，宜于虚热。若鹿角胶，则性味热补，非虚热者所宜，不可不详辨也。}治能养血祛风，然总不如阿胶养血治风之为最耳。

羊肉　二六　畜

[批] 入脾补阴，丰体泽肤。

羊肉_{专入脾。}气味甘温。东垣载能补形，此一句已尽羊肉大概矣。复于《十剂方》中，又云补可去弱，人参、羊肉之属，是明指参补气，而补形端在羊肉，又何疑哉。夫气属阳，血属阴，体轻而燥者属阳，体重而润者属阴，羊肉气味虽温，然体润肉肥，其于肌肤血液则易及，_{时珍曰：凡味同②羊肉者，皆补血虚。}若使泥于书载壮阳、补气、健力等说，及以阳生阴长之理，牵引混指，其何以清眉目而别治用哉。

况据书载，羊肝、羊胆，皆指属寒，而能明目以祛翳。时珍曰：

---

① 陈自明：字良甫（1190—1270年），一作良父，南宋医学家，晚年自号药隐老人，临川（今属江西）人。编纂《妇人大全良方》《外科精要》等。

② 同：原脱，据《本草纲目》卷五十"羊"条补。

肝开窍于目，胆汁减则目暗。目者肝之外候，胆之精华也。故诸胆皆治目病。腊月取羯羊①胆十余枚，以蜜装满，纸套笼住，悬檐下，待霜出扫下，点之神效。名二百味草花膏，以羊食百草，蜂采百花也。

羊骨则止补骨，烧灰擦牙，则止固肾；羊精、羊胰则止润肤泽肌；羊血则止解砒霜诸毒；《外台》云：凡服丹石人，忌食羊血十年，一食前功尽亡。此物能制丹砂、水银、轻粉、生银、硼砂、砒霜、硫黄、乳石、钟乳、空青②、曾青③、云母石、阳起石、孔公孽等毒。羊乳则止润燥消渴；羊须则止敷痔疔疮，而于气血未有补。岂有羊肉一味，功专入肺补气，而于形血精液，竟不补及者乎。但其气薄于血，则虽日服甘肥，而血不生；血薄于气，则虽日服参芪，而气不长。于此不可不知。

反半夏、菖蒲。忌铜器。同荞麦、豆腐食，发痼疾；同醋食，伤人心。

燕窝 二七 原禽

[批] 补胃润肺滋肾。

燕窝专入肺、脾、肾。书中称为食物上品，及为补虚除痨之用。考之本草不收，方书罕用。盖谓此物由于鸟衔海粉作窝，悬于石崖，得阳和风日之气而成者也。海粉本属寒咸，得鸟衔于风高之处，而为甘平，洵可入肺生气，肺处至高之处。入肾滋水，咸入肾。入胃补中，甘入脾胃。俾其补不致燥，润不致滞，而为药中至平至美之味者也。是以虚痨药石难进，咳吐红痰，每兼冰糖煮食。用此往往获效，义由于此。然使火势急迫，则又当用至阴重剂，以为拯救，不可恃此轻淡，以为扶衰救命之本，而致委靡自失耳。

---

① 羯（jié）羊：阉割过的公羊。
② 空青：矿石类中药，功能明目，去翳，利窍。
③ 曾青：矿石类中药，功能明目，镇惊，杀虫。

蜡 二八 卵生

[批] 蜜蜡入胃绝痢，入肝活血。虫蜡生肌活血。

蜡专入肝、脾。本有二，一出于蜂蜜之滓而成，即蜜凝结之粗者也，其蜡有黄有白；一出于树之蜡，其蜡由木之虫而得，故又名虫白蜡。白蜡有二。二者气味不同，性亦微别，如蜜蜡味淡性平，其蜡本由蜜成，蜜本润物，则蜡亦润，故能主润脏腑经络。而有绝续补伤生肌之妙。甄权治孕妇胎动下血不绝欲死，以鸡子大一枚，煎三五沸，投美酒半升，立瘥。蜡止存蜜粗粕，其性最涩，故又能止泻绝痢。仲景治痢，有调气饮。《千金》治痢，有胶蜡汤。华佗治下痢，食入即吐，用白蜡方寸匕，鸡子黄一枚，石蜜、苦酒、发灰、黄连末各半鸡子壳，先煎蜜蜡、苦酒、鸡子四味令匀，乃纳连末、灰发[1]，熬至可丸乃止，二日服尽，神效。今人以情不投而曰嚼蜡，即味淡之意也。又凡荡除下焦之药，以此裹丸，亦其免伤上部之意。蜜蜡之用如此。至于虫蜡，系生蜡树所产，蜡树属金，性最坚强，虫食其叶而成。味甘气温。按：甘益血补中，温能通经活络，故书载能止痛生肌，补虚绝续，与桑螵蛸同有补虚之意，可为外科圣药。是以郑赞寰云：汪御章尿血，用白蜡加于凉血滋肾药中，遂愈。又书云：用此合合欢皮同入长肉膏中，神效。又治下疳，服之未成即消，已成即敛。以半两入鲫鱼腹中煮食，治肠红，神效。则知虫蜡亦皆生肌活血之味。

但蜜蜡味甘淡涩微温，虫蜡则味甘不淡而温也。蜜蜡因有涩性，可以止泻治痢；虫蜡涩性差减，而痢则鲜用也。蜜蜡本于蜂蜜之气，仅得甘之余气而成，而所主在胃；虫蜡得树收敛坚强之气，而所治专在筋肉骨血也。二者微似之中，恍惚之际，不可不知。

---

① 灰发：发灰之讹。

补 火

按：李时珍云：命门为藏精系胞之物，其体非脂非肉，白膜裹之，在脊骨第七节两肾中。此火下通二肾，上通心肺，贯脑，为生命之原，相火之主，精气之府，人物皆有，生人生物，俱由此出。又按：汪昂谓，人无此火，则神机灭息，生气消亡。赵养葵^①谓，火可以水折，惟水中之火不可以水折，故必择其同气招引归宅，则火始不上浮而下降矣。此火之所由补也。第世止知附、桂为补火之最，硫黄为火之精，越外毫不计及，更不知其附、桂因何相需必用。讵^②知火衰气寒而厥，则必用以附子；火衰血寒而腹痛，则必用以肉桂；火衰寒结不解，则必用以硫黄；火衰冷痹精遗，则必用以仙茅；火衰疝瘕偏坠，则必用以胡巴；火衰气逆不归，则必用以沉香；火衰肾泄不固，则必用以补骨脂；火衰阳痿血瘀，则必用以阳起石；火衰风冷麻痹，则必用以淫羊藿；火衰风湿疮痒，则必用以蛇床子；火衰脏寒虫生，则必用以川椒；火衰气逆呃起，则必用以丁香；火衰精涩不摄，则必用以益智。至于阳不通督，须用鹿茸以补之；火不交心，须用远志以通之；水窍不开，须用钟乳石以利之；气虚喘乏，须用蛤蚧以御之；精滑不禁，须用阿芙蓉以涩之。皆当随症酌与，不可概用。若使水火并衰，及或气陷不固，阴精独脱，尤当切禁，否则祸人反掌。

---

① 赵养葵：即赵献可（1573—1664年），字养葵，自号医巫闾子，明代浙江鄞县（今属浙江省宁波市）人，善易而精医。著有《医贯》。
② 讵（jù）：岂，难道。

附子　二九　毒草

[批] 补命火，逐冷厥。

附子专入命门。味辛大热，纯阳有毒，其性走而不守，好古曰：其性走而不守，非若干姜止而不行。通行十二经，无所不至，为补先天命门真火第一要剂。凡一切沉寒痼冷之症，用此无不奏效。吴绶曰：附子乃阴症要药，凡伤寒传变三阴，及中寒夹阴，虽身大热，而脉沉者，必用之。或厥冷腹痛，脉沉细，甚则唇青囊缩者，急须用之。有退阴回阳之力，起死回生之功。近世阴症伤寒，往往疑似，不敢用附子，直待阴极阳竭而用之，已迟矣。且夹阴伤寒，内外皆阴，阳气顿衰，必须急用人参以益其原，佐以附子温经散①寒。舍此不用，将何以救之！故书皆载能治寒毒厥逆，书曰：阴阳不相顺接谓之厥。又曰：厥者尽也，逆者乱也。即血气败乱之谓也。凡厥有阳有阴，但察伤寒初起，头痛发热恶寒，后则四肢厥冷，乍温，大便燥实，谵语发渴，扬手掷足，不恶寒但恶热，脉来沉滑而数，重按有力，是为阳厥，宜用承气、白虎等汤以治。若初起并无身热头痛，便恶寒，四肢厥逆，直过肘膝不温，唇与爪甲青黑，欲引衣蜷卧，二便清利，不渴，或腹痛泄利清谷，或凛凛面如刀刮，或口吐涎沫，或干呕呃逆，脉来沉细无力，方谓阴厥，宜用附子理中汤、四逆汤以治。呃逆呕哕，寒呃症不一端，有误服寒凉，水饮停心而致气逆而呃；有阳气衰微，内寒迫其相火上冲而呃；有偶食生冷，阳气不得舒发而呃；有阴寒直中于胃，而致气不克舒而呃；有吐利后，胃气虚寒而呃者。《经》曰：病深者必发哕。属于胃中虚寒者居②多。膈噎脾泄，食至喉即返，是槁在于吸间厌会，其症谓噎；食下胃脘，须臾吐出，是槁在于贲门，胃之上口，其症谓膈。食下良久吐出，是槁在于幽门，胃之下口，其症谓之反胃。历考诸书，皆以噎膈为有火，反胃为无火。而士材又谓但察脉大有力，呕吐酸臭，当作热治；脉小无力，呕吐清水，

---

① 散：原作"故"，据文义及兴顺堂本改。
② 止：原作"属"，据兴顺堂本、上科本改。

当作寒医。色之黄白而枯者为虚寒；色之红赤而泽者为实热。能合色脉，庶乎无误。汪昂云：脾泄，命火不足。冷痢寒泻，霍乱转筋，拘挛风痹，癥瘕积聚，督脉为病，脊强而厥，小儿慢惊，痘疮灰白，痈疽不敛。皆属于寒者。其入补气药中，则追失散之元阳；入发散药中，则能开腠理以逐在表之风寒；入温暖药内，则能以祛在里之寒湿。虞抟[①]。独书所云，入补血药，则能以滋不足之真阴，缘阴与阳相为依附，补阳即所以滋阴。若使水亏火盛，用以辛热纯阳，不更使火益盛而水益亏乎！好古曰：非身凉而四肢厥逆者，不可僭用。服附子以补火，必防涸水。故崔氏八味丸中，用此以为补阴向导，使阴从阳复。然丹溪谓其雄悍无补，而且杀人，其言似谬。荆府都昌王，体瘦而冷，无他病，日以附子煎汤饮，兼嚼硫黄，如此数岁[②]。蕲州卫张百户，平生服鹿茸、附子药，至八十岁康健倍常。宋·张杲《医说》载赵知府耽酒色，每日煎干姜熟附汤，吞硫黄金液丹百粒，乃能健啖，否则倦弱不支，寿九十。他人服一粒即为害，若此数人者，皆其脏腑禀赋之偏，服之有益无害，不可以常理概论也。但阴极似阳，服之不宜热投。时珍曰：阴寒在下，虚阳上浮，治之以寒，则阴气益甚而病增；治之以热，则拒格而不纳。热药冷饮，下咽之后，冷体既消，热性便发，而病气随愈，不违其情而致火益，此反治之妙也。发散，附子须生；如四逆汤，生附配干姜之类。用补，附子宜熟。如仲景麻黄附子细辛汤，熟附配麻黄之类。

以西川[③]彰明赤水产者为最。皮黑体圆，底平八角，重三两者

---

① 虞抟：字天民（1438—1517年），晚号恒德老人，明代医家，浙江义乌人。著有《医学正传》八卷、《苍生司命》八卷。

② 岁：原作"世"，据文义改。

③ 西川：唐方镇名。至德二年（757年）分剑南节度使西部地置剑南西川节度使，简称西川节度使。治所在成都府（今四川省成都市）。辖境屡有变动，长期领有成都府及彭、蜀、汉、眉、嘉、邛、简、资、茂、黎、雅以西诸州，约当今四川成都平原及其以北、以西和雅砻江以东地区。

良。水浸面裹，煨令发坼①，乘热切片。反半夏。

乌头 即附子之母。性轻逐风，不似附子性重逐寒。

乌附尖能吐风痰以治癫痫，取其直达病所。常山吐疟痰积饮在于心下；瓜蒂吐热痰在膈；木鳖子引吐热毒从痰外出；莱菔子吐气痰在膈；参芦吐虚痰；乌附尖、藜芦吐风痰。

天雄细长，独伙无附，其身大于附子，其尖向下，能补下焦命门阳虚，然辛热走窜，止属主治风寒湿痹之品。

侧子连生附侧，宜于发散四肢，故治手足风湿诸痹，其功皆与附子补散差殊。

畏人参、黄芪、甘草、防风、犀角、绿豆、童便。反贝母、半夏、栝楼、白及、白蔹。中其毒者，黄连、犀角、甘草节煎汤解，黄土水亦解。

仙茅 三○ 山草

[批] 补火散寒，除痹暖精。

仙茅 专入命门。辛热微毒。据书皆载功专补火助阳暖精。凡下元虚弱，阳衰精冷，失溺无子，并腹冷不食，冷痹不行，靡不服之有效。以其精为火宅，火衰则精与血皆衰，而精自尔厥逆不温，溺亦自尔失候不禁矣。此与附、桂、硫黄、胡巴、破故纸、淫羊藿、蛇床子、远志同为一例，但附子则能以除火衰寒厥；肉桂则能以通血分寒滞；胡巴则能以除火衰寒疝；淫羊藿则能以除火衰风冷；蛇床子则能以祛火衰寒湿；硫黄则能以除火衰寒结；破故纸则能以理火衰肾泻；远志则能以除火衰怔忡。虽其所补则同，而效各有攸建，未可云其补火，而不分其主治于其中也。故凡火

---

① 坼：原作"拆"，据《伤寒杂病论》与《雷公炮炙论》改。

衰病见，用之不离附桂，余则视症酌增，然亦须视禀赋素怯则宜。

沈括《笔谈》[①]云：夏文庄公禀赋异于人，但睡则身冷如逝者，既觉，须令人温之良久，乃能动。常服仙茅、钟乳、硫黄，莫知纪极。此禀赋素怯则宜。若相火炽盛，服之反能动火，为害叵测。《张果老说》云：一人中仙茅毒，舌胀出口，渐大与肩齐。因以小刀劙[②]之，随破随合，劙至百数，始有血一点出，日可救矣。煮大黄、朴硝服之，无害也。

然川产者少，伪充者多，不可不辨。以竹刀刮切，糯米泔浸去赤汁，酒拌湿蒸，勿犯铁器。

胡巴 三一 隰[③]草

[批] 补火，逐冷、除疝。

胡芦巴专入命门。苦温纯阳，亦能入肾补命。故书载暖丹田，壮元阳。治肾脏虚冷，并疝瘕冷气，小肠偏坠，寒湿脚气。时珍曰：胡芦巴，右肾命门药也。元阳不足，冷气潜伏，不能归元者宜之。宋《惠民和剂局方》[④]有胡芦巴丸，治大人小儿小肠奔豚偏坠，及小腹有形如卵，上下走痛不可忍者，用胡芦巴八钱，茴香六钱，巴戟去心、川乌头炮去皮各二钱，楝实去核四钱，吴茱萸五钱，并炒为末，酒糊丸，梧子大，每服十五丸，盐酒下。功与仙茅、附子、硫黄恍惚相似，然其力则终逊于附子、硫黄。故补火仍须兼以附、硫、茴香、吴茱萸等药同投，方能有效。

系海外胡萝子，因声音相近，故名。酒浸曝干炒用。

---

① 《笔谈》：即《梦溪笔谈》，北宋科学家、政治家，杭州钱塘（今浙江省杭州市）人沈括所撰写的笔记体著作。

② 劙（lí）：割，划开。

③ 隰（xí）：指低湿的地方。

④ 《惠民和剂局方》：即《太平惠民和剂局方》。为宋代官设药局和剂局成药处方配本。

淫羊藿　三二　山草

［批］补火、逐冷、散风。

淫羊藿专入命门，兼入肝、肾。辛香甘温，诸书皆载能治男子绝阳不兴，女子绝阴不产，且能治冷风劳气，四肢麻木不仁，腰膝无力。时珍曰：淫羊藿味甘气香，性温不寒，能益精气，乃手足阳明、三焦、命门药也。真阳不足者宜之。盖因气味甘温，则能补火助阳，兼有辛香，则冷可除而风可散耳。至云久服无子，恐其阳旺多欲，精气耗散，无他故也。弘景曰：淫羊一日百合。盖食此藿所致。

去枝，羊脂拌炒。山药为使。得酒良。

蛇床子　三三　芳草

［批］补火、燥湿、宣风。

蛇床子专入命门。辛苦性温，功能入肾补命，祛风燥湿。故凡命门火衰，而致风湿内淫，病见阴痿蛇床子、五味子、菟丝子等分为末，蜜丸酒下。囊湿，及女子阴户①虫蚀，蛇床子一两，白矾二钱，煎汤频洗。子脏虚寒，取蛇床子仁为末，入白粉少许，和匀如枣，绵裹纳之。产门不闭，暨腰酸体痹，带下脱肛，脱肛，以蛇床子、甘草为末服，并以蛇床末敷。与夫一切风湿疮疥等病，蛇床子一两、轻粉四钱，为细末，油调抹。服之则阳茎举，关节利，腰背强，手足遂，疮疥扫。至于大疯②身痒难当，作汤浴洗。产后阴脱不收，用此绢袋熨收。但性温燥，凡命门火炽，及下部有热者，切忌。

恶丹皮、贝母、巴豆。去皮壳，取仁微炒。

---

① 阴户：女性外生殖器。
② 大疯：即大风。

远志 三四 山草

[批] 补火通心。

远志专入肾。辛苦而温，入足少阴肾经气分，强志益精。凡梦遗善忘，喉痹失音，小便赤涩，因于肾水衰薄而致者，宜用是药以补。盖精与志皆藏于肾，肾气充则九窍利，智慧生，耳目聪明，邪气不能为害；肾气不足则志气衰，不能上通于心，故迷惑善忘。时珍曰：远志入足少阴肾经，非心经药也。其功专于强志益精，治善忘。盖精与志，皆肾经之所藏也。肾精不足则志气衰，不能上通于心，故迷惑善忘。不能蛰闭封藏，故精气不固也。昔人治喉痹失音作痛，火衰喉痹。远志末吹之，涎出为度，非取其通肾气而开窍乎！一切痈疽背发，从七情忧郁而得，单煎酒服，其渣外敷，投之皆愈，非苦以泄之，辛以散之之意乎！小便赤浊，用远志、甘草、茯神、益智为丸，枣汤服效，非取远志归阴以为向导之药乎！但一切阴虚火旺，便溺遗精，喉痹痈肿，慎勿妄用。去心，用甘草浸一宿，曝干焙干用。敩①曰：凡使，须去心，否则令人烦闷。苗名小草，亦能利窍，兼散少阴风气之结也。

畏珍珠、藜芦。得茯苓、龙骨良。

肉桂 三五 香木

[批] 补命火，除血分寒滞。

肉桂专入命门、肝。气味纯阳，辛甘大热，直透肝肾血分，大补命门相火，相火即两肾中之真火，先天之脾气也。人非此火不能有生，故水

---

① 敩（xiào）：指南朝宋时药学家雷敩，生卒不详。著有《雷公炮炙论》三卷。

谷入胃，全在此为蒸腐。**益阳治阴**。赵养葵云：益火之源，以消阴翳，八味地黄丸是也。**凡沉寒痼冷，营卫风寒，阳虚自汗，腹中冷痛，咳逆结气，脾虚恶食，湿盛泄泻，**时珍治寒痹风湿，阴盛失血，泻痢惊痫，皆取辛温散结之力也。古方治小儿惊痫，及泄痢病，宜五苓散以泻丙火，渗土湿，内有桂，抑肝风而扶脾土，引利水药入膀胱也。**血脉不通，死胎不下，**肉桂辛散，能通子官而破血调经。**目赤肿痛，**因寒因滞而得者，用此治无不效。盖因气味甘辛，其色紫赤，有鼓舞血气之能。性体纯阳，有招导引诱之力。昔人云：此体气轻扬，既能峻补命门，复能窜上达表以通营卫，的解。非若附子气味虽辛，复兼微苦，自上达下，止固真阳，而不兼入后天之用耳。故凡病患寒逆，既宜温中，及因气血不和，欲其鼓舞，痘疮不起必用。则不必用附子，惟于峻补血气之内，加以肉桂，以为佐使，如十全大补、人参养营之类用此，即是此意。今人勿细体会，徒以附、桂均属辛温，任意妄投，不细明别，岂卫生救本辨药者所应尔欤？但精亏血少，肝盛火起者，切忌。

桂出岭南，色紫肉厚，体松皮嫩，辛甘者佳。得人参良。忌生葱、石脂。锉入药，勿见火。

沉香 三六 香木

[批]补火、降气、归肾。

沉香专入命门，兼入脾。辛苦性温，体重色黑，落水不浮，故书载能下气坠痰；气香能散，故书载能入脾调中；色黑体阳，故书载能补火、暖精、壮阳。是以心腹疼痛，噤口毒痢，癥癖邪恶，冷风麻痹，气痢气淋，冷字、气字宜审。审其病因属虚属寒，俱可用此调治。盖此温而不燥，行而不泄，同藿香、香附，则治诸虚寒热，并妇女强忍入房，或过忍尿以致胞转不通；同丁香、肉桂，则治胃虚呃逆；同紫苏、白豆蔻，则治胃冷呕吐；同茯苓、人参，则治心神不足；同川椒、肉桂，则治命门火衰；同肉苁蓉、麻仁，则治大肠虚秘。古方四磨饮、沉香化气丸、滚痰丸用之，取其降泄也；沉香降气散用之，取其散结导气也；黑锡丸用之，取其纳气归元也。但降多升少，气虚下陷者切忌。

色黑中实沉水者良。 敩曰：沉于水下者为上，半沉者次之，不可见火。香甜者性平，辛辣者热。入汤剂，磨汁用；入丸散，纸裹置怀中，待燥碾之，忌火。

硫黄　三七　石

[批] 石硫黄大补命门相火，兼通寒闭不解。

石硫黄 专入命门。玄寿先生曰：硫是矾之液，矾是铁之精，磁石是铁之母。故铁砂、磁石制入硫黄，立成紫粉。**味酸有毒，** 权曰：有大毒，以黑锡汤解之。**大热纯阳，号为火精。** 时珍曰：凡产石硫黄处，必有温泉作硫黄气。盖人一身，全赖命门真火周布，始能上贯心肝以主云为[①]，中及脾胃以蒸水谷，下司开阖以送二便，旁达四肢以应动作。李时珍曰：命门为藏精系胞之物，其体非脂非肉，白膜裹之，在脊骨第七节，两肾中央，系着于脊，下通二肾，上通心肺，贯脑，为生命之原，相火之主，精气之府，人物皆有之，生人生物，皆由此出。即《经》所谓七节之旁中有小心是也。以相能代心君行事，故曰小心也。此火既衰，阳微阴盛，内寒先生，外寒后中，厥气逆胸，旁及于胃，胃为肾关，外寒斩关直入，由是无热恶寒，手足厥逆，二便凝结。医以朴硝攻下，猪、泽渗利，则二便不通，而凝结益甚。是犹层冰不解，非不补火消阴，疏阳通胃，则寒莫去而结莫消。书云：命门火衰，服附、桂不能补者，须服硫

---

① 为：疑为"雨"讹。

黄补之。按：硫黄纯阳，与大黄一寒一热，并号将军，凡阳气暴绝，阴毒伤寒，久患寒泻，脾胃虚寒，命欲垂尽者，须用此主之。又治老人一切风秘、冷秘、气秘。热药多秘，惟硫黄暖而能通；寒药多泄，惟黄连肥肠而止泻。为补虚助阳圣药。且能外杀疮疥，一切虫蛊恶毒，并小儿慢惊，妇人阴蚀，皆能有效。但必制造得宜，始可以服，余用法制。另详杂症求真内。凡遇一切虚痨中寒，冷痢冷痛，四肢厥逆，并面赤戴阳，六脉无力，或细数无伦，烦躁欲卧井中，口苦咽干，漱水而不欲咽，审属虚火上浮，阳被阴格者，服无不效。王好古曰：如太白丹、来复丹，皆用硫黄，佐以硝石，至阳佐以至阴，与仲景白通汤佐以人尿、猪胆汁，大意相同。所以治内冒伤生冷，外冒暑热霍乱诸病，能去格拒之寒，兼有伏阳，不得不尔。如无伏阳，只是阴虚，更不必以阴药佐①之。今人不晓病机，一见秘结不解，不分寒热，辄用承气以投，讵知寒热不同，冰炭迥异，用之无益，适以致害，可不慎欤？但火极似水，症见寒厥，不细审认，辄作寒治，遽用此药，其害匪浅。《孙升谈圃》②云：硫黄，神仙药也。每岁三伏日饵百粒，去脏腑积滞，有验。但硫黄伏生于石下，阳气溶液凝结而就，其性大热，火炼服之，多发背疽。方勺《泊宅编》③云：金液丹乃硫黄炼成，纯阳之物，有痼冷者所宜。今夏至人多服之，反为大患。韩退之④作文戒服食，而晚年服硫黄而死，可不戒乎！夏英公有冷病，服钟乳、硫黄，莫之纪极，竟以寿终，此其禀受与人异也。

番舶色黄，坚如石者良。土硫黄辛热腥臭，止可入疮药，不可服饵。硫黄用大肠煮制，其法不佳。

---

① 佐：原讹作"性"。据兴顺堂本、上科本改。

② 《孙升谈圃》：即《孙公谈圃》，三卷。为宋·刘延世录孙升之语而成。孙升（1038—1099年），字君孚，高邮（今江苏）人。

③ 《泊宅编》：北宋时期的小说类书籍，作者方勺。

④ 韩退之：即韩愈（768—824年），字退之。河南河阳（今河南省孟州市）人，唐代杰出的文学家、思想家、哲学家、政治家。

阳起石　三八　石

［批］补火逐寒，宣瘀起阳。

阳起石专入命门。即云母根也。虽大雪遍境，此山独无。禀纯阳之气以生，味咸气温，无毒，能补命门相火。凡因火衰寒气内停，宿血留滞，而见阴痿精滑，子宫虚冷，腰膝冷痹，水肿癥瘕，服此即能有效，以其性禀纯阳者故耳。是以育龟丸用此，以为嗣续宗祧①之基。阳起石合石龙子②、蛤蚧、生犀角、生附子、草乌头、乳香、没药、血竭、细辛、黑芝麻、五倍子为末，生鳝鱼血为丸，朱砂为衣，每日空心酒下百丸。不可以房术论也。功虽类于硫黄，但硫黄大热，号为火精，此则其力稍逊，而于阳之不能起者克起，阳起之号，于是而名。

出齐州③。云头雨脚、鹭鸶毛、色白滋润者良。火煅醋焠七次，研粉水飞用。宗奭曰：石药冷热皆有毒，亦宜斟酌。桑螵蛸为使。恶泽泻、菌桂、雷丸、石葵、蛇皮。畏菟丝。忌羊血，不入汤剂。

石钟乳　三九　石

［批］镇阳归阴，通窍利乳。

石钟乳专入胃、大肠。即鹅管石者是也。味辛而甘，气温质重。故凡咳气上逆，脚弱冷痛，虚滑遗精，阳事不举者，服此立能有效。以其气不归元，坠坚镇虚，得此火不上浮，气不下脱，而病俱可以愈耳。且以辛温之力，又兼色白，故能通窍利乳，昔人取

---

① 祧（tiāo）：祖庙，祠堂。
② 石龙子：蜥蜴的俗称。
③ 齐州：北魏皇兴三年（469年）改冀州置，治历城县（今属山东省济南市）。隋大业初改为齐郡。唐武德元年（618年），又改为齐州。

名钟乳，即是此意。但金石性悍，服之阳气暴充，形体壮盛，饮食倍进，得此肆淫，则精竭火烁，发为痈疽淋浊，害不胜言。即古有焚香透膈散，用雄黄、佛耳草、款冬花，安置香炉，以烟吹入人喉。以治胸膈劳嗽，痞满之病。然暂用则可，久用恐损人气。

出洞穴中，石液凝成，下垂如冰柱，通中轻薄如鹅翎管，碎之如爪甲，光明者真，炼合各如本方。蛇床为使。恶牡丹。畏紫石英。忌参、术、羊血、葱、蒜、胡荽。

鹿茸　四〇　兽

[批] 鹿茸温补真阳以通督。麋茸温补肾水以助血。

鹿茸专入命门、督，兼入肝。甘咸气温，禀纯阳之质，含发生之气，号为山兽，性淫而游山，夏至得阴气而角解，阴生阳退之象也。至于大于鹿者，为麋。麋是泽兽，居阴，性淫而游泽，冬至得阳气而角解，阳生阴退之象也。阴阳相反如斯。故鹿气味纯阳，其茸能于右肾补其精气不足，大为补精暖血之剂。是以书载能补髓养血，强筋健骨。凡腰肾虚冷，遗精崩带等症，服皆有效。麋虽属阴，而茸又属阴中之阳，故能入于左肾补其血液不足。且诸茸皆发督脉之背，鹿鼻常反向尾，能通督脉，其华在角，取以补命门，补精补气，皆以养阳也。督为肾脏外垣，外垣既固，肾气内充，命门相火不致妄动，血气精津得以凝聚。故鹿茸又云能补督脉之真阳，麋茸能补督脉阴中之阳，不可不细为明辨耳。但鹿茸与麋，世罕能辨，大抵其质粗壮，脑骨坚厚，毛色苍鬣而杂白毛者则为麋茸；形质差瘦，脑骨差薄，毛色黄泽而兼白毛者，是为鹿茸。麋鹿虽分有二，然总不外填补精髓，坚强筋骨，长养气血，而为补肝滋肾之要药也。鹿一牡①常御百牝，是肾气有余而足于精者也。故有助阳扶阴之妙。

---

① 牡（mǔ）：指雄性动物，与"牝（pìn）"相对。

鹿角初生，长二三寸，分岐如鞍，红如玛瑙，破之如朽木者
良。酥涂微炙用。茸有小白虫，视之不见，鼻嗅恐虫入鼻。

虾 四一 无鳞鱼

[批]补火、助风、动气。

虾专入心、肝、肺。味最甘，席品所尚。然性善跳跃，风火易
动，是以书载小儿切勿妄食，恐其发疮动气也。阴虚火动者尤忌，
以其性易涸阴也。惟乳汁不下，及风痰不吐，与制药壮阳为差宜
耳。时珍曰：同猪肉食，令人多唾。

海马种亦虾属，雌雄勿离，首类马，身似虾，浮于水面，亦
主下胎催产，及佐房术之用也。

蛤蚧 四二 龙

[批]补命门相火，温肺气喘乏。

蛤蚧专入命门[①]，兼入肺。绝与蛤蜊不类，生于广南，身长七八
寸，首如蟾蜍，背[②]绿色斑，头圆肉满，鳞小而厚，鸣则上下相
呼，雌雄相应，情洽乃交，两相抱负，自坠于地，往捕劈之，至
死不开。大助命门相火，故书载为房术要药。且色白入肺，功兼
人参、羊肉之用，故用能治虚损痿弱，消渴喘嗽，肺痿吐沫等症，
专取交合肺肾诸气。入药去头留尾，酥炙，口含少许，虽疾走而
气不喘，则知益气之功为莫大焉。

但市多以龙子混冒，举世亦不深辨。如龙子则剖开而身多赤

---

① 门：原脱，据锦章本、上科本补。
② 背：原作"皆"，据《本草纲目》卷四十三"蛤蚧"条改。

斑，皮专助阳火，虽治阳痿，性少止涩。蛤蚧则缠束多对，通身白鳞，兼温肺气，故肺虚喘乏最宜。<small>外感喘嗽勿用。</small>其药不论牝牡皆可，即非相抱时捕之，功用亦同。但其药力在尾，<small>见人捕之，辄自断尾。</small>尾不全者不效。去头足，<small>因毒在眼，须去其头。</small>洗，去鳞内不净及肉、毛，酥炙，或蜜炙，或酒浸焙用。

雄蚕蛾 四三 卵生

［批］入肾、补火、益精。

雄蚕蛾<small>专入命门。</small>即二蚕所出之雄者也。味咸性温，其性最淫，出茧便媾。诸书皆载能起阴痿，益精强志，敏于生育，交接不倦，并敷诸疮，灭瘢，止尿血，暖肾。盖取其性淫助阳，咸温入肾之功耳。是以《千金方》治丈夫阴痿不起用此，一夜每服一丸，可御数女，<small>以蚕蛾二升，去翅足，微火灼黄，为末，蜜丸，如梧子大，酒下。</small>以菖蒲止之。但此止为阳痿求嗣而见，若使阴虚火盛而用此为淫戏之术，则阴愈竭而火益盛，欲不速毙，其可得乎。故古补方多不具载，恐人借此以为斫丧^①之具也。

取未交雄者佳。

蚕退纸^②烧灰，可敷走马牙疳，<small>蚕退纸灰入麝和蜜，敷走马牙疳，加白矾炒。</small>并治邪祟发狂悲泣。

---

① 斫（zhuó）丧：摧残，伤害，特指因沉溺酒色以致伤害身体。斫，用刀斧砍。
② 蚕退纸：为蚕蛾科家蚕属动物家蚕蛾卵子孵化后的卵壳，可止血止痢，解毒消肿。

卷二

滋　水

冯楚瞻曰：天一生水，故肾为万物之源，乃人身之宝也。奈人自伐其源，则本不固，而劳热作矣。热则精血枯竭，憔悴羸弱，腰痛足酸，自汗盗汗，发热咳嗽，头晕目眩，耳鸣耳聋，遗精便血，消渴淋沥，失音，喉疮，舌燥等症，靡不因是悉形。非不滋水镇火，无以制其炎烁之势。绣按：滋水之药，品类甚多，然终不若地黄为正。盖地黄性温而润，色黑体沉，可以入肾滋阴，以救先天之精。至于气味稍寒，能佐地黄以除骨蒸痨疟之症者，则有龟板、龟胶，胶则较板而更胜矣。佐地黄补肌泽肤，以除枯竭之症者，则有人乳、猪肉，肉则较乳而有别矣。佐地黄以通便燥之症者，则有火麻、胡麻，胡麻则较火麻而益血矣。至于水亏而目不明，则须佐以枸杞；水亏而水不利，胎不下，则有佐于冬葵子、榆白皮；水亏而风湿不除，则有佐于桑寄生；水亏而心肾不交，则有佐于桑螵蛸、龟板；水亏而阴痿不起，则有佐于楮实；水亏而筋骨不健，则有佐于冬青子；水亏而精气不足，则有佐于燕窝；水亏而血热吐衄，则有佐于干地；水亏而坚不软，则有佐于食盐；水亏而虚怯不镇，则有佐于磁石；水亏而气不收，及血不行，则有佐于牛膝；水亏而噎膈不食，则有治于黑铅。但黑铅为水之精，凡服地黄而不得补者，须用黑铅镇压，俾水退归北位，则于水有补。然必火胜水涸，方敢用此以为佐。若使水火并衰，则又当佐性温以暖肾脏，否则害人不轻。

干地黄 四四 隰草

［批］凉血滋阴。

干地黄 即生地黄之干者也。专入肾，兼入心、脾。味苦而甘，性阴而寒。考诸长洲张璐谓其心紫入心，中黄入脾，皮黑归肾，味浓气薄，内专凉血滋阴，外润皮肤索泽，病人虚而有热者，咸宜用之。无热须用熟地。戴原礼[①]曰：阴微阳盛，相火炽强，来乘阴位，日渐煎熬，阴虚火旺之症，宜地黄以滋阴退阳。同人参、茯苓、石蜜，名琼玉膏，治虚痨咳嗽唾血。专补肺阴。同天麦门冬、熟地、人参，名固本丸，治老人精血枯槁。兼固肾本。于固本丸中加枸杞煎膏，名集灵膏，治虚羸喘咳乏力。诸脏兼固。其琼玉膏须用鲜者捣汁，桑火熬膏，散中寓止，与干者无异。固本丸、集灵膏并用干者，而集灵变丸作膏，较之固本差胜。《易简方》[②]曰：男子多阴虚，宜熟地黄；女子多血热，宜生地黄。因人酌施。虞抟云：生地黄凉血，而胃气弱者恐妨食；熟地黄补血，而痰饮多者恐泥膈。妨食泥膈两症，最宜计较，何后人临症，全不于此问及。或言生地黄酒炒则不妨胃，熟地黄姜制则不泥膈，然须详病人元气病气之浅深而用之。治病须明脏气为要。若产后恶食泄泻，小腹结痛，虚劳，脾胃薄弱，大便不实，胸腹多痰，气道不利，升降窒塞者，咸须远之。以其有损胃气故耳。浙产者专于凉血润燥，病人元气本亏，因热邪闭结而舌干焦黑，大小便秘，不胜攻下者，用此于清热药中，通其秘结最佳，以其有润燥之功，而无滋润之患也。

---

① 戴原礼：即戴思恭（1324—1405年），字原礼，号肃斋，明代医学家，著有《证治要诀》《证治类元》《类证用药》等。

② 《易简方》：方书，南宋医家王硕撰。

愚按:《本经》地黄虽列上品,而实性禀阴柔,与乡愿不异。譬诸宵人内藏隐隙,外示优容。<small>描画阴药形象殆尽。</small>是以举世名家,靡不借为滋阴上品,止血神丹。<small>历今弊仍不改。</small>虽或用非其宜,得以稍清旺气,服之仍得暂安。非若人参之性禀阳明,象类君子,有过必知。<small>阳药性劣,于病不合便知。</small>是以师家敛手不敢用,病家缄口不敢尝。故宁用以地黄、门冬阴柔最甚之属,以至于死不觉。<small>用阴药杀人,人多不觉,故宁以阴为主。</small>张璐所论如此,然非深究病情,通达世故,洞悉药品,亦安有讨论而如斯乎。

生于江浙者阳气力微,生于北方者纯阴力大,生于怀庆①,肥大菊花心者良。酒制则上行外行,姜制则不泥膈。恶贝母。畏芜荑。忌莱菔、葱、蒜、铜铁器。得酒、门冬、丹皮、当归良。

冬葵子 <small>四五 隰草</small>

[批]润燥、利窍、滑胎。

冬葵子<small>专入胃,大、小肠。</small>甘寒淡滑,润燥利窍,通营活卫,消肿利水。凡妇人②难产不下,专取一味炒香为末,芎归汤下三钱,则易生,<small>芎、归力专行血。</small>取其晨夕向日,转动灵活耳。妇人乳房胀痛,同砂仁等分为末,热酒服三钱,其肿即消。<small>砂仁温胃消胀。</small>且能破五肿,利小便,并脏腑寒热赢瘦,同榆皮等分煎服,亦效。《十剂方》云:滑可去着,冬葵子、榆白皮之属是也。故涩则去着,宜滑剂以利之。

经冬至春作子者,名冬葵子。春葵子亦滑,不堪入药。蜀葵赤者[批]<small>蜀赤葵。</small>治血燥,白者[批]<small>蜀白葵。</small>治气燥,亦治血淋,

---

① 怀庆:古代行政区域。元代设怀庆路;明清为怀庆府,府治河内县(今河南省沁阳市)。辖境约当今河南省修武、武陟两县以西,黄河以北地区。

② 人:原讹作"子",据兴顺堂本改。

皆取其寒润滑利之功。

川牛膝 四六 隰草

[批] 引入下部经络血分。

牛膝专入肝、肾。苦酸而平。按：据诸书，虽载酒蒸温补肝肾，强健筋骨，凡足痿筋挛，阴痿失溺，久疟下痢，伤中少气，治皆有效。又载生用则能活血破瘀消肿，治痛通淋，引药下行。淋属热致，其茎痛不可忍，手按热如火烁，血出鲜红不黯，淋出如砂如石，脐下妨闷，烦躁热渴，六脉沉数有力。淋属虚致，其茎多不见痛，即痛或喜手按，或于溺后才痛，稍久则止，或登厕小便涩痛，大便牵痛，面色萎黄，饮食少思，语言懒怯，六脉虚浮无力。淋属虚实兼致，其茎或见痛极，六脉弦数而按不甚有力，饮食少思而神不见昏倦，溺即滴点不断而出，则无砂石膏血，脉即虚软无力，而血反见鲜润，腹即胀硬不消，而气短结。牛膝虽淋证要药，然亦须审虚实权衡，不可尽以牛膝治也。然味薄气厚，性沉炙①滑，用于下部经络血分，鲜②气则可，若使肺分气薄，遗脱泄泻，则又当知忌戒，不可因其气虚而概用之。时珍曰：牛膝乃足厥阴、少阴所主之病，大抵得酒则能补肝肾，生用则能去恶血，二者而已。其治腰膝骨痛，足痿，阴消失溺，久疟，伤中少气诸病，非取其补肝肾之功欤？其治癥瘕，心腹诸痛，痈肿恶疮，金疮折伤，喉、齿、淋痛，尿血，经候胎产诸病，非取其去恶血之功欤？

出于川者，性味形质虽与续断相似，服之可无精滑之弊。然肝主司疏泄，肾主闭藏，此则疏泄独具而鲜固蛰。书云益肾，殊觉未是。

杜牛膝气味更凉，嚼之味甘而不苦，主治多是解毒破血，泻热吐痰。如溺闭症见气喘面赤有斑，用杜牛膝浓煎膏饮，下血一桶，小便通而愈。又不省人事，绞汁入好酒，灌之即苏。以醋拌渣敷项下。惊风痰疟，服汁能

---

① 炙：据文义当为"质"之讹。

② 鲜：疑为"舒"之讹。

吐痰涎。喉痹用杜牛膝捣汁，和米醋半盏，用鸡翅毛蘸搅喉中，以通其气。较之
川牛膝，微觉有别。

牛膝出西川及怀庆府，长大肥润者良。下行生用，入滋补药
酒蒸。恶龟甲。畏白前。忌牛肉。

枸杞 四七 灌木

［批］滋肾水、滑肠胃。

枸杞专入肾，兼入肝。甘寒性润。据书皆载祛风明目，强筋健
骨，补精壮阳。然究因于肾水亏损，服此甘润，阴从阳长，水至
风息，故能明目强筋，是明指为滋水之味。故书又载能治消渴。时
珍曰：子则甘平而润，性滋而补，不能退热，止能补肾润肺，生精益气。此乃平
补之药，所谓精不足者补之以味也。今人因见色赤，妄谓枸杞补阳，其
失远矣。岂有甘润气寒之品，而尚可言补阳耶？若以色赤为补阳，
则红花、紫草，其色更赤，何以不言补阳而曰活血？呜呼！医道
不明，总由看书辨药，不细体会者故耳。试以虚寒服此，不惟阳
不能补，且更见有滑脱泄泻之弊矣。可不慎欤！

出甘州，红润少核者良。根名地骨皮，另详于后。

楮实 四八 灌木

［批］滋肾阴，过服骨痿。

楮实专入肾。书言味甘气寒，虽于诸脏阴血有补，得此颜色润，
筋骨壮，腰膝健，肌肉充，水肿消，以致阴痿起，阳气助，是明
指其阳旺阴弱，得此阴血有补，故能使阳不胜而助，非云阳痿由
于阳衰，得此可以助阳也。若以纯阴之品可以补阳，则于理甚不
合矣。况书又云，骨鲠可用楮实煎汤以服，及纸烧灰存性调服，

以治血崩血晕，并用衙门印纸①烧吞，以断妇人生育，与脾胃虚人禁用，久服令人骨痿，岂非性属阴寒，虚则受其益，过则增其害之意乎？软骨之说，未尝不是。

取浸水中不浮者酒蒸用。

榆白皮　四九　乔木

[批]润燥、利窍、滑肠。

榆白皮专入胃，大、小肠。与冬葵子性皆滑利，味亦相同，故五淋肿满，及胎产不下，皆宜服此以治。诜曰：高昌②人多捣白皮为末，和菜菹③食，甚美，令人能食。仙家长服，服丹石人亦服之，取利关节故也。

但榆有二种，曰赤曰白，白榆皮服能止喘除嗽，而使人睡，较之赤榆皮之除邪气，稍有不同。然其滑利则一，若脾胃虚寒，服之恐损真耳。李时珍曰：《本经》所谓久服轻身不饥，苏颂所谓榆粉多食不损人者，恐非确论也。

胡麻　五〇　麻麦稻

[批]润燥滑肠，去风④解毒。

胡麻《本经》名巨胜子。《千金》名乌麻子，即黑芝麻。专入脾、肺，兼入肝、肾。本属润品，故书载能填精益髓。又属味甘，故书载能补血暖脾耐饥。《抱朴子》⑤云：用上党胡麻三斗，淘净，甑蒸令气遍，日干，以水

---

① 衙门印纸：为旧时官府印发的各种表、簿以及证件等。
② 高昌：唐贞观十四年（640年）置，治今新疆维吾尔自治区吐鲁番市东南高昌故城。
③ 菜菹（zū）：腌菜。
④ 去风：即祛风。
⑤ 《抱朴子》：东晋·葛洪所著，分为内外两篇，为道教经典。

淘去沫，再蒸，如此九度，以汤脱去皮，洗净，炒香为末，白蜜枣膏为丸，服之能令不饥。凡因血枯而见二便艰涩，须发不乌，风湿内乘，发为疮疥，《千金方》用乌麻丸[1]九蒸九晒，研末，枣膏为丸，服之能令白发反黑。《圣惠方》[2]热淋茎痛，用乌麻子、蔓菁子[3]各五合，炒黄，绯袋盛，以井华水三升，每食煎服一钱。河间[4]曰：胡麻入肝益血，风药中不可缺。并小儿痘疹变黑归肾，钱氏[5]用赤芝麻汤送百祥丸[6]。见有燥象者，宜以甘缓滑利之味以投。若使下元不固，而见便溏阳痿，精滑白带，皆所忌用。

麻油甘寒，滑胎利肠。凡胞衣不下，用蜜同煎温服，暨血热痈肿、恶疮癣疥，用此煎膏以治。凉血解毒，止痛生肌。

皮肉俱黑者良。时珍曰：胡麻取油，以白者为胜。服食以黑者为良，胡地者尤妙。取其黑色入通于肾而能润燥也。赤者状如老茄子，壳厚油少，但可食尔，不堪入药。出于胡种大宛[7]者尤佳。

火麻仁 五一 麻麦稻

[批] 润燥滑肠。

火麻仁专入脾、胃、大肠。即今作布火麻之麻所产之子也。与胡

---

① 丸：疑为"子"讹。据《千金方》。

② 《圣惠方》：即《太平圣惠方》，北宋王怀隐等奉敕编纂。

③ 蔓菁子：中药蔓荆子的别名。

④ 河间：即刘完素（约1110—1200年），字守真，又号通玄处士。金代河间（今河北省河间市）人，后世称其为刘河间。金元四大家之一。著有《素问玄机原病式》《黄帝素问宣明论方》《素问病机气宜保命集》等。

⑤ 钱氏：即钱乙（1035—1117年），字仲阳，北宋儿科大家。著有《小儿药证直诀》。

⑥ 百祥丸：出自《小儿药证直诀》卷下，属泻下剂。

⑦ 大宛（yuān）：即大宛国，汉代西域国名。位于今中亚乌兹别克斯坦费尔干纳盆地。

麻之麻绝不相似。味甘性平。按：书皆载缓脾利肠润燥，如伤寒阳明胃热，汗多便闭，治多用此，盖以胃府燥结，非此不解。汪昂曰：胃热、汗多、便难，三者皆燥也。汗出愈多，则津枯而大便愈燥。仲景治脾约有麻仁丸。成无己曰：脾欲缓，急食甘以缓之。麻仁之甘以缓脾润燥。张子和①曰：诸燥皆三阳病。更能止渴通乳，及妇人难产，老人血虚，产后便秘最宜。弘景曰：麻子中仁合丸药，并酿酒大善，但性滑利。许学士②云：产后汗多则大便秘，难于用药，惟麻子粥最稳，不惟产后可服，凡老人诸虚风秘，皆得力也。至云初服作泻，其说固是。久服能令肥健，有补中益气之功，亦是燥除血补而气自益之意。若云宽能益气，则又滋人岐惑矣。但性生走熟守。生用破血，利小便，捣汁治产难胎衣不下，熟用治崩中不止。

入药微炒研用，入丸汤泡去壳，取帛包煮，沸汤中浸，至冷出之，垂井中一夜，勿着水，次日日中曝干，挼③出壳，簸扬取仁。畏茯苓、白薇、牡蛎。

黑铅　五二　金

[批] 补水之精，坠痰降气。

黑铅专入肾。甘寒，禀北方极阴之气，为水中之金，金丹之母，八石之祖，专主下降，力能入肾补水，功有过于地黄，是以昔人有云水精之说。凡一切水亏火炽，而见噎膈反胃，呕吐眩晕，痰气上逆等症，服此立能见效。但必煅制得宜，不令渗入压

---

① 张子和：即张从正（1156—1228年），字子和，号戴人，金代睢州考城（今河南省兰考县）人。金元四大家之一。著有《儒门事亲》。

② 许学士：即许叔微（1079—1154年），字知可，南宋医学家，真州白沙（今江苏省仪征市）人。著有《普济本事方》。

③ 挼（ruó）：揉搓。

膀胱，以致又生他变。时珍曰：吴巡检病不得溲，卧则微通，立则不能涓滴，遍用通利药不效。唐与正问其平日自制黑锡丹常服，因悟曰：此必结砂时硫飞去，铅不死，铅砂入膀胱，卧则偏重，犹可溲，立则正塞水道，故不通。取金液丹[1]三百粒，分为十服，煎韭麦汤下。铅得硫气则化，累累水道下，病遂愈。如《局方》黑锡丹、《宣明》[2]补真丹，皆用黑铅内入，无非取其补阴退阳之意。至云能以解毒杀虫，亦是水归火伏，阴阳互根，而毒斯化，而虫自杀。然金石之药与人血气无情，用之最宜合病。

铅粉一名胡粉，系黑铅煅炼，变黑为白。本草云：铅乃五金之祖，故有五金猰犴[3]追魂使者之称，言其能伏五金而死八石也。雌黄乃金之苗，而中有铅气，是黄金之祖矣。银坑有铅，是白金之祖矣。信铅杂铜，是赤金之祖矣。与锡同气，是青金之祖矣。朱砂伏于铅而死于硫，硫恋于铅而伏于硇[4]，铁恋于磁而死于铅，雄恋于铅而死于五脂[5]。故金公变化最多。一变而成胡粉，再变而成黄丹，三变而成密陀僧，四变而为白霜。气味辛寒，体用与铅相似，但有豆粉、蛤粉同入，故止入气而不入血。其功专能止痛生肌，膏药每取为用。且力能化蛊杀虫，《金匮》甘草粉蜜汤用此，以为除蛊杀虫药也。

铅丹即名黄丹，系用黑铅、硝黄、盐、矾煅炼而成，故味兼咸而走血，其性亦能杀虫解热，坠痰祛积，且更拔毒去瘀，长肉生肌，膏药每取为用。目暴赤痛，铅丹调贴太阳，立效。

---

[1] 金液丹：《太平惠民和剂局方》中药方，硫黄为主要成分。其功用为除久寒痼冷，补劳伤虚损。

[2] 《宣明》：即《黄帝素问宣明论方》，金·刘完素撰。

[3] 猰犴（bì àn）：形状像虎的野兽。中国古代神话中的神兽，传说中龙生九子之第七子。

[4] 硇（náo）：矿物，黄白色粉末或块状，味辛咸，是氯化铵的天然产物。

[5] 五脂：中药名，质似石而性黏，故名脂。有青、赤、黄、白、黑五种，总称为"五色五脂"。药用以赤石脂为最多，白石脂少用，其余三种都不入药。

猪肉 五三 畜

[批] 丰体泽肤，多食生痰动风。

猪肉专入脾、胃。味虽隽永，食之能润肠胃，生津液，丰肌体，泽皮肤，时珍。为补肉补形之要味。然性属阴物。《别录》^①云：猪肉闭血脉，弱筋骨，虚人不可久食。陶弘景曰：猪为用最多，惟肉不可食。孙思邈曰：久食令人少子，发宿疾，筋骨碎痛，乏气。孟诜曰：久食杀药，动风发痰。韩懋^②曰：凡肉皆补，惟猪肉无补。凡人脏气纯阳，火盛水衰，服则以水济火，血脉周流，自有丰体泽肤之妙。若使脏体纯阴，少食或未见损，多食必有阻滞、痿弱、生痰、动风、作湿之虞耳。时珍曰：惟多食则助热生痰，动风作湿。况风寒初感，血脉有碍，其于猪肉，固不可食；久病初愈血复，其于猪肉，更不宜食。时珍曰：伤风寒及病初起人，为大忌耳。虽曰先王教民，畜彘^③为先，非是厉民，又胡不闻《大易》^④之颐^⑤有云，宜节饮食之说乎？汪昂云：伤寒忌之者，以其补肌固表，油腻缠黏，风邪不能解散也；病初愈忌之者，以肠胃久枯，难受肥浓厚味也。又按：猪肉生痰，惟风痰、寒痰、湿痰忌之，若老人燥痰干咳，更须肥浓以滋润之，不可执泥于猪肉生痰之说也。

猪之为用最多，其在心血，气味咸平，合以朱砂，能治惊痫癫疾。取其心以入心，血以通血之意。

---

① 《别录》：即《名医别录》，药学著作，辑者佚名（一作陶氏），约成书于汉末，三卷。

② 韩懋：字天爵，号飞霞子，人称白飞霞，明代四川泸州人。著有《韩氏医通》二卷，刊于嘉靖元年（1522年）。

③ 彘（zhì）：古称猪为彘。

④ 《大易》：即《周易》。

⑤ 颐：《周易》第二十七卦。《象》曰："山下有雷，颐。君子以慎言语，节饮食。"

肝血合以夜明沙①作丸，能治雀目，夜不能睹。肝藏血，其窍在目，用入取肝入肝意。

肺〔批〕猪肺。合薏苡，能治肺虚咳嗽。肺以入肺。

肚〔批〕猪肚。合黄连等药为丸，能令脾胃坚强。《食医心镜》②云：仲景猪肚黄连丸治消渴，用雄猪肚一枚，入黄连末五两，栝楼根、白粱米各四两，知母三两，麦门冬二两，缝定，蒸熟捣丸，如梧子大，每服三十丸，米饮下。时珍曰：猪水畜而属胃土，故方药用之补虚，以胃治胃。

猪肾气味咸冷，不能补肾精气，止可借为肾经引导。时珍曰：猪肾性寒，不能补命门精气，方药所用，借其引导而已。《别录》谓理肾气，通膀胱，理字、通字，最为有理。肾有虚热者宜之，若肾气虚寒者，非所宜矣。今人不达此理，往往食猪肾为补，不可不审。

肠〔批〕猪肠。合黄连为丸以服，能治肠风脏毒。《奇效方》。

胆汁〔批〕猪胆汁。味苦气寒，质滑润燥，泻肝和阴，用灌谷道以治大便不通，且能明目杀疳，沐发光泽。成无己曰：仲景以猪胆汁和醋灌谷道中，通大便神效，盖酸苦益阴润燥而泻便也。治少阴下利不止，厥逆无脉，干呕烦者，以白通汤加猪胆汁主之。若调寒热之逆者，冷热必行，则热物冷服，下嗌之后，冷体既消，热性便发，故病气自愈。此所以和人尿、猪胆汁咸苦之物于白通热剂之中，使其气相从而无拒格之患也。

猪脬能治梦中遗溺，疝气坠痛，阴囊湿痒，玉茎③生疮。时珍曰：猪胞所主，皆下焦病，亦以类从耳。蕲④有一妓病转脬⑤，小便不通，腹胀如

---

① 夜明沙：即夜明砂。后同。
② 《食医心境》：即《食医心鉴》，唐代医学家昝殷著。
③ 玉茎：阴茎。
④ 蕲（qí）：南朝陈置，治齐昌县（隋改蕲春县）。元改置为路。明洪武九年（1376年）复降为蕲州。辖境约当今湖北省长江以北、蕲春县以东地区。
⑤ 转脬：即转胞、胞转，中医妇科病名。指妊娠期间小便不通，甚至小腹胀急疼痛，心烦不得卧，痛苦不堪。出《金匮要略·妇人杂病脉证并治》。脬，本义为膀胱。

鼓，数月垂死，一医用猪脬吹胀，以翎①管安上，插入阴孔，捻脬气吹入，即大尿而愈。此法载在罗天益②《卫生宝鉴》中，知者颇少，亦机巧妙用也。

猪脂气味甘寒，力能凉血润燥，行水散血，解毒杀虫，利肠滑产止咳。

猪乳气味甘咸而寒，能治小儿惊痫。时珍曰：小儿体属纯阳，其惊痫亦生于风热，猪乳气寒，以寒治热，谓之正治。

猪蹄同通草煮汤，能通乳汁。然总视其物之气质，以治人身之病耳。

肉反黄连、桔梗、乌梅。犯必泻痢。

龟板 五四 龟

鳖［批］滋肾通心。

龟板专入肾，兼入心。甘咸微寒，禀北方之气而生，乃阴中至阴之物。入足少阴肾经，兼龟性有神，故能入心以通肾。远志补火以通心阳，龟板补水以通心阴。凡心虚血弱而见劳热骨蒸，蒸及于骨，必得至阴骨药以治。腰脚酸疼，老疟痞块，老疟必有痞块。癥瘕，崩漏，泻痢，五漏，难产，小儿囟门不合等症，骨症必借骨理。服此皆能见效。时珍云：龟鹿灵而寿，龟首常藏向腹，能通任脉，任脉行腹。故取其腹以通心补肾补血，皆养阴也。鹿鼻常反向尾，能通督脉，督脉行背。故取其角以补命补精补气，皆养阳也。龟性治与鳖甲相类，但鳖甲色青应木，走肝益肾以除热；龟甲色黑应水，通心入肾以滋阴。然皆至阴大寒，多用必伤脾土。

龟大自死者良。酥炙煅灰用。恶人参。

---

① 翎（líng）：鸟翅膀或尾巴上的长羽毛。

② 罗天益：字谦甫，著名医家李杲学生，元代真定路藁城（今河北省石家庄市藁城区）人。著有《卫生宝鉴》等。

5

龟尿 以猪鬃松毛刺龟鼻，其尿即出。走窍透骨，染须发，治哑声。若寒痰塞肺声哑者，忌服。服板不宜中湿，中湿则板末变为癥瘕。

龟胶 五五 龟鳖

[批]滋阴功胜龟板，专治劳热骨蒸。

龟胶专入肾。经板煎就，气味益阴，故本草载板不如胶之说。以板炙酥煅用，气味尚淡，犹茸力能补阳。茸经水熬成胶，其性亦缓者故耳。故补阳分之阳，督脉。用胶不如用茸；补阴分之阴，任脉。用板不如用胶。然必审属阳脏，于阴果属亏损。凡属微温，不敢杂投，得此浓云密雨以为顿解，则阳得随阴化，而阳不致独旺。否则阴虚仍以熟地为要，服之阴既得滋，而阳仍得随阴而不绝也。是以古人滋阴，多以地黄为率，而龟板、龟胶，止以劳热骨蒸为用，其意实基此矣。使不分辨明晰，仅以此属至阴，任意妄投，其不损阳败中者，鲜矣。因并记之。

用自死败龟，得阴全气。洗净捣碎，浸三日，用桑火熬数昼夜，其膏始成。今人熬胶，止在釜中，煎一昼夜，曷能成胶。

桑螵蛸 五六 卵生

[批]滋肾、利水、交心。

桑螵蛸专入肝、肾、膀胱。即桑枝上螳螂子也。一生九十九子，用一枚便伤百命，勿轻用之。禀秋金之阴气，得桑木之津液，味咸甘，气平无毒。入足少阴肾、足太阳膀胱。盖人以肾为根本，男子肾经虚损，则五脏气微，或阴痿，梦寐失精遗溺。螵蛸咸味属水，内舍于肾，肾得之而阴气生长，故能愈诸疾及益精生子。肾与膀胱为表里，肾得所养则膀胱自固，气化则能出，故利水道通淋也。宗奭治小便数，用桑螵蛸、远志、龙骨、菖蒲、人参、茯神、当归、龟甲醋炙，各一两为末，卧时人参汤调下而愈。女子疝瘕，血闭腰痛，皆肝肾二经为病，咸能入血软坚，是以主之。甘能补中，故主伤中益气。肾足则水自上升，克与心交，故能养神也。至书既言功专收涩，又言利便，能涩能利。义由是矣。

产桑树者佳。敩曰：杂树上生者名螺螺。宗奭曰：如无桑上者，即用他树者，以炙桑白皮佐之，桑白皮行水，以接螵蛸就肾经也。酒炒用。畏旋覆花。

其子之母名螳螂，主治小儿惊搐，并出箭簇[1]入肉。时珍曰：古方风药，多用螵蛸，则螳螂治风，同一理也。又《医林集要》[2]出箭簇，用螳螂一个，巴豆半个，同研敷伤处，微痒且忍，极痒乃撼拔之，以黄连、贯众汤洗拭，石灰敷之。

人乳 五七 人

[批] 补阴、润燥、泽肤。

人乳专入肝、肾、肺。气味甘润。按：据诸书有言，此为阴血所化，生于脾胃，摄于冲任，未受孕则下为月水，既受孕则留而养胎，已产则变赤为白，上为乳汁，以养小儿，乃造化之玄微也。服之益气血，补脑髓，所谓以人补人也。弘景曰：张汉苍年老无齿，妻妾百数，常服人乳，故年百岁余，身肥如瓠。若大人服之，则能止渴，泽肤润燥，且目得血能视，凡赤涩多泪，可用黄连浸点。宗奭曰：上则为乳汁，下则为月水，故知乳汁则血也。用以点眼，岂不相宜！实为补虚润燥要剂。取无病妇人乳水，时珍曰：人乳无定性，其人和平，饮食冲淡，其乳必平；其人暴躁，饮酒食辛，或有火性，其乳必热。凡服乳须热饮，若晒暴为粉，入药尤佳。《南史》载宋何尚之积年劳病，饮妇人乳而瘥。又言穰城老人，年二百四十岁，惟饮曾孙妇乳也。顿如摊粉皮法取用，名为乳丹丸。但脏寒胃弱作泄者，不

---

① 簇：同"镞"，箭头。后同。

② 《医林集要》：即《医林类证集要》，综合性医书，明·王玺撰。

宜多服。有孕之乳，谓之忌奶，小儿饮之，多成吐泻疳魃^①之病，最为有毒也。

温 肾

肾虚而在于火，则当用辛用热；肾虚而在于水，则当用甘用润。至于水火并衰，则药有难兼施，惟取其性温润，与性微温，力专入肾者以为之补，则于水火并亏之体，自得温润调摄之宜矣。按：地黄体润不温，因于火日蒸晒而温，实为补水温肾要剂。其药自属不易，然有肝肾虚损，气血凝滞，不用杜仲、牛膝、续断以通，而偏用肉桂、阳起石以燥；风湿内淫，不用巴戟天、狗脊以温，而偏用淫羊藿、蛇床子以燥；便结不解，不用肉苁蓉、锁阳以温，而偏用火麻、枸杞、冬葵子以润；遗精滑脱，不用菟丝子、覆盆子、山茱萸、胡桃肉、琐琐葡萄等药以收，而偏用粟壳、牡蛎等药以进；软坚行血，不用海狗肾温暖以润，而偏用食盐、青盐咸寒以投；补精益血，不用麋茸、鹿胶、犬肉、紫河车、何首乌等药以温，而偏用硫黄、沉香以胜；鬼疰^②蛊毒，不用獭肝温暖以驱，而偏用川椒、乌梅以制。凡此非失于燥而致阴有所劫，即失于寒而致火有所害，岂温暖肾脏之谓哉？噫！误矣。

熟地黄 五八 隰草

[批]能滋肾水。

熟地黄专入肾，兼入肝。甘而微温，味厚气薄，专补肾脏真水，兼培黄庭后土。土厚载物，诸脏皆受其荫，故又曰能补五脏之真

---

① 魃（bá）：传说中造成旱灾的鬼怪。可令儿黄瘦骨立，精神不爽，身体痿瘁。

② 鬼疰（zhù）：中医病名。指突发心腹刺痛，甚或闷绝倒地，并具传染性的病症。

阴。熟地功力甚巨，在景岳谓其真阴亏损，有为发热、为头痛、为焦渴、为喉痹、为嗽痰、为喘气，或脾肾寒逆为呕吐，_{亦有不宜} _{用地黄者}。或虚火载血于口鼻，或水泛于皮肤，或阴虚而泄利，阳浮而狂躁，或阴脱而仆地，阴虚而神散者，非熟地之守不足以聚之；_{守以制散}。阴虚而火升者，非熟地之重不足以降之；_{重以制升}。阴虚而躁动者，非熟地之静不足以镇之；_{静以制动}。阴虚而刚急者，非熟地之甘不足以缓之；_{缓以制急}。阴虚而水邪上沸者，舍熟地何以自制，_{水以引水}。舍熟地何以归元；阴虚而精血俱损，脂膏残薄者，舍熟地何以厚肠胃。_{厚以滋薄}。且犹有最玄最妙者，则熟地兼散剂能发汗，以汗化于血，_{阴以化阳}。而无阴不作汗也；熟地兼湿剂能回阳，以阳生于下，_{引阳归阴}。而无阴不回也。然而阳性速，故人参少用，亦可成功；阴性缓，熟地非多，难以奏效。而今人有畏其滞腻者，则崔氏何以用于肾气丸而治痰浮；_{痰本于肾}。有畏其滑湿[①]者，则仲景何以用于八味丸而医肾泄。_{泄因肾气不固，故谓肾} _泄。有谓阳能生阴，阴不能生阳者，则阴阳之理原自互根，_{无阴则} _{阳无以化}。彼此相须，缺一不可，无阳则阴无以生，无阴则阳无以化。《内经》曰：精化为气。得非阴亦生阳乎？景岳尚论熟地，最为明确，独中所论脾胃寒逆为呕，可用地黄以治，是亦千虑之一失耳。夫既脾胃虚寒，则脾与胃已受寒累，正宜用以辛热以为扫除。如太阳既至，坚冰自解，乃复坠以霜雪，投以阴剂，不更使寒滋甚乎？余读《景岳全书》，见其所论，语语透辟，字字箴规，可为法守。独于所论地黄有宜脾肾虚寒，尚有未及。虽曰熟地性温，寒从温散，然寒至上逆为呕，则寒已甚，岂有熟地之温而可令寒外散乎？但或阳胜阴微，阳借阴化，偶有感冒，用此杂于温散之中，或有见效。若真纯阴无火，厥气上逆而呕，则此又为深忌。至于制用地黄，宜用好酒、砂仁末同入，久蒸久曝，使其转

----

① 湿：兴顺堂本、上科本均作"泄"。

苦为甘，变紫为黑，方能直入肾经耳。汪昂云：地黄性寒，得酒与火与日则温；性滞，得砂仁则利气，且能引入丹田。六味丸用之为君，尺脉弱者加桂、附，所谓益火之源以消阴翳也；尺脉旺者加知、柏，所谓壮水之主以制阳光也。

出怀庆，肥大者佳。

何首乌　五九　蔓草

［批］养血益肝。

何首乌专入肝，兼入肾。诸书皆言滋水补肾，黑发轻身，备极赞赏，时珍曰：何首乌，足厥阴、少阴药也。白者入气分，赤者入血分。肾主闭藏，肝主疏泄，此物气温，味苦、涩，苦补肾，温补肝，能收敛精气，所以能养血益肝，固精益肾，健筋骨，乌须发，为滋补良药，不寒不燥，功在地黄、天门冬诸药之上。气血太和，则风虚痈肿，瘰疬诸疾可知矣。与地黄功力相似。独冯兆张辨论甚晰。其言首乌苦涩微温，阴不甚滞，阳不甚燥，得天地中和之气。熟地、首乌虽俱补阴，然地黄禀仲冬之气以生，蒸虽至黑，则专入肾而滋天一之真水矣。其兼补肝者，因滋肾而旁及也。首乌禀春气以生，而为风木之化，入通于肝，为阴中之阳药，后天之阳。故专入肝经以为益血祛风之用。血活则风散。其兼补肾者，亦因补肝而兼及也。一为峻补先天真阴之药，故其功可立救孤阳亢烈之危；一系调补后天营血之需，以为常服，长养精神，却病调元之饵。先天、后天之阴不同，奏功之缓急轻重，亦有大异也。的解。况名夜合，又名能嗣，则补血之中，尚有化阳之力，岂若地黄功专滋水，气薄味厚，而为浊中浊者，坚强骨髓之用乎？斯言论极透辟，直冠先贤未有，不可忽视。以大如拳，五瓣者良。三百年者，大如栲栳[1]，服之成地仙。有赤雄、白雌二种。

---

[1]　栲栳（kǎo lǎo）：用柳条编成的盛物器具。亦称笆斗。

凡使赤白各半，泔浸，竹刀刮皮切片，用黑豆与首乌拌匀，铺柳甑，入砂锅，九蒸九晒。茯苓为使。忌猪肉、无鳞鱼、莱菔、葱、蒜、铁器。李翱[1]著《何首乌传》云：何首乌者，顺州南河县人，祖名能嗣，父名延秀。能嗣年五十八无妻，忽见是药以服，因思人道，娶妻连生数子。延秀服之，延寿百六十岁。延秀生首乌，首乌服药，亦生数子，年百三十岁，发犹黑。李安期与首乌[2]乡里亲善，窃得方服，其寿亦长，遂序其事传之。又邵应节进七宝美髯丹，其方用赤白首乌各一斤，黑豆拌，九蒸晒，茯苓半斤，乳拌，当归、枸杞、菟丝各半斤，俱酒浸，牛膝半斤，酒浸，同首乌第七次蒸至第九次，破故纸四两，用黑芝麻炒，蜜丸，忌铁器。是方以首乌[3]为君，犹六味以地黄为君之意相同。汪昂谓人或以首乌加入六味丸中，是合两方为一方，一药有二君，殊非制方本意。其说甚是。

肉苁蓉 六〇 *山草*

[批] 滋肾润燥。

肉苁蓉专入肾，兼入大肠。甘酸咸温，体润色黑。诸书既言峻补精血，又言力能兴阳助火，是明因其气温，力专滋阴，得此阳随阴附而阳自见兴耳。惟其力能滋补，故凡癥瘕积块，得此而坚即消。惟其滋补而阳得助，故凡遗精茎痛，寒热时作，亦得因是而除。若谓火衰至极，用此甘润之品，同于附桂，力能补阳，其失远矣。况此既言补阴，而补阴又以苁蓉为名，是明因其功力不骤，气专润燥，是亦宜于便闭，而不宜于胃虚之人也。谓之滋阴则可，谓之补火，正未必然。

---

① 李翱：字习之（772—841年），祖籍陇西（今甘肃一带），唐朝文学家、哲学家。

② 乌：原无，据《本草纲目》卷十八"何首乌"条补。

③ 乌：此下原有"首"字，疑为衍文，据上科本删。

长大如臂，重至斤许，有松子鳞甲者良。酒浸，刷去浮甲，劈除内筋膜，酒蒸半日，酥炙用。忌铁器。

锁阳 六一 山草

［批］补阴润燥，功同肉苁蓉。

锁阳专入肾，兼入大肠。《辍耕录》^①云：锁阳生鞑靼^②田地，野马或与蛇龙遗精入地，久之发起如笋，上丰下俭，鳞甲栉比，筋脉连络，绝类男阳，即肉苁蓉之类。本与苁蓉同为一类，甘咸性温，润燥养筋。凡阴气虚损，精血衰败，大便燥结，治可用此以啖^③，并代苁蓉煮粥，弥佳。则知其性虽温，其体仍润，未可云为命门火衰必用之药也。故书有载，大便不燥结者勿用。益知性属阴类。即有云可补阳，亦不过云其阴补而阳自兴之意，岂真性等附桂，而为燥热之药哉？但古表著药功，多有隔一、隔二立说，以致茫若观火。究之细从药之气味形质考求，则孰阴孰阳，自尔立见，又奚必沾沾于书治功是求者乎？

状类男阳^④，用宜酥炙。

菟丝子 六二 蔓草

［批］温肾补肝，止遗固脱。

菟丝专入肝、肾，兼入脾。辛甘温平，质黏，温而不燥，补而不

---

① 《辍耕录》：一名《南村辍耕录》，三十卷。元末明初人陶宗仪著，是有关元朝史事的札记。

② 鞑靼（dá dá）：古时汉族对北方各游牧民族的统称。明代指东蒙古人。

③ 啖（dàn）：吃。

④ 男阳：阴茎。

滞，得天地中和之气。故书称为补髓添精，强筋健骨，止遗固泄，暖腰温膝，明目祛风，血补则风祛。为补肝、肾、脾气要剂。合补骨脂、杜仲用之，最为得宜。但杜仲、补骨脂气味辛温，性专趋下，不似菟丝气味甘平，而不重降耳。《老学庵笔记》[1]云：族弟服菟丝子发疽，汪昂辟其或感他毒，不得归咎菟丝。若服之而见阳强不痿[2]，大便燥结，小水赤涩者，以性主补故也。但菟丝子最难得真，卖者有以水犀草子种出，形象绝似，药肆所贾[3]，多属此物，然服之亦有微功。

酒浸煮烂，作饼曝干。山药为使。

巴戟天 六三 山草

[批] 温补肾阴，兼祛风湿。

巴戟天专入肾。辛甘微温。据书称为补肾要剂，能治五痨七伤，强阴益精，以其体润故耳。好古曰：巴戟，肾经血分药也。权曰：病人虚损，加而用之。然气味辛温，又能祛风除湿，故凡腰膝疼痛，风气脚气水肿等症，服之更为有益。宗奭曰：有人嗜酒，日须五七杯，后患脚气，甚危。或教以巴戟半两，糯米同炒，米微转色，去米不用，大黄一两，锉，炒，同为末，蜜为丸，温水服，仍禁酒，愈。观守真地黄饮子用此以治风邪，义实基此，未可专作补阴论也。

川产，中虽色紫，微有白糁[4]粉色，而理小暗者真。根如连珠，击破中紫而鲜洁者伪。又山蒁[5]根似巴戟，但色白，人多以醋煮乱之。去心，酒

---

① 《老学庵笔记》：南宋陆游所著的笔记小说。

② 阳强不痿：即强中。指未从事房事活动及未产生性欲或无憋尿情况下阴茎长举不痿。

③ 贾（gǔ）：贩卖。

④ 糁（sǎn）：杂，混合。

⑤ 蒁（lǜ）：一种蔓生草，茎上布满短刺，可入药。

浸焙用。覆盆子为使。恶丹参。

续断 六四 隰草

[批] 温肾补肝，以散筋骨血气凝滞。

续断专入肝、肾。因何以续为名？盖缘其味苦，其性温，能入肾经以补骨；又缘其味辛，能入肝经以补筋；辛能散风，风除而筋活。味兼甘，又入中州以补虚。甘味不多，补不甚专。凡跌扑折伤痛肿，暨筋骨曲节血气滞之处，服此即能消散，续断力实消散。止痛生肌。且审其味涩，故能止血治漏，并缩小便，固精安胎。下部血分寒滞者宜此。久服能气力倍增，血气不滞。筋断复续，故曰续断。实疏通疏通二字贴切。气血筋骨第一药也。第因气薄而见精脱胎动，溺血失血等症，则又深忌，以性下行者故耳。功与地黄、牛膝、杜仲、巴戟相等，但有温补细微之别，不可不知。[批] 讱庵书论续断，少此一段意义，不无缺略流弊之憾。

川产者良。状如鸡脚，皮黄皱，节节断者真。去里硬筋，酒浸用。地黄为使。每见今人气虚血脱，医用牛膝、补骨脂、杜仲、续断安胎，殊属可骇。

杜仲 六五 乔木

[批] 温补肝气，达于下部筋骨气血。

杜仲专入肝。辛甘微温。诸书皆言能补腰脊，为筋骨气血之需。以其色紫入肝，为肝经气药。盖肝主筋，肾主骨，肾充则骨强，肝充则筋健，屈伸利用，皆属于筋，故入肝而补肾，子能令母实也。且性辛温，能除阴痒，去囊湿，痿痹痛软必需，脚气疼痛必用，按：庞元英^①《谈薮》：一少年新娶后得脚软病，且疼甚，医作脚气治不效，路钤^②孙琳诊之，用杜仲一味，寸断片拆，每以一两，用半酒半水一大盏煎服，三日能行^③，又三日痊愈。琳曰：此乃肾虚，非脚气也。杜仲能治腰膝痛，以酒行之，则为效容易矣。胎滑梦遗切要。若使遗精有痛，用此益见精脱不已，以其气味辛温，能助肝肾旺气也。胎因气虚而血不固，用此益见血脱不止，以其气不上升反引下降也。功与牛膝、地黄、续断相佐而成。但杜仲性补肝肾，能直达下部筋骨气血，不似牛膝达下，走于经络血分之中；熟地滋补肝肾，竟入筋骨精髓之内；续断调补筋骨，在于曲节气血之间之为异耳。独怪今世安胎，不审气有虚实，辄以杜仲、牛膝、续断等药引血下行。在肾经虚寒者，固可用此温补以固胎元。如古方之治三四月即坠者，于两月前以杜仲八两，糯米煎汤浸透、炒断丝，续断二两，酒浸山药六两，为末糊丸，或枣肉为丸，米饮下，固肾托胎之类。绣见今时医士，不审虚实，用此安胎甚多，殊为可惜。若气陷不升，血随气脱，而胎不固者，用此则气益陷不升，其血必致愈脱无已。[批]讱庵书言杜仲、续断可以安胎，少此一段义理说出，以致贻误后人。故凡用药治病，须察脉症虚实，及于上下之处，有宜不宜，以为审用。若徒守其一曲，胎动症类甚多，若不细心揣摩，安得不守一曲。以应无穷之变，非惟无益，且以增害。不通医士，多犯是弊，可惜可惜。

出汉中厚润者良，去粗皮，锉，或酥或酒或蜜以炙，或姜或盐或酒以炒，在人随症活变耳。恶黑参。今医止守《备要》^④以求药性，若《备要》论有遗漏，便不他求，可惜。

---

① 庞元英：字懋贤，北宋单州成武（今山东省菏泽市成武县）人，著有《文昌杂录》《谈薮》。

② 路钤（lù qián）：路一级武职官名。

③ 能行：原脱，据《本草纲目》卷三十五"杜仲"条补。

④ 《备要》：即《本草备要》，清·汪昂著。

覆盆子 六六 蔓草

[批] 温肾、涩精、固脱。

覆盆子专入肾。甘酸微温，性禀中和，功能温肾而不燥，固精而不凝。李士材曰：强肾无燥热之偏，固精无凝涩之害，金玉之品也。故服阴痿能强，肌肤能泽，脏腑能和，须发不白，女子服之多孕。既有补益之功，复多收敛之义，名为覆盆子者，服之能使溺盆皆覆也。

但真甚少，药肆多以树莓代充。酒浸色红者是真，否则属假。去蒂淘净捣饼，用时酒拌蒸。同车前、五味、菟丝、蒺藜子[①]，为五子衍宗丸，治男子精气亏乏，中年无子，加入巴戟天、腽肭脐[②]、补骨脂、鹿茸、白胶[③]、山茱萸、肉苁蓉，治阳虚阴痿，临房不举，精寒精薄。宜去蒂，酒煮用。

狗脊 六七 山草

[批] 温补肝肾以除风湿。

狗脊专入肝、肾。味苦甘平微温。何书既言补血滋水，又曰去湿除风，能使脚弱腰痛、失溺、周痹俱治。周痹因于风寒湿邪，在于血脉上下，寒凝汁沫，排于分肉而痛，即《内经》所谓内不在脏腑，外未发于皮，独居分肉之间，真气不能周，故曰周痹。是明因其味苦，苦则能以燥湿；又因其味甘，甘则能以益血；又因其气温，温则能以补肾养气。盖湿除而气自周，气周而溺不失；血补而筋自强，筋强而风不作。是补而能走之药也。故凡一切骨节诸疾，有此药味燥入，则机关自强，而俯仰亦利，非若巴戟性兼辛散，能于风湿则直除耳。

---

① 蒺藜子：原方系枸杞子。

② 腽肭脐（wà nà qí）：中药名，为海狗的阴茎和睾丸。有补肾等作用。

③ 白胶：中药鹿角胶之别名。

去毛有黄毛如狗形，故曰金毛狗脊。切片，酒蒸。萆薢为使。熬膏良。

胡桃肉　六八　山果

［批］温补命门，涩精固气。

胡桃专入命门，兼入肺、大肠。味甘气热，皮涩、肉润、汁黑。诸书皆言能通命火，助相火，利三焦，温肺润肠，补气养血，敛气定喘，涩精固肾，与补骨脂一水一火，大补下焦，有同气相生之妙。韩悉曰：破故纸属火，能使心包之火相通。胡桃属水，主润血养血，血属阴恶燥，故油以润之，佐破故纸，有水火相生之妙。故古有云：黄柏无知母，破故纸无胡桃，犹水母之无虾也。时珍曰：命门气与肾通，藏精血而恶燥。若肾命不燥，精气内充，则饮食自健，肌肤光泽，肠肤润而血脉通。此胡桃佐补药，有令人肥健能食，润肌黑发，固精治燥调血之功也。命门既通，则三焦利，故上通于肺，而虚寒喘嗽者宜之；下通于肾，则腰脚虚痛者宜之。内而心腹诸痛可止，外而疮肿之毒可散矣。洪氏《夷坚志》[1]止言胡桃治痰嗽，能敛肺，盖不知其为命门三焦之药也。**若使多食，则能动风脱人眉毛。**《志》曰：多食动风脱人眉。颖曰：多食生痰，动肾火。**同钱细嚼，则即与铜俱化。与甘蔗同嚼，则蔗渣消融。**盖因味甘则三焦可利，汁黑则能入肾通命，皮涩则气可敛而喘可定，肉润则肺得滋，而肠可补，气热则食不敢多，而有动风脱毛、火铄消融化铜之弊耳。**是以疮肿鼠瘘痰核，取其用能通郁解结。惟肺有热痰，暨命门火炽者，切忌。**时珍曰：胡桃性热，能入肾肺，惟虚寒者宜之，而痰火积热者不宜多食耳。

壳［批］胡桃壳。**烧灰存性，治乳痈。**

---

① 《夷坚志》：南宋著名的志怪小说集。作者洪迈（1123—1202年），字景庐，别号野处，南宋饶州鄱阳（今江西省上饶市鄱阳县）人。

皮 [批] 胡桃皮。**涂须发皆黑。**《志》曰：仙方取青皮压油，和詹糖香①
涂毛发，色如漆也。**养血去皮用，敛涩连皮用。**

灵砂 六九 石

[批] 坠阳交阴，镇纳归肾。

灵砂专入胃。**又名神砂，系水银、硫黄二物同水火煅炼而成。**
慎微②曰：用水银一两，硫黄六铢，细研，炒作青砂头，后入水火既济炉抽之，
如束针纹者成就也。时珍曰：此以至阳勾至阴，脱阴反阳，故曰灵砂。**盖水银
性秉最阴，硫黄性秉纯阳，同此煎熬，合为一气，则火与水交，
水与火合，而无亢腾飞越之弊矣。故凡阳邪上浮，下不交而至虚
烦狂燥**③**，痞寐不安，精神恍惚者，用此坠阳交阴，则精神镇摄，
而诸病悉去，谓之曰灵，即见扶危拯急，若有神使之意。**时珍曰：
硫黄阳精也，水银阴精也，以之相配，夫妇之道，纯阴纯阳，二体合璧，故能夺
造化之妙，而升降阴阳，既济水火，为扶危拯急之神丹。但不可久服尔。苏东坡
言此药治久患反胃，及一切吐逆、小儿惊吐，其效如神，有配合阴阳之妙故也。
时珍常以阴阳水④送之，尤妙。

后人不明辰砂即属丹砂，混以灵砂入于益元散内。即滑石六两，
甘草一两，加辰砂。讵知一神一灵，音同字别，一水一火，天渊各判，
乌可以此烹炼燥烈之品，以代辰州⑤甘寒之味耶？市肆与医，妄用
如斯，附记以俟高明并参。

---

① 詹糖香：红果钓樟的枝叶经煎熬而成的加工品。
② 慎微：即唐慎微，字审元，北宋著名医药学家。撰有《经史证类备急本草》
   三十一卷。
③ 狂燥：即狂躁。
④ 阴阳水：即一半凉水加一半沸水的混合物。
⑤ 辰州：隋开皇九年（公元589年）始置，治所位于今湖南省怀化市沅陵县一带。

鹿胶 七〇 兽

[批] 温补肾阴以通冲任。

鹿胶专入肾。由角煎熬。书载补阳益阴，强精活血，总不出通督脉、补命门之用。但其性力缓味甘，不能如茸之力峻。盖茸有通交阳维之功，阳维起于诸阳之会而维持诸阳。胶有缘合冲脉之用。冲脉起于胞中，为诸脉之海。胶非借桂同用以通其阳，则不能除寒热惊痫；胶非假龟胶同用，不能达任而治羸瘦腰痛；任脉行腹部之中行，乃阴脉之总司。胶非假地黄、当归同投，不得引入冲脉而治妇人血闭胎漏。至若胶治伤中绝劳，即茸所谓能主漏下恶下也；胶之能以补中益气，即茸所谓能以益气强志也；胶之能以轻身延年，即茸所谓能以生齿不老也。然惟平脏服之得宜，若使纯阴无阳，服此反能泥膈，先不免有腹胀饱满之弊矣。

生鹿角味咸气温。茸之粗者为角，凡含血之物，肉易长，筋次之，骨最难长。故人二十岁骨髓方坚。麋鹿角无两月，长至二十余斤，凡骨之生，无速于此，草木亦不及之。头为诸阳之会，钟于头角，岂与凡血比哉。生能散热行血，消肿辟恶。以咸气能入肾软坚，温能通行散邪。熟能益肾补虚，强精活血。

鹿角霜连汁煎干，书载能治脾胃虚寒便泄，取其温而不滞，若以煎过胶者代充，其胶既去，服之奚益。

鹿胎、鹿肉、鹿筋，力能补阳。

若麋胎、麋肉、麋筋，则反损阳而伤阴矣，不可不慎。

鹿胎须以色淡形瘦者为是，若色深形肥，则为麋胎矣；若色皎白，其胎下唇不若鹿之长于上唇，则为獐胎。其他兽胎，总与鹿胎不侔①。鹿筋亦须辨，骨细者为是；若粗即是麋筋，不

————————

① 侔（móu）：相等，齐等。

可妄用。

海狗肾 七一 兽

[批] 温肾补精，行血软坚。

海狗肾专入肝、肾。即腽肭脐，系西番兽物，足似狗而鱼尾。时
珍曰：按《唐书》云：骨貀兽^①出辽西营州及结骨国^②。《一统志》^③云：腽肭脐出
女真及三佛齐国，兽似狐，脚高如犬，走如飞，取其肾渍油，名腽肭脐。观此，
则似狐之说非无也。盖似狐似鹿者其毛色尔，似狗者其足形也，似鱼者其尾形
也。入药用外肾而曰脐者，连脐取之也。今东海亦有。味甘而咸。其肾即
兽之脐，投于睡熟犬边，犬即惊跳。腊月浸置水内不冻，其性之
热，殆可见矣。故书载治宿血、痃癖^④、尪羸^⑤症者，取其咸能入血
软坚，温能通行消散也。用以佐其房术者，取咸温入肾，补虚固
精壮阳道也。时珍曰：精不足者，补之以味也。大抵与苁蓉、锁阳之功相近，
亦可同糯米、法面酿酒服。此药虽置器中，长年温润，然能入水不冻，
大不同于他药。若云功近苁蓉、锁阳，润虽相若，气实不等，不
无厚视苁蓉、锁阳而薄视此物也。但脾胃挟有寒湿者亦忌，以湿
遇湿故耳，恐相碍也。

酒浸，纸裹炙香，锉捣；或于银器中以酒煎熟合药用。时珍曰：
以汉椒、樟脑同收则不坏。

---

① 骨貀（nà）兽：古书中的一种野兽。即海狗。
② 结骨国：唐朝北方少数民族居住地。主要分布于剑河流域（今叶尼塞河上
游），包括唐努乌梁海地区及萨彦岭以北等地。
③ 《一统志》：指封建王朝官方的地理总志。按朝代来说，有《大元一统志》《大
明一统志》《大清一统志》等。
④ 痃癖：中医病名。指腹部或者肋部的癖块。
⑤ 尪羸（wāng léi）：瘦弱，虚弱。

獭肝 七二 兽

[批] 山獭茎补火暖精；水獭肝补肝肾虚损，杀鬼疰蛊毒。

獭专入肝、肾。有在山在水之别。

山獭出广宜州①溪洞。性禀纯阳，其性最淫牝兽知而逃避，遇以妇人，跳跃来抱，牢不可破。獭无偶，则常抱木而枯。故茎[批]獭茎。可治阳虚阴痿精寒。取阴一枚，价值数金。若以妇人摩热，则茎跃然而动。

水獭以水为生，水性最灵，獭亦多慧，性最嗜鱼，鱼之精气，皆聚于肝，故獭亦得诸鱼之气而聚于肝者也。按：肝诸畜皆有定数，惟獭一月一叶，间有退叶，因其渐落复生者故耳。

獭性寒，惟肝性温，味咸微毒，专入肝肾，补虚除劳，俾五脏安和，邪气自却，而鬼疰蛊毒，因得退除矣。葛洪言：尸疰，尸疰五疰之一，病则使人寒热沉沉，默默不知病之所苦，无处不恶，积月累年，淹淹至死，后复传于他人，乃至灭门。觉有此候，惟取獭肝一具，阴干为末，水服方寸匕，日三，以瘥为度。如无獭肝，獭爪亦可。小儿鬼疰及诸鱼骨鲠，烧灰酒服。故仲景治冷劳②，崔氏治蛊疰，皆有獭肝丸之用耳。

犬肉 七三 畜

[批] 补脾阴，温肾阴。

犬肉专入脾、胃、肾。味咸性温，属土有火，故歹人履地，虽

---

① 宜州：唐乾封中改粤州置，治龙水县。辖境相当于今广西壮族自治区河池市宜州区一带。古代至今均为苗族、侗族、壮族聚居地区。

② 冷劳：虚劳属虚寒者。

卧必醒。其肉食之，能令脾胃温暖。且脾胃温则五脏皆安，故又能补绝伤，壮阳道，暖腰膝，益气力，补血脉，厚胃肠，实下焦，填骨髓也。色黄者则于脾益补，色黑者则于肾更妙。两肾能助阳事，但肉炙食益热，令人消渴。妊妇食之，令子无声。

热病后及中满症服，更能杀人。畏杏仁。

紫河车 七四 人

[批] 滋补虚损。

紫河车专入肝、肾。甘咸性温。虽曰本人血气所生，故能以人补人也。凡一切虚劳损极，损于肺则见皮聚毛落；损于心则见血脉不荣于五脏六腑；损于脾则见肌肉消瘦，不能饮食；损于肝则见筋缓不能收持；损于肾则见骨痿不起。损在肺则损自上及下，是肺先受其损，然后及心、及脾、及肝、及肾而递见也。损在精则损由下及上，是肾先受其损，然后自肝、自脾、自心、自肺而递及也。伤肺自上及下，过于胃则不可治；伤肾自下而上，过于脾则不可治。故以得饮食为贵，**恍惚失志，癫痫，肌肉羸瘦等症**，用之极为得宜。紫河车禀受精血结孕之余液，得母之气血居多，故能峻补营血。如《永类钤方》[1]用此合以山药、参、苓以补真阴。所谓精不足者，补之以味也。然究皆属滑肠之品，故合天冬、麦冬、黄柏、生地、龟板同服，则于胃气有损。如吴球[2]创大造丸之类。况干食则等肉脯，入药亦鲜奇效。

至于收藏不密，或令猪、雀、蝼蚁所食，于子尚属有碍，如铜山西崩，洛钟东应[3]。矧可取同如药以残厥子[4]。且药补剂甚多，在人别

---

① 《永类钤方》：元·李仲南所著的大型综合性方书。

② 吴球：字荩山，明代医家，括苍（今属浙江）人。著有《诸证辨疑》。

③ 铜山西崩，洛钟东应：比喻同类事物互相感应。出自南朝宋刘义庆《世说新语·文学》。

④ 厥子：指未成年人。

为取用，慎毋于此恋恋不置也。用取初生色紫者良。<small>米泔摆净，长流水中久洗。</small>去筋膜，蒸捣和药用。

收　涩<small>温涩　寒涩　收敛　镇虚</small>

温　涩

收者，收其外散之意；涩者，涩其下脱之义。如发汗过多，汗当收矣；虚寒[①]上浮，阳当收矣；久嗽亡津，津当收矣。此皆收也。泄痢不止，泄当固矣；小便自遗，遗当固矣；精滑不禁，精当固矣。固即涩也。《十剂篇》云：涩可去脱，牡蛎、龙骨之属是也。凡人气血有损，或上升而浮，下泄而脱，非不收敛涩固，无以收其亡脱之势。第人病有不同，治有各异，阳旺者阴必竭，故脱多在于阴；阴盛者阳必衰，故脱多在于阳。阳病多燥，其药当用以寒；阴病多寒，其药当用以温。此定理耳。又按：温以治寒，涩以固脱，理虽不易，然亦须分脏腑以治。如莲子、肉豆蔻是治脾胃虚脱之药也，故泄泻不止者最宜；莲须是通心交肾之药也，为心火摇动，精脱不固者最佳；补骨脂、琐琐葡萄、阿芙蓉、没石子、沉香、芡实、石钟乳、胡桃肉、灵砂，是固肾气之药也，为精滑肾泄者最妙。但补骨脂则兼治肾泄泻；葡萄则兼起阳稀痘；阿芙蓉则专固涩收脱；没石子、沉香则专降气归肾；芡实则兼脾湿并理；石钟乳则兼水道皆利；胡桃肉则兼肠肺俱润；灵砂则合水火并降也。他如菟丝、覆盆，性虽不涩，而气温能固；木瓜酸中带涩，醒脾收肺有功；乌梅敛肺涩肠；诃子收脱止泻，清痰降火；赤石脂固血久脱。治虽不一，然要皆属温涩固脱药耳。惟有

---

① 寒：据文义，疑为"阳"之误。

禹余粮、柿蒂性属涩平，与于体寒滑脱之症，微有不投，所当分别异视。

肉豆蔻 七五 芳草

［批］燥脾、温胃、涩肠。

肉豆蔻专入脾、胃，兼入大肠。辛温气香，兼苦而涩。功专燥脾温胃涩肠，时珍曰：土爱暖而喜芳香，故肉豆蔻之辛温，理脾胃而治吐利。行滞治膨消胀。凡脾胃虚寒，挟痰食，而见心腹冷痛，泄泻不止，服此气温，既能除冷消胀，复能涩肠止痢；若合补骨脂同用，则能止肾虚泄也。至书所云能补脾气，以其脾胃虚寒，服此则温，而脾自健，非真具有甘补之意也。气逆而服即下，以其脾胃既舒，而气即下，非若厚朴、枳实之下为最峻也。但此止属温胃涩肠之品，若郁热暴注者，禁用。

出岭南。似草蔻，外有皱纹，内有斑纹。糯米粉裹熟，去油用。忌铁。

补骨脂 七六 芳草

［批］温肾逐冷，涩气止脱。

补骨脂即破故纸，专入肾。辛苦大温，色黑。何书皆载能敛神明，使心包之火与命门之火相通，因而元阳坚固，骨髓充实？以其气温味苦，涩以止脱故也。时珍曰：按白飞①霞《方外奇方》②云：破故纸属火，收敛神明，能使心包之火与命门之火相通，故元阳坚固，骨髓充实，涩以止脱也。胡桃属木，润燥养血，血属阴恶燥，故油以润之，佐破故纸，有水火相生之

---

① 飞：原无，据《本草纲目》卷十四"补骨脂"条，及兴顺堂本、上科本补。
② 《方外奇方》：即《外科方外奇方》。清·凌奂辑。

妙。故语云：破故纸无胡桃，犹水母之无虾。凡五痨五痨：曰志痨、心痨、思痨、忧痨、瘦痨。七伤，七伤曰阴寒、阴痿、里急精枯、精少、精清、下湿小便数、临事不举。因于火衰而见腰膝冷痛，肾冷流精，肾虚泄泻，及妇人肾虚胎滑，用此最为得宜。许叔微学士《本事方》云：补脾不若补肾，肾气虚弱则阳气衰劣，不能熏蒸脾胃，脾胃气寒，令人胸膈痞塞，不进饮食，迟于运化，或腹肋虚胀，或呕吐痰涎，或肠鸣泄泻，譬如鼎釜中之物无火力，虽终日不熟，何能消化。《普济本事方》二神丸用破故纸补肾，肉豆蔻补脾，二药虽兼补，但无斡旋，往往常加木香以顺其气，使之斡旋，空虚仓廪。仓①廪空虚，则受物矣。屡用见效，不可不知。若认症不真，或因气陷气短而见胎堕，应用参、芪。水衰火盛而见精流泄泻，应用滋润，兼以清利。妄用补骨脂止脱，则杀人惨于利器矣。

盐水炒。得胡麻良。恶甘草。

没石子 七七 乔木

[批] 固肾止脱。

没石子专入肾，兼入脾、胃。味苦性温色黑，功专入肾固气。凡梦遗精滑，阴痿齿痛，腹冷泄泻，疮口不收，阴汗不止，一切虚火上浮，肾气不固者，取其苦以坚肾，温以暖胃健脾，黑以入肾益气补精，俾气按纳丹田，不为走泄，则诸病自能克愈矣。至书所云安神定魄，亦是神气既收，不为外浮之意。他如烧黑灰煎汤以治阴毒，合他药以染须发，为末以擦牙齿，皆是赖其收涩之力以为保护耳，无他道也。但味苦性降，多用恐气过下，不可不慎。气虚下陷者忌。

出外番②，颗小纹细者佳。炒研用。虫蚀成孔者拣去。忌铜铁。

---

① 仓：原作"食"，据《本草纲目》卷十四"补骨脂"条改。

② 外番：指外国或外族。出自《万历野获编·叛贼·马祖师》。

莲子 七八 水果

[批] 清心，补脾涩气。

莲子专入脾，兼入心、肾。书载能入心、脾、肾三经，然气禀清芳，味得中和，甘温而涩，究皆脾家药耳。中和则上下安养，君令臣恭，而无不交之患矣。冯兆张曰：按莲花出污泥而不染，生生不息，节节含藏，中含白肉，内隐青心，根、须、花、果、叶、节、皮、心，皆为良药。禀芬芳之气，合稼穑之味，为脾之果。脾为中黄，所以交媾水火，会合金木者也。土旺则四脏皆安，而莲之功大矣。故书载能补心与肾，有莲子清心饮。及通十二经络血脉，即是此意。且其味涩，则能使气不走，而梦遗崩带、失血等症可理。白浊遗精，用石莲肉、龙骨、益智仁等分为末，每服二钱，空心饭汤送下。味涩则肠胃亦固，而无五更洞泄之虞。同菟丝子、五味子、山茱萸、山药、车前子、肉豆蔻、砂仁、橘红、芡实、人参、补骨脂、巴戟天，治脾肾俱虚，五更溏泻。惟大便燥者勿服。

去心皮，蒸熟焙干用。得茯苓、山药、白术、枸杞良。

莲心味苦性寒，能治心热，故产后血竭者最宜。

石莲色黑，入水则沉，入卤则浮，煎盐用此试卤。味苦性寒，能除噤口。热毒淋浊，果因热成，亦可以解。然必本于莲实，老于莲房，坠入污泥，经久坚黑如石者方佳。

若使出自粤东，产于树上，大苦大寒，不宜入药。

莲须 七九 水果

[批] 入肾固精止脱。

莲须专入心、肾。甘温而涩，功与莲子略同，但涩性居多，服能清心通肾，益血固精，乌须黑发，止崩住带，如《三因》^①固真丸、巨胜子丸，并皆用之。凡欲勤精薄而见滑脱不禁，治当用此秘涩。但不似龙骨寒涩，有收阴定魂安魄之妙；牡蛎咸涩微寒，兼有化坚解热之功；金樱徒有止涩之力，而无清心通肾之理耳。毫厘千里，不可不辨，在细审玩。

忌地黄、蒜、葱。

芡实　八〇　水果

[批] 利脾湿，涩肾气。

芡实专入脾、肾。如何补脾？以其味甘之故。甘入脾。芡实如何固肾？以其味涩之故。涩固脱。惟其味甘补脾，故能利湿，而使泄泻腹痛可治。补脾同山药、茯苓、白术、人参、莲肉、薏苡仁、扁豆。惟其味涩固肾，用芡实一味捣末熬，金樱子煎和丸，服之补下元益人，谓之水陆丹。故能闭气，而使遗带小便不禁皆愈。伤损精气，小便遗数精滑，用芡实、秋石^②、茯苓、莲肉各四两为末，枣和丸，梧子大，每服三十丸，空心盐汤送下。功与山药相似，然山药之阴本有过于芡实，而芡实之涩更有甚于山药。且山药兼补肺阴，而芡实则止于脾肾，而不及于肺。

用或蒸熟捣粉，或连壳同服。

琐琐葡萄　八一　蓏

[批] 摄精气归宿肾。

葡萄专入肾。种类不一，此以琐琐名者，因其形似葡萄，琐细不大，故以琐琐名也。张璐论之甚详，言此生于漠北，南方亦间

---

① 《三因》：即《三因极一病证方论》。宋·陈言著。

② 秋石：从童男童女尿液中萃取提炼的药物，功能滋阴降火，止血消瘀。

有之。其干类木，而系藤木，其子生青熟赤，干则紫黑，气味甘咸而温，能摄精气，归宿肾脏，与五味子功用不甚相远。凡藤蔓之类，皆属于筋，形类相似，有感而通。草木之实，皆达于脏，实则重着下行，实则气重内入，故多入脏。不独此味为然。此物向供食品，不入汤药，故本草不载。近时北人以之强肾，南人以之稀痘，各有攸[1]宜。强肾方用琐琐葡萄、人参各一钱，火酒浸一宿，清晨涂手心，摩擦腰脊，能助筋力强壮。若卧时摩擦腰脊，力助阳事[2]坚强，服之尤为得力。稀痘方用琐琐葡萄一岁一钱，神黄豆[3]一岁一粒，杵为细末，一昼夜蜜水调服，并擦心窝[4]、腰眼[5]，能助肾祛邪。以北地方物，专助东南生气之不足也。然秉质素弱宜服，反是则不免有助火之害矣。

阿芙蓉 八二 罂粟

[批] 补火，涩精，秘气。

阿芙蓉专入命门。即罂粟花之津液也。一名鸦片，一名阿片，出于天方国[6]。罂粟结青苞时，午后以大针刺其外，或三五处，次早津出，以竹刀刮取，入磁器[7]阴干用之。气味与粟壳相似，而酸涩更甚。用阿芙蓉一分，糯米饭捣作三丸，通治虚寒百病。凡泻痢脱肛，久痢虚滑，用一二分，米饮送下，其功胜于粟壳。又痘疮行浆时，泄泻不止，用四五厘至一分，未有不止，但不可多服。

---

① 攸（yōu）：助词，相当于"所"。

② 阳事：指房事或阴茎。

③ 神黄豆：中药名。具有清热解毒，润肠通便的功效。

④ 心窝：胸骨剑突下正中凹陷处，即胃所在位置。

⑤ 腰眼：第4腰椎棘突下，旁开约3.5寸凹陷中。

⑥ 天方国：指阿拉伯国家。

⑦ 磁器：即瓷器。

忌酸醋，犯之断肠，及忌葱、蒜、浆水。奈今有以房术为用，无论病症虚实，辄为轻投纵欲，以致肾火愈炽。吁！误矣。

禹余粮　八三　石

[批] 体重镇怯固脱。

禹余粮专入大肠，兼入心、肾。甘平，性涩质重。时珍曰：生于池泽者为禹余粮，生于山谷者为太乙余粮，其中水黄浊者为石中黄水，其凝结如粉者为余粮，凝干如石者为石中黄，性味功用皆同，但入药有精粗之等耳。故服食家以黄之为上，太乙次之，禹余粮又次之，但禹余粮乃石中黄粉。**既能涩下固脱，复能重以祛怯。**仲景治伤寒下利不止，心下痞硬，利在下焦，赤石脂禹余粮丸主之，取重以镇痞逆，涩以固脱泄也。时珍曰：禹余粮，手、足阳明血分重剂也。其性涩，故主下焦前后诸病。功与石脂相同，而禹余之质重于石脂，石脂之温过于余粮，不可不辨。

取无砂者良。牡丹为使。细研淘取汁澄用。

寒　涩

病有寒成，亦有热致，寒成者固当用温，热成者自当用寒。如五倍子、百草①煎，其味虽曰酸涩，而性实寒不温，为收肺虚火浮之味，故能去嗽止痢②，除痰定喘，但百草煎则较倍子而鲜收耳。牡蛎性专入肾固脱，化痰软坚，而性止专入肾而不入肝；龙骨入肝敛气，收魂固脱，凡梦遗惊悸，是其所宜，而性不及入肾。各有专治、兼治之妙耳。至于粟壳，虽与五倍入肺敛气涩肠相似，

---

① 草：疑为"药"讹。后同。
② 痢：疑为"咳"讹。

而粟壳之寒，则较倍子稍轻，粟壳之涩，则较倍子更甚，故宁用粟而不用倍也。粳米气味甘凉，固中除烦，用亦最妙。若在蛤蜊粉气味咸冷，功专解热化痰固肺，及秦皮性亦苦寒，功专入肝除热，入肾涩气，亦宜相其热甚以行，未可轻与龙骨、牡蛎、粟壳微寒之药为比也。

五倍子　八四　卵生

［批］内服敛肺泻火除热，止嗽固脱，外祛风湿，杀虫。

五倍子专入肺、脾。按书既载味酸而涩，气寒能敛肺经浮热，为化痰渗湿，降火收涩之剂，汪昂述：丹溪谓倍子属金与水，嚼之善收顽痰，解热毒。黄昏咳嗽，乃火浮肺中，不宜用凉药，宜五倍、五味敛而降之。《医学纲目》①云：王元珪虚而滑精，屡与加味四物汤，吞河间秘真丸及真珠粉丸，不止。后用五倍子一两，茯苓二两，丸服遂愈。此则倍子收敛之功，敏于龙骨、蛤粉也。昂按：凡用秘涩药，能通而后能秘，此方用茯苓倍于五倍，一泻一收，是以能尽其妙也。又言主于风湿，凡风癣痒瘙，眼目赤痛，用之亦能有效。得非又收又散，又升又降之味乎？讵知火浮肺中，无处不形，在上则有痰结咳嗽，汗出口干，吐衄等症；在下则有泄痢五痔，下血脱肛，脓水湿烂，子肠坠下等症；溢于皮肤，感冒寒邪，则必见有风癣痒瘙，疮口不敛；攻于眼目，则必见有赤肿翳障。用此内以治脏，则能敛肺止嗽，固脱住汗；常出自汗，睡中出为盗汗，用五倍子研末，津调填脐中，缚定，一夜即止也，外以治肤，熏洗，则能祛风除湿杀虫。一切癣疮，用五倍子去虫，白矾烧过，各等分为末擦之，干则油调。药虽一味，而治分内外，用各不同，非谓既能入肺收敛，治黄昏时嗽，又能浮溢于表，而为驱逐外邪之药耳。书载外感勿用，义实甚

---

① 《医学纲目》：综合性医书。明·楼英编，四十卷。

此。染须皂物①最妙。

生于盐肤木上，乃小虫食汁，遗种结球于叶间。盐肤木酸寒，除痰生津止嗽，五倍子虫食其津液结成，故与盐肤木功同。入药或生或炒用。

百药②煎 八五 卵生

[批] 敛肺止嗽固脱。

百药煎专入肺、胃。系五倍子末同药作饼而成者也。五倍一斤，同桔梗、甘草、真茶各一两，入酵糟二两，拌和糖罨③，起发如面。其性稍浮，味酸涩而带余甘。五倍子性主收敛，加以甘、桔同制，则收中有发，缓中有散，凡上焦痰嗽热渴诸病，用此含化最宜。加以火煅，则治下焦血脱，肿毒金疮，喉痹口疮等症，用之即效，以黑能入下焦故也。

粟壳 八六 稷粟

[批] 敛肺、涩肠、固肾。

御米壳专入肺、大肠，兼入肾。酸涩微寒，功专敛肺、涩肠、固肾。凡久泻久痢，脱肛，久嗽气乏，并心腹筋骨诸痛者最宜。杲曰：收涩固气，能入肾，故治骨痛尤宜。时珍曰：泄泻下痢既久，则气散不固而肠滑肛脱；咳嗽诸病既久，则气散不收，而肺胀痛剧。故俱宜此涩之固之，收之敛之，但要有辅佐耳。若嗽痢初起，寒热未净，用此以为收涩，致令邪留不解，则杀人如剑，可不慎欤？震亨曰：治嗽多用粟壳不必疑，但

---

① 皂物：柞栎之类。可做黑色染料。
② 药：原作"草"。据《本草纲目》卷三十九"百药煎"条改。后同。
③ 罨（yǎn）：覆盖。

要先去病根，此乃收后药也。治痢亦同。凡痢须先散邪行滞，岂可遽^①投粟壳、龙骨之药，以闭塞肠胃邪气。盖邪得补愈甚，所以变症作而淹延不已也。

洗去蒂膜，或醋炒、蜜炒取用。得乌梅、陈皮良。罂中有米极细，书言气味甘寒，煮粥能治反胃，亦须分脏偏纯，及病症阴阳虚实以治。

龙骨 八七 龙

[批] 敛肝气止脱，镇惊安魄。

龙骨专入肝、肾、大肠，兼入心。阴中之阳，鳞虫之长。甘涩微寒。功能入肝敛魂，不令浮越之气游散于外，故书载能镇惊辟邪，止汗定喘。冯兆张曰：龙，灵物也。灵则能敛邪恶蛊毒魑魅之气。喘逆者，气不归元也。气得敛摄而归元，则喘逆自止。涩可去脱，故书载能以治脱肛、遗精、崩带、疮口不敛等症。功与牡蛎相同。但牡蛎咸涩入肾，有软坚化痰清热之功；此属甘涩入肝，有收敛止脱，镇惊安魄之妙。如徐之才^②所谓涩可止脱，龙骨、牡蛎之属。

白地锦纹，舐之粘舌者佳。时珍曰：龙骨《本经》以为死龙，其说似是。《别录》曰：生晋地川谷及太山岩水岸上穴中死龙处，采无时。汪昂曰：今人或以古圹灰^③伪之。

酒煮火煅用。忌鱼及铁。畏石膏、川椒。得人参、牛黄良。牛黄恶龙骨，而龙骨得牛黄更良，有以制伏也。

龙齿入肝，收魂安魄。凡惊痫癫狂，因于肝魂不收者，即当用此以疗。肝藏魂，能变化，故魂游不定者，治之以龙齿。但无止泻涩精之用。

---

① 遽：原作"剧"，据《本草纲目》卷二十三"罂子粟"条改。

② 徐之才：字士茂，南北朝时期医家，著有《雷公药对》等。

③ 圹（kuàng）灰：即矿灰，今通称石灰。

牡蛎 八八 蚌蛤

[批] 入肾涩精，固气、化痰、软坚。

牡蛎专入肾，兼入肝。咸涩微寒。功专入肾，软坚化痰散结，收涩固脱。故瘰疬结核血瘕，遗精崩带，咳嗽盗汗，遗尿滑泄，燥渴温疟赤痢等症，皆能见效。权曰：病虚而多热，宜同地黄、小草①用之。好古曰：牡蛎入足少阴，为软坚之剂，以柴胡引之，能去胁下硬；以茶引之，能消项上结核；以大黄引之，能消股间肿；以地黄为使，能益精收涩，止小便。肾经血分之药也。成无己曰：牡蛎之咸，以消胸膈之满，以泄水气，使痞者消、硬者软也。元素曰：壮水之主，以镇阳光，则渴饮不思。故蛤蛎之类能止渴也。然咸味独胜，走肾敛涩居多，久服亦能寒中。

或生用，或盐水煮煅成灰用。此本海气化成，纯雄无雌，故曰牡蛎。贝母为使。得甘草、牛膝、远志、蛇床子良。恶麻黄、辛夷、吴茱萸。伏硇砂②。

蛤蜊粉 又八八 蚌蛤

[批] 解毒化痰，止嗽敛肺③。

蛤蜊粉专入肾，兼入肺、肝。即海内水蚌壳煅而为粉也。与江湖④淡水蚌壳不同，功与牡蛎相似，但此止有敛涩化坚解热之力，时珍曰：寒制火而咸润下，故能降焉；寒散热而咸走血，故能消焉。坚者软之以咸，取其属水而性润也。湿者燥之以渗，取其经火化而利小便也。故能消痰止嗽

① 小草：远志苗的别名。
② 硇砂：中药名。具有消积软坚，化腐生肌，祛痰，利尿之功效。
③ 肺：原作"寒"，据兴顺堂本改。
④ 湖：原作"海"，据《本草纲目》卷四十六"蛤蜊"条改。

治肿。昔宋徽宗宠妃患此，李防御^①觅得市人海蚌蛤蛤粉，少加青黛，以淡齑^②水加麻油数滴，调服而愈，亦是敛肺清热之意，无他治也。昔滁州酒库攒司^③陈通患水肿垂死，诸医不治，一妪令以大蒜十个捣如泥，入蛤粉丸，食前白汤下，服尽，小便下数桶而愈。

肉［批］蛤肉。咸冷，解酒热。

文蛤背有紫斑纹，较此蛤蜊壳稍厚。性味主治颇近，但此性兼利水止渴除烦，并治血热崩中带下，总以取其寒咸涤饮之义耳。成无己曰：文蛤之咸走肾以胜水气，如仲景《伤寒》太阳病，用水劫益烦，意欲饮水，反不渴，及《金匮》渴欲饮水不止，反胃吐后，渴欲饮水而贪饮者，皆用文蛤汤以治。

海蛤系海内烂壳，混杂沙泥，火煅为粉，亦属利水消肿止嗽之品，然总不类牡蛎功专收涩固脱解热为事也。

收　敛

酸主收，故收当以酸为主也。然徒以酸为主，而不兼审阴阳虚实以治，亦非得乎用酸之道矣。故酸收之草，其类甚多，然大要性寒而收者，则有白芍、牡蛎、粟壳、五倍子、百药煎、皂白二矾。其收兼有涩固，而白芍则但主收而不涩耳。性温与涩而收者，则有五味、木瓜、乌梅、诃子、赤石脂等味。但五味则专敛肺归肾，涩精固气；木瓜则专敛肺醒脾；乌梅则专敛气涩肠；诃子则专收脱止泻，清痰降火；赤石脂则专收脱止血也。若在金樱，虽为涩精要剂，然徒具有涩力，而补性绝少；山茱萸温补肝肾，虽为收脱固气之用，而收多于涩。不可分别而异施耳。

---

① 防御：宋代防御使的简称，亦称军医，泛指医生。

② 齑（jī）：指捣碎的姜、蒜、韭菜等。

③ 攒司：宋代办理写、算等事务的吏役。

白芍 八九 芳草

[批]入肝血分，敛气。

白芍专入肝。有白有赤。白者味酸微寒无毒，功专入肝经血分敛气。缘气属阳，血属阴，阳亢则阴衰，阴凝则阳伏，血盛于气则血凝而不行，气盛于血则血燥而益枯。血之盛者，必赖辛为之散，故川芎号为补肝之气；气之盛者，必赖酸为之收，故白芍号为敛肝之液，收肝之气，而令气不妄行也。至于书载功能益气除烦，敛汗安胎，同桂枝则敛风汗，同黄芪、人参则敛虚汗。补痨退热，及治泻痢后重，痞胀胁痛，胁为肝、胆二经之处，用此则能理中泻火。肺胀嗳逆，痈肿疝瘕，鼻衄目涩，用此益阴退火而自治。溺闭，杲曰：白芍能益阴滋湿而停津液，故小便自利，非因通利也。何一不由肝气之过盛，而致阴液之不敛耳。杲曰：四物汤用芍药，大抵酸涩者为收敛停湿之剂，故主手足太阴收敛之体。元素曰：白芍入脾经，补中焦，乃下利必用之药。盖泻利皆太阴病，故不可缺此。得炙甘草为佐，治腹中疼痛，夏月少加黄芩，恶寒加桂。此仲景神方也。其用凡六。安脾经，一也；治腹痛，二也；收胃气，三也；止泻利，四也；和血脉，五也；固腠理，六也。是以书言能补脾肺者，因其肝气既收，则木不克土，土安则金亦得所养，故脾肺自尔安和之意。杲曰：《经》曰损其肝者缓其中，即调血也。产后不宜妄用者，以其气血既虚，芍药恐伐生气之意也。冯兆张曰：产后芍药佐以姜、桂，制以酒炒，合宜而用，有何方之可执哉？倘腹痛非因血虚者，不可误用。盖诸腹痛宜辛散，而芍药酸收故耳。又曰：今人用芍药，则株守前人一定之言，每于产后冬月，兢兢畏惧，及其芩、连、栀子，视为平常要药，凡遇发热，不论虚实辄投，致令虚阳浮越，惜哉。然用之得宜，亦又何忌。同白术则补脾；同参、芪则补气；同归、地则补血；同芎䓖则泻肝；同甘草止腹痛；同黄连止泻利；同防风发痘疹；

同姜、枣温经散湿。如仲景黑神散、芍药汤，非皆产后要药耶？惟在相症明确耳。

出杭州佳。酒炒用。恶芒硝、石斛。畏鳖甲、小蓟。反藜芦、赤芍。其义另详。

五味子 九〇 蔓草

[批] 敛肺归肾、涩精固气。

五味专入肺、肾。味虽有五，皮甘、肉酸、核中苦辛，皆咸而酸咸俱多，其性亦温，故书载能敛气滋水，益气生津，补虚明目，强阴涩精，止呕除泻，宁嗽定喘，除烦止渴，消肿解酒，收耗散之气，为保肺滋肾要药。成无己曰：肺欲收，急食酸以收之。震亨曰：五味大能收肺气，宜其有补肾之功。收肺气，非除热乎？补肾，非暖水脏乎？乃火热嗽必用之药。好古曰：张仲景八味丸用此补肾，亦兼通述类象形也。盖气发于肾，出于肺，若阴虚火起，则气散而不收，而烦渴、咳嗽、遗精、汗散等症，因之互见，故必用以酸咸，则气始有归宿，而病悉除。至云能以除热者，是即气收而火不外见之意也；所云能暖水脏者，是即肾因得温而气得暖而藏之也。但寒邪初冒，脉实有火者禁用。杲曰：有外邪者不可骤用，以闭邪气，必先发散而后用之，乃良。

北产紫黑者良。入补药蒸，嗽药生用。恶萎蕤。

酸枣仁 九一 灌木

[批] 收肝胆虚热不眠。

酸枣仁专入肝、胆，兼入脾。甘酸而润，仍有生熟之分，生则能导虚热，故疗肝热好眠，神昏燥倦之症；熟则收敛津液，故疗胆虚不眠，烦渴虚汗之症。志曰：按《五代史》后唐刊①《石药验》云，酸枣仁睡多生使，不得睡炒熟。陶云：食之醒睡，而经云疗不得眠，盖其子肉味酸，食之使不思睡。核中仁服之，疗不得眠，正如麻黄发汗，根节止汗也。**本肝、胆二经要药，因其气香味甘，故又能舒太阴之脾。**时珍曰：今人专以为心家药，殊昧此理。

　　按：肝虚则阴伤而心烦，而魂不能藏，肝藏魂。**是以不得眠也。故凡伤寒虚烦多汗，及虚人盗汗，皆炒熟用之，取其收敛肝脾之津液也。**如心多惊悸，用酸枣仁一两，炒香，捣为散，每服二钱，竹叶汤调下。又温胆汤或加枣仁。《金匮》治虚劳虚烦，用酸枣仁汤，枣仁二升，甘草一两炙，知母、茯苓、芎藭各二两，《深师》②加生姜二两，此补肝之剂。归脾汤用以滋营气，亦以营气得养，则肝自藏魂而弥安，血自归脾而卧见矣。**其曰胆热好眠可疗，因其胆被热淫，神志昏冒，故似好眠，其症仍兼烦燥③，用此**同茶。**疗热，热疗则神清气爽，又安有好眠之弊乎？**汪昂曰：温胆汤治不眠，内用二陈加竹茹、枳实凉味，乃凉肺泻胃之热以温胆之寒也。其以温胆名汤者，以胆欲不寒不燥，常温为候耳。**但仁性多润，滑泄最忌，纵使香能舒脾，难免润不受滑矣。**附记以补书所未及。

　　炒研用。炒久则油干不香④，碎久则气味俱失，便难见功。**恶防己。**

金樱子　九二　灌木

　　［批］收涩脾、肾与肺精气。

　　金樱子专入肾、脾、肺，形如黄罂。**生者酸涩，熟者甘涩，用当**

---

① 刊：原作"利"，据《本草纲目》卷三十六"酸枣"条改。

② 《深师》：即《深师方》。又称《释僧深药方》《僧深集方》。

③ 烦燥：同"烦躁"。

④ 香：原作"干"，据锦章本改。

用其将熟之际，得微酸甘涩之妙。取其涩可止脱，甘可补中，酸可收阴，故能善理梦遗、崩带、遗尿，且能安魂定魄，补精益气，壮筋健骨。此虽收涩佳剂，然无故熬膏频服而令经络隧道阻滞，非惟无益，反致增害。<small>震亨曰：经络隧道，以通畅为平和，而味者取涩性为快，熬金樱膏为煎食之，自作不靖，咎将谁属？</small>诸凡药品，须当审顾，不可不知。

似榴而小，黄赤有刺，取半黄者<small>熟则纯甘</small>。去刺、核熬膏，甘多涩少。

诃子 <small>九三 乔木</small>

［批］收脱止泄，仍降痰火除滑。

诃子<small>专入大肠、肺</small>。味苦酸涩，气温无毒。虽有收脱止泻之功，然苦味居多，服反使气下泄。故书载能消痰降火，止喘定逆。<small>杲曰：肺苦气上逆，急食苦以泄之，以酸补之。诃子苦重泻气，酸轻不能补肺，故嗽药中不用。</small>且于虚人不宜独用。<small>震亨曰：诃子下气，以其味苦而性急，气实者宜之，若气虚者似难轻服。如补肺则必同于人参；补脾则必同于白术；敛肺则必同于五味；下气则必同于橘皮。</small>至于嗽痢初起，用最切忌，以其止有劫截之功耳。<small>东垣云：嗽药不用者非矣。但咳嗽未久者不可骤用。</small>服此能调胃和中，亦止①消膨去胀，使中自和，并非脾胃虚弱，于中实有补也。波斯国人行舟，遇大鱼涎滑数里，舟不能行，投于诃子，其滑即化。<small>番船今多用此，以防不虞。</small>则其化涎消痰，概可见矣。第收涩性兼，外邪未除，其切禁焉。

出番船及岭南，色黑肉厚者良。酒蒸去核用肉。但生清肺行气，熟温胃固肠。

---

① 止：疑为"能"之误，据兴顺堂本。

山茱萸 九四 灌木

［批］温补肝肾，涩精固气。

山茱萸专入肝、肾。味酸性温而涩。何书载缩小便，秘精气？以其味酸酸主收。性涩，涩固脱。得此则精与气不滑。又云能暖腰膝及风寒湿痹，肝虚则风入，肝寒则寒与湿易犯。鼻塞目黄，肝虚邪客则目黄。以其气温克补，得此能入肝、肾二经气分者故耳。冯兆张曰：温暖之剂，方有益于元阳，故四时之令，春生而秋杀也。万物之性，喜暖而恶寒，肝肾居至阴之地，非阳和之气，则阴何以生乎？山茱正入二经，气温而主补，味酸而主敛，故精气益而腰膝强也。且涩本属收闭，何书载使九窍皆通，耳鸣耳聋皆治？亦是因其精气充足，则九窍自利，又曷为涩而不通乎？好古曰：滑则气脱，涩剂所以收之，仲景八味丸用之为君，其性可知矣。

绣按：《别录》、甄权皆云服能发汗，多是服此精气足而汗自发之意，亦非误文，但令后人费解耳。

去核用。恶桔梗、防风、防己。

赤石脂 九五 石

［批］入大肠血分固脱。

赤石脂专入大肠。与禹余、粟壳，皆属收涩固脱之剂。但粟壳体轻微寒，其功止入气分敛肺，此则甘温质重色赤，能入下焦血分固脱，及兼溃疡收口，长肉生肌也。时珍曰：张仲景用桃花汤治下痢便脓血，取赤石脂之重涩，入下焦血分而固脱；干姜之辛温，暖下焦气分而补虚；粳米之甘温、佐石脂、干姜而润肠胃也。禹余甘平性涩，其重过于石脂，此则功专主涩，其曰镇坠，终逊禹余之力耳。是以石脂之温，则能益气生肌；石脂之酸，则能止血固下。至云能以明目益精，亦是精血既脱，得此固敛，始见目明而精益矣；催生下胎，亦是味兼辛温，化其恶血，恶血去则胞与胎自无阻耳。故曰固肠，有收敛之能；下胎，不无推荡之峻。

细腻粘舌者良。时珍曰：石脂虽五种，而性味主治不甚相远。赤入血分，白［批］白石脂。入气分，研粉水飞用。恶芫花。畏大黄。

木瓜　九六　山果

［批］醒脾胃筋骨之湿，收脾肺耗散之气。

木瓜专入脾、肺，兼入肝。酸涩而温，止属收敛之品。何书备著其功，曰理脾舒筋敛肺？缘暑湿伤人，挥霍撩乱，吐泻交作，未有不累脾胃而伤元气，损营卫而败筋骨。木瓜气味酸涩，既于湿热可疏，复于耗损可敛。时珍曰：木瓜所主吐利转筋脚气，本皆脾胃，固非肝病也。肝虽主筋，而转筋则有湿热寒湿之邪袭伤脾胃所致。故转筋必起于足腓，腓及宗筋，皆属阳明。木瓜治转筋，非益筋也，理脾而伐肝也。土病则金衰而木盛，故用酸温以收脾肺之耗散，而借其走筋以平肝邪，乃土中泻木以助金也。木平则土得令，而金受荫矣。故能于脾有补，于筋可舒，于肺可敛。岂真脾肺虚弱，可为常用之味哉？然使食之太过，则又损齿与骨，及犯癃闭。《针经》云：多食酸，令人癃，酸入于胃，其气涩以收。两焦之气，不能出入，流入胃中，下去膀胱，胞薄以软，得酸则缩卷，约而不通，故水道不利而癃涩也。刘仲海曰：食蜜煎木瓜三五枚，同伴数人皆病淋疾，以问天益。天益曰：此食酸所致也，但夺食则已。阴之所生，本在五味；阴之所营，伤在五味。五味太过，皆能伤人，不独酸也。郑奠一曰：予治举舟人病溺不得出，医用通利药罔效。迎予视之，闻四面皆木瓜香，笑谓诸人曰：撤去此物，溺即出矣。尽倾其物，溺如旧。以其收涩甚而伐肝极，奈人仅知理脚，湿热伤于足者用此可理。如昔有患足痹者赴舟，见舟中一袋，以足倚之，比及登岸，足已善步，询袋中何物，乃木瓜也。若寒湿伤于足者，用此酸涩，虽曰利湿，而于寒不克除，恐非利湿佳剂耳。而不审其虚实妄投，殊为可惜。

陈者良。忌铁。

乌梅 九七 五果①

[批] 入肝，敛气涩肠。

乌梅专入肺、肠，兼入肝、胆。酸涩而温，似有类于木瓜。但此入肺则收，成无己曰：肺欲收，急食酸以收之。入肠则涩，肠垢已出，《肘后》用乌梅肉二十个，水一盏，煎六分，食前服；血崩不止，用乌梅肉七枚，烧存性研末，米饮服之，日二次。庄肃公痢血，用乌梅、胡黄连、灶下土等分为末，茶调服亦效。盖血得酸则敛，得寒则止，得苦则涩故也。入筋与骨则软，酸入筋。入虫则伏，虫得酸则伏。入于死肌恶肉、恶痣则除，《鬼遗方》②用乌梅肉烧存性，研敷恶肉上，一夜立尽。《圣惠》用乌梅和蜜作饼贴者，其力缓。《简便方》③云，起臂生一疽，脓溃百日方愈，中有恶肉突起，用此方试之，一日夜去其大半，再上一日而平，乃知世有奇方。刺入肉中则拔。故于久泻久痢，气逆烦满，反胃骨蒸，无不因其收涩之性，而使下脱上逆皆治。且于痈毒可敷，已溃未溃，可用此烧灰存性为末，入轻粉少许，香油调涂四围。中风牙关紧闭可开，取肉擦牙龈，涎出即开，以酸能入筋骨以软。蛔虫上攻眩仆可治，仲景有乌梅治蛔上攻眩仆。口渴可止。时珍曰：人之舌下有四窍，两窍通胆液，故食梅则津生者，类相感应也。《素问》云：味过于酸，肝气以泄。又云：酸走筋，筋病无多食酸。不然，物之味酸者多矣，何独梅能生津耶？宁不为酸涩收敛之一验乎？不似木瓜功专疏泄脾胃筋骨湿热，收敛脾肺耗散之元，而于他症则不及也。

白梅由于盐渍，味咸则能软坚。通大便亦用。若牙关紧闭，白梅

---

① 果：原作"草"，据兴顺堂本改。

② 《鬼遗方》：即《刘涓子鬼遗方》。

③ 《简便方》：即《经验简便良方》。辑者不详。择取"时疾险症道途最易取用者"百余方，汇辑成编。

尤良，死肉黑痣，白梅用之更捷。_{食梅齿齼①者，嚼胡桃即解。衣有霉点者，梅叶煎汤洗之，捣洗葛衣亦佳。}

但肝喜散恶收，久服酸味，亦伐生气。_{生气者，阳气也。}且于诸症初起切忌。

镇　虚

虚则空而不实，非有实以镇之，则易覆矣；虚则轻而易败，非有实以投之，则易坠矣。故重坠之药，亦为治病者所必需也。然用金石诸药以治，而不审其气味以别，亦非治病通活之妙。故有热者，宜以凉镇，如代赭石、珍珠之治心肝二经热惊，辰砂之清心热，磁石之治肾水虚怯，龙骨、龙齿之治肝气虚浮是也；有寒者，宜以热镇，如云母石之能温中去怯，硫黄之能补火除寒，通便定惊是也；寒热俱有者，宜以平镇，如禹余粮、金银箔、铁粉、密陀僧之属是也。但禹余粮则兼止脱固泄，金银箔则兼除热祛风，铁粉则兼疗狂消痫，皆借金性平木；密陀僧则兼除积消热涤痰也。共一镇坠，而药品气味治用各自有别，其不容紊如此。然要病有外邪，不可轻投，寒邪得镇而愈固耳。

金银箔　_{九八　金}

[批] 平肝镇怯。

金专入肝。禀刚健之性，最能杀人，故欲寻短者，服一二钱，则心腹剜痛即毙，惟作箔乃无伤耳。银箔亦然。二箔性皆辛平，其治俱属除邪杀毒，_{解热。}驱烦安魂定魄，养心和血，止癫除狂，疗惊祛风。幼科镇心丸，衣以为饰。皆取金能平木，重以镇怯之

---

① 齼（chǔ）：牙齿酸痛。

意云耳。风热多生于肝，肝属木，故得金为之制。魂魄飞扬者，其神散而不收，必得重为之镇。但银箔色白入气，金箔色黄入血，差各有别。

畏锡、水银。遇铅则碎，五金皆畏。入丸为衣，入汤剂水煮用。

铁粉　九九　金

［批］入肝平木，重坠镇惊疗狂。

铁粉专入肝。气味辛性平。煅时砧上打落者名铁落，如尘飞起者名铁精，器物生衣者名铁锈，盐醋浸出者名铁华，刮取细捣为粉。本草云：铁受太阳之气，始生之初，卤石产焉。一百五十年而成磁石，二百年孕而成铁，又二百年不经采炼而成铜，铜复化为白金，白金化为黄金，是铁与金银同为一气，今取磁石碎之，内有铁片可验矣。诸书所著治功，止载定惊疗狂，消痈解毒数效。即其所云定惊疗狂，亦止就铁重坠之意起见，故云可以定疗，岂真救本求源之治哉。

暂用则可，久用鲜效，且诸草药切忌。时珍曰：凡诸草药，皆忌铁器，而补肾药尤忌。否则反消肾上肝伤气，母气愈虚矣。畏磁石、皂荚。皂荚木作薪则釜裂。煅赤，醋沃七次用。

磁石　一〇〇　石

［批］补肾水、镇怯。

磁石专入肾。即俗熠石。磁为铁母，磁石二百年孕而成铁。故见铁即能以引，是以有磁之说也。磁石味辛而咸，微寒无毒，得冲和之气，能入肾镇阴，使阴气龙火不得上升。故《千金》磁朱丸用此以治耳鸣嘈嘈，耳属肾窍。肾虚瞳神散大。瞳人①属肾。谓有磁以镇养真精，使神水不得外移。朱砂入心，镇养心血，使邪火不得上侵耳目，肾受荫矣。且磁入肾，肾主骨，磁味辛，辛主散，磁味

――――――――――――
① 瞳人：即瞳仁。

咸，咸软坚，磁质重，重镇怯。故凡周痹风湿而见肢体酸痛，惊痫肿核，误吞针铁，金疮血出者，亦何莫不用此以为调治。吞针系线服下，引上即出。昔徐之才《十剂篇》云：重可去怯，磁石、铁粉之属是也。故怯则气浮，宜重剂以镇之。然亦不可与铁同用。

色黑能吸铁者真。火煅醋淬碾末，水飞用。柴胡为使。杀铁消金。恶牡丹、莽草。畏黄石脂。

代赭石 一○一 石

[批] 入心，肝二经，凉血解热，镇惊。

代赭石专入心、肝。味苦而甘，气寒无毒。凡因血分属热，崩带泻痢，胎动产难，噎膈痞硬，惊痫金疮等症，治之即能有效。仲景治伤寒汗、吐、下后，心下痞硬，噫气不除[1]者，旋覆代赭汤主之。用旋覆花三两，代赭石一两，人参三两，生姜五两，甘草三两，半夏半升，大枣十二枚，水一斗，煮六升，去渣再煎三升，温服一升，日三服。噎膈病亦用此。以其体有镇怯之能，甘有和血之力，寒有胜热之义，专入心、肝二经血分，凉血解热，镇怯祛毒。色赤入血。但小儿慢惊，虚症甚多。及阳虚阴痿，下部虚寒者忌之，以其沉降而乏生发之功耳。书载能治慢惊，其说似非。实症不得谓慢，虚症当从温理，不可不辨。

击碎有乳孔者真。火煅醋淬三次，研细水飞用。干姜为使。畏雄、附。

云母石 一○二 石

[批] 温中镇怯。

云母专入脾，兼入肝、肺。生于泰山山谷。气味甘平而温。诸书

---

① 除：原作"深"，据兴顺堂本改。

皆言达肌温肉，安脏定魄，补中绝续。故凡死肌败肉，恶毒阴疽，及车船眩晕，痰饮头痛，皆当用此调治。以其温有阳和之力，重有镇摄之能，故能使之辟邪而镇怯也。《局方》云母膏治一切痈毒。仲景治牝疟多寒。《千金方》治久痢带下，小便淋疾，及一切恶疮。《深师》治痰饮头痛。何德扬治妇人难产，温酒调服三钱，入口即下。金刃伤敷之，止血最速，且无腐烂之虞。阴疽阳痈，亦多用之，皆取助阳之力。**但书有言，久服身轻尸解，不过极为赞扬。且因是物经时不焦，入土不腐，故云服可长生，其说即出《本经》，岂真事哉。但此性属助阳，阴虚火炎者勿服。**

以色白光莹者良。云母石有五色。使泽泻。恶羊肉。

密陀僧 一〇三 金

[批]燥湿除热，消痰祛积，镇怯。

密陀僧专入脾。系出银坑之中，真者难得，今用多属倾银炉底。味辛而咸，气平小毒。大率多属祛湿除热，消积涤痰镇坠之品。故书载能绝疟除痢，安惊定魄，止血散肿，消积杀虫，及疗肿毒，敷冻疮，桐油调敷。解狐臭，浆水洗净，油调密陀僧涂之，以一钱用热蒸饼一个，切开渗末夹之。染须发。非其痰祛热清湿除，重镇软坚，则病曷克去乎。时珍曰：密陀僧感铅银之气，其性重坠下沉，直走下焦，故能坠痰止吐，消积定惊，治疟痢，止消渴，疗疮肿。《洪迈夷坚志》云：惊气入心络，喑不能语者，用密陀僧末一匙，茶调服即愈。

但此出于销银炉里，则有铜气杂入，不堪入药，且只可以外敷，不可以作服饵也。若入药，须煮一伏时。

散　剂 <small>散寒　驱风　散湿　散热　吐散　温散　平散</small>

散　寒

　　凡病伤于七情者宜补，伤于六淫者宜散宜清。伤于七情者宜补，则补自有轻重之分，先天后天之别；伤于六淫者宜散，则散自有经络之殊，邪气之异。如轻而浅者，其邪止在皮毛，尚谓之感，其散不敢过峻。若至次第传变，则邪已在于经，其散似非轻剂可愈。迨至愈传愈深，则邪已入不毛，其邪应从下夺，又非散剂所可愈矣。是以邪之本乎风者，其散必谓之驱，以风善行数变，不驱不足御其奔迅逃窜之势也；邪之本于寒者，其散止谓之散，以寒凝结不解，不散不足启其冰伏否塞之象也。邪之得于雾露阴寒之湿者，其邪本自上受，则散当从上解，而不得以下施；邪之渐郁而成热者，其散当用甘平辛平，而不可用辛燥。至于邪留于膈，欲上不上，欲下不下，则当因高而越，其吐之也必宜。邪固于中，流连不解，则当从中以散，其温之也必便。若使邪轻而感，有不得用峻劣之药者，又不得不用平淡以进，俾邪尽从轻散，而不致有损伤之变，此用散之概也。又按阴盛则阳微，阳胜则阴弱，凡受阴寒肃杀之气者，自不得不用辛热以治。惟是邪初在表，而表尚有表中之表以为区别。如邪初由皮毛而入太阳，其症必合肺经并见，故药必先用以麻黄，以发太阳膀胱之寒，及或佐以杏仁、生姜入肺，并或止用桔梗、紫苏、葱管、党参入肺之味以进。但杏仁则专入肺，散寒下气止喘；生姜则专入肺，辟恶止呕；葱管则专入肺，发汗解肌；桔梗则专入肺，开提肺中风寒，载药上浮；党参本于防风、桔梗伪造，则其气味亦即等于防风、桔梗以疏肺气。至于细辛、蔓荆，虽与诸药同为散寒之品，然细辛则宣肾经风寒，蔓荆则除筋骨寒湿及发头面风寒，皆非太阳膀胱专药及手太阴肺经药耳。他如白蔻、荜拔、良姜、干姜、川椒、红豆蔻气味辛热，并薰香气味辛平，与马兜铃，紫、白石英，冬花，百部气味辛温，虽于肺经则治，然终非属入肺专品，所当分别而异视者也。

麻黄 一〇四 隰草

[批] 发寒入太阳膀胱无汗。

麻黄专入膀胱，兼入肺。辛温微苦，中空而浮，入足太阳膀胱，足太阳为六经外藩，总经络而统营卫，其经之脉起目眦，上脑下项，循肩挟脊抵腰，行于身后。故凡寒入是经，其症必见头痛，发热恶寒，腰脊辛强，无汗，脉则尺寸俱紧，是为伤寒。若汗自出不止，及脉不紧不浮，其症或不恶寒而止恶风，是为伤风。兼入手太阴肺。麻黄空虚似肺，故亦兼入肺经。仲景用此以治寒入太阳无汗，其意甚深。盖缘津液为汗，汗即血也。在营则为血，在卫则为汗，寒伤营，营血内涩，不能外通于卫，卫气固密，津液不行，故无汗发热而恶寒。方用麻黄、甘草同桂枝引出营分之邪达之肌表，佐以杏仁泄肺而利气，是麻黄虽太阳发汗重剂，实散肺经火郁之邪。其在《十剂》，有曰轻可去实，葛根、麻黄之属是也。弘景曰：麻黄疗伤寒解肌第一药。时珍曰：麻黄乃肺经专药，故治肺病多用之。张仲景治伤寒无汗用麻黄，有汗用桂枝，未有究其精微者。时珍常思津液为汗，汗即血也，在营则为血，在卫则为汗。夫寒伤营，营血内涩，不能外通于卫，卫气闭固，津液不行，故无汗发热而恶寒，夫风伤卫，卫气外泄，不能内护于营，营气虚弱，津液不固，故有汗发热而恶风。然风寒之邪，皆由皮毛而入，皮毛者肺之合也。肺主卫气，包罗一身，天之象也。是证虽属乎太阳，而肺实受邪气。其症时兼面赤怫郁，咳嗽有痰，喘而胸满诸症，非肺病乎？盖皮毛外闭，则邪热内攻，而肺气膹郁，故用麻黄、甘草同桂枝引出营分之邪达之肌表，佐以杏仁泄肺而利气。汗后无大热而喘者，加以石膏。朱肱①《活人书》②夏至加石膏、知母者，是泄肺火之药。是则麻黄汤虽太阳发汗重剂，实为发散肺经火郁之药也。腠理不密，则津液外泄，而肺气自虚，虚则补其母，故用桂枝同甘草，外散风邪以救表，内伐肝木以防脾。佐以芍药，泄木而固脾，泄东所以补西也。使以姜、枣，行脾之津液而和营卫也。下后微喘者，加厚朴、杏仁以利肺气也；汗后脉沉迟者，加人参以益肺气也。朱肱加黄芩，为阳旦汤，以泄肺热也。皆是脾肺之药。是则桂枝虽太阳解肌轻剂，实为理脾救肺之药也。此千古未发之秘旨，愚因表而出之。又少阴病发热脉沉，有麻黄附子细辛汤、麻黄附子甘草汤，少阴与太阳为表里，赵嗣真③所谓熟附配麻黄，补中有发也。**是以风寒郁肺而见咳逆上气，痰哮气喘，则并载其能治。但用此之法，则在佐使之间，或兼气药以助力，**人参。**可得卫中之汗；或兼营药以助液，**当归。**可得营中之汗；或兼温药以助阳，**附子。**可除寒凝之寒毒；或兼寒药以助阴，**黄芩、石膏、知母。**可解炎热之瘟邪。此实伤寒阴疟第一要药。至或有载不宜多用，及夏月不宜用者，盖因过用则汗多亡阳，自汗表虚则耗人元气，**张仲景曰：阳盛阴虚者，不可发汗；尺脉迟者，不可发汗；咽燥喉干者，不可发汗；咳而小便利，若失小便者，不可发汗；下利虽有表症，不可发汗；淋家不可发汗；衄血、亡血家不可发汗；疮家虽身疼

---

① 朱肱：字翼中（1050—1125年），自号大隐翁，又号无求子，北宋吴兴归安县（今属浙江省湖州市）人。著有《南阳活人书》等。

② 《活人书》：原名《伤寒百问》，又名《南阳活人书》《类证活人书》《无求子活人书》等，北宋·朱肱撰，成书于公元1108年（北宋大观二年），二十卷。

③ 赵嗣真：元代人，生平里居未详。著有《活人释疑》一书，已佚，其部分内容散见于刘纯《玉机微义》之中。

痛，不可发汗；少阴病脉沉细数，不可发汗；少阴病但厥无汗，不可发汗；脉动数微弱，不可发汗；脉沉迟不可发汗；汗家不可发汗；腹中上下左右有动气，不可发汗。夏月阳气外泄，不宜再发，以夺元气耳。然果春夏值有深寒内入，则又何不可用之有。至于手少阴心之风热斑疹，足厥阴之风痛目痛，审其腠理坚闭，病应用散，亦当审实以投。功与桂枝、柴胡、葛根、芍药同为一类。但桂枝则解太阳风邪伤卫，王好古曰：心主营为血，肺主卫为气，故麻黄为手太阴肺之药，桂枝为手少阴心之药。葛根则解阳明肌热口渴，时珍曰：麻黄太阳经药，兼入肺经，肺主皮毛；葛根阳明经药，兼入脾经。柴胡则发少阳阳邪寒热往来，此则能发太阳阴邪伤营，不可不细辨也。发汗用茎［批］麻黄茎。去节；止汗须用根节，［批］麻黄根节。并蛤粉、粟米等分为末，袋盛扑之。时珍曰：麻黄发汗之气驶不能御，而根节止汗，效如影响，物理之妙，不可测度如此。自汗有风湿伤风、风温气虚、血虚脾虚、阴虚胃热、痰饮中暑、亡阳柔痓诸症，皆可随症加而用之。当归六黄汤加麻黄根，治盗汗尤捷，盖其性能行周身肌表，故能引诸药外至卫分而固腠理也。本草但知扑之之法，而不知服饵之功尤良也。《宣明五气篇》曰：心为汗。则知汗出于心。《经脉别论》曰：饮食饱甚，汗出于胃；惊而夺精，汗出于心；持重远行，汗出于肾；疾走恐惧，汗出于肝；体摇劳倦，汗出于脾。《本病篇》曰：醉饱行房，汗出于脾。

厚朴、白薇为使。恶辛夷、石韦。

细辛 一○五 山草

［批］宜散肾经风寒。

细辛专入肾，兼入肝、胆。味辛而浓，气温而烈，为足少阴肾温经主药。凡风寒邪入至阴而见本经头痛，太阳头痛在脑后，阳明头痛在额，少阳头痛在两角，厥阴头痛在颠顶，少阴头痛在脑齿。腰脊俱强，口疮喉痹，鼻渊齿慝，水停心下，口吐涎沫，成无己曰：水停心下不行，则肾气燥，宜辛以润之，细辛之辛以行水气而润燥。**耳聋鼻痈，倒睫便涩者，并宜用此调治，或用独活为使，俾在表之阳邪可表，而在里之伏邪可除。故书载能通关利窍，破痰下乳，行血发汗。**仲景治少阴症反发热，麻黄附子细辛汤以发少阴之汗。**且走肾者必兼肝与胆，胆虚惊痫，及风眼泪下者，得此辛散宣通，而令泪收惊除。至书所云服能入肾润燥，非是火盛水衰，阴被阳涸而成，实因阴盛阳衰，火屈于水而致也。遇此辛以除寒，温以燥湿，则阴得解而不凝矣，岂刚燥不挠之谓也乎？**时珍曰：气之厚者，能发阳中之阳也。辛温能散，故诸风寒、风湿头痛，痰饮胸中滞气，惊痫者宜用之。口疮喉痹䘌齿诸痛用之者，取其能散浮热，亦火郁则发之之义也。辛能泄肺，故风寒咳嗽上气者宜用之。辛能散燥，故通少阴及耳窍便涩者宜用之。**世之论药性者，每鲜如此体会，但知就燥论燥，而致固执不通，独不思《经》有云，肾苦燥，急食辛以润之乎？然味厚性烈，所用止宜数分，过则气塞命倾。**承曰：细辛多则气闷塞不通者死，虽死无伤，近年开平狱中尝治此，不可不知。**若血虚头痛者，尤宜戒焉。**

产华阴①者真。时珍曰：叶似小葵，柔茎细根，直而色紫，味极辛者，细辛也。杜衡、鬼督邮、徐长卿皆可乱之。**去双叶者用。**双叶服之害人。**恶黄芪、山茱萸。畏硝石、滑石。反藜芦。**

紫苏 一〇六 芳草

[批] 疏肺寒气内客。

紫苏专入肺，兼入心、脾。背面俱紫，辛温香窜，五月端午采用。凡风寒偶伤，气闭不利，心膨气胀，并暑湿泄泻，热闭血衄崩淋，喉腥口臭，俱可用此调治。取其辛能入气，紫能入血，香能透外，温可暖中，使其一身舒畅，故命其名曰苏。苏与稣同。**是以时珍谓

---

① 华阴：古代地名。又作阴晋。战国魏邑，在今陕西省华阴市东南。

其同橘皮、砂仁，则能行气安胎；同藿香、乌药，则能快气止痛；同麻黄、葛根，则能发汗解肌；同芎𦬊、当归，则能和营散血；同木瓜、厚朴，则能散湿解暑；同桔梗、枳壳，则能利膈宽中；同杏子、蒇子，则能消痰定喘。要皆疏肺利气之品。虽其气味浅薄，难以奏效，但久服亦能泄人真气，虚寒泄泻尤忌。即安胎和胃药中，用之不过取其辛香，暂调胃寒气滞之症，岂可概用久用，以陷虚虚之祸耶？宗奭曰：紫苏气味香散，今人朝暮饮紫苏汤，无益。医家谓芳草致豪贵之疾者，此有一焉。若脾胃寒人，多致滑泄，往往不觉。梗［批］苏梗。下气稍缓。子［批］苏子。降气最速。《务本新书》[1]云：凡地[2]畔近道，可种苏以遮六畜。收子取[3]油，燃灯[4]甚明。弘景曰：苏子下气，与橘皮相宜。与橘红同为除喘定嗽，消痰顺气之药。叶发汗散寒。梗顺气安胎。子降气开郁，消痰定喘。表弱气虚者忌用叶。肠滑气虚者忌用子。

但性主疏泄，气虚阴虚喘逆者并禁。宜橘皮。忌鲤鱼。子炒研用。

桔梗 一〇七 山草

［批］开提肺中风寒，载药上行。

桔梗专入肺，兼入心、胃。辛苦而平。按：书既载能引诸药上行，又载能以下气，其义何居？盖缘人之脏腑胸膈，本贵通利，一有寒邪阻塞，则气血不通。其在于肺，则或为不利，而见痰壅喘促鼻塞；其在阳明，胃。则或风热相搏，而见齿痛；其在少阴，肾。则因寒蔽火郁，而见目赤喉痹咽痛；久而火郁于肺，则见口疮肺

---

[1] 《务本新书》：今佚，元代农书，《农桑辑要》首引此书材料。

[2] 地：原作"道"，据《本草纲目》卷十四"苏"条改。

[3] 取：原作"收"，据锦章本改。

[4] 燃灯：原脱，据《本草纲目》卷十四"苏"条补。

痛干咳；火郁上焦，则见胸膈刺痛；肺火移郁大肠，则见下痢腹痛，腹满肠鸣。总皆寒入于肺，闭其窍道，_{一语透尽诸病根源。}则清不得上行，浊因不得下降耳。桔梗味苦气平，质浮色白，系开提肺气之圣药，可为诸药舟楫，载之上浮，能引苦泄峻下之剂至于至高之分成功。俾清气既得上升，则浊气自克下降。降气之说，理根于是。是以好古加味甘桔，无不因症加药。如失音则加诃子，声不出加半夏，上气加陈皮，涎嗽加知母、贝母，咳渴加五味，酒毒加葛根，少气加人参，呕加半夏、生姜，吐脓血加紫菀，肺萎加阿胶，胸膈不快加枳壳，痞满加枳实，目赤加栀子、大黄，面肿加茯苓，肤痛加黄芪，发斑加荆、防，疫疠加牛蒡、大黄，不得眠加栀子，总不离乎桔梗以为升提。时珍曰：朱肱《活人书》治胸中痞满不痛，用桔梗、枳壳，取其通肺利膈下气也。张仲景《伤寒论》治寒实结胸，用桔梗、贝母、巴豆，取其温中消谷破积也。又治肺痈唾脓，用桔梗、甘草，取其苦辛清肺，甘温泻火，又能排脓血，补内漏也。其治少阴症三四日，咽痛，亦用桔梗、甘草，取其苦辛散寒，甘平除热，合而用之，能调寒热也。后人易名甘桔汤，通治咽喉口舌诸病。宋仁宗加荆芥、防风、连翘，遂名如圣汤，极言其验也。奈世仅知此属上升，而不知其下行，其失远矣。但痘疹下部不起勿用，以其性升之故；久嗽不宜妄用，以其通阳泄气之故；阴虚不宜妄用，以其拔火上乘之故。其芦［批］桔梗芦。能吐膈上风热痰实。

生研末，水调服，探吐。去浮皮，泔浸微炒用。畏龙胆草、白及。忌猪肉。

党参　一〇八　山草

［批］宣肺寒，清肺热。

人参而有上党之号。_{专入肺。}盖缘隋文帝时，上党有人宅后，每夜闻人呼，求之不得，去宅一里许，见参异常，掘得人参，一如人体云，四肢毕备，呼声遂绝。又上党人参，根颇纤长，根下垂有及一尺余者，或十岐者，其价与银相等，辽东高丽、百济①诸参，均莫及焉。李时珍云：上党，潞州也。民以人参为地方害，不复采取，今所用者，皆是辽参。观此则知诸参惟上党为最美，而上党既不可采，岂复别有党参之谓哉？近因辽参价贵，而世好奇居异，乃以山西太行山出之苗，及以防风、桔梗、荠苨伪造，相继混行，〔批〕防风党、桔梗党、荠苨党。讵知参有不同，性有各异。防风、桔梗，乃属表散风寒，伤气之味。人参甘温，乃属补肺益气之味。即山西太行山新出之党考之，张璐亦谓甘平清肺，并非等于真正党参，确有补益。今人但见参贵，而即以此代参，不亦大相径庭乎？且余尝见虚弱之症，亟当人参峻补，以救垂绝，而医猥用党参替代，以致病卒不起。并令豪贵之家朝夕代茶，以致肺受剥削，病潜滋长，此皆误用之害，人但习而不察耳。附记以为世之粗工妄用党参戒。

生姜 一〇九 荤辛

〔批〕发表、除寒、止呕。

生姜专入肺。气味辛窜，走而不守。据书开载主治甚多，然总发表除寒，开郁散气，辟恶除邪，数端而已。姜性意义，一索尽贯。其曰伤寒头痛，伤风鼻塞可用者，以其主有宣散通肺之力也；辛主散。咳逆呕②哕而必用者，以其具有开提散郁之义也，孙真人云：姜为呕家圣药。盖辛以散之，呕乃气逆不散，此药行阳而散气也。或问生姜辛温入肺，何以云入胃口，曰：俗以心下为胃口者，非矣。咽门之下，受有形之物及胃之

---

① 百济：古国名。在今朝鲜境内。
② 呕：原作"口"，据《本草纲目》卷三十一"生姜"条改。

系，便是胃口，与肺系同行。故能入肺而开胃口也；水气、湿泻、血痹而必用者，以其具有逐阴行阳，除湿开导之力也。血痹冲心不下，生姜五两，水八升，煮服。他如冻耳可擦，辛以散寒。狐臭可疗，姜汁频擦，力能祛寒辟秽。诸毒可解，凡半夏、南星、菌蕈、野禽诸毒可解。亦何莫不由宣发之力以为辟除。时珍曰：姜辛而不荤，去邪辟恶，生啖熟食，醋酱糟盐，蜜煎调和，无不宜之，可蔬可和，可果可药，其利博矣。夫辛入肺，肺旺则一身之气皆为吾用，中焦之元气充而足，脾胃出纳之令壮而行，邪气不能容矣。凡中风、中暑、中气、中毒、中酒，食厥、痰厥、尸厥、冷厥、霍乱、昏晕，一切暴病，得之必救。暴病方宜。方广心云：凡一切卒暴之症，用姜汁与童便服，立可解救，以姜能开痰下气，童便降火也。早能含姜，不犯雾露之气，姜能除湿。及山岚不正之邪。皆能以正神明而辟秽恶，真药中之神圣也。但积热患目，及因热成痔者切忌。时珍曰：食姜久，积热患目，及病痔人多食兼酒，其发甚速，痈疽人多食则生恶肉，此皆昔人所未言者也。至书有言夜主阖而姜不宜食，秋主收而姜不宜食，与孕妇食姜而令儿指象形，此虽就其时令及以物类相感立说，然亦未可尽拘。

姜皮辛凉和脾，利水消肿，取其皮以行皮之义。

秦皮为使。恶黄连、黄芩、夜明沙。《相感志》[①]云：糟姜瓶内入蝉蜕，虽老姜无筋，亦物性有所伏耶。

葱 一一〇 荤辛

[批] 入肺宣寒，发汗解肌。

葱叶专入肺，兼入肝。生辛而散，熟甘而温，外实中空，能入肺经发汗解肌，以通上下之阳，《活人书》治伤寒头痛如破，用连须葱白汤。仲景治少阴病下利清谷，里寒外热，厥逆脉微，用白通汤。若面色赤者，四逆汤

---

① 《相感志》：即《物类相感志》。

加葱白。皆取以通阳气。**故书号为肺菜。**其力则能明目利耳通便，中空
则通。**及治伤寒头痛，时疾热狂，阴毒腹痛之谓。**因辛则邪外散。又
气通则血活，气为血帅，血随气活。**故书又载能止诸般血出不调。**如
赤白痢，有用葱煮粥食。以治折伤血出，有用葱火煨研封，止痛无瘢。胎动，有
用葱豉阿胶以安。**且气通则毒解，故书又言能治诸般恶毒。**如鱼肉、蚯
蚓、猘①犬、药毒之类。**即是以思，则知气血之凝聚，是即寒气之未
散，寒气之既散，是即血气之既理，又安有毒气不解，而云是药
之莫治乎？阳春一回，草木甲坼②，其势然也。故葱号为菜③伯，又
曰和事草，其意在斯。取白**［批］葱白。**连须**［批］葱须。用，亦有用
青者。**［批］葱管。弘景曰：葱有寒热，白冷青热，伤寒汤中，不得用青也。**但
过食亦损须发，**以辛劫阴故。**及有虚气上冲，汗出不止之弊。**以辛散
气故。**同蜜食如何杀人？**以蜜性最胀，葱性最发，同葱则胀益发，
而不可解矣，不死何待。**思邈曰：正月食生葱，令人面上起游风，生葱同蜜
食，作下利。烧葱同蜜食，壅气杀人。**同枣食亦令人病，其义可以例推，
因并记之。**

驱　风

　　风为阳邪，寒为阴邪，风属阳，其性多动而变；寒属阴，其
性多静而守。故论病而至于风，则症变迁而莫御；论药而至于
风，则其药亦变迁而莫定矣。如肝属风，病发于风，则多由肝见
症，乃有风不在肝，而偏在于肌肉之表，症见恶风自汗之当用桂
枝以解其肌，风在太阳膀胱，症见游风攻头之当用以羌活，症见
一身骨痛之当用以防风，症见风攻颠顶之当用以藁本者，有如斯

---

① 猘（zhì）：狂犬，疯狗。

② 坼（chè）：原作"折"，据文义及上科本改。坼，裂开。

③ 菜：原作"葱"，据《本草纲目》卷二十六"葱"条改。

矣。且有风在少阴肾经，症见伏风攻头之当用以独活，症见口干而渴之当用以细辛；与风在骨髓，症见痰迷窍闭之当用以冰片；风在皮肤骨髓，症见惊痫疥癞之当用以白花蛇；风在关节，症见九窍皆闭之当用以麝香，症见风湿痹痛之当用以茵芋^①；风在经络，症见疮疡痛肿之当用以山甲，症见痰涎壅塞之当用以皂角；风在十二经络，症见顽痹痛冷之当用以威灵仙；风在肠胃，症见恶疮肿毒之当用以肥皂；风在阳明胃经，症见头面诸疾之当用以白附、白芷者，又如此矣。更有风热在肺，症见鼻塞鼻渊之当用以辛夷；症见目翳眩晕之当用以甘菊；症见恶寒发热无汗而喘之当用以杏仁；症见痈肿疮毒之当用以牛蒡；症见喘嗽体肿之当用以白前者，又如此矣。至于风已在肝，而症又挟有湿，则如秦艽既除肠胃湿热，又散肝经风邪；浮萍既入肝经散风，复利脾经之湿；海桐皮以疗风湿诸痛，豨莶草以治麻木冷痛，苍耳子以治皮肤疮癣，通身周痹，巴戟、狗脊、寄生以强筋骨之类。而萎蕤、萆薢、茵芋、白芷、白附之偕，风湿而治，可类推矣。风已在肝，而症见有热成，则如全蝎之治胎风发搐，钩藤之治惊痫瘛疭，蝉蜕之治皮肤瘾疹，薄荷之治咽喉口齿，石楠叶之能逐热坚肾，决明子、木贼^②、蕤仁之治风热目翳之类。而辛夷、冰片、牛蒡之偕，风热以理，又可想矣。风病在肝，而症见有痰气，则如南星之散经络风痰，天麻之治肝经气郁虚风，川芎之散肝经气郁之类。而麝香之偕，痰气并理，又可思矣。风病在肝，而症见有风毒，则有如蛇蜕之能杀蛊辟恶，蜈蚣之能散瘀疗结之类。而山甲、草乌、牛蒡、肥皂之偕，风毒以理，又其余矣。风病在肝，而更见有寒湿之症，则有宜于蔓荆、僵蚕、五加皮、乌尖附之类。但其功用治效，则有殊矣。风病在肝，而症见有骨痿不坚之症，则有宜于虎骨、虎胶之类。但其气

---

① 茵芋（yīn yù）：中药名。为芸香科植物茵芋或乔木茵芋的茎叶。

② 贼：原作"宅"，据上科本改。

味缓急，则有间矣。至于风病在肝，而症见有肌肤燥热，则不得不用荆芥以达其肤而疏其血；风病在肝，而症见有疮疥目赤，则不得不用蒺藜以散其风而逐其瘀；风病在肝，而症见有湿热燥痒，则不得不用芜荑以泄其湿。要皆随症审酌，以定其趋。但其理道无穷，变化靡尽，其中旨趣，在于平昔细为体会，有非仓卒急迫所能得其精微也。

羌活 ——— 山草

［批］散足太阳膀胱游风头痛，兼治风湿相搏骨节痛。

羌活专入膀胱，兼入肝、肾。按《大明》[①] 曰：独活是羌活母也。则知羌活即为独活之子。又按：时珍言，羌活、独活是一物二种，正如川芎、抚芎，苍术、白术之义。辛苦性温，味薄气雄，功专上升。凡病因于太阳膀胱，而见风游于头，发为头痛，《经》曰：身半以上，风受之也。身半以下，湿受之也。故风多达颠顶。并循经脊强而厥，发为刚痉、柔痉，足太阳之脉行于身背，凡伤寒无汗为刚痉，伤风有汗为柔痉。痉症皆是风寒干于太阳，故见脊强。并当用此调治。痉症宜同独活调治，头痛宜同川芎调治。若血虚见痉，忌用。且能兼入足少阴肾、足厥阴肝，而使肌表八风之邪，并周身风湿相搏百节之痛，皆能却乱反正，而治无不愈者也。盖羌活、独活虽皆治风之品，张介宾曰：风之为病，最多误治者，在不明其表里耳。盖外风者，八方之所中也；内风者，五脏之本病也。八风自外而入，必先有发热恶寒、头疼身热等症。五风由内而病，则绝无外症，而忽病如风，其由内伤可知也。内伤者由于七情，故多阴虚。凡脏气受伤，脾病者病在肢体，或多痰饮；肾病者或在骨髓，或在二阴；心病者或在血脉，或在神志；肺病者或在营卫，或

---

① 《大明》：即《大明本草》，原书名为《吴越日华子集》，又称《日华子诸家本草》，简称《日华子本草》，五代十国时期日华子所撰，二十卷，全书收载药物600余种。

在声音；肝病者或在筋爪，或在血脉。此五脏之类风，未有不由阴虚而然者。人知阴虚有一，而不知阴虚有二。如阴中之水虚，则病在精血；阴中之火虚，则病在神气。盖阳衰则气去，故神志为之昏乱，非火虚乎？阴亏则形坏，故肢体为之废弛，非水虚乎？今以神离形坏之症，乃不求水火之源，而犹以风治，鲜不危矣。试以天道言之，其象亦然。凡旱则多燥，燥则风生，是风木之化从乎燥，燥则阴虚之候也。故凡治类风者，专宜培补真阴以救根本，则风燥自除矣。甚至有元气素亏，卒然仆倒，上无痰，下失禁，瞑目昏沉，此厥竭之症，尤与风邪无涉，设非大剂参、附，安望其复真气于将绝之倾哉？倘不察其表里，又不能辨其虚实，但以风之为名，多用风药，不知风药皆燥，燥复伤阴；风药皆散，散复招风。以内伤作外感，以不足为有余，是促人之死也。而此专治太阳之邪，上攻于头，旁及周身肌表。不似独活，专理下焦风湿，病在足少阴肾气分，而不连及太阳经也。但羌活性雄，力非柔懦，凡血虚头痛，及遍身肢节痛者，皆非所宜。伤气损血。

独活 一一二 山草

[批] 搜足少阴肾伏风头痛，并两足湿痹。

独活专入肾。辛苦微温。比之羌活，其性稍缓。凡因风干足少阴肾经，伏而不出，发为头痛，痛在脑齿。则能善搜而治矣。以故两足湿痹不能动履，非此莫痊；风胜湿，故二活兼胜湿。风毒齿痛，肾主骨，齿者骨之余。头眩目晕，非此莫攻。《肘后方》用独活煮酒，热漱之。缘此有风不动，无风反摇，故名独摇草，摇者动活之意，故名独活。因其所胜而为制也。且有风自必有湿，故羌则疗水湿游风，而独则疗水湿伏风也。羌之气清，行气而发散营卫之邪；独之气浊，行血而温养营卫之气。羌有发表之功，表之表。独有助表之力。表之里。羌行上焦而上理，上属气，故云羌活入气。则游风头痛、风湿骨节疼痛可治；独行下焦而下理，下属血，故云独活入血。则伏风头痛、两足湿痹可治。二活虽属治风，而用各有别，不可不细审耳。

去皮焙用。蠡实①为使。

防风　——三　山草

［批］有膀胱上焦筋骨风邪，仍为风药通用。

防风专入膀胱，兼入脾、胃。味甘微温。虽入足太阳膀胱，以治上焦风邪，头痛目眩，脊痛项强，周身尽痛，之才曰：得葱白能行周身。然亦能入脾、胃二经，杲曰：若补胃，非此引用不能行。以为去风除湿。凡风药皆能胜湿。盖此等于卑贱卒伍，任主使唤，能循诸经之药以为追随。故同解毒药，则能除湿扫疮；同补气药，则能取汗升举。或同黄芪、芍药以止汗②，或合黄芪固表，为玉屏风散。实为风药润剂。比之二活，则质稍轻，气亦稍平。凡属风药，皆可通用。但血虚痉急，头痛不因风寒，泄泻不因寒湿，阴虚盗汗，阳虚自汗，火升发嗽者，则并当知所禁矣。凡表药，多有损于脏腑气血。

出北地黄润者佳。泗风、车风，不堪入药。上部用身，下部用梢。畏草薢。恶干姜、白敛、芫花。杀附子毒。

荆芥　——四　芳草

［批］散肝肌肤气分风邪，仍兼血分疏泄。

荆芥专入肝。辛苦而温，芳香而散，气味轻扬，故能入肝经气分，驱散风邪。凡风在于皮里膜外，而见肌肤灼热，头目昏眩，咽喉不利，身背疼痛者，用此治无不效。时珍曰：其治风也，贾丞相称为再生丹；许学士谓有神圣功；戴院使许为产后要药；萧存敬呼为一捻金；陈无

---

① 蠡实：中药名。为鸢尾科植物马蔺的种子。有清热利湿，止血解毒之功。

② 汗：原脱，据上科本补。

择隐为举卿古拜散。夫岂无故而得此隆誉哉。不似防风气不轻扬，驱风之必入人骨肉也。是以宣散风邪，用以防风之必兼用荆芥者，以其能入肌肤宣散故耳。且既入于肝经风木之脏，则肝即属藏血之地，故又能以通利血脉，俾吐衄、肠风、崩、痢、产后血晕、疮毒痈肿、血热等症，靡不借其轻扬，以为宣泄之具。宁于风木之脏既于其气而理者，复不于血而治乎？本入肝经气分，兼入肝经血分。玩古方产后血晕风起，血去过多则风自内生，故常有崩晕之患，不待外风袭之也。有用荆芥为末，同酒，及或童便调治，崩中不止，有用炒黑荆芥以治，于此可见其概矣。

连穗［批］荆芥穗。用，治血须炒黑。穗在于巅，故善升发。黑能胜赤，故必炒黑。

反鱼蟹、河豚、驴肉。

芎䓖 ——五 芳草

［批］散肝气，祛肝风。

芎䓖专入肝，兼入心包、胆。辛温升浮，为肝、胆、心包血分中气药。故凡肝因风郁，而见腹痛、胁痛、血痢、寒痹、筋挛、目泪，及痛疽，一切等症，治皆能痊。痛从六腑生，疽自五脏成，皆属血气阻滞所致。缘人一身血气周流，无有阻滞，则百病不生。若使寒湿内搏，则血滞而不行；为不及，其毒为阴。热湿内搏，则血急而妄沸。为太过，其毒为阳。气郁于血，则当行气以散血；血郁于气，则当活血以通气。行气必用芎、归，以血得归则补，而血可活，且血之气，又更得芎而助也。况川芎上行头目，元素曰：川芎其用有四，为少阳引经，一也；诸经头痛，二也；助清阳之气，三也；去湿气在头，四也。下行血海，其辛最能散邪，血因风郁，得芎入而血自活，血活而风自灭，又何有毒、有痹、有痛、有郁，而致病变多端哉？是以四物用之以散肝经之风，头痛必用以除其郁。杲曰：头痛必用川芎，如不愈，加各引经药。太阳羌活，阳明白芷，少阳柴胡，太阴苍术，厥阴吴茱萸，少阴细辛是也。**然气味辛窜，能泄真气，单服久服，令人暴亡。**时珍曰：芎劳肝经药也。若单服既久，则辛喜归肺，肺气偏胜，金来贼木，肝必受邪，久则偏绝，岂不夭亡。验胎法云：妇人过经三月，用芎数钱为末，空心热汤调一匙服，腹中微动者是胎，不动者是经闭。

蜀产大块，里白不油，辛甘者良。江南产者为抚芎，秦产为西芎。白芷为使。畏黄连、硝石、滑石。恶黄芪、山茱萸。

白芷 一一六 芳草

[批] 散足阳明胃经风湿。

白芷专入胃，兼入肺、大肠。色白味辛，气温力厚，通窍行表，为足阳明胃。经祛风散湿主药。故能治阳明一切头面诸疾。阳明之脉起于鼻，络于目，故病多属头面。如头目昏，王璆[1]《百一选方》云：王定国病风头痛，至都梁求明医杨介治之，连进三丸，即时病失，恳求其方[2]，则用香白芷一味，洗晒为末，炼蜜丸、弹子大，每嚼一丸，以茶清或荆芥汤化下，遂命名都梁丸。眉棱骨痛《丹溪纂要》[3]属治风热与痰，白芷、片芩酒炒，等分为末，每服二钱，茶清下。暨牙龈骨痛，用香白芷一钱，朱砂五分，为末蜜丸，频用擦牙；或以白芷、吴茱萸等分，浸水漱涎。面黑瘢疵者是也。且其风热乘肺，上烁于脑，渗为渊涕，移于大肠，变为血崩、血闭、肠风、痔瘘、痈疽，风与湿热发于皮肤，变为疮疡燥痒，皆能温散解托，而使腠理之风悉去，留结之痈肿潜消，诚祛风上达散湿之要剂也。

---

① 王璆（qiú）：字孟玉，号是斋，南宋医家，山阴（今属浙江）人。撰有《是斋百一选方》（简称《百一选方》）二十卷。

② 其方：原脱，据《本草纲目》卷十四"白芷"条补。

③ 《丹溪纂要》：即《丹溪先生医书纂要》。综合性医书，明·卢和著，二卷。

好古曰：同辛夷、细辛，用治鼻病，入内托散，用长肌肉。宗奭曰：《药性论》言白芷能蚀脓，今人用治带下，肠有败脓，淋露不已，腥秽殊甚，遂致脐腹冷痛，皆由败脓所致，须此排脓。白芷一两，单叶红蜀葵二两，白芍药、白枯矾各半两，为末，以蜡化丸，梧子大，每空心米饮下，俟脓尽，以他药补之。又解蛇毒。昔临川有人被蝮伤，即昏死，一臂如股，少顷遍身皮胀黄黑色。一道人以新汲水调香白芷末一斤灌之，觉脐中淅淅①然，黄水自口出，腥秽逆人，良久消缩如故云。以麦冬汤调尤妙，仍以末擦之。**然其性升散，血热有虚火者禁用。**

色白气香者佳。或微炒用，当归为使。恶旋覆花。

薄荷 一一七 芳草

[批] 疏肝气风及热内淫。

薄荷专入肝，兼入肺。气味辛凉，功专入肝与肺，故书皆载辛能发散，而于头痛头风，发热恶寒则宜；辛能通气，而于心腹恶气痰结则治；凉能清热，而于咽喉、口齿、眼耳瘾疹疮疥，惊热骨蒸衄血则妙。是以古方逍遥，用此以为开郁散气之具；小儿惊痫，用此以为宣风向导之能；肠风、血痢，用此以为疏气清利之法。辛能散，凉能清。然亦不敢多用，所用不过二三分而止，恐其有泄真元耳。气虚食之，令人虚汗不止；阴虚火甚食之，令人动消渴病。

苏产气芳者良。猫伤用汁涂之，最妙。陆农师曰：薄荷，猫之酒也；犬，虎之酒也；桑椹，鸠之酒也；茵草，鱼之酒也。

藁本 一一八 芳草

[批] 治风犯太阳，颠顶头痛。

藁本专入膀胱，兼入奇督。据书载属辛温气雄，能治太阳膀胱。风

---

① 淅淅（hú）：象声词。

犯颠顶，脑后俱痛，号为是经要药。凡治颠顶头痛，必兼防风酒炒，升、
柴同入。且复言治脊强而厥，督与太阳之脉，并行于背。并妇人疝瘕急
迫肿痛。此虽病属下见，及系太阳膀胱。本经寒湿所致，然非风邪
内犯，则病曷形？藁本气味辛温，性虽上行，而亦下达，非谓用
此以治太阳颠顶头齿颊痛，功止上建，而于脊强而厥，竟不循经
下行也。且据书言能治胃风泄泻，霍翁曰：风客于胃，饮以藁本汤而止，
盖藁本能治风湿耳。又治粉刺酒齄，同白芷作面脂。亦是风干太阳连累
而及，治则与之俱治，岂但治风头痛而已哉？或谓其性颇有类于
芎䓖，皆能以治头痛。然一主于肝胆，虽行头目，而不及于颠顶，
一主太阳及督，虽其上下皆通，而不兼及肝胆之为异耳。但春夏
温热头痛，及血虚火炎头痛者切忌。

根〔批〕藁本根。紫色，似芎䓖而轻虚，气香味麻。

恶茼茹[①]。畏青葙子。

白附子 ——九 毒草

〔批〕散足阳明胃经冷风。

白附子专入胃。时珍曰：因与附子相似，故得此名。实非附子类也。辛
甘有毒，性燥而升，为风药中之阳草。东垣谓其纯阳，能引药势
上行于面，为阳明经要药。又按：诸书皆载能治头面游风斑疵，阳
明之脉行于头面，故用此作脂消斑。及中风不语，诸风冷气，血痹冷疼，
阴下虚痒，皆当用此调治。玩此药非性燥，何以可治冷气虚痒？
设非冷气冷痒，又曷可用燥烈之药以治乎？是以阴虚类中，并小
儿脾虚慢惊，皆不宜用，以其气味辛烈者故耳。辛能散气，燥能劫阴。
此与白芷同为一类，但白芷则兼肌湿同理，而不专及阳明风邪；

---

① 茼（lú）茹：又名离娄。根可入药。

此则专散阳明风冷，而于湿邪则未及耳。

此药久无真者，今惟凉州生，形如草乌头之小者，长寸许，干者皱纹有节，入药炒①用。

天麻 一二〇 山草

［批］宣散肝经气郁虚风。

天麻专入肝。辛平微温无毒，性升属阳，为肝家气分定风药。盖诸风眩掉，皆属肝木，肝郁不能荣筋，故见头旋眼黑，语言不遂等症。天麻乃辛平之味，能于肝经通脉强筋，疏痰利气，辛而不燥，得气之平，则肝虚风作，自尔克治，故又名为定风草。若久服，则遍身发出红斑，是驱风之验也。是以小儿惊痫，亦用此味以治。若使肝虚在血，症见口干便闭，及犯类中等症者，切不宜服，以其辛能燥血者故耳。血燥须用养血之剂，则风不除而自去矣。古云：治风先治血，血行风自灭。

根类黄瓜，茎名赤箭，有风不动，无风反摇。明亮结实者佳。湿纸包裹熟，切片，酒浸一宿焙用。

天南星 一二一 毒草

［批］主散经络风痰。

天南星专入肝、脾、肺。味辛而麻，气温而燥，性紧而毒。惟其味辛，则凡中风不语，岐伯云：中风大法有四，一偏枯，半身不遂也；二风痱，四肢不收也；三风懿，奄忽不知人也；四风痹，诸风类痹状也。及或破伤风瘀，玉真散治破伤风，刀伤扑伤，如神。用南星、防风，等分为末，如破伤

---

① 炒：原讹作"妙"，据文义改。

风，用药敷疮口，温酒调下；打伤至死，童便调灌二钱，连进三服必活。故书载能克治，以其辛能散风故也。惟其性燥，则凡稠痰固结，筋脉拘挛，得以能通，以其燥能除湿，而痰自去也。惟其性紧，则凡疝瘕结核，胎产难下，水肿不消，得以攻逐，以其性紧急迫而坚自去也。性虽有类半夏，然半夏专走肠胃，故呕逆泄泻，得之以为向导；南星专走经络，故中风麻痹，亦得以之为向导。半夏辛而能散，仍有内守之意；南星辛而能散，决无有守之性，其性烈于半夏也。南星专主经络风痰，半夏专主肠胃湿痰，功虽同而用有别也。但阴虚燥疾，服之为切忌耳。血虚风中，急宜养血滋阴固本，若徒用南星等药驱风逐痰，误矣。

根似半夏，看如虎掌者良。以矾汤或皂角汁浸三昼夜，曝用，或酒浸一宿蒸，竹刀切开，至不麻乃止，或姜渣黄泥和包，煨熟用。

造曲 [批] 南星曲。法：以姜汁、矾汤和南星末作小饼子，安篮内，楮叶①包盖，待上黄衣，乃晒收之。火炮则毒性缓。

胆制 [批] 胆制南星。味苦性凉，得牛胆则不燥。其法腊月取黄牛胆汁和南星末，纳入胆中，风干，年久者弥佳。能解小儿风热痰滞，故治小儿急惊最宜。

畏附子、干姜、防风。得防风则不麻。

威灵仙 一二二 蔓草

[批] 治十二经风湿冷气。

威灵仙专入膀胱，兼入肠、胃诸经。辛咸气温，其性善走，能宣疏五脏十二经络。凡一切风寒湿热，而见头风顽痹，癥瘕积聚，黄

---

① 楮叶：又名构叶、谷树叶，为桑科植物构树的叶。

疟，浮肿，大小肠秘①，风湿痰气，腰膝腿脚冷痛等症，麻属气虚，木属湿痰死血，肿属湿，痛属热，痛风新病属寒，久病属热，此死法耳。未可以尽病情也。仍须分其脏偏纯以定。脏寒则痛，多根寒致，其痛必喜手按，纵脉坚实有力，止是寒气奔迫，未可为痛为实为热；脏热则麻与木，与痛与肿，皆属热候，且有实脉、实症可证，其痛手不可按，不得谓麻必属气虚也；脏寒初病固寒，久病亦寒，故有屡用附、桂方愈，不得谓久必属热也；脏热初病固见热蒸，久病亦见热成，如温热等症，初终皆用清凉，不得谓初必属寒候。总在识病根源，相症明确，方无有误，此绣之管见有如此也。得此辛能散邪，温能泄水，苦能破坚，服此性极快利，通经达络，无处不到，诚风药中之善走者也。先时商州有人手足久废，得遇新罗僧而愈，索药乃知是威灵仙也。是以威喻其性，灵喻其效，仙喻其神耳。气壮者服之神效，若气弱服此，则能泄真气矣。凡辛皆散气劫阴，不独威灵仙是也。和砂仁、沙糖煎，治诸骨鲠。

根丛须数百条，长者二尺余，色深黑，为铁脚威灵仙，良。忌茗、面汤。

白蒺藜　一二三　隰草

［批］白蒺藜滋补肝肾，兼散风邪逐瘀。沙苑蒺藜益精强肾。

白蒺藜专入肝、肾，兼入肺。质轻色白，辛苦微温。按：据诸书，虽载温能补肾，可治精遗溺失，暨腰疼劳伤等症，然总宣散肝经风邪。凡因风盛而见目赤肿翳，并遍身白癜瘙痒难当者，服此治无不效。且此味辛入肺。兼苦，入肾。则凡癥瘕结聚，喉痹乳痈，暨胎产不下，服此力能破郁宣结。盖肝虽藏血之经，而血非可留之物，若竟认此作补，而不审兼苦泄辛散以明其治，其失靡轻。缘

———————————
① 大小肠秘：即便秘、癃闭。

此可升质轻。可降，味苦。可散味辛。可补。微温。故服凉剂，则宜连刺有刺。生捣；用补剂，则宜去刺，酒拌蒸。

若沙苑蒺藜质细色绿似肾，功专入肾，故书载能益精强肾。风家用三角蒺藜，补肾用沙苑蒺藜。亦须炒用。但不辛香宣散耳。蒺藜根烧灰，能治齿动。

决明子 一二四 隰草

[批] 入肝驱风，散热明目。

决明子专入肝。气禀清阳，味咸苦甘，微寒无毒。能入肝经，除风散热。凡人目泪不收，眼痛不止，多属风热内淫，以致血不上行，治当即为驱逐。按：此苦能泄热，咸能软坚，甘能补血，力薄气浮，又参升散风邪，故为治目收泪止痛要药。并可作枕以治头风。但此服之太过，搜风至甚，反招风害。故必合以蒺藜、甘菊、枸杞、生地、女贞实、槐实、谷精草，相为补助，则功更胜。谓之决明，即是此意。

状如马蹄，俗呼马蹄决明。捣碎用。恶大麻仁。

草乌头 一二五 毒草

[批] 祛恶风、顽痰、顽毒。

草乌头专入肝，兼入脾。辛苦大热。按：书论此，惟长洲张璐辨之明晰，言此与射罔，乃至毒之物，草乌系野所生，状类川乌，亦名乌喙，姜汁炒，或豆腐煮。熬膏名射罔，敷箭，兽见血立死。非若川乌头、附子之比。自非风顽急疾，不可轻投。此药止能搜风胜湿，开顽痰，治顽疮，以毒攻毒而已。《本经》治恶风洗汗出。但能去恶风，而不能回阳散寒可知。昔人病风癣，服草乌头、木鳖子药过多，甫入腹，遂麻痹不救。乌附五种，主治攸分，附子大壮元阳，虽偏下焦，而周身内外无所不至；天雄峻温不减于附，而无顷刻回阳之功；川乌专搜风湿痛痹，却少温经之力；侧子善行四末，不入脏腑；草乌悍烈，仅堪外治。此乌附之同类异性者。

至于乌喙，禀气不纯，服食远之可也。

茵芋　一二六　毒草

［批］治关节风湿痹痛。

茵芋专入肝、肾。本属毒物，味辛而苦，气温有毒。据书所述，治症多是风湿为用。如治风痫，则有茵芋丸；治风痹，则有茵芋酒；治产后风，则有茵芋膏；凡风湿痹症，多用茵芋，与石南莽草同为一类。莽草辛温有毒，能治头风痛肿，乳痈疝瘕，其叶煎汤热含，能治牙虫喉痹。若云能疗虚羸寒热，恐莫为耳。因虚当兼补虚。

出彭城海盐。茎赤，叶如石榴而短厚者佳。采茎叶阴干，炙用。

桂枝　一二七　香木

［批］入卫表以除风邪。

桂枝专入肌表，兼入心、肝。系肉桂枝梢，其体轻，其味辛，其色赤，故入心。有升无降，故能入肺而利气，入膀胱化气而利水，且能横行于臂，调和营卫，治痛风胁风，痛风，其在《灵枢》谓之贼风，《素问》谓之痹症，《金匮》谓之历节，后世又更其名曰白虎历节，且有别名曰箭风、箭袋，然总谓之行痹。其症则有因风、因湿、因寒、因痰、因瘀、因虚之异，须用桂枝以为向导。胁风本属于肝，凡治胁风之症，当用桂枝入肝以平。止烦出汗，驱风散邪，为解肌第一要药。时珍曰：麻黄遍彻皮毛，桂枝透达营卫。故书皆言无汗能发，有汗能收。然其汗之能发，止是因其卫实营虚，阴被阳凑，故用桂枝以调其营，营调则卫气自和，而风邪莫容，遂自汗而解，非若麻黄能开腠理以发其汗也；其汗之能收，止因卫受风伤，不能内护于营，营气虚弱，津液不固，故有汗发热而恶风，其用桂枝汤为治，取其内有芍药入营以收阴，外有桂枝入卫以除邪，则汗自克见止，非云桂枝能闭其汗孔。昧者不察桂枝发汗、止汗是何意义，徒以顺口虚喝，其失远矣。《经》曰：脉浮紧发热无汗者，不可与。脉紧为伤寒，与之则表益实，而汗愈难出矣。《伤寒例》曰：桂枝下咽，阳盛则毙；承气入胃，阴盛以亡。周扬俊①曰：风既伤卫，则卫气疏，不能内护于营而汗自出矣。汗者血之液也。苟非用血药以桂枝和营散邪，以芍药护营固里，则不但外邪不出，且入而为里患矣。然后知和营则外邪出，外邪出则卫自密，更不必用固表之药而汗自止矣。王好古曰：或问：桂枝止烦出汗，仲景治伤寒发汗，数处皆用桂枝汤，又曰无汗不得用桂枝，汗多者桂枝甘草汤，此又能闭汗也，二义相通否乎？曰：仲景云太阳病发热汗出者，此为营弱卫强，阴虚阳必凑之，故用桂枝发其汗。此则调其营气，则卫气自和，风邪无所容，遂自汗而解，非若麻黄能开腠理，发出其汗也。汗多用桂枝者，以之调和营卫，则邪从汗出而汗自止，非桂枝能闭汗孔也。

辛夷 一二八 香木

[批] 散肺中风热。

辛夷专入肺。辛温气浮，功专入肺解散风热。缘人鼻气通天，肺窍开鼻，鼻主肺，风热移于脑，则鼻多浊涕而渊，风寒客于脑则鼻塞。《经》曰：脑渗为涕，胆液不澄，则为浊涕，如泉不已，故曰鼻渊。鼻渊不尽外感，在长洲张璐指为阳明伏火，会稽景岳指为督火发，

---

① 周扬俊：字禹载，清初江苏吴县人。撰有《温热暑疫全书》《伤寒论三注》等。

海盐楚瞻指为肾经亏损，要在相症施治。并头痛面黚^①，目眩齿痛，九窍不利，皆是风热上攻，是宜用此芳香上窜头目，兼逐阳分风邪，则诸症自愈。但辛香走窜，血虚火炽，及偶感风寒不闻香臭者，其并禁焉。时珍曰：鼻气通于天。天者，头也、肺也。肺开窍于鼻，而阳明胃脉，环鼻而上行脑，为元神之府，而鼻为命门之窍。人之中气不足，清阳不升，则头为之倾，九窍为之不利。辛夷之辛温走气而入肺，其体轻浮，能助胃中清阳上行通于天，所以能温中，治头面目鼻九窍之病。汪昂曰：吾乡金正希先生尝语余曰：人之记性，皆在脑中。小儿善忘者，脑未满也。老人健忘者，脑渐空也。凡人外见一物，必有一形留影留于脑中，昂思今人每记忆往事，必闭目上瞪而思索之，此即凝神于脑之意也。不经先生道破，人皆习焉而不察矣。

即木笔花，去外皮毛，微炒。恶石脂。畏黄芪、菖蒲、蒲黄、黄连、石膏。

冰片 一二九 香木

[批] 除骨髓内伏风，邪自内出外。

冰片专入骨髓。辛香气窜，无往不达。汪昂曰：予幼时曾问家叔建侯云：姜性如何？叔曰：体热而用凉，盖味辛者多热，然风热者必借辛以散之，风热散则凉矣。此即本草所云，冰片性寒之义同，未有发明之者，能治一切风湿，不留内存，在引火热之气，自外而出。然必风病在骨髓者宜之，若风在血脉肌肉间用之，反能引风直入骨髓，如油入面。故凡外入风邪变而为热，仍自外解得宜。若使火自内生，而用此为攻逐，其失远矣。昔王纶^②云：世人误以冰片为寒，不知辛散性甚似凉耳。诸香气皆属阳，岂有香之至极而尚可云寒者乎？是以惊

---

① 黚（gǎn）：黑色；黑斑。

② 王纶：字汝言，号节斋，明代著名医家，浙江慈溪人。著有《本草集要》《名医杂著》等。

痫痰迷，痫有挟热、挟痰、挟火、挟风、挟惊、挟气，及精衰血耗气薄之异。
风果入骨，病应是治火郁不散；九窍不通，如耳聋、鼻瘜、喉痹、舌
出、骨痛、齿痛之类。治应是行目赤肤翳；冰片外点，正属劫药，如姜末烧
酒洗眼之意，若误认为寒而朝夕常点，遂致积热入目，而增昏障之害。故曰眼不
点不瞎者，此也。审属风寒，病应外解。用乳调点以拔火邪，从治法也。他
如疮疡痛肿，热郁不散，亦当用此发达，或令入油煎膏，或研末
吹掺。然疮毒能出，不可多用，则真气立耗，而有亡阳之弊矣。
更有目病阴虚，不宜入点。

　　出南番，老杉脂，白如冰，作梅花片者良。但市人每以樟脑
代充。

海桐皮 　一三〇　乔木

[批] 散肝中风湿。

　　海桐皮_{专入肝}。辛苦而温，能入肝经血分，祛风除湿，及行经
络以达病所。是以腰膝脚痛能疗，_{腰者肾之府，转摇不能，肾将惫矣。膝}
_{者筋之府，屈伸不能，行则偻俯，筋将惫矣。脚气不肿者为干脚气，肿者为湿脚}
_{气。}赤白泻痢能止；虫牙风痛，煎汤漱之能愈；疳蚀疥疮，磨汁涂
之能消；目赤肤翳，浸水洗之能退。一皆风祛湿散之力。用者须
审病自外至则可，若风自内成，未可妄用，须随症酌治可耳。

皂角 　一三一　乔木

[批] 宣导风痰窍塞。

　　皂角_{专入肝、肺、大肠}。辛咸性燥，功专通窍驱风。故凡风邪内
入而见牙关紧闭，口噤不语，胸满喉痹，腹蛊胎结，风痰癫喘，
肿满坚瘕囊结等症，用此吹之导之，则通上下之窍；煎之服之，

则治风痰喘满；涂之擦之，则能散肿消毒，以去面上风气；熏之蒸之，则通大便秘结；烧烟熏之，则治疮湿毒。中风不省人事，不可滴水入喉，入则涎水系于心络而不去，即成废人。宜掐人中，用皂角末或半夏末吹入鼻中，有嚏则生，无嚏则死。不开再用开关散擦牙，熏鼻法熏鼻，及以苏合香丸、牛黄丸、至宝丹之类，相其寒热选用。如寒闭牙关，则当用以苏合香丸；热闭牙关，则当用以牛黄丸。但此止可施于中脏闭症。

　　然种类甚多，形如猪牙，名为牙皂，较之大皂，稍有不同。大皂则治湿痰更优；牙皂则治风痰更胜也。一种皂角刺，气味辛温，功治略同，但其锋锐，直透患处，溃散痈疽，及妒乳^①风疬恶疮。《经》曰：风盛为疬。疬者，恶也。脉主血，血热而杀疬之气袭之，则血脉凝泣，卫气不行，其气不清，故谓之疬。须用此直达病所，出风毒于营血中。皂子治大便燥结，煅存性用。以辛能润之之义。由结本非火结，故辛则能以润之也。

　　恶麦冬。畏人参、苦参。皂角以肥厚多脂者良。炙酥烧灰用。肥皂气味辛温，亦治风温，及敷无名肿毒，去垢腻。澡身盥面必用。

肥皂荚　一三二　乔木

　　[批] 除风湿，去肠胃垢腻。

　　肥皂荚专入肠、胃。生于六阳之盛，成于秋金之月，气味平温，有毒，不减皂荚、皂刺之性。凡因肠胃素有垢腻，秽恶发于外，则为瘰疬恶疮，肿毒泄于下，则为肠风下痢脓血，俱可用此以除。以其力能涤垢除腻，洁脏净府故也。是以痴病胜金丹，用此涌发，不使砒性留于肠胃；瘰疬用此去核和药为丸，以追其毒。治瘰疬，用肥皂去核，入斑蝥在内，扎紧蒸，去斑蝥，加入贝母、天花粉、玄参、甘草、

---

① 妒乳：指乳痈。

牛蒡子、连翘为丸，白汤下，以腹痛为效。**且能澡身洗面，及疗无名痈肿。**
《集成》云：恶疮用生肥皂，火煅存性，用油腻粉调敷。奇疡恶毒，用生肥皂，
去子弦及筋，捣烂，酽^①醋和敷，立效。**其子亦治大肠风秘，及头面霉疮
有效。**霉疮，用核同猪胰子、金银花、皂角刺、芭蕉根、雪里红、五加皮、土
茯苓、皂荚子、白僵蚕、木瓜、蝉蜕、白鲜皮。又腊梨头疮，用皂去核，填入沙
糖，并巴豆二枚，扎定，盐泥固煅存性，再入槟榔、轻粉六七分，研匀，香油调
搽，先以汤洗净，拭干乃搽，一宿见效。

但其仁须炒研为用，庶于肾气不伤。

虎骨 一三三 兽

[批] 入肝搜风，补骨壮筋。

虎骨专入肝。味辛微热，号为西方之兽，通气于金。风从虎，
虎啸风生，风属木，虎属金，木为金制，故可入骨搜风。按：五
味惟辛为散，而骨又能入骨散风。故书载能强筋健骨，定痛辟邪，
能治风痹拘挛疼痛，惊悸癫痫，犬咬骨鲠。

然虎之一身节节气力，皆出前足，故膝胫 [批] 虎胫。为胜，而
前左胫尤良。以卧必用左胫为枕也。虎死而胫屹立不仆，是骨胜
于他骨百倍，借其气之有余以补其力之不足，其功自尔立见。若
腰脊痛者，当用脊骨，骨以黄润为是。若中箭药，其骨必有微黑，
不可入药。虎睛能治狂邪，酒浸炙干用。

虎肚能治反胃吐食。汪昂云：虎肚丸止有宜于食膈，若寒膈、气膈、痰
膈，恐难见功。

虎爪尤主辟邪杀鬼。

虎牙尤治犬咬。

用骨捶碎，去髓涂酥，或酒或醋炙，各随方法入药。

---

① 酽（yàn）：指味厚。

山甲 —三四 龙兽

[批] 通经达络,破肺气,行肝血。

山甲专入肝、肺、胃。咸寒善窜,其性穴山而居,寓水而食。惟其善窜,所以通经达络,无处不到。且能入肝与胃,而治惊啼悲伤,大肠蚁瘘。弘景曰:山甲能陆能水,日中出岸,张开鳞甲如死状,诱蚁入甲,即闭而入水,开甲蚁皆浮出,因接而食之。汪昂曰:有妇人项下忽肿一块,渐延至颈,偶刺破,出水一碗,疮久不合,此蚁漏也。缘饭中误食蚁得之。外治疮疡痈肿,下乳发痘之需。谚云:穿山甲、王不留,妇人吃了乳长流。总因善走之功,而为行气破血之药耳。刘伯温《多能鄙事》①云:凡油笼渗漏。剥山甲里面肉靥投入,自至漏处补住。又《永州记》云:此物不可于堤岸杀之,恐血入土,则堤岸渗漏。观此性之走窜可知。故或烧灰,敷毒即消。同五积散加全蝎、葱、姜煎服,则治风湿冷痹而见上下强直,痛不可忍;同木香、自然铜捣末酒调,以治乳痈肿;同猬皮、豆蔻仁为末汤下,以治气痔来脓,及破水湿疟邪。并察患在某处,即以某处之甲用之,尤臻奇效。尾脚力更胜。然总破气败血,其力峻猛,虚人切戒投服。

如鼍②而短,似鲤有足,或生,或烧炙,醋炙,童便炙,油煎土炒,随方用。

麝香 —三五 兽

[批] 逐风逐滞,开关利窍。

麝香专入经络、肌肉。辛温芳烈,开关利窍,无处不到。如邪气

---

① 《多能鄙事》:明·刘基撰,类书,全十二卷。凡饮食、器用、方药、农圃、牧养、阴阳、占卜之法无不备载,颇适于用。

② 鼍(tuó):即扬子鳄。

着人，淹闭不起，则关窍闭塞，登时眼翻手握，僵仆昏地。故必用此辛香自内达外，则毫毛骨节俱开，而邪始从外出。是以邪鬼精魅，三虫[1]诸毒，皆能治也。诸风诸气闭之关窍，而不用此驱除，则病安祛？但不可过为用耳。麝香气味香窜，用以开关利窍，必其脉症俱实，方可用耳。如严用和[2]所谓中风宜用，是为实中风邪者设法，若非中、类中，宁堪用乎？东垣云：风在骨髓者宜用，若风在肌肉用之，为引风入骨，如油入面，故用自属不合耳。非云严氏是而李氏非也。总在临症能分虚实，及识病之浅深耳。至于妇人难产堕胎，尤善。小儿惊痫客忤，镇心安神；鼻塞不闻香臭，服此即开；目疾内翳，点此即除；痔漏恶疮，面黑斑疹，暨鼠咬虫伤成疮，用麝封固即愈；痘疮闻之则靥，服之即发。药之辛香，虽同冰片，然冰片入口，贴肉即冷，稍顷热性即发，不似麝香香气栗烈，入耳与肉而不冷耳。

欲辨真假，须于火炭上有油滚出而成焦黑者，此即肉类属真。若假，则化白灰而为木类也。杲曰：麝香入脾治肉；牛黄入肝治筋；冰片入肾治骨。研用。凡使麝香，用当门子[3]尤妙。忌蒜。不可近鼻，防虫入脑。麝见人捕而剔其香，为生香，最佳。剔处草木皆黄。但市人或插荔枝核以伪之。

白花蛇 一三六 尤

[批] 搜风定搐。

白花蛇专入肝、肾。何以名为搜风定搐之品？不知蛇善数蜕，如风之善行数变，此蛇性窜尤急，又食石南藤，其藤辛苦治风，故能内走脏腑，外彻皮肤，透骨搜风，截惊定搐。并治风湿瘫痪，筋

---

① 虫：原作"蛊"，据上科本改。

② 严用和：字子礼（约1199—1267年），庐山（今江西省九江市）人，南宋医家。有《济生方》和《济生续方》二书行世。

③ 当门子：中药麝香的别称。特指其中呈不规则圆球形或颗粒状者。

脉弛纵坦然不举谓瘫，气血涣散不用为痪。大疯疥癞。若阴虚血少，内热生风者，非其所宜。凡用蛇同糯米并曲造酒，服酒时切忌见风，并于开坛时须避其气，免致面目浮肿，以其峻厉之气，先有犯其清道也。疬风用大风子仁服此而无效者，以其大风子气燥伤血，服此血益受伤也。

出衢州①，龙头虎口，黑质白花，胁有二十四方胜，腹有念珠斑，尾有佛指甲，虽死而眼光不枯，他产则否。头尾有毒，各去三寸；亦有单用头尾者。酒浸三日，去尽皮骨，大蛇一条，只得净肉四两。

乌梢蛇性善，不噬物，无毒，功用亦同。眼光至死不枯，以尾细能穿钱者佳。重七钱至一两者为上，十两至一镒②者中，大者力减，去头与皮骨，酒煮或酥炙用。

蛇蜕 一三七 龙

[批] 驱风辟恶，杀虫解毒。

蛇蜕专入肝，兼行皮肤。味甘而咸，气平无毒，凡治小儿惊痫风毒等症，无不用此为主。盖此具有四能，一则性善辟恶，而凡邪魅蛊毒者不敢近，以其饮风吸露，气极清虚故也；二则性能驱风，而凡惊痫癫仆，偏正头风，喉舌诸疾者皆能治，以其性极走窜，力能驱风故也；三则性能杀虫，而凡恶毒痔漏疥癣，无不用之即效，以其此属毒物，以毒攻毒故也；四则能去皮肤之疾，而凡眼目翳膜，胎衣不下，得此即为解脱，以其气以类聚，即从其类以除也。

---

① 衢（qú）州：古地名。唐武德四年（621年）分婺州置，辖境约当今浙江省衢州市一带。

② 镒（yì）：古代重量单位，一镒合二十两。

色白如银者佳。皂次，水洗净，或酒，或醋，或蜜浸炙黄，或烧灰存性，或盐泥固煅，各随本方。

全蝎 一三八 卵生

［批］散肝血分风热，治胎风发搐。

全蝎专入肝。味辛而甘，气温有毒，色青属木，故专入肝祛风诸风掉眩，皆属于肝。凡小儿胎风发搐，大人半边不遂，口眼㖞斜，语言謇涩，手足抽掣，疟疾寒热，耳聋带下，皆因外风内客，无不用之。故方书有用蝎尾膏以治胎风发搐，内用蝎梢二十一枚，入麝香少许，屡效。又用牵正散以治口眼㖞斜，用全蝎同白附、僵蚕，为末酒服，甚效。又有同羌活、柴胡、当归、生地，名丁香柴胡汤，以治月事不调，寒热带下，亦许蝎以散血分之风热耳。但带下非风非热不用，并一切内虚似风等症切忌。

全用去足焙，或用尾。尾力尤紧，形紧小者良。忌蜗牛。被蝎伤者，涂蜗牛即解。

蜈蚣 一三九 湿生

［批］入肝祛风、通瘀、散热、解毒。

蜈蚣专入肝。本属毒物，性善啖蛇，故治蛇症毒者无越是物。蜈蚣本能刺蛇。且其性善走窜，故瘟疫鬼怪得此则疗。又其味辛，辛则能以散风，故凡小儿惊痫风搐，脐风噤口，得此入肝则治。炙末，猪乳调治。又其性温，温则能以疗结，故凡瘀血堕胎，心腹寒热结聚，得此则祛。至于瘰疬便毒等症，书载能以调治，如趾甲内有恶肉突出，俗名鸡眼睛，用蜈蚣焙干为末敷上，以南星末醋调敷围四处。亦是以毒攻毒之意耳。

赤足黑头者佳。火煨用。畏蜘蛛、蜒蚰、蜘蛛、蜒蚰之路，蜈蚣不敢经过，触着即死。被蜈蚣咬者，但捕蜘蛛置咬处，自吸其毒，蜘蛛放水中吐而活之。鸡屎、桑皮、盐。中蜈蚣毒，以桑汁、盐、蒜涂之即愈。

蝉蜕 一四〇 化生

[批]轻虚入肝散风。

蝉蜕专入肝，兼入皮肤。止一虫壳，味甘气寒，如何主治甚多？盖蝉本木余气所化，饮风露而不食。其言能治肝经风热者，因体气轻虚而味甘寒之意也；其言能治妇人生子不下，及退翳膜侵睛、胬肉满眦者，因其性有善脱之意也；其言能治皮肤疮疥瘾疹者，以其所取在壳之意也；皮以治皮意。时珍曰：治皮疮疡风热，当用蝉蜕，治脏腑经络，当用蝉身，各从其类也。其言能治中风不语者，以其蝉声清响之意也；声以通声。其言能治小儿夜啼者，以其昼鸣夜息之意也。古人立药治病，何在不有义存？惟在人细自审用耳。

色黑而大者良。入药洗去泥土翅足，浆水煮，晒干用。攻毒全用。

散 湿

《经》曰：半身以上，风受之也；半身以下，湿受之也。然有湿不下受，而湿偏从上感，则湿又当上治。盖湿无风不行，如风在上，其湿从风以至者，则为风湿，是风是湿，非散不愈也。湿值于寒，寒气凛冽①，其湿由寒至者，则为寒湿，是寒是湿，亦非

---

① 凛冽：原作"栗裂"，据上科本改。

由散不除也。且有好食生冷，留滞肠胃，合于雨感冒，留结不解，随气胜复，变为寒热，以致头重如裹，皮肉筋脉，皆为湿痹，则不得不从开发以泄其势。然散湿之药不一，有止就湿而言散者，如苍术之属是也；有就风湿而言散者，如白芷、羌活、活独、防风、寄生、萎蕤、秦艽、巴戟、狗脊、灵仙、海桐皮、豨莶草、苍耳子、草薢、茵芋之属是也；有就寒湿而言散者，如五加皮、天雄、蔓荆子、僵蚕、细辛之属是也；有兼风热而言散者，如芜荑之属是也；有就热湿而言散者，如香薷之属是也；有就痰湿而言散者，如半夏之属是也。至湿而在胸腹，症见痞满，宜用川朴以散之；湿在肌肉，症见肤肿，宜用排草以洗之；湿在肠胃，挟风而见拘挛^①痹痛，宜用秦艽以除之；湿在筋骨而见头面不利，宜用蔓荆子以治之。此皆就表就上受湿论治，故以散名。若使湿从下受，及已内入为患，则又另有渗湿、泻湿诸法，而非斯药所可统而归之也。

苍术 一四一 山草

［批］升阳散湿，发汗除郁。

苍术专入脾。甘苦辛烈，气温无毒。虽有升阳散郁，发汗除湿，《杨氏家验方》：男子、妇人因食生熟物，留滞肠胃，遂至生虫，久则好食生米，否则终日不乐，及至憔悴萎黄，饮食不思，用苍术一味为丸而愈。益昌伶人刘清啸，一娼名曰花翠，年逾笄，病此，惠民局监赵尹以此治之，两旬而愈。盖生米留滞肠胃，受湿则谷不磨而成此疾，故用苍术去湿暖胃消谷。燥痰许叔微《本事方》云：予患饮癖三十年，遍求名医不效，自揣必有癖囊，如水之有科白^②，不盈科不行。但清者可行，而浊者停滞，无路以决之，故积至五七日必呕而去。脾土

---

① 拘挛：原作"挛拘"，据兴顺堂本改。
② 白：原作"曰"，据《本草纲目》卷十二"术"条改。

恶湿，而水则流湿，莫如燥脾以去湿，崇土以填科白。乃悉屏诸药，只以苍术一味，同枣肉为丸，忌桃、李、雀肉而疾除。**辟恶**时珍曰：陶隐居言术能除恶气，弥灾沴，故今病疫及岁旦，人家往往烧苍术以辟邪气。《类编》载，越民高氏妻，病恍惚谵语，亡夫之鬼凭之，其家烧苍术烟，鬼遽去。《夷坚志》载，江西一士人为女妖所染，其鬼将别曰：君为阴气所浸，必当暴泄，但多服平胃散为良，中有苍术，能去辟也。**治肿之功，然甘味少而辛苦重，不似白术性禀中和，直固清阳中气之为妙耳。故同香附，则为散郁而气平；**苍术能径入诸经，疏泄阳明之湿，通行敛涩，香附乃阴中快气之药，一升一降，故郁散而平。**同黄柏，则能治下部湿热；**黄柏味苦，苦胜热，故可以去湿中之热。苍术性燥，燥胜湿，故可以去热中之湿。两者相需妙用，故其方呼为二妙。**同大枣，则能治胁下饮澼；**用枣始能固中也。**同二陈，加白术、升、柴，则能以治脾湿下流，肠风带浊。**带浊有寒有热，有痰有气，有风有湿各异，须要审症辨用。**然必禀体肥盛多湿者始宜，若形瘦多火，切忌。至云服能轻身长生，不过因其湿去之谓，岂真能入仙境之地哉？**本草多有长生不老之说，欺世惑民，以致药品真义不出耳。

出茅山，坚小有朱砂点者良。糯米泔浸焙干，同芝麻炒以制其燥。防风、地榆为使。

厚朴 一四二 乔木[①]

［批］散脾胃湿满。

厚朴专入脾、胃。辛苦。书言同枳实、大黄，即承气汤，则于实满能泻；同苍术、橘皮，即平胃散，则于湿满能除；同解利药，则于伤寒头痛可治；同泻痢药，则于肠胃能厚。大抵气辛则散，故于湿满则宜；味苦则降，故于实满则下。《经》曰：太阴所至为中满。又曰：诸湿肿满，皆属于脾；诸胀腹大，皆属于热。又曰：清气在下，则生飧泄；

---

① 乔木：原作"厚朴"，据锦章本改。

浊气在上，则生䐜胀。治宜察其腹满而痛者属实，腹满不痛者属虚；腹满不减，按之愈痛者属实，腹满时减，按之不痛者属虚；腹满而见散漫不实，兼有倦怠嗳气饱闷等症，则为胃气有亏；腹满而见光亮不暗，按之汨汨有声，及无燥渴等症，则为水邪内结；腹满而见大便不坚，时结时溏，溏则稍减，结则渐加，小便清利，甚则浑白如泔，其脉缓大，而滞气日益甚，则为气虚不摄。但腹满属热者少，而属寒者多。今人治胀，非属牵牛、商陆利水通道，即属厚朴、枳实破气通结，殊为可惜。今人不解，误以书载厚朴温中益气，及厚肠胃数语，不论虚实辄投，讵知实则于气有益，虚则于气无损乎！实则肠胃可厚，虚则肠胃不薄乎！震亨曰：习以成俗，皆谓之补，哀哉。至云破血杀虫，亦是气行而血自通，味苦而虫则杀之意。凡书表药功能，总是由药气味勘出，非是别药着治以自逞其意见也。

朴即榛树皮，以肉厚紫色者良。去粗皮，姜汁炒用。即干姜为使意。恶泽泻、硝石、寒水石。忌豆，犯之动气。

秦艽 一四三 山草

[批] 除肠胃湿热，兼除肝胆风邪，止痹除痛。

秦艽专入肠、胃，兼入肝、胆。苦多于辛，性平微温。凡人感冒风、寒与湿，则身体酸痛，肢节烦疼，拘挛不遂。如风胜则为行痹，痹兼三气皆有，兹止就其胜者而言。寒胜则为痛痹，湿胜则为着痹。痹在于骨则体重；痹在于脉则血涩；痹在于筋则拘挛；痹在于肉则不仁；痹在于皮则肤寒。至于手足酸疼，寒热俱有，则为阳明之湿；潮热骨蒸，则为阳明之热。推而疸黄[①]便涩，肠风泻血，口噤牙痛，上龈属胃，下龈属大肠，秦艽能除风湿牙痛。亦何莫不由阳明湿热与风所成。用此苦多于辛，以燥阳明湿邪，辛兼以苦，以除肝胆风热，实为祛风除湿之剂。风除则润，故秦艽为风药中润剂；湿去则补，

---

① 疸黄：即黄疸。后同。

故秦艽为散药中补剂。《圣惠方》治急痨烦热，身体酸疼，用秦艽、柴胡一两，甘草五钱，为末，每服三钱，白汤调下；治小儿骨蒸潮热，减食瘦弱，用秦艽、炙甘草各一两，每用一二钱，水煎服之，加薄荷叶五钱。**然久痛虚羸，血气失养，下体虚寒，酸疼枯瘦，小便利者，咸非所宜。**

形作罗纹相交，长大黄白，左纹者良，右纹勿用。菖蒲为使。畏牛乳。

蔓荆子 一四四 灌木

[批]散筋骨间寒湿，除头面风寒。

蔓荆子专入膀胱，兼入胃、肝。辛苦微温。书言主治太阳膀胱，兼理足阳明胃、足厥阴肝。缘太阳本属寒水之经，因风邪内客，而致颠顶头痛脑鸣。太阳脉络于脑。肝属风脏，风既内犯，则风必挟肝木上侵，而致泪出不止。目为肝窍。筋借血养，则血亦被风犯，而致筋亦不荣，齿亦不坚矣。齿者骨之余，上龈属足阳明胃，下龈属手阳明大肠，风热上攻则痛。有风自必有湿，湿与风搏，则胃亦受湿累，而至肉痹筋挛，由是三气风、寒、湿交合，则九窍口、鼻、耳、目、二阴。蔽塞而病斯剧。蔓荆体轻而浮，故既可治筋骨间寒热，而令湿痹拘急斯去；气升而散，复能祛风除寒，而令头面虚风之症悉治。且使九窍皆利，白虫能杀，是亦风寒湿热俱除之一验耳。但气虚血虚等症，用此祸必旋踵，不可不知。

去膜酒蒸炒，或打碎用。恶乌头、石膏。

散　热

热自外生者宜表宜散，热自内生者宜清宜泻，热自外生而未尽至于内者宜表宜散，热自内成而全无表症者宜攻宜下。凡人感冒风寒，审其邪未深入，即当急撤其表，俾热仍从表解。不得谓热已成，有清无散，而不用表外出也。第热之论乎散者，其法不一。有止就热以言散者，如升麻之升诸阳引热外出；干葛之升阳明胃气引热外出；柴胡之升少阳胆热外出；淡豆豉之升膈热外出；夏枯草之散肝热外出；野菊花之散肝肺热外出也。有合风热以言散者，如辛夷能散肺经风热；冰片能散骨蒸风热；木贼能散肝胆风热；蕤仁、决明子、炉甘石、薄荷能散肝经风热也。有合湿热而言散者，如芫荑能散皮肤骨节湿热；香薷能散肺、胃、心湿热是也。有就风火热毒而言散者，如蟾蜍、蟾酥之能升拔风火热毒外出是也。有就血热而言散者，如石灰能散骨肉皮肤血热；谷精草能散肝经血热也。至于热结为痰，有借吐散，如木鳖则能引其热痰成毒结于胸膈而出；瓜蒂则能引其热痰结于肺膈而出；胆矾则能引其风热之痰亦结在膈而出也。若使表症既罢，内症已备，则又另有法在，似无庸于琐赘。

升麻　一四五　山草

［批］升阳散热。

升麻专入脾、胃，兼入肺、大肠。似与葛根一类。但此辛甘微苦，能引葱白入肺，发散风寒出汗；引石膏能治阳明顶颠头痛齿痛；引参、芪能入脾胃补脾；且同柴胡能引归、芪、白术甘温之药，以补卫气之散，而实其表。并治一切风陷下痢，后重里急，症不一端，有应用承气大下者，有应用升、柴上升者，要在辨症明确，以识升降之宜耳，不得概以升举为事也。久泄《经》曰：清气在下，则生飧泄。脱肛，足寒阴痿，暨蛊毒精鬼，阳升则阴散。与一切风热斑疹斑疹有虚有实，须审兼症以治。汪昂曰：成朵如锦纹者为斑，隐隐见红点者为疹。盖胃热失下，冲入少阳，则助相火而成斑；冲入少阴，则助君火而成疹。疮毒，靡不随手辄应，以升其阳而散其热，俾邪尽从外解，而浊自克下降，故又曰能以解毒。不似葛根功专入胃升津解肌，而不能引诸药以实卫气也。但升麻佐于葛根，则入阳明升津解肌有效；同柴胡升气，则柴能升少阳胆[1]经之阳，升麻能升阳明胃经之阳，一左一右，相需而成。

时珍曰：大抵人年五十以后，其气消者多、长者少；降者多、升者少；秋冬之令多，而春夏之令少。若禀受弱而有诸般阳虚等症者，并宜以升阳等药活法治之。但阴火动，及气虚汗出切忌。朱肱《活人书》言，犀角地黄汤，如无犀角，可用升麻以代，意在引药以入阳明耳。朱二允言，犀角地黄汤不宜用升麻以代犀角，意在升麻能引阴血上涌。二者见解俱是，但须察其病气浅深，脏气偏纯，以明治之得失。

里白外黑，紧实者良，名鬼脸升麻。细削，皮青绿色，谓鸡骨升麻。

去须芦，蒸曝用。入补剂，蜜水炒用。

葛根　一四六　蔓草

［批］入胃升阳解肌，退热生津。

葛根专入胃，兼入脾。辛甘性平，轻扬升发。能入足阳明胃经鼓其胃气上行，生津止渴，汪昂曰：风药多燥，葛根独能止渴者，以其能升胃气入肺而生津耳。兼入脾经开腠发汗，脾主肌肉，解肌退热。缘伤寒太阳病罢，传入阳明，则头循经而痛，胃被寒蔽，而气不得上升，入肺则渴，胃主肌肉，气不宣通则热，故当用此以治，俾其气升津生，肌解热退，因其体轻，故解肌；因其气升，故生津。而无复传之势矣。时珍曰：本草《十剂》云，轻可去实，麻黄、葛根之属。盖

---

① 胆：原作"肝"，据《本草纲目》卷十三"升麻"条改。

麻黄乃太阳经药，兼入肺经，肺主皮毛，葛根乃阳明经药，兼入脾经，脾主肌肉，所以二味药皆轻扬发散，而所入迥然不同也。绣曰：麻黄入肺而不入脾，因其体轻蔓延，周身通达象肌之故。但葛根一味，必其于头额挟之处 阳明经行于面额。痛如刀劈，方谓邪传阳明，其药可用。张元素曰：头颅痛如刀破，乃阳明中风，可用葛根葱白汤。若使未入阳明，又是引邪内入，不可用也。即邪在于太阳而略见于阳明，则以方来之阳明为重，故必用葛根以绝其路。仲景治太阳、阳明合病，桂枝汤加葛根、麻黄。又有葛根黄芩黄连解肌汤，是用以断太阳、阳明之路，非太阳药也。若使阳明症备，而止兼有太阳，则又以未罢之太阳为重，故又不用葛根。且阳明主肌肉者也，而用干葛大开肌肉，则津液尽从外泄，恐胃愈燥而阴立亡。至于疹痘未发，则可用此升提；酒醉，则可用此解酲①；火郁，则可用此升散。但亦须审中病辄止，如丹溪云：治疟无汗要有汗，散邪为主带补；有汗要无汗，扶正为主带散。若阳疟有汗，加参、芪以敛之；无汗，加芩、葛、苍术以发之。不可过用，以致胃气有伤也。如丹溪云：斑疹已见红点，不可更服升葛汤，恐表虚反增斑烂。

柴胡 一四七 山草

[批] 入足少阳胆，升阳解热和表。

柴胡专入胆。味苦微辛，气平微寒。据书载治伤寒热传足少阳胆。缘胆为清净之府，无出无入，邪入是经，正在表里之界，汗吐与下当禁，惟宜和解。故仲景之治伤寒邪入少阳，而见寒热往来，胁痛耳聋，少阳卫于身侧，其脉循胁通耳，邪由阳明而传少阳，故必口苦咽干，胁痛耳聋，寒热往来，脉则尺寸俱弦。妇人热入血室，用之以泄其邪。冲为血海，血海即血室也。凡冲男女皆有，惟妇人所主在血，故病多犯

---

① 酲（chéng）：酒醉后神志不清。

于此。**柴胡在表可解经邪，在里可解血热。胎前产后，小儿痘疹，五疟羸热诸疟，**先寒后热谓寒疟；先热后寒谓温疟；但热不寒谓瘅疟，亦谓温疟；寒多热少谓牡疟。**并痃疟疮疡，咸宜用之。**喻嘉言曰：其寒热所主之往来，适在少阳所主之地，偏阴则多寒，偏阳则多热，即其纯热无寒而为瘅疟、温疟，纯寒无热而为牡疟，要皆自少阳而造其极，补偏救弊，亦必返还少阳之界，阴阳两协于和而后愈也。施汗、吐、下之法以治实热，施和温之法以治虚寒，无非欲致其和平耳。疟邪如傀儡，少阳则提傀儡之线索，操纵进退，一惟少阳主张，宁不恢恢乎有余刃耶？汪昂曰：疟之不离乎少阳，犹咳之不离肺也。**若病在太阳，用之太早，犹引贼入门；病在阴经，用之则重伤其表，必得邪至少阳而药始可用矣。**李士材曰：疟非少阳经，慎用。至云能治五痨，必其诸脏诸腑，其痨挟有实热者，暂可用此解散，实热是外邪内郁而实。**真虚而挟实热，亦当酌其所宜。虽引清阳之气左旋上行，然升中有散，若无归、芪同投，其散滋甚。虚热不可寒，血衰火毒者不可燥，岂容误哉。**识此三弊，则用柴胡不致有误。宗奭曰：《经验方》中治劳热青蒿煎，用柴胡止合宜尔，服之无不效，热去，即须急止。若或无热，得此愈甚，虽至死人，亦不怨。目击甚多。《日华子》又谓补五痨七伤。《药性论》亦谓治痨乏羸瘦。若此等病苟无实热，医者执而用之，不死何待。时珍曰：寇氏不分脏腑经络、有热无热，乃谓柴胡不治劳乏，一概摈斥，殊非通论。**兼之性滑善通，凡溏泄大便者，当善用之。热结不通者，当佐当归、黄芩以投，差无误耳。是以阴虚火炎，骨蒸劳热，肾虚泄泻，书载不应服。**

解散宜北柴胡，虚热宜海阳[①]软柴胡为良。酒炒用。半夏为使。恶皂荚。畏女菀、藜芦。时珍曰：行手足少阳，以黄芩为佐；行手足厥阴，以黄连为佐。

---

① 海阳：明洪武三十一年（1398年）置大嵩卫，清雍正十二年（1734年）改大嵩卫为海阳县，治所在今山东省海阳市。

香薷 一四八 芳草

[批] 宣散三伏湿热。

香薷专入脾、胃、心。气味香窜，似属性温，并非沉寒。然香气既除，凉气即生，所以菀蒸湿热，得此则上下通达，而无郁滞之患；搏结之阳邪，得此则烦热顿解，而无固结之弊矣。是以用为清热利水要剂。然必审属阳脏，其症果属阳结，而无亏弱之症者，气亏血弱。用此差为得宜。若使禀赋素亏，饮食不节，其症有似燥渴，而见吐泻不止者，用此等以代茶，宁无误乎？时珍曰：世医治暑病，以香薷散为首药。然暑有乘凉饮冷，致阳气为阴邪所遏，遂病头痛发热恶寒，烦躁口渴，或吐或泻，或霍乱者，宜用此药以发越阳气，散水和脾。若饮食不节，劳役作丧之人伤暑，大热大渴，汗泄如雨，烦燥喘促，或泻或吐者，乃劳倦内伤之症，必用东垣清暑益气汤、人参白虎汤之类以泻火益元可也。若用香薷之药，是重虚其表而又济之以热矣。盖香薷乃夏月解表之药，如冬月之用麻黄，气虚者尤不可多服。而今人不知暑伤元气，不拘有病无病，概用代茶，谓能辟暑，真痴人①说梦也。今人但知暑即是热，热即是暑，暑为阴症，热为阳症。《经》曰：气盛身寒，得之伤②寒；气虚身热，得之伤暑。故中暑宜温散，中热宜清凉。暑热混为一气，而不知暑属何形，热属何象；暑阴热阳。暑何因是而名，热何因是而号；暑何因何体气而至，体阴召暑。热何因何体气而召，体阳召热。暑何用于香薷不宜，气虚伤暑，再加香薷散气，是益虚矣。热何用于香薷则效。热因邪郁，散邪而热自除。其中旨趣，在人领会，未可为粗心人道也。

陈者良。宜冷服。时珍曰：热服令人泻。

---

① 人：原作"前"，据《本草纲目》卷十四"香薷"条改。
② 伤：原作"阴"，据《素问·刺志论》改。

淡豆豉 一四九 造酿

[批] 升散膈上热邪。

淡豆豉专入心、肺。本于黑豆蒸窨^①而成。按：其味苦气寒，陈藏器曰：豆性平，炒熟热，煮食寒，作豉冷。似属苦降下行之味，而无升引上行之力也。然经火蒸窨，味虽苦而气则馨，气虽寒而质则浮，能升能散，故得葱则发汗；得盐则引吐；得酒则治风，得韭则治痢；得蒜则止血；炒熟又能止汗。是以邪在上而见烦燥，头痛满闷，懊侬不眠，发斑呕逆者，合于栀子，则能引邪上吐，不致陷入，而成内结之症也。然必江右^②制者方堪入药。

按古制豉法，用黑大豆水浸一宿，淘净蒸熟，摊匀蒿覆，候上黄衣，取晒簸净，水拌干湿得所，安瓮中筑实，桑叶盖，厚泥封，晒七日，取出曝一时，又水拌入瓮，如此七次，再蒸去火气，瓮收用。

吐　散

邪在表宜散，在里宜攻，在上宜吐，在中下宜下，反是则悖矣。昔人谓邪在上，因其高而越之，又曰在上者涌而吐之是也。但吐亦须分其所因所治以为辨别。如常山、蜀漆，是吐积饮在于心下者也；藜芦、皂白二矾、桔梗芦、皂角，是吐风痰在于膈者也；生莱菔子，是吐气痰在于膈者也；乌尖附，是吐湿痰在于膈

---

① 窨（yìn）：封闭。
② 江右：古地区名。东晋、南朝建都江左之建康（今南京市），故又称建都江右洛阳（今洛阳市东北）的西晋为江右。泛指长江下游以西地区。

者也；胡桐泪，是吐肾胃热痰上攻于膈而见者也；栀子、瓜蒂，是吐热痰聚结于膈而成者也；砒石，是吐寒痰在于膈者也；至于膈有热毒，则有木鳖、青木香以引之；痰涎不上，则有烧盐以涌之。但吐药最峻，过用恐于元气有损，况砒石、木鳖，尤属恶毒，妄用必致生变，不可不慎。

常山 一五〇 毒草

[批] 吐心下疟痰积饮。

常山专入心下。辛苦而寒，有毒。功专引吐行水，为除疟疾老痰积饮要药。盖疟无不挟痰、挟热以成。然亦有风痰、寒热、食气之分，风痰宜于星、乌；寒痰宜于姜、附；热痰宜于贝母；食痰宜于楂、曲；气痰宜于乌药。痰在膈上经络，非吐不解；痰在四肢皮里膜外，非姜汁、竹沥不达；痰在胁下，非白芥子不除；痰在骨节，眼黑步艰，非草薢、苦参不祛；痰在手臂，肩背酸痛，非导痰加姜黄、木香、桂枝不和；痰在肠胃实结，非用下药不愈。治须分其阴阳虚实表里以定。如疟果因伤寒寒热，及时气温疫，而致黄涎聚于胸中，心下牢固不解，则当用此引吐。然亦须在发散表邪，及提出阳分之后而用之。其用又当审其所见部位，及药佐使以治。如常山得甘草则吐，水在上焦者宜之；得乌梅、山甲则入肝，水在胁下者宜之；得大黄则利水，邪热交结而成内实者宜之。得小麦、竹叶则入心；得秫米、麻黄则入肺；得龙骨、附子则入肾；得草果、槟榔则入脾。然此阴毒之草，其性悍暴，虽有破瘴逐饮之能，而亦总损真气，所以仲景治疟方中，从无及此。《经》曰：太阴在泉，湿胜所淫，民病积饮。又曰：岁土太过，雨湿流行，甚则饮发。盖饮有五，流于肺为支饮；于肝为悬饮；于心为伏饮；于经络为溢饮；于肠胃为痰饮。而夏伤于暑，秋必瘅疟，及疟在三阴，元气虚寒人，则常山等药皆为戈戟。或问吐药甚多，何以疟疾必用常山、蜀漆？

盖以常山性兼逐疫，疟疾本于湿疫，故于常山、蜀漆则宜。犹之瓜蒂、乌附尖、莱菔子、藜芦皆为吐剂，而瓜蒂则止宜于热痰，乌附尖则止宜于湿痰，莱菔子则止宜于气痰，藜芦则止宜于风痰也。

酒浸炒用。苗[①]即蜀漆，功用略同。但苗性轻扬，其于上焦邪结，治之更宜。

藜芦 一五一 毒草

[批]吐风痰在膈。

藜芦专入肺、胃。能反五参、细辛、芍药，及一服即吐，其意何居？盖缘苦虽属降，而亦善涌，藜芦辛少苦多，故能入口即吐。是以风痰膈结，而见咳逆上气者，当用是药以投，使其膈部之邪，悉从上出也。但此宜作散剂以投，散可达上。切勿汤药以服。《儒门事亲》云：一妇病风痫，初一二年一作，后渐日作，甚至一日数作，求死而已。值岁大饥，采百草食，见野草若葱，采蒸饱食，觉不安，吐胶涎数日，约一二斗，汗出如洗，甚昏困，后遂轻健如常人。以所食是葱访人，乃憨葱苗，即藜芦是已。时珍曰：我朝荆和王妃刘氏，年七十，中风不省，牙关紧闭，先考太医吏目月池翁诊视，药不能入，不获已打去一齿，浓煎藜芦汤灌之，少顷嚘气，遂吐痰而苏。药勿瞑眩，厥疾勿瘳。诚然。至于肠澼泄痢，如何书载克治？亦是因吐除其实积，积去而利与澼亦可止矣。吐虽等于常山、瓜蒂、乌附尖、莱菔子，但常山则吐疟痰，瓜蒂则吐热痰，乌附尖则吐湿痰，亦吐风痰。此则专吐风痰者也。况此气善通顶，治喉痹及鼻中瘜肉，为末吹效。然亦并非得已。即有中蛊等毒，及或老痰积块，止可借其宣泄，切勿沾口以自损其津液耳。

取根去头用。黄连为使。反细辛、芍药、诸参。恶大黄。畏

---

① 苗：原作"根"，据《本草纲目》卷十七"常山"条改。

葱白。服葱汤，吐即止。

木鳖子 一五二 蔓草

[批] 木鳖子引吐热毒从痰外出。番木鳖引吐热涎逆流而上。

木鳖专入外科外治。本有二种，一名土鳖，有壳；一名番木鳖，无壳。木鳖味苦居多，甘辛略带，诸书皆言性温，以其味辛者故耳。究之性属大寒，狗食即毙，人若误用，中寒口噤，多致不救，常有因病错用而毙者矣。故其功用多从外治，如肿毒乳痈，痔漏肿痛，喉痹，用此醋漱于喉间，引痰吐出，以解热毒，不可咽下，或同朱砂、艾叶卷筒，熏疥杀虫最效。或用麻油熬擦癣亦可。总不可入汤剂，以致寒毒内攻耳。

番鳖即马钱子。功与木鳖大同，而寒烈之性尤甚。所治热病喉痹，亦止可同山豆根、青木香磨汁内含，使其痰涎引吐，逆流而上，不可咽下。斑疮入眼，可用番木鳖半个，轻粉、冰片、麝香为末，左目吹右耳，右目吹左耳，日吹二次即住。狗性大热，用此大寒内激，使之相反，立见毙耳。止入外科治疗，用时除油。

胡桐泪 一五三 香木

[批] 引吐热痰上攻。

胡桐泪专入胃，兼入肾。苦咸大寒，专治咽喉热痛，齿蜃风疳，瘰疬结核。缘此热盛于内，上攻口齿，发为诸病，非不用此味苦，则虫莫制；用此味咸，则坚莫除；用此大寒，则热莫解。《经》曰：热淫于内，治以咸寒。又曰：在高者，因而越之。可知大热大毒，必用大苦大寒以为引吐，方能以除。颂曰：古方稀用，今治口齿家，为最要之物。正俗所云有病病当之者是耳。但此不宜多服，恐其引吐不休。

结如小石片者佳。时珍曰：石泪入地受卤气，故其性寒能除热，其味咸，能入骨软坚。木泪状如膏油。系树脂流出者。

甜瓜蒂 一五四 蔬

［批］吐热痰在膈。

甜瓜蒂专入脾、肺、胃。即俗名苦丁香是也。味苦气寒，有毒。盖此气味纯阴，功专涌泄。凡因热痰聚膈，而见面目浮肿，咳逆上气，皮肤水气，黄疸湿热诸症，则当用此调治。或兼他药同入涌吐，如仲景合赤小豆之酸甘，以吐胸中寒邪；《金匮》瓜蒂汤，以治中暍无汗之类。胸中者，清阳之府，诸邪入胸，皆阻阳气，不得宣达，以致胸满痞硬，斯非汗下可施。惟以瓜蒂极苦，赤小豆味酸，相须相益，能除胸中实邪，为吐剂中第一品也。若不因其高而越，则为喘为嗽，势所必至。但非实热实症，不可轻用。

莱菔子 一五五 荤辛

［批］莱菔子生吐风痰，炒熟下气定喘。菔根生用消痰除血，熟用生痰助湿。

莱菔子专入脾、肺。气味甚辛。生用研汁，能吐风痰，有倒墙推壁之功，迅利莫御。若醋研敷，则痈肿立消。炒熟则下气定喘，消食宽膨。一生一熟，性气悬殊。

菔根性亦类子。生升熟降。但生则克血消痰治痢，汪昂云：夏月食其菜数斤，则不患痢。秋月以菜叶摊屋瓦上，任霜雪打压，至春收之，煎汤饮，治痢得效。熟则生痰助湿。以故火伤垂绝，用生莱菔汁灌之即苏；方人避难，入石洞中，贼烧烟熏之，口含莱菔一块，烟不能毒，嚼汁擂水饮之亦可。

打扑损伤青紫，捣烂窨之即散；煨熟擦摩冻瘃①，二三日即和；偏头风取近蒂青色半寸许，捣汁滴鼻孔，左痛滴右，右痛滴左，左右俱痛，两鼻皆滴，滴后少顷，日滴一次，不过六七日，永不再发。欲令须发白者，以生地黄汁一升，合生莱菔汁饮之即白，伤血之验可征也。生地黄凉血，莱菔汁破气，须发安得不白？是以人服何首乌、地黄者，切忌莱菔，犯之惟用生姜以制。小儿瘤赘游风，涂之即愈。并能消面毒《洞微志》②云：齐州有人患狂病，云梦中见红裳女子，引入宫殿中，小姑令歌，每日遂歌云：五灵楼阁晓玲珑，天府由来是此中，惆怅闷怀言不尽，一丸萝卜火吾宫。有一道士云：此犯大麦毒也。小女心神，小姑脾神。医经言：萝卜制面毒。故曰火吾宫。火者，毁也。遂以药并萝卜治之，果愈。腐积，腐浆见萝卜不成。并解附子毒。但其性总属耗气伤血，故脾胃虚寒，食不化者，为切忌焉。

子炒用。

胆矾 一五六 石

［批］吐风痰涎在膈。

胆矾专入肝、胆，兼入肺、脾。又名石胆。产于铜坑之中，得铜精气而成。味酸而辛，气寒而涩，功专入胆，涌吐风热痰涎，使之上出。盖五味惟辛为散，惟酸为收，五性惟寒胜热。风热盛于少阳，结为痰垢，汗之气横而不解，下之沉寒而益甚。凡因湿热淫火，提出病要。见为阴蚀崩淋，寒热风痰毒气，结聚牢固，见为咽齿喉痹乳蛾，风热痰垢结聚，见为咳逆痫痉，目痛难忍，及金疮不愈，诸毒内闭胶结，见为虫痛牙疳，种种等症，服此力能涌吐上出，去其胶痰，化其结聚，则诸症悉除。故古人之治喉痹乳蛾，

---

① 瘃（zhú）：冻疮。

② 《洞微志》：北宋时期钱易所著的志怪小说集。

用米醋煮真鸭嘴胆矾为末，醋调探吐胶痰即瘥；又治紫白癜风，同牡蛎生研，醋调摩之即愈；又治胃脘虫痛，以茶清调胆矾末，吐之即除；又治马牙疳，红枣去核，入胆矾煅赤，研末敷之，追出痰涎即效；百虫入耳，用胆矾和醋灌即出。诸症皆因风热在膈。按：此功专涌吐，何书又言酸寒能收？不知书言收敛，乃是取辛，收其热毒，上涌而出，非以收其入内，而不宣散出表之意也。以散为收。凡书所论药性，每有以收为散，以散作补，不为剖析明白，多有意义难明，以致用之者之误耳。

　　磨铁作铜色者真。形似空青鸭色为上。市人各以醋操青矾伪之。畏桂、芫花、辛夷、白薇。凡用吐法，宜先少服，不涌，渐加之。仍以鸡羽撩之，不出，以虀投之。不吐，再投。且投且探，无不吐者。吐至瞑眩，慎勿惊疑，但饮冷水、新水立解。强者可一吐而安，弱者作三次吐之。吐之次日顿快，其邪已尽。不快，则邪之引之未尽也。吐后忌饱食酸咸、硬物、干物、肥油之物，并忌房室悲忧。

卷四

温　散

热气久积于中，自当清凉以解；寒气久滞于内，更当辛温以除。故温散之味，实为中虚寒滞所必用也。然中界乎上下之间，则治固当以中为主，而上下亦止因中而及。是以温以守内而不凝，散以行外而不滞，温散并施，而病不致稍留于中而莫御矣。第不分辨明晰，则治多有牵混不清。如缩砂密、木香、香附、干姜、半夏、胡椒、吴茱萸、使君子、麦芽、松脂，皆为温中行气快滞之味。[批]温中。然缩砂密则止暖胃快滞，木香则止疏肝醒脾，香附米则止开郁行结，活血通经，半夏则止开痰逐湿，干姜则止温中散寒，胡椒则止温胃逐痰除冷，吴茱萸则止逐肝经寒气上逆肠胃，使君子则止燥胃杀虫①，麦芽则止消谷磨食，松脂则止祛风燥湿，而有不相兼及者也。至于温中而兼及上，[批]温中兼上。则有如荜拨之散胸腹寒逆，藿香之醒脾辟恶，宽胸止呕，菖蒲之通心开窍，醒脾逐痰，玄胡索之行血中气滞，气中血滞，安息香之通活气血，各有专司自得之妙。温中而兼及下，[批]温中兼下。则有如益智之燥湿逐冷，温肾缩泉，蛇床子之补火宣风燥湿，蒺藜之祛肝肾风邪，大、小茴之逐肝肾沉寒痼冷，各有主治独得之趣。温中而兼通外，[批]温中兼外。则有草果之温胃逐寒，辟瘴辟疟，苏合香、樟脑、大蒜、山柰、甘松、排草之通窍逐邪杀鬼，白檀

---

① 虫：原作"蛊"，据上科本改。

148

香之逐冷除逆以引胃气上升，良姜、红豆蔻之温胃散寒，艾叶之除肝经沉寒痼冷以回阳气将绝，胡荽之通心、脾、小腹，辟恶发痘，烟草之通气爽滞，辟瘴除恶，白芥子之除胁下及皮里膜外之风痰，石灰之燥血、止血、散血，乌药之治气逆胸腹不快，各有其应如响之捷。温中而至通上彻下，[批]中兼上下。则有如丁香之泄肺暖胃，燥肾止呃，川椒之补火温脏，除寒杀虫①，各有气味相投之宜。若使温中独见于上，[批]温中独见于上。则有如草豆蔻之逐胃口上之风寒，止当心之疼痛，薰草之通气散寒，辟恶止痛，其效俱不容掩。且温中而独见于上下，[批]温中独见于下。则有如薤之通肺除痹，通肠止痢，其效又属不泯。共一温中，而气味各殊，治效各别，有不相同如此。然绣窃谓温中之味，其气兼浮而升，则其散必甚；温中之味，其气兼沉而降，则其散甚微；温中其气既浮，而又表里皆彻，则其散更甚而不可以解矣。是以丁香、白蔻之降，与于草豆蔻、白檀之升，绝不相同；即与缩砂密之散、木香之降，亦且绝不相似。良姜气味过散，故止可逐外寒内入，而不可与干姜温内同比；藿香气味稍薄，故止可除臭恶呕逆，而不可与木香快滞并议；乌药彻上彻下，治气甚于香附，故为中风中气所必需；薤白气味辛窜，行气远驾木香，故为胸痹肠滞所必用。凡此是温是散，皆有义理错综，在人细为体会可耳。

草豆蔻 一五七 芳草

[批]逐胃口上风寒，止当心疼痛。

草豆蔻专入脾、胃。辛热香散。功与肉蔻相似，但此辛热，燥湿除寒，性兼有涩，不似肉蔻涩性居多，能止大肠滑脱不休也。又功与草果相同，但此止逐风寒客在胃口之上，症见当心疼痛，不

---

① 虫：原作"蛊"，据上科本改。

似草果辛热浮散，专治瘴疠寒疟也。故凡湿郁成病而见胃脘作疼，服之最为有效。若使郁热内成，及阴虚血燥者，服之为大忌耳。时珍曰：草豆蔻治病，取其辛热浮散，能入太阴、阳明，除寒燥湿，开郁化食之力而已。南地卑下，山岚烟瘴，饮啖酸咸，脾胃常多寒湿郁滞之病，故食疗必用与之相宜。然过多亦能助脾热，伤肺损目。或云与知母同用，治瘴疟寒热，助其一阴一阳，无偏胜之害。盖草果治太阴独胜之寒，知母治阳明独胜之火也。

闽产名草蔻，如龙眼而微长，皮黄白薄而棱峭，仁如砂仁而辛香气和。滇广所产名草果，如诃子，皮黑厚而棱密，子粗而辛臭，虽是一物，微有不同。草果其义另详。面裹煨熟取仁。忌铁器。

草果 一五八 芳草

[批] 温胃逐寒，治瘴疠寒疟。

草果专入胃。与草豆蔻，诸书皆载气味相同，功效无别，服之皆能温胃逐寒。然此气味浮散，出自汉广。凡冒巅雾不正瘴疟，服之直入病所而皆有效。故合常山用则能以截久疟；同知母用则能以除瘴疠寒热；义详草豆蔻。同橘、半用则能以除膈上痰；同楂、曲用则能以解面湿鱼肉。若使非由岚①瘴，或因湿热，而见瘀滞，与伤暑而见暴注溲赤口干者，则并禁焉。

忌铁。

使君子 一五九 蔓草

[批] 温脾燥胃，杀虫除积。

使君子专入脾、胃。味甘气温。功专补脾杀虫除积。凡人症患五

---

① 岚：原作"疯"，据《本草纲目》卷十四"豆蔻"条改。

痔便浊，泻痢腹虫，皆脾胃虚弱，因而乳停食滞，湿热瘀塞而成。服此气味甘温以助脾，则积滞消，湿热散，水道利，而前症尽除矣。时珍曰：凡杀虫之药，多是苦辛，独使君子、榧子而杀虫亦异也。每月上旬，虫头向上，中旬虫头向中，下旬虫头向下，于上旬空心服此数枚，则虫皆死而出也。但忌热茶同服，则令人作泻矣。

出闽蜀，五瓣有棱，内仁如榧。亦可煨食。久则油黑不可用。

白豆蔻　一六〇　芳草

[批] 宜散肺分寒滞，温暖脾胃。

白豆蔻专入肺、脾、胃，兼入大肠。本与缩砂密一类，气味既同，功亦莫别。然此另有一种清爽妙气，上入肺经气分，而为肺家散气要药。且其辛温香窜，流行三焦，温暖脾胃，而使寒湿膨胀，虚疟吐逆，反胃腹痛，并翳膜、必白睛见有白翳方用。目眦红筋等症悉除。不似缩砂密辛温香窜兼苦，功专和胃醒脾调中，而于肺肾他部则止兼而及之也。是以肺胃有火，及肺胃气薄切忌。故凡用药治病，最宜审谅气味，分别形质，以为考求，不可一毫忽略，竟无分别于其间耳。

缩砂密　一六一　芳草

[批] 温脾暖胃快滞。

缩砂专入脾、胃，兼入肺，肾，大、小肠，膀胱。辛温而涩，故书号为醒脾调胃要药。然亦兼入肺，肾，大、小肠，膀胱。是以同檀香、白豆蔻则能入肺；同人参、益智则能入脾；同黄柏、茯苓则能入肾；同赤石脂则能入大、小肠。其言醒脾调胃，快气调中，则于腹痛痞胀有功；痛有喜按、拒按之别，若使痛喜手按，多属脾胃虚寒，治须用此，否则切禁。痞有因寒、因热、因暑、因湿、因痰、因气、因血、因食之别，亦须审其兼症、兼脉以求，不可尽以砂仁为治也。入大肠则于赤白泻痢有效；入肺则于咳嗽上气克理。泻痢由于寒湿者宜用，热湿者勿用。至云止痛安胎，并咽喉口齿浮热能消，亦是中和气顺之意。胎挟寒滞者始宜，热属虚浮者方用。若因实热而云胎气不和，水衰而见咽喉口齿燥结者服之，岂能是乎？故虚实二字，不可不细辨而详察耳。

出岭南，研①碎用。

木香 一六二 芳草

［批］疏肝醒脾，理滞和胃。

木香专入肝、脾。味辛而苦，下气宽中，为三焦气分要药。然三焦则又以中为要，故凡脾胃虚寒凝滞而见吐泻停食，肝虚寒入而见气郁气逆，服此辛香味苦，则能下气而宽中矣。中宽则上下皆通，是以号为三焦宣滞要剂。宗奭曰：木香专泄，快胸腹间滞寒冷气，他则次之。得橘皮、肉豆蔻、生姜相佐使绝佳，效尤速。好古曰：本草云生气劣。气不足，补也。通壅气，导一切气，破也。安胎健脾胃，补也。除痃癖癥块，破也。其不同如此。洁古张氏但言调气，不言补也。至书所云能升能降，能散能补，非云升类升、柴，降同沉香，不过因其气郁不升，得此气克上达耳。况此苦多辛少，言降有余，言升不足，言散则可，言补不及，一不审顾，任书混投，非其事矣。

番船上来，形如枯骨，味苦粘舌者良。名青木香，非今所用马兜铃根者是也。今用皆广木香、土木香。入理气药，磨汁生用。若实大肠，面煨熟用。今医妄以西香代木香治痢，殊谬。

---

① 研：原作"砂"，据锦章本改。

香附米 一六三 芳草

［批］入肝开郁散滞，活血通经。

香附米专入肝、胆，兼入肺。辛苦香燥。据书备极赞赏，能入肝、胆二经开郁郁有痰郁、火郁、气郁、血郁、湿郁、食郁。散滞，活血通经，兼行诸经气分。张子和谓圣人啬气，如持至宝，庸人役物，反伤太和。又曰：气本一也，因有所触而怒、喜、悲、恐、寒、热、惊、思、劳九气于焉而分。盖怒则气上，喜则气缓，恐则气下，寒则气收，热则气泄，惊则气乱，思则气结，劳则气耗，此九气之至也。须分虚实以治。凡霍乱吐逆，泄泻崩漏，经候须详病症用药。如将行而痛者，属气之滞，属实；行后而痛者，属气与血俱虚；痛而喜按者，属虚；痛而拒按者，属实；痛而喜按，血淡者，属虚；痛而拒按，色紫者，属实。大抵崩漏多因气虚血热而成，故须凉血补气为要。三焦不利等症，上焦如雾，中焦如沤，下焦如渎。治皆有效。又云：生则上行胸膈，外达皮肤；熟则下走肝肾，外彻腰足；炒黑则止血分补虚；盐水浸炒则入血分润燥；青盐炒则补肾气；酒浸炒则行经络；醋浸炒则消积聚；姜汁炒则化痰饮。得参、术则补气；得归、地则补血；得木香则疏滞和中；得檀香则理气醒脾；得沉香则升降诸气；得川芎、苍术则总解诸郁；得栀子、黄连则能降火热；得茯苓则交济心肾；得茴香、补骨脂则引气归元；得三棱、莪术则消磨积块；得厚朴、半夏则决壅消胀；得紫苏，葱白则解散邪气；得艾叶则暖子宫。乃气病之总司。大抵妇人多郁，气行则郁解，故服之尤效，非云宜于妇人不宜于男子也。时珍曰：妇人以血用事，气行则无疾。老人精枯血闭，惟气是资。小儿气日充，则形乃固。大凡病则气滞而馁，故香附于气分为君，举世所罕知。臣以参、芪，佐甘草，治虚怯甚速也。按：此专属开郁散气，与木香行气貌同实异。木香气味苦劣，故通气甚捷，此则苦而不甚，故解郁居多，且性和于木香，故可加减出入以为行气通剂，否则宜此而不宜彼耳。但气多香燥，阴虚气薄禁用。

或酒，或童便，或盐水浸炒，各随本方制用。忌铁。

荜茇 一六四 芳草

[批] 散胸腹寒逆。

荜茇专入胃，兼入脾、膀胱。气味辛热。凡一切风寒内积，逆于胸膈而见恶心呕吐，阳明胃腑。见于下部而见肠鸣冷痢水泻，太阳膀胱经。发于头面而见齿牙头痛鼻渊，阳明胃经。停于肚腹而见中满痞寒疼痛，太阴经。俱可用此投治。以其气味辛温，则寒自尔见除。其曰鼻渊头痛，涕脓而臭者为渊，涕清而不臭者为鼽[①]。鼻渊肉痛极而不下垂者为瘜肉，下垂而不痛者为鼻痔。亦是取其辛热能入阳明以散浮热之意。是以病患偏头痛风，须先口含温水，随左右以此末吹鼻，最效。牙疼必同干姜、细辛调治，亦取能以除寒之意。热痛，石膏、牙硝；风痛，皂角、僵蚕、蜂房、二乌；虫痛，石灰、雄黄。总之，气味既辛，则凡病属寒起，皆可以投。然亦泄人真气，不可任意多服，以致喘咳目昏，肠虚下重，丧其真气也。

艾叶 一六五 隰草

[批] 除沉寒痼冷，起阳气将绝。

艾叶专入肝、脾，兼入肾。辛苦性温。其气芳烈纯阳，故可用以取火。服之则走肝、脾与肾，能除沉寒痼冷。凡一切病因寒湿而见血衄崩带，腹痛冷痢，霍乱转筋，胎动腰痛，气郁经水不调，子宫虚冷，虫动疮疥者，诸症俱就寒湿论。服之能立见效。治亦就寒湿起见。若其阳气将绝之候，灸之即能回阳，且能通诸经以治百病。

---

① 鼽（qiú）：鼻流清涕。

百病亦就寒湿论。汪昂曰：艾用火炎则气下，入药则热气上冲。故古方有同阿胶以治虚痢，及胎前后下血；同香附制丸，以调经血而温子宫，兼除心腹诸痛；同干姜以蜜为丸，以除冷恶鬼邪诸气；亦寒湿阴气。同白矾为末，以治疮疥。又以熟艾布兜，以治寒湿脚气，及老人脐腹畏冷；用绢裹以擦风瘙瘾疹。皆取辛温则散之义。若使症非寒湿，而用是药燥烈以治，其失匪轻。每见今人安胎，不审寒热虚实，辄用艾叶以投，殊为荒谬。是以书载气虚血热者禁用。包尽多少病症。

取蕲州艾陈者良。揉捣如绵，谓之熟艾，灸火用。妇人丸散，醋煮捣饼，再为末用。煎服生用。生用则温，熟用则热。苦酒、香附为使。

大茴香 一六六 荤辛

[批] 除肝经络沉寒痼冷。

大茴香专入肝，兼入肾、膀胱、小肠，古作怀香也。辛甘性热。据书所载，功专入肝燥肾。凡一切沉寒痼冷，而见霍乱癫疝[1]，阴肿腰痛，及干湿脚气，并肝经虚火从左上冲头面者用之，服皆有效。有肿谓湿脚气，无肿谓干脚气。盖茴香与肉桂、吴茱萸皆属厥阴燥药。但萸则走肠胃，桂则能入肝肾，此则体轻能入经络也。必得盐引入肾，发出阴邪，故能治疝有效。若挟阳邪者休用。按：疝有血、气、寒、水、筋、狐、癫七种之分，其病亦有寒热虚实不同，所当分症施治。疝有病发于肝，而见症于肾，以肝脉络阴器故也。茴香能散厥阴经络阴邪，故多用此施治。

余按：茴香形类不一，据书所载，有言大如麦粒，轻而有细棱者，名大茴，出宁夏。市中鲜有。他处小者，名小茴。自番舶来，实八瓣者，名八角香。今市所用大茴，皆属八角，而宁夏之茴未

---

[1] 癫（tuí）疝：阴囊肿大，如升如斗，不痒不痛，或阴囊局部重坠胀痛，或兼见少腹痛及阴茎肿。

见。余细嚼审八角茴味，其香虽有，其味甚甘，其性温而不烈，较之吴茱萸、艾叶等味更属不同。若以八角大茴甘多之味，甘多则滞。而谓能除沉寒痼冷，似于理属有碍。似应用宁夏茴为胜。管见如斯，未知有合后之同志否？盐水炒用，得酒良。

小茴香 一六七 荤辛

[批] 功逊大茴。

小茴专入肝、胃，又入肾、膀胱、小肠。形如粟米，辛香气温。与宁夏大茴功同，入肝燥肾温胃。但其性力稍缓，不似大茴性热。仍看症候缓急，分别用之耳。时珍曰：小茴性平，理气开胃，夏月祛蝇辟臭，食料宜之。大茴性热，多食伤目发疮，食料不宜过用。

酒炒、盐水炒，各随病症活用。

益智 一六八 芳草

[批] 温胃逐冷，温肾缩泉。

益智专入脾、胃，兼入肾。气味辛热。功专燥脾温胃，及敛脾肾气逆，藏纳归源，气逆因寒而起，故以益智散寒为敛，非收敛之敛也。故又号为补心补命之剂。是以胃冷而见涎唾，则用此以收摄；涎唾由于胃冷，收摄亦是温胃，不当作甘补收敛看。脾虚而见不食，脾虚亦是脾寒，不食不可作中空宜补看。则用此温理；只是散寒逐冷。肾气不温而见小便不缩，则用此盐炒，与乌药等分为末，酒煮山药粉为丸，盐汤下，名缩泉丸以投；以温为缩。与夫心肾不足而见梦遗崩带，则用此以为秘精固气。以温为固，非以收涩为固也。若因热成气虚而见崩浊梦遗等症者，则非所宜。今人不审寒热虚实，妄用益智固精，味甚。此虽类于缩砂密，同为温胃，但缩砂密多有快滞之功，此则止有逐冷之力，不可不分别而审用耳。

出岭南，形如枣核者，盐炒用。

山柰 一六九 芳草

[批]暖胃辟恶。

山柰专入胃。气味芳香。功专暖胃辟恶。凡因邪气而见心腹冷痛，寒湿霍乱，暨风虫牙痛，用此治无不效。《仁存方》用山柰为末，铺纸上，卷作筒，烧灯吹灭，乘热和药吹入鼻内，痛即止。《摄生方》用肥皂一个去穰，入山柰、甘松各三分，花椒、食盐不拘多少，填满面包，煅红取研，日用擦牙漱止。以其气味芬芳，得此则能温胃辟恶耳。《水云录》①治妇人头屑②，用山柰、甘松、零陵香③一钱，樟脑二分，滑石半两，为末，夜擦，旦篦去。若使诸症概非湿秽，不得妄用。

出广东。根叶与生姜同，合诸香药用。

甘松 一七○ 芳草

[批]醒脾开郁，辟邪除恶。

甘松专入脾。甘温无毒。考书俱载芳香升窜，功能醒脾开郁。凡因恶气卒中，而见心腹痛满，风疳齿䘌者，可同白芷、附子并用。《圣济总录》治风疳虫牙蚀肉至尽，用甘松、腻粉各二钱半，芦荟半两，猪肾一对，切炙为末，夜漱口后贴之，有涎吐出。若脚气膝肿，煎汤淋洗。惟

---

① 《水云录》：明·杨溥撰。上卷载十二月种植花果、饮馔及文房杂用，下卷分卫生、养生、器用、牧养四门，所记多农圃种畜法，颇为琐屑。

② 屑：原脱，据《本草纲目》卷十四"山柰"条补。

③ 零陵香：为报春花科植物灵香草的带根全草。为一种香料，又名熏香、薰草、蕙草。

寒湿则宜，热湿者休用。此虽有类山柰，但山柰气多辛窜，此则甘多于辛，故书载能入脾开郁也。

出凉州①。叶如茅根，紧密者佳。此属草部，与松木、松香不同。

良姜 一七一 芳草

［批］温胃散寒除泄。

良姜专入胃。气味辛热，治无他属。凡因客寒客寒为外至寒邪。积于胃脘，而见食积不消，绞痛殆甚，暨霍乱泻痢，吐恶噎膈，瘴疟冷癖，皆能温胃却病。故同姜、附则能入胃散寒；同香附则能除寒祛郁。若伤暑泄泻，实热腹痛，切忌。此虽与干姜性同，但干姜经炮经制，则能以去内寒，此则辛散之极，故能以辟外寒之气也。心口痛方云：凡男女心口一点痛者，乃胃脘有滞，或有虫也。多因怒极受寒而起，遂致终身。俗言心气痛者，非也。用高良姜酒洗七次，同香附子醋洗七次，焙研，各记收之。因寒，加姜末为君，附末佐之；因怒，附末为君，姜末佐之；寒怒兼有，平用，以米饮入生姜汁一匙、盐一捻服之，宜止。

子名红豆蔻，气味辛甘而温，炒过入药，亦是散寒燥湿补火，醒脾温肺之味。且善解酒毒，并治风寒牙痛。与良姜性同，然有火服之，伤目致衄，不可不知。

干姜 一七二 荤辛

［批］温中散寒。

干姜专入胃。其味本辛，炮制则苦，大热无毒，守而不走。凡

---

① 凉州：中国古代政区。西汉元封五年（公元前106年）置，为汉武帝所置十三刺史部之一，治所在姑臧（今甘肃省武威市凉州区）。

胃中虚冷，元阳欲绝，合以附子同投，则能回阳立效。故书则有附子无姜不热之句，与仲景四逆、白通、姜附汤皆用之。元素曰：干姜气薄味厚，半沉半浮，可升可降，阳中之阴也。又曰：大辛大热，阳中之阳。其用有四。通心助阳，一也；去脏腑沉寒痼冷，二也；发诸经之寒气，三也；治感寒腹痛，四也。且同五味则能通肺气而治寒嗽；同白术则能燥湿而补脾；同归、芍则能入气而生血。故凡因寒内入，而见脏腑痼蔽，关节不通，经络阻塞，冷痹寒痢，反胃膈绝者，无不借此以为拯救。除寒炒黑，[批] 黑姜。其性更纯。味变苦咸，力主下走，黑又止血。辛热之性虽无，而辛凉之性尚在。故能去血中之郁热而不寒，止吐血之妄行而不滞，较之别药徒以黑为能止血为事者，功胜十倍矣。血寒者可多用，血热者不过三四分为向导而已。

白净结实者良。母姜晒干为干姜，炒炮为炮姜，炒黑为黑姜。

藿香 一七三 芳草

[批] 醒脾止恶，宣胸止呕。

藿香专入脾、胃、肺。辛香微温，香甜不峻。但馨香气正，能助脾醒胃，以辟诸恶。故凡外来恶气内侵，而见霍乱呕吐不止者，须用此投服，如藿香正气散，用此以理脾肺、脾之气，俾正气通而邪气除。俾其胸开气宽，饮食克进。寒去正复。故同乌药顺气散则可以利肺；同四君子汤则可健脾以除口臭。但因热作呕勿服。

薰香 一七四 芳草

[批] 温气散寒，辟恶止痛。

薰香专入肺。即书所谓零陵香者是也。味甘而辛，性平无毒。按：书有言能治心痛恶气，以痛与恶多属寒聚，得此能以散寒故耳。又言能除鼻中瘜肉鼻痛，以鼻得香则开，得臭则闭之意耳。至云多服作喘，亦能以香能耗气，温服则气上应而作喘耳。但此服之则少，_{亦有治鼻塞、头风、齿痛、狐惑、下痢等症}。而香铺用以作料甚多。_{有妇人用此浸油省头}。是亦众香中之不可缺也矣。

出湖岭^①者佳。

排香草 一七五 芳草

[批] 辟恶宣滞。

排草气味芳香。_{专入脾}。据书载祛恶辟臭除魅，与天时行，并宜烧之。水肿浮气风疝，可用生姜、芥子煎汤浴洗。玩此气味芳香，仅可以辟邪魅鬼恶，使之气不克胜。至于水肿浮气，亦须香以通达，使之气伸浮散。故止可入外用。_{今妇人用此入油省头}。若使作汤以服，则经络遍布，虽曰祛邪扶正，而正气或虚，则又因香而斫败矣。_{香散之极}。故古人制方，有宜于外者，则即以外为主而内不投；有宜于内者，则即以内为要而外不行。即云诸香有类于斯，内亦见用，然此补少泄多，古人独于此味别为外治而不内入，未必不有意义于其中也。

石菖蒲 一七六 水草

[批] 入心宣气通窍，醒脾逐痰。

石菖蒲_{专入心}，兼入脾、胃、膀胱。辛苦而温，香芳而散。诸书尚论未透，惟张璐发挥《本经》最明，指此实为心气不足要剂。_{时珍云：高皇御制碑中载之，菖蒲气温味辛，乃手少阴、足厥阴之药。心气不足者}

---

① 湖岭：在今浙江省瑞安市西北部。

用之，虚则补其母也。肝苦急，以辛补之是矣。其言能补五脏，以心为君主，五脏系焉。首言治寒湿痹，是取其辛温开发脾气之力。治咳逆上气者，痰湿壅滞之喘咳，故宜搜涤；若肺胃虚燥之喘咳，非菖蒲可治也。其开心孔九窍，明耳目，出声音，总取辛温利窍之力。心孔开，九窍利，则痈疮之毒可解。肠胃喜温恶寒，肠胃既温，则膀胱之虚寒小便不禁自止。久服轻身者，除湿之验也。不忘不惑，延年益智，高寿不老，皆补五脏通九窍气之力也。其释《本经》如此。又言能主肝虚心腹痛，霍乱转筋，消伏梁癫痫，善通心脾痰湿可知。《千金》治胎动不安，半产漏下，或抢心下血，及产后崩中不止，并以菖蒲一味煎服，皆取辛能开窍，血气安养之意。观此，菖蒲实为宣气通窍之剂。故在杨士瀛[1]亦谓噤口下痢，可用石菖蒲加于参苓白术散内以开其胸，则其义益著。杨士瀛曰：下痢噤口，虽是脾虚，亦热气闭隔心胸所致。俗用木香，失之温；用山药，失之闭。惟参苓白术散加石菖蒲，粳米饮调下，或用参、苓、石莲肉少入菖蒲服，胸次一开，自然思食。但阳亢阴虚，嫠[2]寡失合者禁用，以其能动心包之火耳。

取一寸九节紫花根瘦者佳。去皮，微炒用。秦艽为使。恶麻黄。忌饴糖、羊肉、铁器。

半夏 一七七 毒草

[批] 主散肠胃湿痰。

半夏专入脾、胃、胆，兼入心。书言辛温有毒，体滑性燥，能走能散，能燥能润，和胃健脾，补肝润肾数语，业已道其主治大要矣。

---

[1] 杨士瀛：字登父，号仁斋，三山郡（今福建省福州市）人，南宋名医，著有《仁斋直指方论》《仁斋直指小儿方论》《伤寒类书活人总括》《医脉真经》等。

[2] 嫠（lí）：寡妇。

第不详悉注明，犹未有解。盖半夏味辛，辛则液化而便利，故云能润肾燥也。成无己曰：半夏辛散行水而润肾燥。盖燥去湿则水利，辛化液则燥润。《局方》半硫丸治老人虚秘，皆取其润滑也。俗以半夏、南星为性燥，误矣。湿去则土燥，痰涎不生，非二物之性燥也。**脾苦湿，必得味辛气温以为之燥。半夏辛温，能于脾中涤痰除垢，痰去而脾自健，故云能以健脾也。**王好古曰：肾主五液，化为五湿，在肾为唾、在肝为泪、在心为汗、在肺为涕、在脾为痰。痰者，因咳而动脾之湿也。半夏泄痰之标，不能泄痰之本。泄本者，泄肾也。咳无形，痰有声，无形则润，有声则燥，所以为疏脾湿而润肾燥之剂也。**胃为痰气壅塞，则胃不和之极。半夏既能温脾以除痰，又合生姜暖胃以除呕，若合柴、苓以治少阳寒热往来，则胃更见和谐，故云能以和胃也。**王好古曰：俗以半夏为肺药，非也。止呕为足阳明，除痰为足太阴，柴胡为之使。故柴胡汤用之，虽云止呕，亦助柴、苓主寒热往来，是又为足少阳药也。时珍曰：脾无湿不生痰，故脾为生痰之源，肺为贮痰之器。按：有声无痰曰咳，盖伤于肺气；有痰无声曰嗽，盖动于脾湿也。有声有痰曰咳嗽，或因火、因风、因寒、因湿、因虚劳、因食积，宜分症论治。大法治嗽当以治痰为先，而治痰又以顺气为主，宜以半夏燥其湿，枳壳、橘红利其气，肺虚加温敛之药，肺热加凉泻之剂。**他如气逆能下，**痰除而气自下。**郁结能开，**痰除而郁与结水开。**暴死以末吹鼻能救，**如缢死、溺死、压死、魇死、产死之类。**不眠以半夏汤通其阴阳得卧，**《素问》曰：胃不和则卧不安，半夏能和胃气而通阴阳。《灵枢》曰：阳气满，不得入于阴，阴气虚，故目不得瞑。饮以半夏汤，阴阳既通，其卧立至。又有咳嗽不得眠者，左不得眠属肝胀，右不得眠属肺胀，宜清肺。**胸胀合栝楼等药名小陷胸汤以除，少阴咽痛生疮，语声不出，合鸡子、苦酒名苦酒汤以服，**仲景用此以治少阴咽痛。**亦何莫非半夏之妙用，而为开窍利湿之药。**合陈皮、茯苓、甘草名二陈汤，为治痰之总剂。寒积佐以干姜、芥子，积热佐以黄芩、栝楼，湿痰佐以苍术、茯苓，风痰佐以南星、前胡，痞痰佐以枳实、白术，更看痰之所在加导引药。惟燥痰非半夏所能司也。**但阴虚火盛，热结胎滑痰涌等症，则非所**

宜，不可不慎。赵继宗曰：二陈治痰，世医执之。内有半夏，其性燥烈。若风、湿、食诸痰则相宜，至于劳痰、失血诸痰，用之反能燥血液而加病。按：古半夏有二禁，汗家、渴家忌之，然亦间有用者。

[批]半夏出齐州佳。圆白而大，陈久者良。浸七日，逐日换水，沥去涎，同皂荚、白矾、姜煮熟。半夏畏姜，偏用姜以制其毒。或七日夜，用净水淘浸，以除其涎。再用皂荚水浸七日夜，同皂荚可治风痰。又用灰水淘浸七日夜，可治脾胃痰。又用白矾水淘浸七日夜，可治清水痰。又用生姜水淘浸七日夜，可治寒痰。又用甘草水淘浸七日夜，可解其毒及调制药之性。洗净焙干用。柴胡、射干为使。畏生姜、秦皮、龟甲、雄黄。忌羊血、海藻、饴糖。以甘腻凝滞，故忌。恶皂荚。反乌头。乌头辛燥悍烈，故反。

其用姜汁浸造，名生姜曲；矾水煮造，兼姜糊入。名矾曲；同皂角煮造，炼膏。名皂角曲；同白芥子等分煮造，有竹沥三分之一。名竹沥曲；同麻油浸造，炒干为末造成，名麻油曲；同黄牛胆与蜜造，名牛胆曲；同香附、苍术、抚芎和半熬膏造，名开郁曲；同芒硝十分之三。煮，与大黄煎膏造，名硝黄曲；同海粉①、雄黄各十分之五。炼蜜造，名海粉曲；同黄生牛肉熬膏，名霞天曲。并照造曲法草盫②七日，待生黄衣，悬干挂风处。至用曲治之症，[批]半夏曲。则随制药能治病症之性以为治焉。如生姜治寒痰，皂荚治风痰，白矾治湿痰，牛肉治沉疴癖痰之类。

烟草 一七八 香草

[批]通气爽滞，辟山岚瘴毒。

烟草专入表与胃。下咽即能醉人，且或醉倒而复苏。其性力之

---

① 海粉：为海兔科动物蓝斑背肛海兔的卵群带。具有清热养阴，软坚消痰之功。
② 盫（ān）：覆盖。

猛，殆非他物所能比类者矣。景岳云：吸其味，则辛而鲜甘，审其气，则温而且热。凡书所述烟草，皆言在表则能散阴助阳，如山巅恶毒瘴湿而致腠理闭密，筋骨痹^①痛，服此可以见效；因散故。在里则能开胃和中，凡因风寒食滞，而致霍乱呕吐，宿食难消，膨胀郁结，下陷后坠，服此亦克有功。因性温、性热故。且其气一入人口，不比常度，顷刻而周一身，令人通体俱快。气窜善走。醒能使人醉，醉能使人醒，饥能使人饱，饱能使人饥。以之代酒代茗，终身不厌。卒不能以妨人，其故何耶？盖缘烟性猛，人不能胜，故下咽即醉，醉因气耗，辛散气。理固然也。然烟气易散，而人气随服，阳性留中，旋亦生气，虽散仍补，此惟阴滞者用之如神。阴脏可用。若阳盛气越，多燥多火，阳脏不可用。及气虚气短多汗者，皆不宜用。

闽产者佳。

延胡索 一七九 山草

[批] 行心肝血中气滞，气中血滞。

延胡索专入心、肝。气味辛温，无毒。入足厥阴肝、手少阴心经。能行血中气滞，气中血滞。故凡月水不调，月水或先或后，多因血气凝滞。心腹卒痛，小腹胀痛，胎产不下，筋缩疝瘕，产后血冲血晕，跌仆损伤，不论是血是气，积而不散者，服此力能通达。诸症皆属气血凝滞。以其性温，则于气血能行能畅，味辛，则于气血能润能散，所以理一身上下诸痛，往往独行功多。方勺《泊宅编》云：一人病遍体作痛，殆不可忍，都下医或云中风、中湿、脚气，悉不效。周离亨言是气血凝滞所致，用延胡索、当归、桂心等分为末，温酒服三四钱，随量频进，以止为度，遂痛止。盖延胡索能活血化气，第一品药也。其后赵待制霆因导引失

---

① 痹：原作"皮"，据锦章本改。

节，肢体拘挛，亦用此数服而愈。然此既无益气之情，复少养营之义，徒仗辛温攻凝逐滞，虚人当兼补药同用，否则徒损无益。气虚血热切忌。

[批] 延胡索出茅山佳。根如半夏，肉黄小而坚者良。酒炒行血，醋炒止血，生用破血，炒用调血。

丁香 一八〇 香木

[批] 泄肺温胃，暖肾止呃。

丁香专入肺、胃、肾。辛温纯阳，细嚼力直下达。故书载能泄肺温胃暖肾，非若缩砂密功专温肺和中，木香功专温脾行滞，沉香功专入肾补火，而于他脏则止兼而及之也。是以亡阳诸症，一切呕哕呃逆反胃，并霍乱呕哕，心腹冷疼，并痘疮灰白，诸症皆就胃寒论。服此逐步开关，直入丹田，逐步开关四字形容殆尽。而使寒去阳复，胃开气缩，不致上达而为病矣。张璐曰：呃逆宜辨寒热。若寒热不辨，用药立毙。凡声之有力而连续者，虽有手足厥逆，大便必坚，定属大热，下之则愈，万举万全。若胃中无实火，何以激博其声，逆上而冲乎？其声低怯而不能上达于咽喉，或时郑声，虽无厥逆，定属虚寒，苟非丁、附，必无生理。若胃中稍有阳气，何至声音低怯不前也。盖胃中有火则有声，无火则声怯，误以柿蒂、芦根辈治之，仓、扁不能复生矣。此为暖胃补命要剂。故逆得温而逐，而呃自可以止。若止用此逐滞，则木香较此更利。但此热症忌用。

有雌雄二种。雌即鸡舌香，力大。若用雄，去丁盖乳子。

畏郁金、火。

白檀香 一八一 香木

[批] 逐冷除郁，以引胃气上行。

白檀香专入肺、胃、脾，兼入肾。气味辛温，熏之清爽可爱。形容

殆尽。凡因冷气上结，饮食不进，气逆上吐，抑郁不舒，服之能引
胃气上升。力并上行。且能散风辟邪，消肿住痛。力主外散。功专入
脾与肺，不似沉香力专主降而能引气下行也。时珍曰：《楞严经》云：
白㮇檀涂身，能除一切热恼。今西南诸番酋，皆用诸香涂身，取此义也。《杜宝大
业录》云：隋有寿禅师妙医术，作五香饮济人，沉香饮、檀香饮、丁香饮、泽兰
饮、甘松饮，皆以香为主，更加别药，有味而止渴，兼补益人也。道书谓之浴香，
不可烧供上真。但此动火耗气，阴虚火盛者切忌。

取白洁者佳。

紫色为紫檀，气寒味咸，专入血分。

苏合香 一八二　香木

[批] 通窍逐邪，杀鬼除疟。

苏合香专入诸窍。味甘气温，出于天竺昆仑诸国，安南三佛齐
亦皆有之。治能辟恶杀鬼。凡温疟蛊毒痫痓，并痰积气厥，山岚
瘴湿，袭于经络，寒于诸窍者，非此不除。昔文正公气羸多病，宋真宗
面赐药酒一瓶，令空腹饮之，可以和气血，辟外邪。公饮之，大觉安健，次日称
谢。上曰：此苏合香酒也。每酒一斗，入苏合香丸一两同煮，极能调和五脏，却
腹中诸疾，每冒寒凤兴，则饮一杯而安。按：香皆能辟恶除邪，此合诸香
之气煎就而成一物，其通窍逐邪，杀鬼通神，除魔绝疟祛蛊，宜
其然矣。

以筋挑起，悬丝不断者真。但血燥气弱，勿用。

安息香 一八三　香木

[批] 通心气、活肝血。

安息香专入心、肝。系西戎及南海波斯国树中之脂。其香如胶

如饴，其气馨，其味苦而兼甘，其性平。按：凡香物皆燥，惟此香而不燥，香物皆烈，惟此窜而不烈，洵佳品也。以此祀神，则异香满室而神若依；以之常熏，则恶气悉绝而心肺皆沁，神气通畅。故凡传尸痨瘵，霍乱呕逆，蛊毒恶侵，梦魇鬼交等症，无不用此调治，俾其邪辟正复。所以苏合香丸、紫雪丹、七香丸同沉香、木香、丁香、藿香、八角、茴香各三钱，香附子、缩砂密、炙甘草各五钱，为末蜜丸，以治小儿肚痛。亦皆用此，以其独得香气之正也。但元气虚损，阴火旺者，其切忌焉。

书言烧之能集鼠者真。

乌药 一八四 香木

[批]治气逆胸腹不快。

乌药专入胃、肾，兼入脾、肺、膀胱。辛温香窜。书载上入脾、肺，下通肾经，如中风中气，膀胱冷结，小便频数，反胃吐食，泄泻霍乱，女人血气凝滞，小儿蛔虫，外而疮疖疥疠，并凡一切病之属于气逆而见胸腹不快者，皆宜用此。许学士云：暴怒伤阳，暴喜伤阴，忧愁不已，气多厥逆，往往得中气之症，不可作中风治。时珍曰：《局方》治中风中气诸症，同乌药顺气散者，先疏其气，气顺则风散也。严用和《济生方》治七情郁结，上气喘急，用四磨汤者，降中兼升，泻中兼补也。其方以人参、乌药、沉香、槟榔各磨浓汁七分，合煎，细细咽之。朱氏《集验方》①治虚寒小便频数，缩泉丸用炒益智子等分，为丸服者，取其通阳明少阴经也。功与木香、香附同为一类，但木香苦温，入脾爽滞，每于食积则宜；香附辛苦，入肝、胆二经，开郁散结，每于忧郁则妙；此则逆邪横胸，无处不达，故用以为胸腹逆邪要药耳。气行则风自散。故不须治风。若气

---

① 《集验方》：即《类编朱氏集验医方》，共十五卷，南宋·朱佐撰。

虚内热而见胸膈不快者，非其所宜。_{乌药止可以除冷气。}

根有车毂纹形而连珠者良。酒浸一宿，或煅研用。

吴茱萸 一八五 味

［批］逐肝寒气上逆。

吴茱萸_{专入肝}，兼入脾、胃、肾、膀胱。辛苦燥热，微毒。专入厥阴_肝。气分，散寒除胀。东垣云：浊阴不降，厥气上逆，甚而胀满，非吴茱萸不可治也。多用损人元气，故吞酸吐酸等症俱用。_{绣按：吞吐酸水，河间、丹溪单指属热，景岳专指属寒，斯症寒热俱有，在医于病所见，兼症与脉，及平昔脏气偏纯，审实明辨可耳，不可专祖一家治法。}至如咽喉口舌生疮，以茱萸末醋调，贴两足心，一夜便愈者，以热下行也。兼入脾胃以除胸中寒冷。又脾经血分湿痹，令其表里宣通，而无拒闭之患矣。又兼入肾而治膀胱受湿，阴囊作疝，久滑冷泻，阴寒小腹作疼，暨脚气水肿，并口舌生疮，除蛊杀虫。_{诸症皆作阴寒论。}要皆气味辛燥所致。但走气动火，久服令人目昏发疮，_{以温肝经燥血故。}血虚有火者尤忌。

陈者良。泡去苦烈汁用。止呕黄连水炒，治疝盐水炒，治血醋炒。恶丹参、硝石。

樟脑 一八六 香木

［批］通窍辟恶。

樟脑_{专入关窍}。性禀龙火，辛热香窜，能于水中发火，其焰益炽。治能通关利窍。凡中恶卒死者，可用樟木烧烟熏之。并能除湿杀虫，置鞋中去脚气。方书每和乌头为末，醋丸弹子大，置于足心，火烘汗出为效。且能熏衣箧，辟蛀虫。

出韶郡^①诸山。以樟木蒸汁，煎炼结成樟脑，升打得法，能乱冰片。

川椒 一八七 味

[批] 补火温脏，除寒杀虫。

川椒专入肺、脾、肾。辛热纯阳，时珍曰：其味辛而麻，其气温以热，禀南方之阳，受西方之阴。无处不达。治能上入于肺，发汗散寒；中入于脾，暖胃燥湿消食；下入命门，补火治气上逆。冷气上逆。凡因火衰寒痼，提出诸症根源。而见阴痿溲数，阴汗精泄，并齿动摇，目暗，经滞癥瘕，蛔痛鬼蛀血毒者，服此辛热纯阳，无不奏效。《上清诀》^②云：凡人吃饭伤饱，觉气上冲心胸痞闷者，水吞川椒即散。以其能通三焦，引正气下恶气^③，消宿食也。戴元礼云：凡人呕吐服药^④不纳者，必有蛔在膈间，蛔闻药则动，动则药出而蛔不出，但于呕吐药中加川椒良。盖蛔见椒则头伏也。观此，则仲景蛔厥乌梅丸中用椒，亦此义耳。按：蛔蚀有腹痛，面白唇红，时发时止等症可察。许叔微云：凡人肾气上逆，须以川椒引之归肾。危氏神授丸治传尸劳，用川椒炒出汗，米饮送下，二斤而愈。以其寒去脏温，故能所治皆应。此虽与胡椒同为一类，但胡椒则止温胃除寒逐水，此则更兼入肾补火杀虫，而于逐水不甚专也。

出四川，肉厚皮皱者是。

秦产名秦椒，味辛过烈，闭口者有毒杀人。微炒去汗，捣去里面黄壳，取红用，得盐良。使杏仁。畏款冬、防风、附子、雄

---

① 韶郡：应为韶州。明洪武元年（1368年）改韶州路置，治曲江县（今广东省韶关市曲江区）。辖境当今广东省北部韶关市一带。

② 《上清诀》：即《上清握中诀》，道教养炼著作，三卷。梁·陶弘景撰。

③ 气：原作"食"，据《本草纲目》卷三十二"蜀椒"条改。

④ 药：原作"食"，据《本草纲目》卷三十二"蜀椒"条改。

黄、麻仁、凉水。

子名椒目。苦辛，专行水道，不行谷道，能治水蛊，除胀定
喘，及肾虚耳鸣。

胡椒 一八八 味

[批] 温胃除寒逐水。

胡椒专入胃。辛热纯阳，比之蜀椒，其热更甚。凡因火衰寒入，
痰食内滞，肠滑冷痢，及阴毒腹痛，胃寒吐水，牙齿浮热作痛者，
同盐火煅，擦齿良。治皆有效，以其寒气既除而病自可愈也。但此止
有除寒散邪之力，非同附、桂终有补火益元之妙。况走气动火，
阴热气薄，最其所忌。

毕茄①向阴所生，性逊胡椒，主治略同。

松脂 一八九 香木

[批] 祛风除湿，生肌杀虫。

松脂专入肝、脾。即属松木津液，流于皮干之中，经久结成，其
液如脂，芳香燥结，内可祛风除湿去痹，外可贴疮长肉杀虫。缘
人风湿内淫，则气血受阻，故疮疥痈肿，身重痹痛等症，靡不因
是而生。得此苦以泄热，温以祛风除湿，则病悉愈。然必蒸炼得
法，始堪服食。

至云久服轻身延年，虽出经解，未可尽信，其亦过为称誉之
意也乎。但火实有热者忌服。

---

① 毕茄：中药荜澄茄的别名。

麦芽 一九〇 造酿

[批] 专消谷食。

麦芽专入胃。味甘气温，功专入胃消食。又味微咸，能软坚。温主通行，其生发之气，能助胃气上行以资健运。故能消食化谷，及治一切宿食冷气，心腹胀满，温中下气除烦，止霍乱，消痰饮，破癥①结等症。然真火不充，则精液不溉，徒以温胃之品，以为杀虫之具。王好古曰：麦芽、神曲，胃虚人宜服之，以伐戊己腐熟水谷。李时珍曰：无积而服之，消人元气。与白术诸药消补兼施，则无害也。虽于逐坚破积，偶有见效，而精华实失，肾气先损，岂宜长服之味也乎？是以孕妇勿食，恐坠胎元。《外台》方：麦芽一升服，下胎神验。薛立斋治一妇人丧子乳胀，几欲成痈，单服麦芽一二两，炒煎服，立消，其破血散气如此。虚者少煎，防消肾水，故必杂于补剂内用，则无虑耳。

炒用。豆蔻、砂仁、乌梅、木瓜、芍药、五味为使。

大蒜 一九一 荤辛

[批] 宣窍逐寒辟恶。

大蒜专入脾、胃、诸窍。时珍曰：按孙愐《唐韵》②云，张骞使西域，始得大蒜、胡荽，则小蒜乃中土旧有，而大蒜出胡地，故一名葫。气味辛温，开胃健脾，宣窍辟恶，为祛寒除湿，解暑散痰，消肿散毒第一要剂。然究皆因味辛则气可通，性温则寒可辟，而诸毒、诸恶、诸湿、诸热、诸积、诸暑，莫不由此俱除矣。是以书云：功能破坚化肉杀虫。宗奭曰：葫气极荤，置臭肉，反能掩臭。时珍曰：葫蒜其气熏烈，能通

---

① 癥：原作"蒸"，据《本草纲目》卷二十五"蘖米"条改。

② 《唐韵》：唐·孙愐著，是《切韵》的一个增修本，原书已佚失。

五脏，达诸窍，去寒湿，辟邪恶，消痈肿，化癥积肉食，此其功也。**暨用此贴足，则鼻衄能止；**引阳归阴。**用此导闭，则幽明能通；**辛以散寒。**用此敷脐，则下焦水气能消；**辛能散水。**用此切片艾灸，则痈毒恶毒疮肿核能起。**江宁府紫极宫刻石记其事云：但是发背，及痈疽恶疮肿核初起有异，皆可灸之，不计壮数。惟要痛者灸至不痛，不痛者灸至痛极而止。疣赘之类灸之，亦便成痂自脱，其效如神。李迅[1]曰：痈疽着灸胜于用药。缘热毒中隔，上下不通，必得毒气发泄，然后解散。初起便用独头大蒜切片灸之，三壮一易，百壮为率。但头项以上，切不可灸，恐引气上行，更生大祸也。史源曰：有灸之八百壮者，约艾一筛，初坏肉不痛。直灸到好肉方痛。至夜火燃满背，疮高阜而热。非艾火出其毒于坏肉之里，则内逼五脏而危矣。**但其气熏臭，多食恐能生痰动火，散气耗血，损目昏神。**藏器曰：初食不利目，多食却明，久食令人血清，使毛发白。时珍曰：久食伤肝损眼。今北人嗜蒜宿炕，故盲瞽最多。**亦忌与蜜同食。**与蜜得葱益胀意相同。

薤 一九二 荤辛

[批] 通肺气，利肠胃。

薤专入肺、大肠，即藠[2]子。亦动滑药耳。故书皆载调中助阳，散血疏滞，定喘，安胎利产，及治汤火伤损。缘薤味辛则散，散则能使在上寒滞立消；味苦则降，降则能使在下寒滞立下；气温则散，散则能使在中寒滞立除；体滑则通，通则能使久痼寒滞立解。是以下痢可除，王好古曰：下重者，气滞也。四逆散加此以泄滞。瘀血可散，《本经》治金疮疮败，取辛以泄气，温以长肉也。喘急可止，是风寒喘急。《千金方》用之。**水肿可敷，**是风寒水肿。生捣敷之，捣汁生饮。胸痹刺痛

---

① 李迅：字嗣立，南宋福建泉州人。撰《集验背疽方》，成书于庆元二年（1196年）。

② 藠（jiào）：薤的别称：藠子、藠头。

可愈，<small>仲景用栝楼薤白白酒汤。</small>胎产可治，<small>俱指寒滞而言。</small>汤火及中恶卒死可救，<small>汤火伤和蜜捣用。《肘后方》治中恶卒死，用薤汁灌鼻中，韭汁亦可。</small>实通气滑窍助阳佳品也。功用有类于韭，但韭则止入血行气，及补肾阳，此则专通寒滞，及兼滑窍之为异耳。

取白用。忌牛肉。<small>黄帝云：薤不可同牛肉作羹，食之成瘕。</small>

胡荽 一九三 荤辛

［批］通心脾，达小腹，辟恶发痘。

胡荽<small>专入心、脾。</small>辛温香窜，内通心、脾、小腹，外行腠理，达四肢，散风寒，及除一切不正之气。是以发热头痛能除，谷食停滞俱消，痘疮不齐，煎酒喷之即出。<small>时珍曰：诸疮皆属心火，营血内摄于脾，心脾之气，得芳香则运行，得臭恶则壅滞耳。《直指方》</small>[1]<small>云：痘疹不快，宜用胡荽酒喷之以辟恶气。床帐上下左右，皆宜挂之，以御汗气、胡臭</small>[2]<small>、天癸、淫佚之气，一应秽恶所不可无。若儿虚弱及天时阴寒，宜用此。</small>目翳不退，塞之鼻中即祛。然多食久食，损人精神，令人多忘，能发腋臭，非同补药可以常服。

白芥子 一九四 荤辛

［批］除胁下皮里膜外风痰。

白芥子<small>专入肺。</small>气味辛温。书载能治胁下及皮里膜外之痰，非此不达。古方控涎丹用之，正是此义。盖辛能入肺，温能散表，痰在胁下皮里膜外，得此辛温以为搜剔，则内外宣通，而无阻隔窠囊留滞之患矣。是以咳嗽反胃，痹木脚气，筋骨痈毒肿痛，因

---

① 《直指方》：即《仁斋直指方论》。宋·杨士瀛撰于景定五年（1264年），凡二十六卷。

② 胡臭：即狐臭。

于痰气阻塞，法当用温用散者，无不借此以为宣通。韩懋用三子养亲汤以治老人痰气。盖白芥子主痰下气宽中；紫苏子主气定喘止嗽；莱菔子主食开痞降气。各微炒研，看病所主为君。然此大辛大热，中病即已。久服耗损真气，令人眩晕损目。若肺热阴虚火盛者，忌之。

芥菜豁痰利气，主治略同，但较北芥子力微有别。

雄黄 一九五 石

[批] 散结行气，杀虫辟恶。

雄黄专入胃、肝。生山之阳，得气之正。味辛而苦，气温有毒。凡人阳气虚，则邪易侵；阴气胜，则鬼易凭。负二气之精者，能破群妖；受阳气之正者，能辟幽暗。故能治寒热鼠瘘，恶疮疽痔，死肌疥虫，䘌疮诸症，皆由湿热侵于肌肉而成，服此辛以散结，温以行气，辛温相合而虫杀，故能搜剔百节中风寒积聚也。是以《圣惠方》之治狐惑，雄黄半两，烧于瓶中，即止。《肘后方》之治阴肿如斗，雄黄、矾石各二两，甘草一尺，水浸。家秘方之消疟母，《急救方》①之治风狗咬伤，《圣济》之治白秃头疮，雄黄、猪胆②汁和敷之。何一不用雄黄以为调治。虞雍公允文感暑下痢，连月不瘥，忽梦仙宫延坐，壁间有药方，其辞云：暑毒在脾，湿气连脚。不泄则痢，不痢则疟。独炼雄黄，蒸饼和药。别作治疗，医家大错。公依方服愈。至云能解蛇虺③、藜芦等毒，以其蛇属阴物，藜属阴草也。宗奭曰：焚之蛇皆远去。癥肉癖气能治者，以其一属气结，一属积滞也。目痛能愈者，以其肝得辛散之意也。

明彻不臭者良。孕妇佩之，转男成女。醋浸，入莱菔汁煮干用。

生山阴者名雌黄，功用略同。劣者名熏黄，烧之则臭，止可

---

① 《急救方》：又名《救急方》。正续刻各一卷。清·余成编撰。

② 胆：原脱，据《本草纲目》卷九"雄黄"条补。

③ 虺（huǐ）：蝮蛇一类的毒蛇。

熏疮疥，杀虫虱。

石灰 一九六 石

[批] 燥血、止血、散血。

石灰专入肝、脾。禀壮火之烈，性非温柔，味非甘缓。其治亦属肌肤骨髓，疮疡恶毒，时行热气，刀刃金伤，痄腮肿毒等症。其药止属外敷，而内竟不用及，则知性气之烈，无是过也。故书所言能去黑子瘜肉，堕眉者，以其火气未散，性能灼物故也。书言能主疽疡疥瘙，热气恶疮，癞疾死肌，附骨疽者，以其风热毒气，浸淫于骨肉皮肤之间，得此辛温以散之也。汪昂曰：有人脚肚生一疮，久遂成漏，百药不效，自度必死。一村人见之曰：此鳝漏也。以石灰温炮熏洗，觉痒即是也。洗不数次，遂愈。书言能蚀恶肉而生新肉者，以其燥能化湿，而肉自克生新之意也。书言能治金疮者，以其性能坚物，使不腐坏，且血见灰即止之意也。时珍曰：石灰，止血神品也。但不可着水，着水即烂肉。但气味辛烈，其用敷治，务必视症酌施。如杀痔蛊等症，则必用以乌头炮等为丸；敷刀斧伤，则必用以牛胆，以灰纳于胆内阴干；点疣痣去根，则必和白糯米蒸透；止泻痢崩带阴挺，则必煎水洗收；造酒味酸，则必投以少许即解；救溺死，则必用化过洗灰下衬以渗其水。总得燥湿止血散血之味耳。

风化自裂者良。

圹灰火毒已出，主顽疮脓水淋漓，敛疮尤妙。

伏龙肝 一九七 土

[批] 调中止血燥湿。

伏龙肝专入肝、脾。系灶心赤土，因其色赤如肝，故以肝名。味辛气温，无毒。按：土为万物之母，在人脏腑，则以脾胃应之，故万物非土不生，人身五脏六腑非脾胃不养，是以土能补人脾胃。伏龙肝经火久熬，则土味之甘已转为辛，土气之和已转为温矣。凡人中气不运，则是气是血靡不积聚为殃，是痰是水靡不蔓延作祟。书言咳逆反胃，肿胀脐疮可治者，以其得此补土燥湿之谓也；书言吐衄崩带，尿血遗精肠风可治者，以其失血过多，中气必损，得此微温调和血脉也；痈肿可消者，以其辛散软坚之意也；《日华子》取其能催生下胞者，以其温中而镇重下坠也。《博救方》[①]子死腹中，水调三钱服，其土当儿头上戴出。要之皆为调中止血燥湿之剂耳。

研细水飞用。

平　散

药有平补，亦有平散，补以益虚，散以去实。虚未甚而以重剂投之，其补不能无害；实未甚而以重剂散之，其散更不能无害矣。如散寒麻黄，散风桂枝，散湿苍术，散热升葛，散暑香薷，散气乌药，皆非平者也。乃有重剂莫投。如治风与湿，症见疥癣周痹，止有宜于苍耳子；症见瘙痒消渴，止有宜于蚕沙；症见麻木冷痛，止有宜于豨莶；症见肤痒水肿，止有宜于浮萍；症见目翳痈蚀，止有宜于炉甘石。皆能使其风散湿除。又如治风与热，症见目翳遮睛，烂弦胞肿，止有宜于甘菊，蕤仁、木贼；症见风热蒸腾，肾阴不固，止有宜于石南叶。皆能使其风息热退。又如治寒与热，症见咳嗽不止，止有宜于冬花；症见头面风痛，止有宜于荷叶；症见肺热痰喘，声音不清，止有宜于马兜铃；症见寒

---

① 《博救方》：即《十全博救方》，宋·刘甫著。

燥不润，止有宜于紫、白石英；症见肝经郁热不散，止有宜于夏枯草；症见风寒湿热脚气，止有宜于五加皮；症见风寒痰湿，止有宜于僵蚕。皆能使其寒热悉去。至于治气，则又止用橘皮之宣肺燥湿；青皮之行肝气不快；神曲之疗六气不消；槟榔、大腹皮之治胸腹痞胀；白及之散热毒而兼止血；野菊花之散火气，痈毒疔肿，瘰疬目痛；青木香之除风湿恶毒气结。皆能使其诸气悉消。凡此药虽轻平，而用与病符，无不克应，未可忽为无益而不用也。

木贼 一九八 隰草

[批] 表散风热，专治目翳。

木贼专入肝、胆。味甘微苦，气温无毒，中空轻扬。书云形质有类麻黄，升散亦颇相似。但此气不辛热，且入足少阳胆、足厥阴肝，能于二经血分驱散风热，使血上通于目，目为肝窍。故为去翳明目要剂。初非麻黄味辛性燥，专开在卫腠理，而使身汗大出也。是以疝痛脱肛，肠风痔漏，赤痢崩带诸血等症，审其果因风热而成者，得此则痛止肛收，肠固血止，而无不治之症矣。必审果属风热方用。至其去翳明目，功虽有类谷精，能驾甘菊，但谷精则去星障，甘菊则止调和血药，于障全不能退，此则能去翳障也。然气血亏损，则用谷精、木贼去星障，又当兼以芍药、熟地滋补肝肾，使目得血能视。若徒用此二味退障，则即加以当归补助，亦恶气味辛散，当归辛散。非其所宜。

苍耳子 一九九 隰草

[批] 祛肝风，除脾湿，活血通气。

苍耳子专入肝、脾。味苦而甘，气温无毒。凡人风湿内淫，气血阻滞，_{肝受风则血阻，脾受湿则气滞。}则上而^①脑顶，下而足膝，内而骨髓，外而皮肤，靡不病症悉形。而致症见疥癣，通身周痹，四肢拘挛，骨节痛肿，顶颠风痛，疳蛊湿蠹，恶肉死肌，疔肿痔漏，腰重膝屈。按：此苦能燥湿，温能通活，为祛风疗湿之圣药。或作膏，_{如采根叶，根名万应膏。}或作汤浴，自然风除湿祛，血活气行，而病即愈。但此通顶连脑，下达督脉，服此最忌猪肉，_{猪肉动风助湿。}及风邪触犯，则遍身发出赤丹，而致病益增甚耳。

去刺，酒拌蒸用。

豨莶草　二〇〇　隰草

[批] 散肝经风湿。

豨莶草_{专入肝。}味苦而辛，性寒不湿，故书载须蒸晒至九，_{数穷于九。}加以酒蜜同制，则浊阴之气可除，而清香之气始见。是以主治亦止宜于肝肾风湿，而见四肢麻木，筋骨冷痛，腰膝无力，风湿疮疡等症。以其苦能燥湿，寒能除热，辛能散风故也。若使并非风湿，而见腰膝无力等症，则又属于血虚而不可用辛散之味矣。然熟用犹可，其性不甚伤正。若生用不制，则又令人作呕，不可不知。

以五月五、六月六、七月七、八月八、九月九采者尤佳。至云服能益气，止是风湿既除之验。宋·张咏^②表进轻身之说，亦是浑同肤廓之语，非实诠也。_{宋·张咏进豨莶表云：其草金棱银线，素茎紫荄，对节而生，颇同苍耳。臣契百服，眼目清明，积至千服，须发乌黑，筋力轻健，效验多端。}去粗茎，留枝叶花实，酒拌蒸晒九次，蜜丸，捣汁熬膏，炼蜜三味收之，加以酒治，始可投服。

---

① 而：原作"如"，据锦章本改。
② 张咏：字复之（946-1015年），自号乖崖，濮州鄄城（今属山东菏泽）人，北宋政治家，文学家。

夏枯草 二〇一 隰草

［批］散阴中结热。

夏枯草专入肝。辛苦微寒。按：书所论治功，多言散结解热，能治一切瘿疬湿痹，目珠夜痛等症，似得以寒清热之义矣。汪昂曰：按目珠属阳，故昼痛，点苦寒药则效；黑珠属阴，故夜痛，点苦寒药反剧。时珍曰：一男子至夜目珠疼，连眉棱骨痛，及头半边肿痛，用黄连膏点之反甚，诸药不效，灸厥阴、少阳，疼随止，半日又作，月余。以夏枯草二两，香附二两，甘草四钱，为末，每服一钱半，茶清调服，下咽则疼减半，至四五服，良愈矣。何书又言气禀纯阳，及补肝血，得毋自相矛盾乎？讵知气虽寒而味则辛，凡结得辛则散，其气虽寒犹温，故云能以补血也。是以一切热郁肝经等症，得此治无不效，以其得借解散之力耳。若属内火，治不宜用。

又药何以枯名？以其冬生而夏枯也。茎叶同用。

青木香 二〇二 蔓草

［批］散毒泄热。

青木香专入肺。即马兜铃根，又名土木香者是也。味辛而苦，微寒无毒。诸书皆言可升可降，可吐可利。凡人感受恶毒而致胸膈不快，则可用此上吐，以其气辛而上达也；感受风湿而见阴气上逆，则可用此下降，以其苦能泄热也。故《肘后》治蛊毒，同酒水煮服，使毒从小便出矣。惟虚寒切禁，以其味辛与苦，泄人真气也。秃疮瘙痒可敷。出《精义》[①]。

---

① 《精义》：即《外科精义》，元·齐德之撰。

野菊花 二〇三 隰草

［批］散火气，消痈毒。

野菊花专入肺、肝。一名苦薏，为外科痈肿药也。其味辛而且苦，大能散火散气。故凡痈毒疔肿瘰疬，眼目热痛，妇人瘀血等症，无不得此则治。以辛能散气，苦能散火者是也。是以《经验方》治瘰疬未破，用根煎酒热服，渣敷自消。孙氏治毒方用此，连根叶捣烂，煎酒热服取汗，以渣敷贴，或用苍耳同入，或作汤服，或为末酒调，自无不可。《卫生简易方》①。但胃气虚弱，切勿妄投。震亨曰：野菊花服之大伤胃气。

浮萍 二〇四 水草

［批］入肝散风，入脾利湿。

浮萍专入肝、脾。浮于水上，体轻气浮，辛寒。古人谓其发汗胜于麻黄，下水捷于通草一语，括尽浮萍治功。故凡风湿内淫，瘫痪不举，在外而见肌肤搔痒，一身暴热，在内而见水肿不消，小便不利，用此疏肌通窍，俾风从外散，湿从下行，而瘫与痪其悉除矣。至《本经》载长须发者，以毛窍利而血脉荣也；风去血荣。止消渴者，以经气和而津液复也；热去津生。胜酒者，以阳明通达而能去酒毒也。总皆因其体浮，故能散风；因其气寒，故能胜热；因其产于水上，故能以水利水耳。用浮萍其背紫色为末，蜜丸弹子大，空心酒服。然必大实大热，方可用此。若表虚自汗者，其切禁焉。烧烟辟蚊亦佳。但气虚切勿近此。绣见有一妇人用此辟蚊，其

---

① 《卫生易简方》：当为《卫生简易方》，明·胡荧撰，载方四千余首。

儿仅两周耳，因此即毙。

甘菊 二〇五 隰草

［批］祛风养肺，滋肾明目。

甘菊_{专入肝}、肺、肾。生于春，长于夏，秀于秋，得天地之清芳，_{时珍曰：菊春生、夏茂、秋花、冬实。}禀金精之正气。其味辛，故能祛风而明目；其味甘，故能保肺以滋水；其味苦，故能解热以除燥。凡风热内炽而致眼目失养，翳膜遮睛，与头痛^①眩晕，浮^②风湿痹等症，服此甘和轻剂，平木_{补金平木。}制火，_{补水制火。}养肺_{肺养则木平。}滋肾，_{肾滋则火制。}俾木平则风息，火降则热除，而病无不愈矣。_{金水二脏药。}是以除目翳膜，有同枸杞相对蜜丸，久服永无目疾。

以单瓣味甘者入药。_{景焕《牧竖闲谈》}^③_{云：真菊延龄，野菊泄人，正如黄精益寿，钩吻杀人之意。}黄［批］黄菊。入阴分，白［批］白菊。入阳分，紫［批］紫菊。入血分。

术及枸杞根、桑根白皮为使。

款冬花 二〇六 隰草

［批］疏肺泄寒，虚实寒热通用。

款冬花_{专入肺。}按书既载辛温纯阳，又载泻热消痰除烦，定惊明目，治咳逆上气喘渴，暨喉痹，肺痿肺痈，咳吐脓血等症，其

---

① 痛：原无，据兴顺堂本补。

② 浮：疑为衍文。

③ 《牧竖闲谈》：笔记小说。宋·景焕（《宋史·艺文志》作耿焕）著。所记皆蜀中事。《宋书·艺文志》著录为三卷，已残。

药似属两岐。讵知所谓纯阳者，因其气味上达，入阳而不入阴，^的解。且经霜雪而秀，故谓其气纯阳。所谓能治咳逆者，因其咳因寒入，得此温暖以为疏滞，则寒自顺而下矣。^{温能散寒。}所谓能除热痰而嗽者，亦是热因寒入，痰因热成，除寒而热可清，^{除热亦在除}寒。^{除热而寒自解。}肺为清净之府，不容物杂，一有外感，则气逆而不伸；一有内伤，则肺燥而不润。所以在喉则有如痒如梗。咳自外入者，宜辛宜温；咳自内成者，宜滋宜补。故外宜于疏散，而收敛最忌；内则宜于滋养，而宣泄非宜。款冬气味辛温，可以疏泄肺郁，而水亏火嗽，则有宜于冬、地；劳嗽骨蒸，则有宜于丹皮、地骨。所谓能治肺痿肺痈，咳吐脓血者，亦是肺虚得此以为温润，故能服之即止。若使血因实致，则此断属难投。况此虽云纯阳，于火更不克助，故辛温之内，仍有和暖之意，是以书载可为寒热虚实通用。

生河北关中者良。^{世多以枇杷蕊伪。}拣净花，甘草水浸暴用。得紫菀良。杏仁为使。恶皂荚、硝石、玄参。畏黄芪、贝母、^{贝母虽}畏，得之反良。连翘、麻黄、青葙、辛夷①。

马兜铃 二〇七 蔓草

[批] 入肺清热，降气除寒。

马兜铃专入肺。辛苦性寒，体轻而虚，熟则四开象肺。因苦则能入肺降气，因寒则能泻热除痰，因辛则于寒中带散。故肺热痰喘，声音不清者，服此最宜。且其体轻则性上涌，故《纂要》②治蛇虫毒，一味浓煎，服之探吐，其毒即解。^{汤剂用之多作吐。}至有云服马兜铃能补肺阴者，取其热清气降，而肺自安之意。钱氏用此，同阿胶、糯米补肺，其功原在糯米、阿胶耳，岂马兜铃之谓哉？

---

① 夷：原作"夸"，据《本草纲目》卷十六"款冬花"条改。
② 《纂要》：即《医林纂要》，综合性医书，十卷，清·汪绂撰。

又云可治肠风痔瘘，以肺与大肠为表里，肠胃之热，本于肺脏所移，肺清而肠之热与之俱清耳。《日华本草》治痔瘘肿痛，以马兜铃于瓶中烧烟熏病处良。若肺寒喘嗽失音者，切忌。

去筋膜，取子用。

白及 二〇八 山草

[批] 入肺涩血散瘀。

白及专入肺。味苦而辛，性涩而收，微寒无毒。方书既载功能入肺止血，又载能治跌扑折骨，汤火灼伤，恶疮痈肿，败疽死肌，得非似收不收，似涩不涩，似止不止乎？不知书言功能止血者，是因性涩之谓也。血出于鼻，是由清道而至；血出于口，是由浊道而来。呕血出于肝，吐血出于胃，痰带血出于脾，咯血出于心，唾血出于肾。《摘玄》云：试血法：吐水内，浮者肺血也，沉者肝血也，半浮半沉者心血也。服白及须随所见，以羊肺、肝、心同服者佳。书言能治痈疽损伤者，是因味辛能散之谓也。此药涩中有散，补中有破，故书又载去腐逐瘀生新。至云重囚肺有白及一事，因剖而见，色犹不变。虽云肺叶损坏可以复生，然终涉于荒唐，未可尽信。台州狱吏悯一重囚，囚因感之云：吾七犯死罪，遭刑拷，肺皆损伤，得一方，用白及末米饮日服，其效如神。后囚凌迟，剖开胸，见肺间窍穴，皆白及填补，色犹不变也。手足皴裂，面上黑疱，即面疮。并跌打损伤，酒调服。汤火灼伤，油调敷。用治亦效。

紫石英为使。恶杏仁。反乌头。

槟榔 二〇九 夷果

[批] 治胸膈瘴疠膨胀。

槟榔专入肠、胃。辛苦而温。书何言其至高之气，彼独能泻，使之下行以至于极？以其味苦主降，性如铁石之重，故尔有坠下之力耳。是以无坚不破，无胀不消，无食不化，无痰不行，无水不下，无气不除，无虫不杀，如阴毛住虱，用此煎水以洗。无便不开。凡开二便药内，多有用此。故凡里急后重，同木香用。岚瘴疠疟，如达原饮治疫用此。并水肿脚气，酒醉不醒，无不因其苦温辛涩之性，以为开泄行气破滞之地耳。至书所云饱能使之饥，醉能使之醒者，以其能下气也；饥能使之饱，醒能使之醉者，以槟榔必用蒟叶裹嚼。

蒟叶气味辛温，得此能除中外之气，以散瘴疠之邪也。岭南瘴地，多以槟榔代茶。然非瘴之地，不可常服，恐其能泄真气耳。

鸡心尖长，劈之作锦纹者良。时珍云：峤南[1]地热，四时出汗，人多黄瘠，食之则脏气疏泄。一旦病瘴，不敢发散攻下，岂尽气候所致，槟榔盖亦为患，殆未思耳。又朱晦庵[2]槟榔诗云：忆昔游南日，初尝面发红。药囊知有用，茗碗讵能同。蠲疾收殊效，修真录异功。三彭如不避，糜烂七非中。亦以其治疾杀虫之功，而不满其代茶之俗也。

大腹皮 二一〇 夷果

[批] 散无形胸膈膨胀。

腹皮专入肠、胃。时珍曰：大腹以形名，所以别鸡心槟榔。弘景曰：向阳者为槟榔，向阴者为大腹也。辛热性温。比之槟榔，大有不同。盖槟榔性苦沉重，能泄有形之滞积；腹皮其性轻浮，故能入腹。能散无形

---

① 峤南：指岭南。

② 朱晦庵：即朱熹（1130—1200年），字元晦，一字仲晦，号晦庵，又号紫阳，世称晦庵先生、朱文公。祖籍徽州府婺源县（今江西省婺源县），出生于南剑州尤溪县（今福建省尤溪县）。南宋理学家、哲学家、思想家、政治家、教育家、诗人。

之积滞，故痞满膨胀，水气浮肿，脚气壅逆者宜之。惟虚胀禁用，以其能泄真气也。

子［批］大腹子。似槟榔，腹大形扁。治功与槟榔同。

取皮酒洗后，以豆汁洗过，晒干煨切用。思邈①曰：鸩鸟多栖其树，故宜洗净。

蕤核 二一一 灌木

［批］散肝风热。

蕤核专入肝。眼科药也。凡眼多因风热乘肝，以致血虚而目不得明，故病必见上下眼胞风肿弦烂，左右眦热障胬。仁斋曰：拘急牵飔，瞳青胞白，痒而清泪，不赤不痛，是为风眼；乌轮突起，胞硬红肿，眵泪湿浆，里热刺痛，是为热眼；眼浑而泪，胞肿而软，上壅朦胧，酸涩微赤，是为气眼。风与热并，则痒而浮赤；风与气搏，则痒涩皆沉；血热交聚，故生淫肤粟肉，红缕偷针之类。气血不至，故有眇视、胞垂、雀眼、盲障之形。淡紫而隐红者为虚热；鲜红而妒赤者为实热；两眦呈露生胬肉者，此心热血旺；白睛红膜如伞纸者，此气滞血凝。热滞则瞳人内涌，白睛带赤；冷症则瞳人青绿，白睛枯槁。眼热经久，复为风热所乘，则赤烂；眼中不赤，但为痰饮，则作疼。肝气不顺而夹热，所以羞明；热气蓄蓄而伤胞，所以胞合。白睛带赤或红筋者，其热在肺；上胞下胞或目唇间如疮点者，其热属脾。翳起肺家受热，翳如碎米状者易散；翳如梅花者难消。得此温能散风，气不甚温。寒能胜热，甘能补血，俾火退泪止，而目疾瘳矣。赤筋在翳膜外者，得此则宜。拨云膏取下翳膜，蕤仁去油五分，青盐一分，猪胰子五钱，共捣二千下如泥，罐收点之。又方蕤仁一两，去油，入白蓬砂一钱，麝香二分，研匀收，去翳妙不可言。

汤浸，去皮尖，劈作两片，芒硝、木通、通草同煎一伏时，

---

① 孙思邈：自号孙真人（581—682年，一说541—682年），京兆华原（今陕西省铜川市耀州区）人。唐代医学家、道士。著有《备急千金要方》《千金翼方》等。

取出研膏入药。

芜荑 二一二 乔木

[批] 燥脾杀虫，散皮肤骨节湿热。

芜荑专入脾，兼入肝。味辛而苦，时珍曰：芜荑有大小两种，小者即榆荚也。揉取仁，酝为酱，味尤辛。人多以外物相和，不可不择去之。入药皆用大芜荑，别有种。气温无毒。功专燥脾去风，化食杀虫。缘虫生于人腹，多因湿为之兆，滞为之得，风为之助，寒为之成。《直指方》云：嗜酒人，血入于酒，为酒鳖；多气人，血入于气，为气鳖；虚劳人，败血杂痰，为血鳖。摇头掉尾，如虫之行，上侵人咽，下蚀人肛，或附胁背，或隐胸腹，大则如鳖，小则如钱，治法惟当用此煎服，兼用暖胃益血理中之类，乃可杀之。且不独杀虫如是，即其皮肤骨节，湿热内入，留连不解，以致秽垢不清，得以合其辛散等药，亦能去风除湿，而使气血调和，肢节安养，而无瘫痪痿痹之候矣。奈世仅知扫虫杀蛊，虫牙作痛，以芜荑仁安蛀孔中及缝中甚效。而不知此更散皮肤骨节淫湿，其亦未达《本经》之旨耳。

形类榆荚，陈久气膻者良。

五加皮 二一三 灌木

[批] 除风寒湿脚气。

五加皮专入肝、肾。今人仅知此能理脚气，而不知其脚气之病，因于风、寒、湿三气而成。风胜则筋骨为之拘挛；湿胜则筋脉为之缓纵，男子阴痿囊湿，女子阴痒虫生，小儿脚软；寒胜[①]则血脉

---

① 胜：原作"湿"，据文义改。

为之凝滞，筋骨为之疼痛，而脚因尔莫行。服此辛苦而温，辛则气顺而化痰；苦则坚骨骨属肾。而益精；温则祛风肝主风。而胜湿。凡肌肤之瘀血，筋骨之风邪，靡不因此而治。盖湿去则骨壮，风去则筋强，而脚安有不理者乎？但此虽属理脚之剂，仍不免有疏泄之虞，须于此内参以滋补之药，则用之历久而不变矣。勿谓有五加之说，遂信竟为理脚圣药，而置金玉满车于不问也。昔孟绰子、董士固相与言云：宁得一把五加，不用金玉满车；宁得一斤地榆①，不用明月宝珠。时珍曰：五加治风湿痿痹，壮筋骨，其功良深，仙家所述虽若过情，盖奖辞多溢，亦常理耳。

茎青节白，骨硬皮黄根黑，芬香五叶者佳。远志为使。恶玄参。

石南叶 二一四 灌木

[批] 祛风逐热固肾。

石南叶专入肝。味辛而苦。按：辛则有发散之能，苦则具有坚肾之力。若使辛苦而热，则云妇人久服思男，其理或可信矣。然此止属辛苦而性不热，则治止可以言祛风，而补阴之说，亦止因苦坚肾，而肾不泄，因辛散风，而阴不受其蹂躏也。的解。若竟以为补阴滋水，则理已属有碍，而尚可云补火以思男者乎？医书类多，如此惑人。若果有之，则凡类于此者，何莫不为思男之品，而附、桂之雄，又将置之于何等地矣。李时珍亦明医中人，何竟附和而有是言耶？切庵之辟，宜其有是。汪昂曰：按石南叶补阴祛风则有之，然味辛不热，不助相火，亦未闻邪淫方中用石南叶者。《别录》思男之说，殆不可信。

出关中者。炙用。五加皮为使。恶小蓟。

---

① 榆：原作"偷"，据兴顺堂本改。

橘皮 二一五 山果

[批]宣肺气，燥脾湿。

橘皮专入脾、肺，兼入大肠。味辛而温。治虽专主脾肺，时珍曰：脾乃元气之母，肺乃摄气之龠，故橘皮为二经气分药。调中快膈，导痰消滞，利水破癥，宣五脏，理气燥湿，汪昂曰：大法治痰以健脾顺气为主。洁古曰：陈皮、枳壳利其气而痰自下。然同补剂则补，同泻剂则泻，同升剂则升，同降剂则降，各随所配而得其宜。凡补药涩药，必佐陈皮以利气。且同生姜则能止呕；《十剂篇》云：宣可去壅，生姜、橘皮之属是也。同半夏则豁痰；同杏仁则治大肠气闭；同桃仁则治大肠血闭。至其利气，虽有类于青皮，但此气味辛温，则入脾肺而宣壅，不如青皮专入肝疏泄，而无入脾燥湿，入肺理气之故也。诸湿皆属于脾，诸气皆属于肺。然多服亦能损气。胃气亦赖痰养，不可用此尽攻。

用补留白，下气消痰除白，出《圣济》①。即书所名橘红，今人有以色红形小如枳实者代充，其破气实甚。然亦寓有发表之意。以皮治皮意。

核 [批]橘核。**治疝痛偏坠**。凡核多入肾，而橘核尤入囊核，亦物类相感意。时珍曰：橘核入足厥阴肝，与青皮同功，故治腰痛，癫疝痛，及内癞卵肿偏坠，或硬如石，或肿至溃，有橘核丸，用之有效。

叶 [批]橘叶。**散痈肿**。莫强中为丰城令时得疾，凡食已，辄胸满不下，百方不效。偶家人合橘红汤，因取尝之，似相宜，连日饮之。一日，忽觉胸中有物坠下，大惊目瞪，自汗如雨，须臾腹痛，下数块如铁弹子，臭不可闻，自此胸次廓然，其疾顿愈。盖脾之冷积也。其方用橘皮去瓤一斤，甘草、盐花各四两，为末，煮干点服，名二贤散，丹溪变为润下丸，用治痰气有效。惟气实人服之相宜，

---

① 《圣济》：即《圣济总录》，为官修中医方剂著作。宋·赵佶等撰。又名《政和圣济总录》，二百卷。

气不足者，不宜用之也。

取广陈久者良。陈则烈气消散，故名陈皮。与半夏同用，名为二陈。治
火痰童便制，寒痰姜汁制，治下焦盐水制。核去皮炒用。

青皮 二一六 山果

［批］行肝气滞。

青皮专入肝。本于橘生，其皮则一，何为因青而异？盖犹人当
少壮，则性燥暴而少柔，人当老年，则性渐减而不燥。青皮未经
寒暑，燥气不消，故其赋性最劣。其色青，青属木，木主肝，故
青独于肝经则入。其味苦，故能入肝而下气。杲曰：青皮乃足厥阴引
经之药，能引食入太阴之仓，破滞消坚，皆治在下之病。然仍兼有辛气内存，
故于下中仍兼宣泄。柴胡疏上焦肝气，青皮平下焦肝气，陈皮浮而上入脾肺
气分，青皮沉而降入肝胆气分，气味各别如此。是以书载力能发汗，时珍曰：
小儿消积，多用青皮，最能发汗。破泄削坚，除痰消痞，并气郁久怒，久
疟结癖，嘉谟[1]曰：久疟热甚，必结癖块，宜多服青皮汤，内有青皮疏利肝邪则
癖自不结也。疝痛疝痛有由足厥阴郁气。乳肿，丹溪曰：乳房属阳明，乳头属
厥阴。乳母或因忿怒郁闷，厚味酿积，致厥阴之气不行，故窍不得开，阳明之血腾
沸，故热甚而化脓。亦有其子有滞痰膈热，含乳而摇嘘气，致生结核者。初起便须
忍痛揉软，吮令汗透，自可消散。治法以青皮疏肝滞，石膏清胃热，甘草节行浊
血，栝楼消肿导毒，或加没药、橘叶、金银花、蒲公英、皂角，少酒。若于肿处
灸三五壮，尤佳。久则凹陷，名乳岩，不可治矣。无不奏效。但有汗气虚切
忌。时珍曰：有滞气则破滞气，无滞气则损真气。

醋炒用。时珍曰：治之以醋，所谓肝欲散，急食辛以散之，以酸泄之，以
苦降之也。

---

[1] 嘉谟：即陈嘉谟（1486—1570年），字廷采，号月朋子，明代祁门（今属安
徽）人。著有《医学指南》《本草蒙筌》。

荷叶 二一七 水果

［批］升阳散瘀。

荷叶专入胆。其味虽苦，其气虽平，然生水土之下，污秽之中，挺然独立，实有长养生发之气。故昔人谓其色青，主属木；其形仰，主上行；其中空，主上发；其象震，主入胆，为东方胆木必用之药。故洁古枳术丸方，用荷叶烧饭为丸，取其以为升发脾胃之气。果曰：《素问》云：履端于始，序则不愆。荷叶生于水土之下，污秽之中，挺然独立，其色青，其形仰，其中空，象震卦之体，食药感此气之化，胃气何由不升乎？用此为引，可谓远识合道矣。更以烧饭和药，与白术协力滋养，补令胃厚，不致内伤，其利广矣。东垣清震汤用此以治头面风痛等症，取其以为升发风寒之具。清震汤用荷叶一枚，升麻、苍术各五钱，煎服。闻人规①用此以治痘疮风寒外袭，变黑倒靥②，取其以为温肌散邪之自。闻人规论云：痘疮已出，复为风寒外袭，则窍闭血凝，其点不长，或变黑色，此为倒靥，必身体四肢微厥，但温肌散邪，则热气复行而斑自出也。宜紫贝荷叶散治之。盖荷叶能升发阳气，散瘀血，留好血，僵蚕能解结滞之气故也。此药易得，而活人甚众，胜于人牙、龙脑也。《证治要诀》用此一味烧灰单服，以治阳③水浮肿，取其温以行水之意。

至入脾胃，须用其蒂，［批］荷叶蒂。谓之荷鼻，取其味厚独胜他处。但服荷叶过多，令人瘦劣，非可常用，试观丹士④缩银，用

---

① 闻人规：字伯圜，儿科医生，南宋槜（zuì）李（今浙江嘉兴）人。因念小儿之疾苦，惟疮疹皆不可免，而治疗之间，毫发一差，死生随异，乃广求古人之议论，证以己所闻见，撰成《小儿痘疹论》（又名《痘疹论》）三卷。

② 倒靥（yè）：特指痘疮不能结痂。出《证治准绳·幼科》："痘疮遍身溃烂，不结痂者，倒靥也。"

③ 阳：原作"汤"，据《本草纲目》卷三十三"荷叶"条改。

④ 丹士：炼制丹药以求得道成仙的术士，或称为方士。

荷叶同煅，而银质顿轻，于此可知其概矣。

神曲 二一八 造酿

[批] 散气调中，温胃化痰，逐水消滞。

神曲专入脾、胃。辛甘气温。其物本于白面、杏仁、赤小豆、青蒿、苍耳、红蓼六味作饼蒸郁而成。造曲法：以五月五日、六月六日，用白面百斤，赤豆末、杏仁泥、青蒿、苍耳、红蓼汁各三升，以配青龙、白虎、朱雀、玄武、腾蛇、勾陈六神，通和作饼，窨生黄衣，晒收陈久，炒用。其性六味为一，故能散气调中，温胃化痰，逐水消滞，小儿补脾，轻平等药，医多用此以为调治。养胃丸治脾胃俱虚，用神曲六两，麦芽三两，炮干姜四两，乌梅肉焙四两，为末水下。又《启微集》[①]云：神曲治目病，生用能发其生气，熟用能敛其暴气也。盖取辛不甚散，甘不甚壅，温不见燥也。然必合以补脾等药并施则佳。若孕妇无积，及脾阴不足、胃火旺者，并勿用耳。义与麦芽同也。

炉甘石 二一九 石

[批] 活血脉，散风热。

炉甘石专入胃。系金银之苗，产于金银坑中。《造化指南》[②]云：炉甘石受黄金白银之气，熏陶三十年方能结成。状如羊脑，松似石脂，能点赤铜为黄。甘辛而涩，气温无毒。其性专入阳明胃。盖五味惟甘为

---

① 《启微集》：即《原机启微》。作者倪维德（1303—1377年），字仲贤，晚号敕山老人，元代医家。
② 《造化指南》：本草著作。土宿真君撰，成书于15世纪以前。首见于明宣德（1426—1434年）中朱权《庚辛玉册》。原书佚，李时珍《本草纲目》引其若干条文。

补，惟温为畅，是能通和血脉，故肿毒得此则消，而血自能克止，肌亦自克能生也。辛温能散风热，性涩能粘翳膜，故凡目翳得此，即能拨云也。《宣明方》：炉甘石、青矾、朴硝等分为末，每用一字，沸汤化，温洗，日三次。有用此治下疳阴湿，并齿疏陷物者，亦此义耳。炉甘石火煅，醋淬五次，一两，孩儿茶三钱，为末，麻油调敷立愈。又《集玄方》：因齿疏陷，用炉甘石煅，寒水石等分为末，每用少许擦牙，忌用铜刷，久久自密。时珍常用甘石煅飞、海螵蛸、硼砂等分，为细末，朱砂依分减半，同入点诸目病皆妙。

煅用童便淬[①]良。

白石英 二二〇 石

[批] 散肺分寒燥不润。

白石英专入肺。味甘而辛，性温无毒。按理似非润药湿药矣。而《十剂》偏指此属湿剂，谓枯则为燥，宜用白石英、紫石英之属以湿之，不几令人眩惑乎？讵知书之言湿，有以湿为湿者，有以燥为湿者。以湿为湿，人易知；以燥为湿，人难明。兹而曰湿，是以燥、以温为湿矣。从温湿言。石英性本辛温，辛则能以化液，温则能以滋润，故虽辛若湿。因辛始湿。是以寒燥不润之症，燥从寒字点出，明甚。得此辛以畅达，而滞不致见枯。此《十剂》所以以辛、以温为湿而言也。书曰服此可治咳逆胸寒，消渴阴痿，风痹溺闭，肺痿肺痈，吐脓吐血等症，是亦辛温润肺之一验矣。但系石类，只可暂用。颂论乳石，谓乳者阳中之阴，石者阴中之阳，故阳生十一月后甲子服乳，阴生五月后甲子服石。然而相反相恶，动则为害不浅。故乳石之发，方治虽多，而罕有济者。诚不可轻饵也。凡服宜食冬瓜、龙葵以压石

---

① 淬：原脱，据《本草纲目》卷九"炉甘石"条补。

气。忌芥菜、蔓菁、芜夷、葵、荠苨。

白如水银者良。

紫石英 二二一 石

[批] 散肝心血分寒燥不润。

紫石英_{专入肝、心}。即系石英之紫色者，故尔别其名曰紫。性味俱同，而紫则能直入血分，不似白石英因其色白，功专润肺，止就肺部之病而言之也。紫能入血治疗。凡妇人子户因于风寒内乘绝孕，男子寒热咳嗽惊悸，梦魂不安，服此则能镇魄安神，为心、肝经温血要药。时珍曰：上能镇心，重以去怯也；下能益肝，湿以去枯也。心生血，肝藏血。其性暖而补，故心神不安，肝血不足，及女子血海虚寒不孕者宜之。《别录》言其补心气。甄权言其养肺气。殊昧气阳血阴营卫之别。但阴虚火旺者切忌。

醋煅淬七次，研末水飞用。畏附子。恶黄连。

僵蚕 二二二 卵生

[批] 祛散风寒痰湿。

僵蚕_{专入肝，兼入肺、胃}。辛寒微温。大率多属祛风散寒，燥湿化痰，温行血脉之品。故书载能入肝，兼入肺、胃，以治中风失音，头风齿痛，喉痹咽肿。是皆风寒内入，结而为痰。时珍曰：僵蚕，蚕之病风者也。治风化痰，散结行经，所谓因其气相感而以意使者也。又人指甲软薄者，用此烧烟熏之则厚，亦是此义。盖厥阴、阳明之药，故又治诸血病、疟病、疳病也。合姜汤调下以吐，假其辛热之力，以除风痰之害耳。《仁存》开关散用白僵蚕、炒白矾半生半烧，等分为末，每以一钱，用自然姜汁调灌，得吐顽痰立效，小儿加薄荷。《圣惠方》用白僵蚕三七枚，乳香一分，为末，每以一钱烧烟，熏入喉中，涎出即愈。王氏《博济》^①如圣散治喉痹，用白僵蚕、天南星等分，生研为末，每服一字，姜汁调灌即愈，后以生姜炙过含之。《怪症方》^②酒后咳嗽，用白僵蚕焙研末，茶服效。又云能治丹毒瘙痒，亦是风与热炽，得此辛平之味拔邪外出，则热自解。又云能治瘰疬结核痰疟，血病崩中带下，亦是风木乘肝，得此辛温之味以行血脉，则血气安和而病自消。又云能治小儿惊痫，肤如鳞甲，亦是胎元气血不足，得此辛咸煎汤除垢，则鳞自去。肤如鳞甲，病名胎垢。即是诸症以推，则知古之用药，悉从物理勘出，岂有他谬奇巧于其中者哉？但此非由外感而用是药，则非治耳。

头蚕色白条直者良。米泔浸一日，待桑涎浮出，取起焙干，拭净肉毛口甲，捣用。恶桑螵蛸、茯神、茯苓、桔梗、萆薢。

蚕沙　二二三　卵生

[批]宣皮肤风湿^③。

蚕沙专入肝、脾，兼入胃。即晚蚕所出之屎也。玩书所著治功，多有祛风除^④湿之能。所述治症，多是肢节不遂，皮肤顽痹，腰膝冷痛，冷血瘀血，肠鸣消渴，烂弦风眼。缘蚕食而不饮，其食出则气燥，燥则可以胜湿祛风。凡一切皮肤等疾，因于风湿而至者，上症俱就风湿而言。无不得此以为调治。且味辛而兼甘，故凡水火相激而见肠鸣，得此甘以和之；燥热而见消渴不止，得此辛以润之。燥渴仍属风邪，故辛可以得润。是以用此炒黄，袋盛浸酒，以去风缓不随，皮肤顽痹。寇氏曰：醇酒三升，拌蚕沙五斗，蒸热铺暖席上，令患冷风气

---

① 《博济》：即《博济方》，宋·王衮撰。

② 《怪症方》：即《怪症奇方》，明·李楼撰。

③ 湿：原作"温"，据兴顺堂本改。

④ 除：原作"阴"，据锦章本改。

痹人，以患处就卧，厚覆取汗，不愈，间日再作，须防昏闷。**暨烂弦风眼，用此油浸涂患即愈。**汪昂曰：目上下胞属脾，脾有风湿，则虫生弦烂。用新瓦炙为末，少加雄黄、麻油调敷。又治蛇串疮。有人食乌梢蛇，浑身变黑，渐生鳞甲，见者惊缩，郑奠一令日服晚蚕沙五钱，尽一二斗，久之乃愈。**昔史国公用此浸酒，**色清味美。**以治风痹，义多根此。**

　　然惟晚者为良。早蚕者不堪入药。以饲火烘，故有毒也。

卷五

泻 剂 <small>渗湿 泻湿 泻水 降痰 泻热 泻火 下气 平泻</small>

渗 湿

病之切于人身者，非其火之有余，即其水之不足，火衰则水益胜，水衰则火益炽。昔人云：火偏盛者，补水配火，不必去火；水偏多者，补火配水，不必去水。譬之天平，此重彼轻，其重于一边者勿补，则只补足轻者之一边也，决不凿去砝码。审是则凡水火偏胜，决无凿去砝码，用泻之理。惟是禀体素厚，脏气偏胜，并或外邪内入，阻遏生机，如湿气流行，土受水制，在初湿气内盛，能毋渗而泄乎？久而水气横逆，泛流莫御，能无决而去乎？此水之宜渗、宜泻者然也。火气内炽，一火发动，众火齐起，冲射搏激，莫可名状，此火之不得不泻者也。热气内蒸，水受煎熬，苟不乘势即解，则真阴立槁，此又热之不得不泻者也。至于或热或火，结而为痰，或热或火，盈而为气，痰之微者，或从渗湿、泻湿之药以去，若使痰甚而涌，宜用苦寒、苦咸之药以降；气之微者，或用泻火、泻热之药以消，若使气盛而迫，须用苦寒、苦劣之药以下。其有禀受素亏，邪气不甚，则止酌以平剂以投，不可概用苦寒，以致胃气有损。又按：湿为阴邪，凡人坐卧卑地，感受湿蒸，及或好食生冷，遏其元阳，郁而为热，在初受邪未深，不必竟用重剂，惟取轻淡甘平以渗。然渗亦须分其脏腑，如扁豆、山药、陈仓米、茯苓、浮萍、通草、鸭肉、鲫鱼、鲤鱼、泽兰，是渗脾胃之湿者也。但茯苓则兼肺肾以同治；通草则止合肾以共理；鲫鱼则止合肾以皆渗。故暑湿熏蒸，三焦混乱，宜用扁豆以除之；胃气不平，烦渴不止，宜用仓米以止之；脾虚热泄，宜用山药以渗之；水肿不消，宜用浮萍以利之；淋闭不通，宜用通草以开之；肠风下血，膈气吐食，宜用鲫鱼以理之；陈气不化，宜用泽兰以去之；虚痨嗽肿，宜用鸭肉以平之；肿嗽泄泻，宜用茯苓以利之；水肿脚气，宜用鲤鱼以治之。又如榆白皮、冬葵子、神曲、石钟乳，是渗肠胃之湿者也。故五淋肿满，胎产不下，宜用榆白皮、冬葵子以服之；乳汁不通，宜用石钟乳以通之。又如茯神、萱草，是渗心经之湿者也。故惊悸健忘，水湿内塞，宜用茯神以利之；消渴心烦，宜用萱草以释之。他如肾有邪湿，症见心气不交，则有桑螵蛸以治之；症见杨梅毒结，则有土茯苓以导之。但土茯苓则兼诸脏之湿同理。肺有邪湿，汗闭不泄，则有姜皮以发之；肺气不降，则有通草以通之。肝有邪湿，而见子肿风痪，则用天仙藤以治之。至于湿热稍胜，药非轻剂可治，则又另有泻剂，而非斯药所能尽者也。

通草 二二四 蔓草

[批] 清肺、通乳、利水。

通草专入肺、胃。气味甘淡，体轻色白，有类灯心。时珍曰：有细孔，两头皆通，故名通草，即今所谓木通也。今之通草，乃古之通脱木也。颂曰：古方所用通草[①]，皆今之木通，其通脱木，稀有用者。功同入肺，引热下降，

---

① 草：原脱，据文义补。

及利小便，通淋治肿。杲曰：通草泻肺利小便，甘平以缓阴血也。与灯草同功，宜生用之。然灯心质小气寒，则兼降心火，此则兼入胃，通气上达而下乳汁之为异耳。时珍曰：通草色白而气寒，疏淡而体轻。况此体大气轻，渗淡殆甚，能升能降，既可入肺而清热，复能上行而通胃。东垣用此以治五种水肿癃闭，非取气寒能降，味淡能升之意乎？仲景用此合当归、芍药、桂枝、细辛、大枣、甘草，名为当归四逆汤，以治伤寒邪入厥阴，非取通草以通营卫之意乎？但孕妇勿服。

土茯苓 二二五 蔓草

[批] 消水除湿，尤解杨梅结毒。

土茯苓专入胃、肝，兼入肾、肠。甘淡气平。功有等于萆薢，治能除湿消水，去清分浊。然此尤解杨梅疮毒。盖杨梅疮多由岚①瘴熏蒸，与淫秽湿热之邪交互而成。时珍曰：杨梅疮古方不载，亦无病者，近时起于岭表，传及四方。盖岭表风土卑炎，岚瘴熏蒸，饮啖辛热，男女淫猥，湿热之邪蓄积既深，发为毒疮，遂致互相传染，自南而北，遍及海宇，然皆淫邪之人病之。其症多属阳明胃、厥阴肝，而兼及他经。盖相火寄于厥阴，肌肉属于阳明故也。如兼少阴、太阴，则发于咽喉；兼太阳、少阳，发于两角。若用轻粉劫剂，毒气窜入经络筋骨，莫之能出，变为筋骨挛拘，发为结痛，遂成痼疾。时珍曰：水银性走而不守，加以盐、矾，升为轻粉、银朱，其性燥烈，善逐痰涎。涎乃脾之液，此物入胃，气归阳复，故涎被劫，随火上升，从喉颊齿缝而出，故疮即干痿而愈。若服之过剂，及用不得法，则毒气窜入经络筋骨之间，莫之能出。痰涎既去，血液耗涸，筋骨失其所养，营卫不从，筋骨挛痛，发为痈毒疳漏，久则生虫为癣，手足皱裂，遂

---

① 岚：原作"峰"，据《本草纲目》卷十八"土茯苓"条改。

成痼疾。须用此一两，外用金银花、防风、木通、木瓜、白鲜皮各五分，皂荚子四分，人参、当归各七分，日服三剂。时珍曰：用此能健脾胃，去风湿，脾胃健则营卫健，风湿去则筋骨利，故诸症多愈。又云：此名搜风解毒汤，犯轻粉病深者月余，浅者半月即愈。忌饮茶、酒、肉、面、盐、醋，并戒房劳百日，渴饮土茯苓汤，半月方愈。取其湿热斯除，而浊阴得解矣。

白者良。忌茶。

茯苓 二二六 寓木

[批] 渗脾肺湿，伐肝胃水邪。

茯苓专入脾、胃，兼入肺、肝。色白入肺，味甘入脾，味淡渗湿。故书皆载上渗脾肺之湿，下伐肝肾之邪。其气先升清肺化源后降。下降利水。凡人病因水湿而见气逆烦满，心下结痛，呃逆呕吐，口苦舌干，水肿淋结，忧恚惊恐，及小便或涩或多者，诸病皆从水湿所生而言。服此皆能有效。故治亦从水湿生义。故入四君，则佐参、术以渗脾家之湿，入六味，则使泽泻以行肾邪之余，最为利水除湿要药。书曰健脾，即水去而脾自健之谓也。又曰定魄，肺藏魄。即水去而魄自安之意也。且水既去，则小便自开，安有癃闭之虑乎？水去则内湿已消，安有小便多见之谓乎？故水去则胸膈自宽，而结痛烦满不作；水去则津液自生，而口苦舌干悉去。故效亦从水湿既去而见。惟水衰精滑，小便不禁，非由水湿致者切忌，恐其走表泄气故耳。

苓有赤白之分。赤[批]赤苓。入小肠，白[批]白苓。入膀胱。白微有补，赤则止泻湿热。一气一血，自不容混如此。至皮[批]茯苓皮。专治水肿肤胀，以皮行皮之义。凡肿而烦渴，便闭溺赤，属阳水，有五皮饮、疏凿饮；不烦渴，大便溏，小便数，不赤涩，属阴水，宜实脾饮、疏气饮。腰以上肿者宜汗，腰以下肿者宜利小便。以大块坚白者良。系松根灵气结成。恶白蔹。畏地榆、秦艽、龟甲、雄黄。忌醋。

茯神　二二七　寓木

[批] 导心痰湿。

茯神专入心。功与茯苓无异，但神抱心以生，苓则不从心抱。故苓则能入脾与肾，而神则多入心耳。书曰服此开心益智，安魂肝藏魂。定魄，肺藏魄。无非入心导其痰湿，故能使心与肾交通之谓耳。的解。

心木书名黄松节，味苦性温，能治诸筋挛缩，偏风喎斜，心掣健忘，汪昂曰：方用心木一两，乳香一钱，石器炒研，名松节散，每服二钱，木瓜汤下，治一切筋挛疼痛。乳香能伸筋，木瓜能舒筋也。亦是入血渗湿之意。

取苓有心者是。汪昂曰：以其抱心，故能治心也。去皮及中木用。

鲤鱼　二二八　鱼

[批] 利水消肿。

鲤鱼专入脾。气味甘平。每于急流之水跳跃而下，是鲤已有治水之功。且甘能入脾，故书载能下气利水。凡因水气内停，而见咳气上逆，黄疸水肿脚气等症，服此则能以消。河间云：鲤之治水，因其气以相感。犹鹜之治水。是以《外台秘要》用赤小豆一升，水二升，煮作三升余，滤去渣，顿尽服利，利尽即愈。又治孕妇水肿，亦效。然性禀六阴阳气初生，故为阴中之阳。故多食则能动风发热也。

鲤鳞烧灰存性，可治产后血滞。

鲤骨烧灰，可疗鱼骨鲠。

泻　湿

　　泻湿与渗湿不同。渗湿者，受湿无多，止用甘平轻淡，使水缓渗，如水入土，逐步渗泄，渐渍不骤；泻湿者，受湿既多，其药既须甘淡以利，又须咸寒以泻，则湿始从热解，故曰泻湿。然泻亦须分其脏腑。如湿在肺不泄，宜用薏苡仁、黑牵牛、车前子、黄芩、白薇之类。[批]泻肺湿。但薏苡仁则治水肿湿痹，疝气热淋；黑牵牛则治脚气肿满，大小便秘；黄芩则治癃闭肠澼，寒热往来；车前子则治肝肺湿热，以导膀胱水邪；白薇则治淋痹酸痛，身热肢满之为异耳。如湿在于脾胃不泻，宜用木瓜、白鲜皮、蚯蚓、白矾，寒水石之类。[批]泻脾胃湿。但木瓜则治霍乱泄泻转筋，湿热不调；白鲜皮则治关窍闭塞，溺闭阴肿；蚯蚓则治伏热鬼疰，备极热毒；白矾则能酸收涌吐，逐热去沫；寒水石则能解热利水之有别耳。如湿在于肠胃不清，宜用萹蓄、茵陈、苦参、刺猬皮之类。[批]泻肠胃湿。但萹蓄、苦参则除湿热杀虫；茵陈则除湿热在胃发黄；刺猬皮则治噎膈反胃之不同耳。如湿在心不化，宜用灯草、木通、黄连、连翘、珍珠、苦楝子之类。[批]泻心湿。但灯草则治五淋伏热；黄连则治实热湿蒸；木通则治心热水闭；连翘则治痈毒淋结；珍珠则治神气浮游，水胀不消；苦楝子则治热郁狂燥，疝瘕蛊毒之有分耳。若在小肠湿闭，而见淋闭茎痛，则有海金沙以除之；溺闭腹肿，则有赤小豆以利之；妊娠①水肿，则有赤茯苓以导之。[批]泻小肠湿。膀胱湿闭，而见水肿风肿，则有

―――――――

① 妊娠：原作"娠妊"，据文义改。

防己以泄之；暑湿内闭，则有猪苓以宣之；小便频数，则有地肤子以开之；水蓄烦渴，则有泽泻以治之；实热炽甚，则有黄柏以泻之；暑热湿利，则有滑石以分之。［批］泻膀胱湿。他如肾有邪湿，症见血瘀溺闭，则有宜于琥珀、海石矣；症见水气浮肿，则有宜于海蛤矣；症见痔漏淋渴，则有宜于文蛤矣。而寒水石、苦参之能入肾除湿，［批］泻肾湿。又自可见。肝有邪湿，症见惊痫疫疟，则有宜于龙胆矣；症见风湿内乘，小便痛闭，则有宜于草薢矣。而连翘、珍珠、琥珀之能入肝除湿，［批］泻肝湿。又自可推。凡此皆属泻湿之剂也。至于水势澎湃，盈科溢川，则又另有法在，似不必于此琐赘云。

泽泻　二二九　水草

［批］泻膀胱气分湿热。

泽泻专入膀胱、肾。甘淡微寒，能入膀胱气分，以泻肾经火邪。功专利水除湿，故五苓散用又此以除湿热，张仲景治伤寒，有大小泽泻汤、五苓散辈，皆用泽泻于行利停水为最重药。又治水蓄烦渴，小便不利，或吐或泻，五苓散主之，方用泽泻。故知长于行水，八味丸用此以泻肾经湿火。时珍曰：地黄丸用茯苓、泽泻者，乃取其泻膀胱之邪气，非接引也。古人用补药，必兼泻邪，邪去则补药得力，一辟一阖，此乃玄妙。后人不知此理，专于补，所以久服必有偏胜之害矣。汪昂曰：六味丸有熟地之温，丹皮之凉，山药之涩，茯苓之渗，山茱之收，泽泻之泻，补阴而兼补脾，有补而必有泻，相和相济，以成平补之功，乃平淡之神奇，所以为古今不易之良方也。即有加减，或加紫河车一具，或五味、麦冬、杜仲、牛膝之类，不过一二味，极三四味而止。今人或疑泽泻之泻而减之，多拣本草补药，恣意加入，有补无泻，且客倍于主，责成不专，而六味之功，反退处于虚位，失制方之本意矣。此近世庸师之误也。俾其补不偏胜，则补始无碍耳。岂曰泽泻补阴，功同于地黄之列哉？

第其湿热不除，则病症莫测，故有消渴呕吐，痰饮肿胀，脚气阴汗，尿血泄精种种等症。诸病症皆因湿热为害。用此甘淡微咸以为渗泄，精泄安可渗利？因于湿热而成，不得不渗利耳。则浊气既降，而清气上行，故有耳聪目明之功。所谓一除而百病与之俱除也。但小便过利，则肾水愈虚，而目必昏，易老①云：泻伏水，去留垢，故明目；小便利，肾气虚，故目昏。此一定之理耳。

盐水炒，或酒拌。忌铁。

木通 二三〇 蔓草

[批] 泻心经、小肠湿热。

木通专入心，兼入小肠。古名通草。今之通草，即古所名通脱木。甘淡轻虚。据书开载治效甚多，然究不外清火、通窍、利水数端而已。缘人一身上下，外无风寒暑湿六淫郁而为热，内无火气熏蒸，则水道顺畅，一身安养。上自咽喉，以迄心胸，下自大腹，以迄二便，而无膈结不通之弊矣。东垣曰：凡人肺受热邪，津液气化之源绝，肺为水源。则泉水断流；源绝则流断。膀胱受湿热癃闭约束，则小便不通。湿热为害。朱二允曰：火在上则口燥眼赤鼻干，在中则心烦呕哕，在下则淋闭足肿。木通藤细有孔，两头皆通，体轻质浮，味淡气渗，能泻君火，火退则小便自利，心与小肠相表里。便利则诸经火邪皆从心水而下降矣。是以行经下乳，火不内亢则经调乳通。破血除蒸，热除则血破，血破则蒸除。止烦住痛，心热清则烦除痛止。排脓生肌，心热除则气血得养而肌肉生。开关利节，心窍通则经络流行，故关节亦通。并凡因于湿热而成者，无不借此以为开导。此虽类泽泻，同为渗利，但君火动则宜木通，相火动则宜泽泻也。惟神气亏损，汗多外出，及虚弱孕妇者切忌。以性通利故耳。

---

① 易老：即张元素。

车前子 二三一 隰草

[批] 清肝肺风热，以导膀胱水邪。

车前子专入肝、肺。甘咸性寒。据书皆载能治膀胱湿热，以通水道。然余谓膀胱之清，由于肝肺之肃。凡人泻利暴作，小水不通，并湿痹五淋，暑热泻利，难产目赤，虽有膀胱水涸不能化阳，然亦有为肝肺感受风热，以致水不克生。故须用此以清肝肺，兼咸下降，以清水道。《圣惠方》风热目暗，用车前子、宣州黄连各一钱为末，食后温服效。又驻景丸治肝肾俱虚，眼目昏花，或生障翳，迎风流泪，久服补肝肾，增目力。车前子、熟地黄酒蒸三两，菟丝子酒浸五两，蜜丸。时珍曰：服此治目，须佐他药，如六味地黄丸之用泽泻也。若单用，则走泄太过，恐非久服之物。又欧阳公常得暴下病，国医不能治，夫人买市人药一帖进之而愈。力叩其方，则车前子一味为末，饮服二钱匕。云此药利水而不动气，水道利则清浊分，各脏自止矣。是以五子衍宗丸同此以为四子之佐，五子衍宗丸：枸杞、菟丝各八两，五味、覆盆各四两，车前二两，蜜丸。遗泄者，车前易莲子。《金匮》肾气丸用此以为诸药之助。且此肝肺既清，风热悉去，则肺不受热而化源有自，肝不被风而疏泄如常。精与溺二窍本不相兼，水得气而通，精得火而泄，故水去而火益盛，精盛而气益固。所谓服此令人有子，《明医杂录》[1]云：服固精药日久，须服此行房，即有子。及渗利而不走气，冯兆张曰：利膀胱水窍，而不及命门精窍。故浊阴去而真[2]愈固，热去而目自明也。与茯苓同功者，正谓此也。但气虚下陷，肾气虚脱，切勿服耳。

酒蒸捣饼焙研用。

---

① 《明医杂录》：疑为《明医杂著》。

② 真：锦章本作"肾"，亦通。

灯草　二三二　隰草

[批]泻心火以利水。

灯草专入心。味淡而寒，体小气微。诸书皆称能降心火，以其心治心也。心火清则肺金肃。故书曰清肺。心与小肠相表里，则热尽从小便而出矣。且热去而血亦宁，故能止血通淋。洵上焦伏热、五淋之圣药也。五淋有气、血、膏、劳、石之分。烧可治喉痹。一方：灯心灰二钱，蓬砂末一钱吹。一方：灯心、箬叶烧灰吹。一方：灯心草、红花烧灰酒服。及以灰涂乳上，则儿饲不夜啼。缚把擦癣，则虫从草出，浮水可见，且能断根矣。气虚小便不禁者忌服。

萹蓄　二三三　隰草

[批]除湿热杀虫。

萹蓄专入脾。味苦气平，功专利水清热，除湿杀虫。是以小儿魃病，女子阴蚀、浸淫、瘙痒、痔痔诸病，无不借此以为主治耳。《海上歌》云：心头急痛不能当，我有仙人海上方。萹蓄醋煎通口咽，管教时刻便安康。以其味苦则热泄，味苦则虫伏。但此止属标治，不能益人，勿常用也。

叶细如竹，弱茎蔓引，促节有粉，三月开细红花。

萆薢　二三四　蔓草

[批]祛肝风，除胃湿。

萆薢专入肝、胃。味苦气平，功专祛风除湿固肾。凡人大便燥结，小便频数，每于便时痛不可忍者，此必大便热闭，积热腐瘀等物同液乘虚流入小肠，故于便时即作痛也。杨子建^①《万金护命方》云：凡人小便频数，不计度数，便时茎内痛不可忍者，此疾必先大脐秘热不通，水液只就小肠，大脐愈加干渴，甚则浑身热，心燥思凉水，如此即重症也。此疾本因贪酒色，积有余毒腐物瘀血之类，随虚水入于小肠，故便时作痛也。此乃小便频数而痛，与淋症涩而痛者不同。宜用草薢一两，盐水炒为末，每服二钱，使水道转入大肠，仍以葱汤频洗谷道，令气得通，则小便数与痛自减也。且水道不清，则湿热不除，而肝火愈炽，筋骨愈痿。草薢气味苦平，既能入肝祛风，时珍曰：厥阴主筋属风，阳明主肉属湿，草薢之功长于祛风湿，所以能治缓弱痿痹，遗浊恶疮诸病之属风湿者。复能引水归入大肠，以通谷道。俾水液澄清，而无痛苦之患矣。又安有痹痛腰冷，膀胱宿水，与阴痿失溺，痔漏恶疮之累乎？昔人云：既有逐水之功，复有摄精之力。湿热除则精自不走泄。洵不诬耳！

菝葜、土茯苓与草薢虽不相类，而功用不远。

白虚软者良。薏苡为使。畏大黄、柴胡、前胡。忌茗、醋。草薢根细长浅白，菝根作块赤黄。

海金沙　二三五　隰草

［批］利小肠血分湿热。

海金沙专入小肠。味甘而淡，气寒无毒，为主通利小肠血分要药。凡小肠热闭而见五淋，疼痛不止者，服之使热尽从小便而出。且于伤寒热闭而见腹满狂燥，则当于此加栀子、朴硝、蓬砂投治，俾热亦从小便而出，此灶里抽薪之一义也。但肾脏真阳不足切忌。

---

① 杨子建：名康侯，号退修。北宋四川青神（今属四川眉山）人。著有《护命方》《通神论》《十产论》等。

淘净，取浮者晒干，捻之不沾指者真。忌火。

防己 二三六 蔓草

[批] 除湿利水，泻下焦湿热。

防己专入膀胱。辛苦大寒，性险而健，善走下行，长于除湿通窍利道，能泻下焦血分湿热，及疗风水要药。杲曰：本草《十剂》云：通可去滞，通草、防己之属是也。夫防己大苦寒，能泻血中湿热，通其滞塞，亦能泻大便，补阴泻阳。比之于人，则险而健者也。幸灾乐祸，能首为乱阶，然善用之，亦可敌凶御险。故凡木湿喘嗽，热气诸痫，温疟脚气，水肿风肿，痈肿恶疮，及湿热流入十二经，以致二阴不通者，皆可用此调治。若属脚气肿痛，湿则肿，热则痛。如湿则加苍术、薏苡、木瓜；热加黄芩、黄柏；风加羌活、萆薢；痰加竹沥、南星；痛加香附、木香；血虚加四物；大便秘加桃仁、红花；小便秘加牛膝、泽泻；痛连臂加桂枝、威灵仙；痛连胁加胆草。随症通活，斯为善矣。但此气味苦寒，药力猛迅，若非下焦血分实热、实湿，木通甘淡，泻气分湿热；防己苦寒，泻血分湿热。及非二便果不通利，妄用此药投治，其失匪轻，不可不知。此虽有类黄柏、地肤子，但黄柏之泻膀胱湿热，则并入肾泻火，味苦而不辛，此则辛苦兼见，性险而健，故于风水脚气等症兼理；地肤子之泻膀胱湿热，味苦而甘，力稍逊于黄柏，此则健险异常，有辛无甘，而为乱阶之首也。其一泻热与湿，而气味治功，各别如此。

己有二种，曰汉、曰木。[批] 曰木防己。治风须用木防己，治水须用汉防己。汉己根大而虚，通心有花纹，色黄；木己黑点黄腥木强。

酒洗用。恶细辛。畏萆薢。

茵陈　二三七　隰草

[批] 治太阳、阳明湿热。

茵陈专入膀胱、胃。味苦微寒。诸书皆言湿热伏于阳明，胃。用此以入太阳膀胱发汗利水，俾太阳、阳明湿热之邪尽得于药而解矣。且治伤寒时疾狂热，瘴疟头痛头旋，女人疝瘕，亦是湿热为病。但黄原有阴阳寒热之分。阳黄者，由热蕴于脾土，如苗值于大旱，则苗必燥而黄，是苗因燥而黄者也；太涝则苗必湿而黄，是苗因湿而黄者也。热为阳，寒为阴，故黄亦以阴阳分之。阳黄身如橘色，汗如柏汁；阴黄黄而色晦，当细辨别。是以仲景立有茵陈蒿汤、栀子柏皮汤、麻黄连翘赤小豆汤，以治阳黄之症；又立茵陈附子汤，以治阴黄之症。茵陈治黄通剂。在人审其所因而酌治耳。若蓄血发黄，则治不在茵陈之列。以茵陈本属气分药也。于血则不能治矣。

茵陈本有二种，叶细而青蒿者可用，若生子如铃，则为山茵陈矣。专于杀虫，及治口疮。

地肤子　二三八　隰草

[批] 泻膀胱血虚湿热，利小便淋闭。

地肤子专入膀胱。治淋利水清热，功颇类于黄柏。但黄柏其味苦烈，此则味苦而甘；黄柏大泻膀胱湿热，此则其力稍逊。凡小便因热而见频数，及或不禁，用此苦以入阴，寒以胜热，而使湿热尽从小便而出也。频数既谓之热，则不禁当不得以热名。然不禁亦有因于膀胱邪火妄动而致者。但频数不禁出于体旺，则为阳火偏胜，用以实治则可；出于虚衰老弱，虽有邪火内炽，亦恐真阳不足，当为详慎。但虚火偏旺而热得恣，固当用以清利，若不佐以补味同入，则小水既利而血益虚，血虚则热益生，热生而淋其益甚矣。故宜佐以牡蛎、山药、五味收涩之剂，俾清者清，补者补，通者通，涩者涩，滋润条达，而无偏胜为害之弊矣。且能以治因热癞疝，并煎汤以治疮疥。至书所谓益精强阴，非是具有补益之能，不过因其热除，而即具有坚强之意耳。类蚕沙。恶螵蛸。藏器曰：众病皆起于虚，虚而多热者，加地肤子、甘草。

白鲜皮 二三九 山草

［批］泻脾胃湿热。

白鲜皮专入脾、胃。味苦与咸，性寒无毒。盖阳明胃土喜燥恶湿，一有邪入，则阳被郁不伸而热生矣。有热自必有湿，湿淫则热益盛，而风更乘热至，相依为害，以致关节不通，九窍不利，见为风疮疥癣毛脱，疸黄湿痹，便结溺闭阴肿，咳逆狂叫饮水，种种等症。诸症皆就湿热以论。治宜用此苦泄寒咸之味，以为开关通窍，俾水行热除风息，而症自克平。《肘后》治鼠瘘已破，出脓血，用白鲜皮煮汁服一升，当吐若鼠子也。又陈延之[①]治产后中风人虚不可服他药者，一物白鲜皮汤温服。奈世不察，猥以此为疮疡之外用，其亦未达《本经》主治之意耳。然此止可施于脾胃坚实之人，若使素属虚寒，切勿妄用。

根黄白而心实者良。取皮用，恶桑螵蛸、茯苓、桔梗、萆薢。

苦参 二四○ 山草

［批］清热除湿杀虫。

苦参专入肾，兼入脾、胃。味苦至极。古书有云，虽在五参之外，人参、沙参、紫参、丹参、玄参。云参亦属有补。然究止属除湿导热之

---

① 陈延之：晋代人。生平里居未详。著有《小品方》十二卷，已佚，今有辑佚本刊世。

品，于补其奚济乎？绣按：五参除人参可以言补，余不得以补名。凡味惟甘为正，惟温为补。苦参味等黄柏，寒类大黄，阴似朴硝，的解。号为极苦极寒。用此杀虫除风，逐水去疸，扫疥治癞，开窍通道，清痢解疲，或云有益。若谓于肾有补，纵书立有是说，亦不过从湿除热祛之后而言，岂真补阴益肾之谓哉？况有用此擦牙，而更见有腰痛伤肾之症，其可谓之补肾者乎？《素问》云：五味入胃，各归其所喜攻。久则增气，物化之常也。气增而久，夭之由也。王冰[①]注云：入肝为温，入心为热，入肺为清，入肾为寒，入脾为至阴而兼四气，皆为增其味而益其气，各从本脏之气用尔[②]。故久服黄连、苦参而反热者，此其类也。气增不已，则脏气有偏胜，偏胜则脏有偏绝，故有暴夭。是以药不具五味，不备四气，而久服之，虽且复胜，久必暴夭，但人疏忽，不能精候耳。张从正云：凡药皆毒也。虽甘草、苦参，不可不谓之毒。久服则五味各归其脏，必有偏胜。气增之患，诸药皆然，学者当触类而长之可也。**至脾胃虚寒，尤为切忌。**

泔浸，去腥气，蒸用。玄参为使。恶贝母、菟丝子、漏芦。反藜芦。

琥珀　二四一　寓木

[批] 清肝肾热邪，利水消瘀。

琥珀专入心、肝，兼入小肠、肾。甘淡性平。承曰：茯苓生于阴而成于阳，琥珀生于阳而成于阴。按：书虽曰脂入土而成宝，合以镇坠等药，则能安魂定魄。色赤能入心、肝二经血分，合以辛温等药，则能消瘀破癥，生肌合口。其味甘淡上行，合以渗利等药，则能治淋通便，燥脾补土。《经》曰：饮食入胃，游溢精气，上输于

---

① 王冰：号启玄子（710—805年），曾任唐代太仆令，又称"王太仆"。著有《重广补注黄帝内经素问》。

② 用尔：原脱，据《素问·至真要大论》王冰注补。

脾，脾气散精，上归于肺，通调水道，下输膀胱。凡渗药皆上行而后下降。且能明目退翳，即退翳之效。逐鬼杀魅，即安魂魄之效。谓是水去热除安镇之意。但此性属消磨，则于真气无补；气属渗利，则于本源有耗。此惟水盛火衰者，用之得宜。若使火盛水涸，用之不能无虑。血瘀而小便不利者宜用，血少而小便利者，反致燥急之苦。

松脂入土，年久结成，或枫脂结成，以摩热拾芥者真。市人多煮鸡子及青鱼胆伪之，摩热亦能拾芥，宜辨。芥即禾草。用柏子仁末，入瓦锅同煮半日，捣末用。

猪苓 二四二 寓木

［批］除膀胱血分湿热。

猪苓专入膀胱、肾。甘淡微苦，性平无毒。得枫根之余气以成，形如猪屎，故以猪名。凡四苓、五苓等方，并皆用此。仲景用茯苓、泽泻、白术与桂，名五苓散，为治水之总剂。方中用以肉桂，盖以膀胱津液，赖气以化，则能以出，用肉桂辛热，所以化其气也。除桂名四苓散。李东垣曰：无恶寒症，不可用桂。周扬俊[①]曰：五苓为渴而小便不利者设。若不渴，则茯苓、甘草足矣。若但渴，则四苓足矣。性虽有类泽泻，同入膀胱、肾经，解热除湿，行窍利水。然水消则脾必燥，水尽则气必走。泽泻虽同利水，性亦类燥，然咸性居多，尚有润存；泽虽治火，性亦损气，然润能滋阴，尚有补在。故猪必合泽泻以同用，则润燥适均，而无偏陂[②]之患矣。至于茯苓，虽属渗剂，有湿自可以去，然茯则入气而上行，此则入血而下降。且与泽泻利水消肿、治疟止痢等药，审属暑邪湿热内闭，无不借此以为宣导之需。疟多由暑，暑必成疟。

---

① 周扬俊：字禹载，清初江苏吴县（今属江苏省苏州市）人。撰有《温热暑疫全书》四卷、《伤寒论三注》十六卷、《金匮玉函经二注》二十二卷等。

② 陂（bì）：偏颇。

\本草求真

古人已云：清利小便，无若此快。以故滋阴药中，止有泽泻，而不用及猪苓，正谓此耳。故六味丸有泽泻，无猪苓。但此专司引水，津液易耗，久服多致损目。凡服利水药而明目者，因除浊气湿热而成明也；用利水药而失明者，因其走泄真气也。

白而实者良。去皮用。

赤小豆 二四三 菽豆

［批］利小肠湿热。

赤小豆专入心、小肠。甘酸色赤，心之谷也。其性下行入阴，通小肠而利有形之病，故与桑白皮同为利水除湿之剂。《十剂》曰：燥可去湿，桑白皮、赤小豆之属是也。是以水气内停，而见溺闭腹肿，手足挛痹，痈肿疮疽，非此莫治。朱氏《集验方》云：宋仁宗在东宫时患痄腮，命道士赞宁治之，取小豆七七粒为末，敷之而愈。中贵人任承亮后患恶疮近死，尚书郎傅永授以药，立愈。叩其方，赤小豆也。予苦胁疽，既至五脏，医以药治之，甚验。承亮曰：得非赤小豆耶？医谢曰：某用此活三十口，愿勿复言。有僧发背如烂瓜，邻家乳婢用此治之如神。但其性最黏，敷毒，干则难揭，入苎根末，即不黏，此法尤佳。且能止湿解酒，通胎下乳。陈自明：予妇食素，产后七日乳脉不行，服药无效，偶得赤小豆一升，煮粥食之，当夜遂行。至《十剂》取此为燥，亦以水行而燥自生之意，并非因其药性本燥而言也。故书又戒多服则令人津液枯槁而燥。

取紧小而赤黯色者良。若半黑半红，为相思子，非赤小豆也。

滑石 二四四 石

［批］降上、中、下湿热。

滑石专入膀胱。何以滑名？因其性滑而名之也。滑石味甘气寒，色白，服则能以清热降火，通窍利便，生津止渴，为足太阳膀胱经药。故凡中暑积热，呕吐烦渴，黄水疸肿，脚气淋闭，水热泻利，吐血衄血诸症，肿毒乳汁不通，胎产难下，服此皆能荡热除湿，通汁滑胎。同甘草，为六一散。然其开窍利湿，不独尽由小便而下。盖能上开腠理而发表，腠理为肺所主。是除上中之湿热；下利便溺而行，是除中下之湿热。热去则三焦宁而表里安，湿去则阑门通而阴阳利矣。河间益元散六一散或加辰砂。用此通治上下表里诸病，其意在此。滑石既属渗利，如何又言止渴？因其湿热既渗，则脾胃中和，而渴自止耳。故书又载能理脾胃，义亦由此。

白而润者良。石韦为使，宜甘草。汪昂云：凡走泄之剂，宜用甘草以佐。

石燕　二四五　石

［批］除湿解热，开翳。

石燕专入脾、胃、肝、小肠。味甘气寒。出于祁阳西北江畔滩上。其形似蚶，而小与坚不同。功专利窍除湿解热。故凡目翳不开，热淋不利，妇人难产等症，治当用此，无有不效。必审诸病果因湿热而成方用。但书所云难产，令妇两手各执一枚，其胎即下，合之于理，似属诳妄，未可尽信。

磨汁服。书言因雷雨自石穴中出，随雨飞堕者非。

刺猬皮　二四六　兽

［批］祛肠胃湿热血瘀。

刺猬皮专入肠、胃。其皮如刺，因以刺名；其兽属胃而入胃，因以猬号。宗奭曰：猬皮治胃逆，开胃气有功。其字从虫、从胃，深有理焉。何书载治五痔阴蚀，以其湿热下注？得此味辛入肠，金属大肠，故能以破其血耳。何书又载能治噎膈反胃？《普济》治反胃，用猬皮烧灰酒服，或煮汁，或五味淹炙食。以猬属兽，兼味辛苦，故能散邪泄热，使其胃气调和而不上逆故耳。

但食肉切宜除骨。[批]刺猬骨。若误食，则令人瘦劣，节节渐小也。

似鼠而圆，火褐色，攒毛，外刺如栗房。煅黑存性用。

泻　水

泻水者，因其水势急迫，有非甘淡所可渗，苦寒所可泻，正如洪水横逆，迅利莫御，必得极辛、极苦、极咸、极寒、极阴之品，以为决渎，则水始平。此泻水之说所由起也。然水在人脏腑，本自有分，即人用药以治水势之急，亦自有别。如大戟、芫花、荛花、甘遂，同为治水之药矣。然大戟则泻脏腑水湿，芫花则通里外水道，荛花则泻里外水湿，甘遂则泻经隧水湿也。葶苈、白前，同为入肺治水剂矣。然葶苈则合肺中水气以为治，白前则搜肺中风水以为治也。商陆入脾行水，功用不减大戟，故仲景牡蛎泽泻汤用之。海藻、海带、昆布气味相同，力专泄热散结软坚，故瘰疬瘕疝，隧道闭塞，其必用之。蝼蛄性急而奇，故能消水拔毒。田螺性禀至阴，故能利水以消胀。续随子有下气之速，凡积聚胀满诸滞，服之立皆有效。紫贝有利水道通瘀之能，故于水肿蛊毒目翳，用之自属有功。至于瞿麦泻心，石韦清肺，虽非利水最峻，然体虚气弱，用亦增害，未可视为利水浅剂，而不审实以为用也。

大戟 二四七 毒草

［批］大泻脏腑水湿。

大戟专入肺、肾，旁行经络。气味苦寒，性禀纯阳，峻利居首，上泻肺气，下泄肾水，兼因味辛，旁行经脉，无处不到，浸水色绿，又入肝、胆，故书皆载能治十二水毒，蛊结腹满急痛等症。好古曰：大戟与甘遂同为泄水之药。湿胜者，苦燥除之也。李时珍云：凡痰涎为物，随气升降，无处不到，入于心则迷窍而癫痫；入于肺则窍塞而成咳唾稠黏，喘急背冷；入于肝则留伏蓄聚，而成胁痛干呕，寒热往来；入于经络则麻痹疼痛；入于筋骨则颈项胸背，腰胁手足牵引隐痛。《三因》并以控涎丹主之。盖有大戟能泄脏腑之水湿；甘遂能行经隧之水湿；白芥子能散皮里膜外之痰气。要必实症、实热、实脉，方可以用，非实莫用。否则泻肺伤肾，害人不浅。李时珍曰：愚按：百祥惟用大戟一味。百祥独泻腑，正实则泻其子也。肾邪实而泻其肝也。洁古老人治痘变黑归肾症，用宣风散代百祥膏，亦是泻子之意。盖毒胜火炽则水益涸，风挟火势则土受亏，故津血内竭，不能化脓，而成青黑干陷之症，泻其风火之毒，所以救肾扶脾也。若中其毒者，惟菖蒲可解。

杭产色紫者良，北产色白者不堪入药。水浆煮，去骨用。得大枣则不损脾。畏菖蒲。反甘草。

苗名泽漆，亦行水道，主治略同。

芫花 二四八 毒草

［批］大通里外水道。

芫花专入脾、肺、肾。味辛而苦，气温有毒，亦反甘草。主治颇与大戟、甘遂，皆能达水饮窠囊隐僻之处。然此味苦而辛，苦则内泄，辛则外搜。故凡水饮痰癖，皮肤胀满，喘急痛引胸胁，咳嗽胀疟，里外水闭，危迫殆甚者，用此毒性至紧，无不立应。饮有痰饮、悬饮、溢饮、支饮、伏饮之异。李时珍云：夫饮有五，皆由内啜水浆，外受湿气，郁蓄而为留饮。流于胸则为支饮，令人喘咳寒热，吐沫背寒；流于肺则为悬饮，令人咳唾，痛引缺盆两胁；流于心下则为伏饮，令人胸满呕吐，寒热眩晕；流于肠胃则为痰饮，令人腹鸣吐水，胸胁支满，或作泄泻，忽肥忽瘦；流于经络则为溢饮，令人沉重注痛，或作水气跗肿。又水有风水、皮水、正水、黄汗之别。如水积胞中，坚满如石，则为石水；汗如柏汁炙黄，名曰黄汗，久而不愈，则为痈脓。又水在肺则咳，在胃则呕，在头则眩，在心则悸，在背则冷，在胁则胀。不似甘遂苦寒，止泄经隧水湿；大戟苦寒，止泄脏腑水湿。芫花与此气味虽属相同，而性较此多寒之有异耳。此虽取效甚捷，误用多致夭折，不可不慎。

根 ［批］芫花根。名蜀桑，止可敷疮毒鱼，及捣汁浸线，系落痔疮。他不宜用。

叶 ［批］芫花叶。似柳，花紫碧色，叶生花落。陈久者良。

醋煮过，水浸曝用。反甘草。

叶可擦肤赤肿作伤。

莞花　二四九　毒草

［批］大泻里结水湿。

莞花专入肠、胃。虽与芫花形色相同，而究绝不相似。盖芫花叶尖如柳，花紫似荆；莞花苗茎无刺，花细色黄。至其性味，芫花辛苦而温，此则辛苦而寒。若论主治，则芫花辛温，多有达表行水之力；此则气寒，多有入里走泄之效，故书载能治利。宗奭曰：张仲景《伤寒论》以莞花治利者，取其行水也。水去则利止，其意如此。今用之当斟酌，不可过使，恐不及也，须有是症乃用之。然要皆属破结逐水之品，未可分途而别视也。但药肆混收，亦可见效，以其主治差同故耳。

甘遂 二五〇 毒草

［批］大泻经隧水湿。

甘遂专入脾、胃、肺、肾、膀胱。皮赤肉白，味苦气寒，有毒。其性纯阴。故书皆载能于肾经，及或隧道水气所结之处奔涌直决，使之尽从谷道而出，为下水湿第一要药。元素曰：水结胸中，非此不能除，故仲景大陷胸汤用之。但有毒，不可轻用。喻嘉言曰：胃为水谷之海，五脏六腑之源。脾不散胃之水精于肺，而病于中；肺不能通胃之水道于膀胱，而病于上；肾不能司胃之关，时其蓄泄，而病于下。以致积水浸淫，无所底止。水肿有风水、皮水、正水、石水、黄汗五种。水郁于心，则心烦气短，卧不克安；水郁于肺，则虚满喘咳；水郁于肝，则胁下痞满，痛引少腹；水郁于脾，则四肢烦悗①，体重不能衣；水郁于肾，则腹痛引背央央，腰髀痛楚。水肿与气肿不同。水肿其色明润，其皮光薄，其肿不速，每自下而上，按肉如泥，肿有分界；气则色苍黄，其皮不薄，其肿暴起，肿无分界，其胀或连胸胁，其痛或及脏腑，或倏如浮肿，或肿自上及下，或通身尽肿，按则随起。但仲景所论水肿，多以外邪为主，而内伤兼及。究之水为至阴，其本在肾，肾气既虚，则水无所主而妄行，使不温肾补脾，但以行气利水，终非引水归肾之理。犹之土在雨中则为泥，必得和风暖日，则湿气转为阳和，自得万物消长矣。故凡因实邪，元气壮实，必壮实方可用以甘遂。而致隧道阻塞，见为水肿蛊胀，疝瘕腹痛，无不仗此迅利以为开决水道之首，如仲景大陷胸汤之类。然非症属有余，只因中气衰弱，小便不通，水液妄行，脾莫能制，误用泄之之品益虚其虚，水虽暂去，

---

① 悗：原作"悦"，据《灵枢·胀论》改。

大命必随。甘草书言与此相反，何以二物同用而功偏见？亦以甘行而下益急。又按：刘河间云：凡水肿服药未全消者，以甘遂末涂腹绕脐令满，内服甘草水，其肿便去。二物相反，而感应如此。非深于斯道者，未易语此。

皮赤肉白，根作连珠重实者良。面裹，煨熟用。用甘草、荠苨汁浸三日，其水如墨，以清为度，再面裹煨。瓜蒂为使。恶远志。

商陆 二五一 毒草

[批]大通水道，下行。

商陆专入脾。辛酸苦寒有毒，功专入脾行水。其性下行最峻，有排山倒海之势，功与大戟、芫花、甘遂相同。故凡水肿水胀，疝瘕痈肿，喉痹不通，湿热蛊毒恶疮等症，服此即能见效。喻嘉言曰：从来肿胀，遍身头面俱肿者，尚易治，若只单腹胀，则难治。遍身俱肿胀者，五脏六腑各有见症，故泻肝，泻脾，泻膀胱、大小肠，间有取效之时。单单腹胀久窒，而清者不升，浊者不降，互相结聚，牢不可破，实因脾胃之衰微所致，而泻脾之药安敢用乎？明乎此，则有培养一法，补元气是也；则有招纳一法，宣布五阳是也；则有解散一法，开鬼门、洁净府是也。凡肿伤脾，则脐必突；伤肾，则足底必平；伤肺，则背肩耸；伤肝，则唇黑皮肿；伤心，则缺盆必平，及咳嗽失音。凡肿先起于腹，后散四肢者，可治；先起四肢，后归于腹者，必死。如仲景牡蛎泽泻散之用商陆，以治大病后腰以下肿，用此急迫以散之也。若脾虚水肿，因服轻剂未愈，遂用苦劣有毒纯阴之药迅迫，效虽稍见，未几即发，决不可救。

取花白者良，赤者[批]赤商陆。只堪贴脐。入麝三分捣贴，小便利则肿消。嘉谟曰：古赞云：其味酸辛，其形类人，疗水贴肿，其效如神。斯言尽之矣。

黑豆汤浸蒸用。得蒜良。

海藻 二五二 水草

[批] 泄热散结软坚。

海藻_{专入肾}。书载性反甘草，能治项颈一切瘰疬、瘿瘤、疝瘕，_{腹痛曰疝，丸痛曰癀}。及痰饮，脚气、水肿等症。其故奚似？盖缘苦能泄结，寒能除热，咸能软坚。海藻气味俱备，与甘草本属不合。凡其水因热成，而致隧道闭塞，小便不通，硬结不解者，用此坚软结泄，邪退热解，使热尽从小便而出，而病自无不愈也。_{丹溪治瘿气初起，用海藻一两，黄连二两，为末，时时舐咽，先断一切厚味}。至有病非实结，最不宜用。非独海藻为然，即凡海中诸药，无不如是。海带有似海藻而粗，柔韧①而长，主治无异。昆布亦同海藻、海带，俱性带滑且雄。凡瘿坚如石者，非此不除。且其下气最速，久服多令人瘦。至云海岛人常食，以其水土不同故耳。

皆反甘草。略洗去咸水用。_{偏有同甘草以治瘰疬，盖激之以溃其坚耳}。

葶苈 二五三 隰草

[批] 泻肺中水气。

葶苈_{专入肺，兼入胃}。辛苦大寒。性急不减硝、黄。大泻肺中水气，膹急下行膀胱。故凡积聚癥结，伏留热气，水肿痰壅，嗽喘经闭，便塞至极等症，_{诸症皆就水气停肺而言}。无不当用此调。昔本草《十剂篇》云：泄可去闭，葶苈大黄之属。但大黄则泻脾胃阴分血闭；葶苈则泻肺经阳分气闭。葶苈有苦有甜，甜者性缓，虽

---

① 韧：原作"勒"，据《本草纲目》卷十九"海带"条改。

泻而不伤；苦者性急，既泻肺，而复伤胃，故必用以大枣补土以制水。但水去则止，不可过剂。观《金匮》所云用葶苈以治头疮，药气入脑杀人，其意大可知矣。

子如黍米微长，色黄。糯米微炒用，得酒良。榆皮为使。榆皮性亦利水。

白前 二五四 山草

[批] 搜肺中风水。

白前专入肺。甘辛微温，为降气祛风除痰要药。缘人气实则痰壅，痰壅则风作，风与痰气胶固，则肺因尔不宁，而有喘嗽喘促体肿之病矣。非不用此以泄肺中实痰风邪，则气曷降，而嗽曷止。是以《金匮》用以治咳嗽脉沉，《深师》白前汤用此以治久咳上气，《深师方》：体肿短气胀满，昼夜倚壁不得卧，常作水鸡声者，白前汤主之。白前二两，紫菀、半夏各三两，大戟七合，煮取温服。禁食羊肉、饧糖。皆取降肺除痰之意。非若白薇气味咸寒，专泄肺胃燥热，细辛辛热，专发肾中寒邪也。此惟实者用之，虚者不宜用耳。

似牛膝粗长坚直易断者良。若短小柔软能弯者，是白薇。去头须，甘草水浸一昼夜，焙用。忌羊肉。白前出近道[①]，多有形色相同，须以此辨之。

续随子 二五五 毒草

[批] 大泻胸中湿滞。

续随子专入胃。即俗所名千金子者是也。味辛气温，有毒。诸

---

① 道：原作"前"，据《本草纲目》卷十三"白前"条改。

书皆载下气最速。时珍曰：续随与大戟、泽漆、甘遂茎叶相似，其功长于利水，惟在用之得法，亦皆要药也。凡积聚胀满，痰饮诸滞等症，服之最宜，以其以毒攻毒故也。气味形质功用，颇有类于大戟、泽漆、甘遂，故书亦载此属克伐之味。若脾胃虚寒泄泻，服之必死。黑子疣赘，用此捣烂，时涂之，自落。或以煮线系瘤，时时扎之，渐脱去。取色白，压去油用。

瞿麦 二五六 隰草

[批]大泻心热，利水。

瞿麦专入心，兼入小肠。味苦性寒，功专泻心利水。故书载利小便，决肿痛，去癃闭，拔肉刺，下胎产，除目翳。然其气禀纯阳，必其小肠气厚，服此疏泄之味，病始克除。淋症有虚有实。如淋果属热致，其茎痛不可忍，手按热如火烁，血出鲜红不黯，淋出如沙如石，脐下妨闷，烦燥热渴，六脉沉数有力，洵为属热。如其茎中不痛，痛喜手按，或于溺后才痛，稍久则止，或登厕小便涩痛，大便牵痛，面色萎黄，饮食少思，语言懒怯，六脉虚浮无力，是为属虚。若使小肠素虚，纵云心属有热，不惟其热不除，则虚而益虚，必致变生他症矣。妊娠产后小便不利，及脾虚水肿，均并禁焉。恶螵蛸。

石韦 二五七 石草

[批]清肺热以利水。

石韦专入肺。苦甘微寒，功专清肺行水。凡水道不行，化源不清，以致水道益闭。化源不清，则水道自闭。石韦蔓延石上，生叶如皮，味苦气寒。苦则气行而金肃，寒则热除而水利。是以劳力伤津，伏有热邪，而见小便不通，及患背发等症，治当用此调治。

俾肺肃而水通，亦淋除而毒去矣。

去梗及黄毛，微炙用。

生于瓦上，名瓦韦，亦治淋。

紫贝　二五八　蚌蛤

[批]利水通道，逐蛊下血。

紫贝专入脾、肝。即贝子之色赤者也。味咸气平。其物出于云南。白入气，紫入血。紫斑而骨白。功专利水通道，逐蛊下血。凡人症患脚气，小儿斑疹目翳，五癃水肿，蛊毒鬼蛀，用此的能解除。盖因咸有软坚之力，脚症湿热，用此得以透骨逐邪，贝骨坚硬，故能透骨。和以诸药，使其蒸蒸作汗，次第而解也。目翳用此粉点，亦以能除湿热而使血得上营。但与贝子相类甚多，如砑嬴之类皆能相混，分别用之。颂曰：贝类极多，古人以为宝货，而紫贝尤贵。后世不用贝钱，而药中亦希使之。

背上深紫有黑点者良。生研细末用。

田螺　二五九　蚌蛤

[批]清热利水。

田螺专入膀胱、肠、胃。味甘大寒。产于水田，性禀至阴，故能引热下行。凡人目患赤痛，只取田螺，以珍珠末、黄连末纳入良久，取汁点目神效，以寒能除热也。且治噤口痢疾，用活大田螺二枚捣烂，入麝香三分，作饼烘热，贴脐间半日，热气下行，即思食矣。至治熊彦诚。小便腹胀如鼓，只取田螺一枚，盐匙，连壳捣碎，敷脐下一寸三分，即通。并能止渴醒酒，以除余热。此虽止属外治，亦见其性引下行之力耳。

蝼蛄 二六〇 化生

[批] 攻拔水气痈肿。

蝼蛄专入肠、胃。气味寒咸，穴土而居。性甚奇特。书言将此分为上下左右四截，若以上截治肿，则肿即见上消；下截治肿，则肿即见下消；左截治肿，则肿即见左消；右截治肿，则肿即见右消。又载自腰以上以治，则能拔水上行而使二便皆涩；自腰以下以治，则能使便立下。弘景曰：自腰以前甚涩，能止大小便；自腰以后甚利，能下大小便。妇人难产，亦可照此以治，而产即解；痈肿瘰疬肉刺，若生捣汁以涂，则刺与肿皆治；骨鲠入喉不下，末吹即能见愈。外此，箭簇入肉，用此涂贴患处，则箭即克见拔。又牙齿疼痛，用土狗一个，旧糟裹定，温纸包煨焦，去糟，研末敷之立止。究其治效，总因性善攻穴，其性急迫，故能如此取效也。颂曰：今方家治石淋导水，用蝼蛄七个，盐二两，新瓦上铺盖，焙干研末，每酒服一钱即愈也。味咸气寒，俗名土狗。凡用此药，宜审其体实方可劫取。若使体虚气薄，但见书载治功，任意妄施，其不伤人性命者鲜矣。朱震亨曰：蝼蛄治水甚效，但其性急，虚人戒之。此与蓖麻子等药同为一类，用时须当细审。

取雄，或云：用火烧地赤，置蝼于上，任其跳死，覆者雄，仰者雌也。去翅足炒用。

降 痰

痰之见病甚多，痰之立治不少。如痰之在于经者宜散宜升；痰之在于上者宜涌宜吐；痰之在中在膈，不能以散、不能以吐者，宜降宜下。此降之法所由起也。第降有在于肺以为治者，如瓜蒌、贝母、生白果、杏仁、土贝母、诃子之属是也；有在胸膈以为治者，如硼砂、礞石、儿茶之属是也；有在心肝以为治者，如牛黄之属是也；有在肝胆以为治者，如前①胡、鹤虱之属是也；有在皮里膜外以为治者，如竹沥之属是也；有在脾以为治者，如密陀僧、白矾之属是也；有在肾以为治者，如沉香、海石之属是也。但贝母则合心肝以为治，射干则合心脾以为理，皆属清火清热，降气下行。惟白矾则收逐热涎，或从上涌，或自下泄，各随其便。至于痰非热成，宜温宜燥，宜收宜引，则又在人随症活泼，毋自拘也。

瓜蒌仁 二六一 蔓草

[批] 入肺除痰，清火降气。

瓜蒌仁专入肺，兼入脾、胃。气味甘寒。成无己乃谓味苦，其说甚非。功专降火下气坠痰。缘肺受火逼，则水必停而痰生，痰生则肺失养而气壅，故有喘急胸满、咳嗽咽闭口渴之病矣。瓜蒌性寒味甘，能除上焦伤寒，胸膈郁结痰气，使之入肠胃而下降。震亨曰：栝楼实治胸痹者，以其味甘性润，甘能补肺，润能降气。胸中有痰者，乃肺受火逼，失其降下之令，今得甘缓润下之助，则痰自降，宜其为治嗽之要药也。且又能洗涤胸膈中垢腻郁热，为治消渴之神药。故仲景小陷胸汤，用此以治邪结在胸；又以小柴胡汤，用此易半夏，以治少阳症见口渴等症。然大要取其有清降之力，故能使之下行也。若谓此能补气，正未必然。虚寒泻利者忌。热利最宜，取其以寒降火。

实圆长如熟柿，子扁多脂。去油用。枸杞为使。畏牛膝、干漆。恶干姜。反乌头。

---

① 前：原作"全"，据文义并参照本书"前胡"条改。

天花粉 二六二 蔓草

[批] 入肺除痰，消火止渴。

天花粉_{专入肺}。即栝楼根也。味酸而甘、微苦，微寒，亦同瓜蒌能降膈上热痰。兼因味酸，又能生津止渴。故凡口燥唇干，肿毒痈乳痔漏，时热狂燥便数等症，服之立能解除。_{时珍曰：栝楼味甘微苦酸，其茎叶味酸，酸能生津，感召之理，故能止渴润枯，微苦降火，甘不伤胃，昔人言其苦寒，似未深察。}但此较之瓜蒌，其性稍平，不似蒌性急迫，而有推墙倒壁之功也。至《经》有言安中绝续，似非正说，不过云其热除自安之意。痰色清稀者忌服。澄粉食，大宜水衰有热人。

畏、恶、反同瓜蒌。

贝母 二六三 山草

[批] 清肺心痰热。

贝母_{专入肺，兼入心}。辛苦微寒。世多用为治痰之药，殊不知痰有因燥、因湿之不同。_{痰有风痰、寒痰、湿痰、火痰、燥痰、虚痰、热痰之别，须在临症细分。}如果肺因火刑①，水饮不化，郁而为痰，此痰因于燥者也；脾胃虚寒，水饮停积，窒而不通，此痰因于湿者也。因以燥者，非用苦以泻火，辛以散郁，寒以折热莫治；因以湿者，非用辛以散寒，湿以燥湿莫投。贝母味苦而辛，其性微寒，止于心肺燥郁，痰食壅盛，及虚劳烦热，肺痿肺痈，喉痹，咯血吐血，_{火刑于肺。}目眩，淋沥，_{火移小肠。}瘿瘤，乳闭，难产，恶疮不敛等

---

① 刑：原作"形"，据锦章本改。

症服之，卒能有效。承曰：贝母能散心胸郁之气，故《诗》云言采其菡①是也。作诗者本以不得志而言，今用治心中不快，多愁郁者殊有功，信矣。又庸人记其事云：江左尝有商人左膊有疮如人面，亦无他苦。商人戏以酒滴口中，其面赤色，以物食之，亦能食，多则肉内胀起，或不食，则一臂痹焉。有名医教其历试诸药，金、石、草、木之类，悉无所苦，至贝母乃聚眉闭目。商人喜，乃以小苇筒毁其口灌之，数日遂愈。然不知其何疾也。**若使因于脾虚而见咳嗽不宁，混以贝母妄代，其失远矣。盖一宜半夏，一宜贝母。况半夏兼治脾肺，贝母独清肺金；半夏用其辛，贝母用其苦；半夏用其温，贝母用其凉；半夏性速，贝母性缓；半夏散寒，贝母清热。气味阴阳，大有不同。**汪昂云：故凡风、寒、湿、食诸痰，贝母非所宜也。**彼此误投，为害不浅。**

大者为土贝母，大苦大寒，如浙江贝母之类。清解之功居多。
[批]土贝母。小者川贝母，味甘微寒，滋润胜于清解，不可不辨。

川产开瓣者良，独瓣不堪入药。去心，米拌炒用。厚朴、白薇为使。畏秦艽。反乌头。

竹沥 二六四 苞木

[批]清皮里膜外燥痰。

竹沥专入经络皮里膜外。甘寒而滑。治专消风降火，润燥行痰，养血益阴。凡小儿天吊惊痫，阴虚发热口噤，胎产血晕，痰在经络四肢皮里膜外者，服之立能见效。盖沥之出于竹，由血之出于人也。极能补阴，长于清火，补阴亦由火清而致。性滑流利，走窍逐痰，故为中风要药。以中风莫不由于阴虚火旺，煎熬津液成痰，壅塞气道，不得升降，服此流利经络，使痰热去，气道通，而外

---

① 菡（méng）：即贝母。

症愈矣。故火燥热者宜之。时珍曰：竹沥性寒而滑，大抵因火烁热而有痰者宜之。苦寒湿，胃虚肠滑之人服之，则反伤肠胃。笋［批］竹笋。性滑利，多食泻人。僧家谓之刮肠篦，即此义。朱氏谓大寒，言其功不言其气，殊悖于理，谓大寒为气，何害于功。若脾胃肠滑，寒痰湿痰，食积生痰，不可用也。

荆沥性味相近，但气寒多用荆，气虚热多用竹。丹溪止言虚痰用竹，似欠分明。

姜汁为使。姜公服竹沥饵桂，得长生。盖竹沥性寒，以桂济之，亦与用姜汁佐竹沥之意相同。但竹类甚多，惟取竹肉薄节用。机曰：将竹截作二尺长，劈开，以砖两片对立，架竹于上，以火炙出其沥，以盘承取。

笋尖发痘疮。

白果 二六五 山果

［批］生用涤痰除垢，熟则胀闷欲绝。

白果专入肺。虽属一物，而生熟攸分，不可不辨。如生食则能降痰解酒，消毒杀虫，以浆涂鼻面手足，则去皵疱皯黯油腻，及同汞浣衣，则死虫虱。其花夜开，人不得见，性阴，有小毒，故能消毒杀虫。何其力锐气胜，而能使痰与垢之悉除也。至其熟用，则竟不相同。如稍食则可，再食则令人气壅，多食则即令人胪胀[1]昏闷，昔已有服此过多而竟胀闷欲死者。食千枚者死。然究其实，则生苦未经火革，而性得肆其才而不窒；熟则经火煅制，而气因尔不伸。要皆各有至理，并非空为妄谈已也。《本草汇》[2]曰：白术、熟地、熟杏、大面，皆属闭气之品。

---

① 胪胀：即腹胀。《广韵·九鱼》："腹前曰胪。"

② 《本草汇》：本草著作。清·郭佩兰撰，十八卷。本书内容主要参考《本草纲目》《神农本草经疏》等书编成。

礞石 二六六 石

［批］除肝膈上热痰。

礞石专入肝。禀石中刚猛之性，沉坠下降，味辛而咸，色青气平。功专入肝平木下气，为治惊利痰要药。喻嘉言曰：惊风二字，乃古人妄凿空谈。不知小儿初生，以及童幼，肌肉筋骨，脏腑血脉，俱未克长，阳则有余，阴则不足，故易于生热，热甚则生风生惊，亦所恒有。后人不解，遂以为奇特之病。且谓此病有八候。以其摇头手动也，而立抽掣之名；以其卒口噤、脚挛急也，而立目斜乱搐搦之名；以其脊强背反也，而立角弓反张之名。相传既久，不知妄造，遇此等症，无不以为奇特，而不知小儿腠理不密，易于感冒风寒，病则筋脉牵强，因筋脉牵强生出抽掣搐搦，角弓反张，种种不通名色，而用金石等药镇坠外邪，深入脏腑，千中千死，间有体坚症轻得愈者，又诧为再造奇功。遂致各守专门，虽日杀数儿，而不知其罪矣。**盖风木太过，脾土受制，气不运化，积气生痰，壅塞膈上，变生风热，治宜用此重坠下泄，则风木气平，而痰积自除。今人以王隐君滚痰丸内用礞石，通治诸般痰怪症，殊为未是。**滚痰丸：礞石、焰硝各二两，煅研水飞净一两，大黄酒蒸八两，黄芩酒洗八两，沉香五钱，为末水丸。**不知痰因热盛，风木挟热而脾不运，故尔痰积如胶如漆，用此诚为合剂。如其脾胃虚弱，食少便溏，服此泄利不止。小儿服之，多成慢症，以致束手待毙。可不慎欤！**

硝煅水飞研用。

白矾 二六七 石

［批］逐热痰下泄上涌。

白矾专入脾。气味酸寒，则其清热收热可知。何书又言燥痰，若于寒字相悖；书言能治风痰，若于收字、涩字相殊。不知书之所云能燥痰者，非其气味温热，而可以燥而即化，实以收其燥湿初起，使之下坠，不使留滞而不解也。泄即是收。且其酸而兼咸，则收涩之中，尚有追涎逐降之力，非即不燥之燥乎？所谓能治风痰者，其酸苦涌泄，兼因风邪初客，合以皂荚等味研服，则能使之上涌，岂其风热历久，深入不解，而即可以上涌乎？是以风痰泄痢崩带，用此以收即愈；收。诸血脱肛阴挺，肝火。崩带风眼，痰饮疮疡，用此以涩即效；涩。喉痹痈疽，蛇伤蛊毒，用此酸寒以解即除。酸。治虽有四，然总取其酸涩寒咸为功，以为逐热去涎之味。但暂用则可，久服则于精血有损。宗奭曰：损心肺，却水故也。水化书纸上，干则水不能濡，故知其性却水。李迅《痈疽方》云：凡人病痈疽发背，不问老少，皆宜服黄矾丸，服至一两以上，无不作效，最止疼痛，不动脏腑，活人不可胜数。用明亮白矾一两，生研，以好黄蜡七钱熔化，和丸梧子大，每服十丸，渐加至二十丸，热水送下。如未破则内消，已破即便合。如服金石发疽，以白矾末酒服即效。古言服损心肺伤骨，义根于是，岂正本求源之治欤？

取洁白光莹者佳。火煅用。以火煅地，洒水于上，布地，以盘覆之，四面灰拥，一日夜矾飞盘上，扫收之，为矾精。未尽者，更如前法。再以陈苦酒化之，名矾华。七日可用，百日更佳。甘草为使。畏麻黄。恶牡蛎。

蓬砂 二六八 石

[批] 治胸膈热痰。

蓬砂专入肝。又名硼砂。辛甘微咸，气凉，色白质轻。功专入上除热，故云能除胸膈热痰也。是以痰嗽喉痹，噎膈积聚，骨鲠结核，眼目翳障，口齿诸病，凡在胸膈以上者，无不可以投治。颂曰：今医家用硼砂治咽喉，最为要功。宗奭曰：含化咽津，治喉中肿痛，膈上痰热，初觉便治，不能成喉痹。时珍曰：硼砂味甘微咸而气凉，色白而质轻，故能去胸膈上焦之热。《素问》云热淫于内，治以咸寒，以甘缓之是也。其性能柔五金而去垢腻，故治噎膈积聚，骨鲠结核，恶肉阴癀用之者，取其柔物也；治痰热眼目瘴翳用之者，取其去垢也。况性能消金，岂有垢腻块积而不可以消导乎？第当审实而治，勿轻投也。

出西番者白如明矾，出南番者黄如桃胶。甘草汤煮化，微火炒松用。

牛黄 二六九 畜

[批] 清心肝热痰。

牛黄专入心、肝。味苦性凉。古人用此解心经热邪，及平肝木，通窍利痰定惊，及痰涎上壅，中风不语等证。中风须辨真伪，真则外有表症可察；伪则内有虚症可寻。真则表症见而神志无恙；伪则表症既无而精气全失。真则本气或亏，本血或损，加以外邪内袭而成偏废；伪则真阴既槁，真阳既耗，迫将将绝不固而见厥仆。真则新邪复唤旧邪，而致新旧交感；伪则里虚既甚，而更增虚益危。真则面赤唇焦，牙关紧闭，上视强直，掉眩烦渴；伪则面青或白与黑，痰喘昏乱，眩晕多汗，甚则手足厥逆，脱证全具。真则阳浮而数，阴濡而弱，及或浮滑沉滑，微虚微数；伪则两尺沉滑，微细虚散欲绝，及或寸关搏指，弦滑洪数。又中风开口则心绝，手撒则脾绝，眼合则肝绝，遗尿则肾绝，气喘面黑鼻煤则肺绝。用药始宜辛热以祛外邪，继宜辛润、甘润以固血脉。缘牛有黄，牛之病也。牛黄在于心、肝、胆之间，凝结成黄，故还以治心、肝、胆之病。取其长于清心化热，故尔用此以除惊痰之根耳。至于中风不语，必其邪已入脏，九窍多滞，唇缓便闭，舌短耳聋，鼻塞目瞀。方可投服。若使中腑而见四肢不着，中经而见口眼㖞斜，不为开痰顺气，养血活血，便用此药投治，引邪深入，如油入面，莫之能出。小儿纯阳，病多胎热痰热，属于心肝二经之病，命在须臾者，用此多有回生之力。儿初生未食乳，用三五厘，合黄连、甘草末，蜜调呷之最佳。惟脾胃虚寒者，其切忌之。

取磨指甲者真。

牛有黄，必多吼唤，以盆水承之，伺其吐出，喝迫即堕水，名生黄，如鸡子黄大，重叠可揭。杀死自角中得者，名角黄；心中得者，名心黄；肝胆中得者，名肝胆黄，成粒。须防骆驼黄以乱。

得牡丹、菖蒲良。人参为使。恶龙骨、龙胆、地黄、常山。

卷六

泻 热

《内经》帝曰：人伤于寒而传为热，何也？岐伯曰：寒气外凝内郁之理。腠理坚致，玄府闭密，则气不宣通，湿气内结，中外相薄，寒盛热生。观此则知热之由作，悉皆外邪内入而热，是即本身元阳为邪所遏，一步一步而不得泄，故尔变而为热耳。然不乘势以除，则热更有进而相争之势。所以古人有用三黄石膏，及或大小承气，无非使其热泻之谓。余按：热病用泻，考之方书，其药甚众。然大要在肺则止用以黄芩、知母；在胃则止用以石膏、大黄、朴硝；在心则止用以黄连、山栀、连翘、木通；在肝则止用以青黛、龙胆；在肾则止用以童便、青盐；在脾则止用以石斛、白芍。此为诸脏泻热首剂。至于在肺，又有他剂以泻。盖以热邪初成未盛，则或用以百合、百部、马兜铃；毒气兼见，则或用以金银花、牛蒡子；久嗽肺痿，则或用以沙参；脚气兼见，则或用以薏苡仁；咽疮痔漏，则或用以柿干、柿霜；热挟气攻，则或用以牵牛；三焦热并，则或用以栀子；烦渴而呕，则或用以竹茹；热而有痰，则或用以贝母；热而气逆不舒，则或用以青木香；热而溺闭，则或用以车前子、石韦；久嗽兼脱，则或用以五倍子、百药煎；乳水不通，则或用以通草。若更兼有血热，则又当用生地、紫菀。此泻肺热之大概也。在胃又有他剂以泻。盖以热兼血燥，犀角宜矣；毒盛热炽，绿豆宜矣；中虚烦起，粳米宜矣；暑热渴生，西瓜宜矣；时行不正，贯众宜矣；疫热毒盛，人中黄、金汁、雪水宜矣；咽疮、痔漏，柿蒂、柿干宜矣；便结不软，玄明粉宜矣；乳痈便闭，漏芦宜矣；蛊积不消，雷丸宜矣；热盛呃逆，竹茹、芦根宜矣；肠毒不清，白头翁、刺猬皮宜矣；口渴不止，竹叶宜矣。若更兼有血热，则又宜于地榆、槐角、槐花、苏木、三七、干漆。此泻胃热之大概也。而大肠热结，仍不外乎硝、黄、白头翁、黄芩、绿豆、蜗牛、生地之药矣。在心又有他剂以泻。则或因其溺闭而用瞿麦、木通；气逆而用赭石；痰闭而用贝母、天竺黄；暑渴而用西瓜；精遗而用莲须；抽掣而用钩藤；咳嗽而用百合；疝瘕而用川楝。与夫血热而更用以犀角、射干、童便、血余、红花、辰砂、紫草、生地、郁金、桃仁、茜草、苏木、丹参、没药、莲藕、益母草、熊胆等药，又可按味以考求矣。此泻心热之大概也。在肝又有他剂以泻。则如肝经气逆，宜用赭石以镇之；肾气不固，则用石楠叶以坚之；溺闭不通，则用车前子以导之；痰闭不醒，则用牛黄以开之；目翳不明，则用秦皮、空青、蒙花、石燕、青葙子、石决明以治之；咳嗽痰逆，则用前[1]胡以降之；蛊积不消，则用芦荟以杀之；湿郁惊恐，宜用琥珀以镇之；神志昏冒，宜用枣仁以清之。若使热在于血，其药众多，大约入肝凉血，则有赤芍、赭石、蒲公英、青鱼胆、红花、地榆、槐花、槐角、侧柏叶、卷柏、无名异、凌霄花、猪尾血、紫草、夜明砂、兔肉、旱莲草、茅根、蜈蚣、山甲、琥珀、芙蓉花、苦酒、熊胆之类；入肝破血，则有莪术、紫贝、灵芝、紫参、益母草、蒲黄、血竭、莲藕、古文钱、皂矾、归尾、鳖甲、贯众、茜草、桃仁之类；入肝败血，则有三七、虻虫、䗪虫、螃蟹、瓦楞子、水蛭、花蕊石之类，皆当审实以投。此泻肝热之大概也。而

---

① 前：原作"全"，据文义并参照本书"前胡"条改。

泻胆热之味，又岂有外空青、铜绿、铜青、熊胆、胆矾、前胡等
药者乎？在肾又有他剂以泻。如龙胆、防己为肾热盛溺闭者所宜
用也；秋石为肾热盛虚咳嗽溺闭者所必用也；寒水石为肾热盛口
渴水肿者所必用也；地骨皮为肾热盛有汗骨蒸者所必用也；食盐
为肾热盛便闭者所必用也；琥珀、海石为肾热盛血瘀溺秘者所必
用也。若使热在于血，则药亦不出乎童便、地骨皮、血余、银柴
胡、蒲公英、生牛膝、旱莲草、赤石脂、自然铜、古文钱、青盐
之类。而泻膀胱热结，其用猪苓、泽泻、地肤子、茵陈、黄柏、
黄芩、龙胆、川楝子药者，又可按其症治以考求矣。此泻肾热之
大概也。脾热泻药无多，惟有脾经血热，考书有用郁李、射干、
紫贝、姜黄、莲藕、皂矾、蚯蚓，然亦须辨药症以治。要之治病
用药，须当分其脏腑。然其是上是下，毫微之处，未可尽拘。如
药既入于肺者，未有不入于心；入于肝者，未有不入于脾；入于
肾者，未有不入于膀胱。且药气质轻清者上浮，重浊者下降，岂
有浮左而不浮右，重此而不重彼者乎？但于形色气味重处，比较
明确，则药自有圆通之趣，又奚必拘拘于毫茫间互为较衡，而致
局其神智者乎？

牵牛 二七〇 蔓草

[批] 入肺泻气分湿热。

牵牛专入肺，兼入大、小肠。有白有黑。白者其性入肺，专于上
焦气分除其湿热。故气逆壅滞，及大肠风秘者，得此以治。黑者
其性兼入右肾，能于下焦通其遏郁。故肿满脚气，及大小便秘，
俱得以治。但下焦血分湿热，湿自下受，宜用苦寒以折。牵牛气
味辛辣，久嚼雄烈，服之最能泄肺。若以下焦血病而于气分有损
之药以为投治，是以血病泻气，不使气血俱损乎？杲曰：牵牛少则动

大便，多则泄下如水，乃泻气之味。其味辛辣，久嚼猛烈雄壮，所谓苦寒安在哉。故肿受湿气不得施化，致大小便不通，斯宜用之。若湿从下受，下焦主血，血中之湿，宜苦寒之味，反以辛药泄之，伤人元气。**惟是水气在肺，喘满肿胀等症，暂用以为开泄，俾气自上达下，而使二便顿开，以快一时。**时珍曰：一宗室夫①人，年几六十，平生苦肠结病，旬日一行，甚于生产，服养血润剂，则泥膈不快，服硝黄通利②药，则若罔知，如此三十余年矣。时珍诊其人体肥膏粱而多忧郁，日吐酸痰碗许③乃宽，又多火病，此乃三焦之气壅滞，有升无降，津液皆化为痰饮，不能下滋肠④脐，非血燥比也。润剂留滞，硝黄徒入血分，不能通气，俱为痰阻，故无效也。乃用牵牛末、皂荚膏丸与服，即便通利。自是但觉肠结，一服就顺，亦不妨食，且复精爽也。**若果下焦虚肿，虚字宜审。还当佐以沉香、补骨脂等味，以为调补，俾补泻兼施，而无偏颇损泄之害矣。**时珍曰：外甥柳乔，素多酒色，病下极胀痛，二便不通，不能坐卧，立哭呻吟者七昼夜，医用通利药不效，遣人叩予。予思此乃湿热之邪在精道，壅胀隧路，病在二阴之间，故前阻小便，后阻大便，病不在大肠⑤、膀胱也。乃用楝实、茴香、穿山甲诸药，入牵牛加倍，水煎服，一服而减，三服而平。

取子，淘去浮者，舂去皮。得木香、干姜良。

大黄 二七一 毒草

［批］入胃，下热攻滞。

大黄专入脾、胃。大苦大寒，性沉不降，用走不守，专入阳明胃府大肠，大泻阳邪内结，宿食不消。三承气汤皆有大黄内入。仲景治

---

① 夫：原作"大"，据《本草纲目》卷十八"牵牛子"条改。
② 利：原作"和"，据兴顺堂本改。
③ 酸痰碗许：原作"酸咸盈盆"，据《本草纲目》卷十八"牵牛子"条改。
④ 肠：原作"脏"，据《本草纲目》卷十八"牵牛子"条改。
⑤ 大肠：原作"太阳"，据《本草纲目》卷十八"牵牛子"条改。

伤寒邪由太阳而入阳明之府者，则用调胃承气，取其内有甘草之缓，不令有伤胃府之意也；治邪由阳明之经直入阳明之府者，则用大承气，取其中有枳实之急，得以破气之壅也；治邪由少阳之经而入阳明之府者，则用小承气，取其中无芒硝之咸，致令泄下以伤其胃也。**故凡伤寒邪入胃府，而见日晡潮热，**阳明旺于申、酉。**谵语斑狂，便秘硬痛，手不可近，**喜按属虚，拒按属实。**及瘟热瘴疟，下痢赤白，腹痛里急，黄疸水肿，积聚留饮宿食，心腹痞满，二便不通，与热结血分，一切癥瘕血燥，血秘实热等症，用此皆能推陈致新，定乱致治，故昔人云有将军之号。**成无己曰：热淫所胜，以苦泄之。大黄之苦，以荡涤瘀热，下燥结[1]而泄胃强。**然苦则伤气，寒则伤胃，下则亡阴，故必邪热实结，宿食不下，用之得宜。**宗奭曰：有是证者，用之无不效。惟在量其虚实而已。颂曰：梁武帝因发热，欲服大黄。姚僧垣[2]曰：大黄乃是快[3]药，至尊年高，不可轻用。帝勿从，几至委顿。梁元[4]帝常有心腹疾，诸医咸谓宜用平药，可渐宣通。僧垣曰：脉洪而实，此有宿妨，非用大黄，无瘳理。帝从之遂愈。今医用一毒药而攻众病，偶中便谓之神，不中不语用药之失，可不戒哉！**若使病在上脘，虽或宿食不消，及见发热，只须枳实、黄连以消痞热，宿食自通。若误用大黄推荡不下，反致热结不消，为害不浅。**时珍曰：大黄，病在五经血分者宜用之，若在气分用之，是谓诛伐无过。泻心汤有大黄，治心气不足，吐血衄血者，乃真心之气不足，而心包、肝、脾、胃之邪火有余也。虽曰泻心，实泻四经血中之伏火也。又仲景治心下痞满，按之软者，用大黄黄连泻心汤主之，此亦泻脾胃之湿热，非泻心也。病发于阴而反下之，则作痞满，乃寒伤营血，邪气乘虚结于上焦，胃之上脘在于心，故曰泻心，实泻脾也。《素问》云：太阴所致为痞满。又

---

① 结：原作"热"，据《本草纲目》卷十七"大黄"条改。

② 姚僧垣：南北朝医家，字法卫（498或499—583年），吴兴武康（今属浙江湖州）人。著《集验方》十二卷、《行记》三卷行于世，今佚，部分佚文尚存于《外台秘要》《医心方》等书。

③ 快：原作"劫"，据《本草纲目》卷十七"大黄"条改。

④ 元：原作"武"，据《本草纲目》卷十七"大黄"条改。

曰浊气在上，则生䐜胀是也。病发于阳而反下之，则成结胸，乃热邪陷入血分，亦在上脘分野。仲景大陷胸汤①、丸皆用大黄，亦泻脾胃血分之邪，而降其浊气也。若结胸在气分，则只用小陷胸汤；痞满在气分，则用半夏泻心汤足矣。或曰：心气不足而吐衄，何以不用补心而反泻心？震亨曰：心阴不足，肺与肝俱各受火而病作，故黄芩救肺，黄连救肝，肺者阴之主，肝者心之母，血之合也。肝肺之火既退，则阴复其旧矣。仲景《伤寒论》云：太阳病外症未解，不可下；脉浮大，不可下；恶寒，不可下；呕多，有阳明症，不可下。阳明病不能食，攻其热必呕；阳明病应汗，反下之，此为大逆。太阳、阳明合病，喘而胸满，不可下。少阴病，阳虚尺脉弱者，不可下；脉数，不可下；恶水者，不可下；头痛目黄者，不可下；虚家，不可下；阳微，不可下；诸四逆厥者，不可下。**况先辈立药治病，原有成则，如大黄、芒硝，则泻肠胃之燥热；牵牛、甘遂，则泻肠胃之湿热；巴豆、硫黄，则泻胃之寒结也。虽其所通则一，而性实有不同，当为分视。至于老人虚秘，腹胀少食，妇人血枯，阴虚寒热，脾气痞积，肾虚动气，及阴疽色白不起等症，不可妄用，以取虚虚之祸。**

川产锦纹者良。生用峻，熟用纯。忌进谷食。得谷食，不能通利。黄芩为使。

连翘 二七二 隰草

[批] 解心经热邪。

连翘专入心。味苦微寒，质轻而浮。书虽载泻六经郁火，然其轻清气浮，实为泻心要剂。连翘形象似心，但开有瓣。心为火主，心清则诸脏与之皆清矣。然湿热不除，病症百出，是以痈毒五淋，寒热鼠瘘，瘰疬恶疮，热结蛊毒等症，书载皆能以治。汪昂曰：凡痈

---

① 汤：原脱，据《本草纲目》卷十七"大黄"条补。

而痛者为实邪，肿而不痛为虚邪，肿而赤者为热结，肿而不结者为留气痰饮。且《经》有言，诸痛疮疡，皆属心火。连翘实为疮家圣药也。然多用胃虚食少，脾胃不足者慎之。况清而无补，痈疽溃后勿服，火热由于虚者忌投。

前胡 二七三 山草

［批］降肝胆外感风邪，痰火实结。

前胡专入肝、胆。味苦微寒，功专下气。凡因风入肝胆，火盛痰结，暨气实哮喘，气有余便是火。咳嗽呕逆，痞膈霍乱，及小儿疳气等症，升药难投，须当用此苦泄，俾邪去正复。不似柴胡性主上升，引邪外出，而无实痰实气固结于其中也。按：二胡均是风药，一升一降，用各不同。若使兼有外感风邪，与痰火实结，而用柴胡上升，不亦如火益热乎？故必用此下降。但症外感绝少，只属阴虚火动，并气不归元，胸胁逆满者切忌。以其苦泄故也。

皮白肉黑，味甘气香者良。半夏为使。恶皂荚。忌火。今有片剂，以混当归片料，可恨。

白薇 二七四 山草

［批］泻肺燥热。

白薇专入肺。味苦而咸，性寒无毒。凡人阴虚火动，则内热生风，火气焚灼，身体壮热，支满痰涌，忽不知人，与夫汗出血厥，酸痛淋闭，其在妇人，则或廷孔郁结，廷孔，妇人溺孔也。神无所依而见淋露不净，并血枯热胜而见虚烦上呕，非不用此苦泄咸降利水，使阴气自上而下，则热何由泄乎？是以《金匮》安中益气竹

皮丸，用此以治妇人产中虚烦呕逆。《经疏》^①云：古方调经种子，往往用
之益不孕。缘于血热而少其源，起于真阴不足，阳胜而内热，故营血日枯也。益
阴清热，则自生旺而有子矣。须佐以归、地、芍药、杜仲、苁蓉等药。《千金》
萎蕤汤用此以治风温身热，汗出身重。又有白薇芍药汤，以治妇
人遗尿，白薇、芍药等分，酒调服。不拘胎前产后，皆能补阴平阳而兼
行肺，以清膀胱上源，并非虚寒不禁之比也。但胃虚泄泻，阳气
外越者禁用。

似牛膝而短小柔软。去须，酒洗用。恶大黄、大戟、山茱、
姜、枣。

白蔹　二七五　蔓草

[批] 散肝脾湿热内结。

白蔹专入肝、脾。敷肿疮疡，清热解毒，散结止痛，久为外科所
用要药。然目赤惊痫，温疟阴肿，带^②下淋浊失精，金疮失血，凡
因湿热湿毒而成者，何一不可以为内科之用？如《金匮》薯蓣丸，
用此以解风气百疾蕴蓄。张璐曰：其汤全以桂枝汤和营散邪，合理中汤兼理
药误。君以薯蓣，大理脾肺，毫不及乎补益肾肝。又书载同地肤子，则可以
治淋浊失精；同白及，则可以敛金疮失血，故曰血饮。同甘草，则
可以解狼毒之毒。岂尽痈肿解毒而已哉。但此味辛入肺。主散，味
苦主降，味甘主缓，故止可以散结解热，若胃气虚弱，痈疽已溃
者，均非所宜。

蔓赤，茎有五叶，根如卵，长有三五枚同窠，皮黑肉白。代
赭石为使。反乌头。色赤为赤蔹，功用皆同。

---

① 《经疏》：即《神农本草经疏》。明·缪希雍撰。
② 带：原作"滞"，据兴顺堂本改。

紫菀 二七六 隰草

［批］泻肺血热。

紫菀专入肺。辛苦而温，色赤，虽入至高之脏，仍兼下降。故书载入肺金血分，辛入肺，赤入血。能治虚痨咳嗽，惊悸，吐衄诸血，又能通调水道，苦可下降。以治溺涩便血，用此上下皆宜。且此辛而不燥，润而不滞，李士材比为金玉君子，非多用、独用，不能速效。于肺实为有益。然疏泄性多，培养力少，与桑白皮、杏仁同为一类。但桑白皮、杏仁则泻肺经气分，此则专泻血经气分也。故肺虚干咳禁用。干咳类多血虚，不宜再泻。

紫色润软者良。人多以车前、旋覆花乱之。其药虽分上、中与下，然下疏泄尤甚。蜜炒用。款冬为使。白者名女菀，入气分，大泄肺气。《肘后方》用此三分，铅丹一分，并酸浆服一刀圭，日进三服，至二十一日，能令面黑转白，过服不宜。去头须，蜜水炒用。款冬为使。恶天雄、瞿麦、藁本、远志。畏茵陈。

芦根 二七七 隰草

［批］泻胃中热呕。

芦根专入肺、胃，兼入心。治无他奇，惟清肺降火，是其所能。凡人胸中有热，则火升上呕，逆气不下；脾肺热起，则消渴便数，甚至不能少忍。《金匮玉函》治心膈气滞，烦闷不下食，芦根五两锉，以水三大盏煮服。故必得此苦寒以治，则诸症悉除。汪昂曰：肺为水之上源，脾气散精，上归于肺，始能通调水道，下输膀胱。肾为水脏而主二便。三经有热，则小便数，甚至不能少忍，火性急速故也。芦中空，故入心肺清上焦热，热解则肺之气化行，而小便复其常道矣。且解虾鱼中毒、酒毒。然此止宜实热，不宜虚寒，若误用之，必致见害。

取逆水土内甘美者效。若露出水面者，损人。去芦节。

贯众　二七八　山草

[批] 泻热杀虫，辟时行不正。

贯众专入肝、胃。即俗称为管仲者是也。味苦微寒，无毒。世遇天时行不正之气，人多用此置之水缸，使人食之不染。且不独力能解毒，凡遇崩中带下，并癥瘕斑痘，虫蛊骨鲠[①]，皆可用之。盖以苦能杀虫，寒能散热故也。以诸症皆因热成。昔王璆《百一选方》言食鲤鱼羹，为骨所鲠，百药不效，或令以贯众煎浓汁连进，一喀而出，可见软坚之功，其殆若是之神矣。

形似狗脊而大。汁能制三黄，化五金，伏钟乳，结沙制汞，解毒软坚。

青葙子　二七九　隰草

[批] 泻肝经风热。

青葙子专入肝。即鸡冠花子者是也。《备要》[②]又言：即草决明。味苦微寒，无毒，入足厥阴肝。凡人一身风痒，虫疥得蚀，口唇色青，青盲翳肿，多缘热盛风炽所致。亦有不尽风热者。此则专就风热言。书言服此目疾皆愈，唇青即散，三虫皆杀，风痒即绝，无非因其血热除，寒能胜热。血脉和，而病自可愈耳，无他义也。但瞳子散大者切忌。以能助火。

---

① 鲠：原作"硬"，据《本草纲目》卷十二"贯众"条改。
② 《备要》：即《本草备要》。清·汪昂著。

类鸡冠而穗尖长。捣用。

竹茹 二八〇 苞木

[批] 清肺凉胃，解烦除呕。

竹茹专入肺、胃。味甘而淡，气寒而滑。凡因邪热客肺，肺金失养，而致烦渴不宁，膈噎呕逆，恶阻呕吐，吐血衄血等症者，皆当服此。诸症皆就肺胃热论。盖味甘则中可安而烦不生，味寒则热得解而气悉宁。又皮入肺上焦，温胆汤用之。所以《金匮》之治产后虚烦呕逆，则有竹皮大丸；《千金》之治产后内虚烦热短气，则有甘竹茹汤，竹茹一升，甘草、茯苓、黄芩各二两，水煎服。产后虚烦头痛，短气闷乱不解，则有淡竹茹汤。皆有至理内存，不可不知。

取竹刮去外膜，取二层如麻缕者良。

淡竹叶 二八一 苞木

[批] 清脾胃，凉心，止渴除烦。

淡竹叶专入胃、心。体轻气薄，味甘而淡，气寒微毒。据书皆载凉心缓脾，清痰止渴，为治上焦风邪烦热，咳逆喘促，呕哕吐血，一切中风惊痫等症。杲曰：除新久风邪之烦热，止喘逆气胜之上冲。无非因其轻能解上，辛能散郁，甘能缓脾，凉能入心，寒能疗热故耳。然大要总属清利之品，合以石膏同治，则能解除胃热，而不致烦渴不止也。叶生竹上，故治上焦。仲景治伤寒发热大渴，有竹叶石膏汤，乃假其辛寒以散阳明之热邪也。

竹生一年，嫩而有力者良。心尤妙。

天竺黄　二八二　苞木

[批] 泻心热。

天竺黄专入心。系天竺国之竹精气结成。其粉形如竹节，味甘气寒，与竹沥功用略同，皆能逐痰利窍。但此凉心去风除热，为小儿惊痫风热，痰涌失音，较之竹沥，其性和缓，而无寒滑之患也。味甘故缓。今市肆多骨灰、葛粉杂入，不可不辨。

秦皮　二八三　乔木

[批] 除肝热，泻肾气。

秦皮专入肝、胆、肾。味苦气寒，色青性涩。功专入肝以除热，入肾以涩气。是以因风而见湿痹、惊痫、目障之症者，则当用此苦燥苦降之味以除；因脱而见崩带肠澼下痢之症者，则当用此收涩寒气以固，如仲景白头翁之用秦皮苦涩之类。白头翁、黄柏、黄连、秦皮等分。老子云天道贵涩，惟涩故补，服此不惟泄热止脱，而且益肾有子矣。至治赤眼肿痛，则合黄连等分频点，并秦皮一味，煎汤以洗，甚效。或加滑石、黄连等分，出《外台秘要》。但此气寒伤胃，总不宜于胃虚少食之人耳。

出西上，皮有白点，渍水碧色，书纸不脱者真。大戟为使。恶吴茱萸。

川楝子　二八四　乔木

[批] 解郁热狂燥，疝瘕蛊毒。

川楝子专入心包、小肠、膀胱。即苦楝子，因出于川，故以川名。

又名金铃子、楝实者是也。味苦气寒，微毒。凡人冬时感冒寒邪，
至春而发则为温，以致症见狂燥，并疝瘕；热被寒束，症见囊肿
茎强，掣引作痛；与夫寒热积聚，<small>积由五脏所生，聚由六腑所成。</small>三虫
内蚀者，<small>有虫耗其津液而渴，须用此根叶加麝以投。</small>俱宜用此调治。以苦
主有泄热之功，寒有胜热之义，故能使热悉除，而毒盅瘕疝，亦
得因其自心下降，由于小便而乃泄矣。但人止知此为除疝之味，
<small>《内经》七疝：曰冲，曰癀，曰癀癃，曰狐，曰癫，曰瘕，曰厥。</small>而不知有逐
热解狂之力，以至废而不治。即其治疝，亦不分其是寒是热，是
偏是平，与夫偏有错杂多寡之异。其痛，亦不分其所痛之处，是
否自下而上，从上而下。<small>治病要在辨症。</small>惟计古人茴香、川楝历为治
疝千古俎豆①。讵知疝属于热则痛，必见囊肿茎强，其痛亦必从下
而上，用以川楝内入以为向导，则热可除；<small>热疝必用。</small>如其疝并非
热，其痛自上而下，痛引入腹，且有厥逆吐涎，非用辛温不能见
效。若以川楝同入，则于理不免岐而二矣。<small>寒疝不宜用。</small>然古人立方
治疝，偏以川楝同投，其意奚似？盖缘邪有错杂，则治不得不尔。
若以错杂之邪而概用以辛燥，不更使病相左乎？绣尝语诸同人，
凡人用药治病，须当明其偏平，偏症偏治，平症平治，错杂多寡
不一之症，则即当以错杂不一以治。<small>括尽治病种类。</small>昔绣治一族叔
字次周阴疝，其症是偏不平，毫无一症混杂，乃有附城一医，必
执古方，用以川楝，绣谓病症不杂，何须用是？然终谓其古方所
用川楝，稽书何无一语活动，间有指属反佐，亦无一语申明，以
致蒙混不解。<small>书不尽言。</small>绣只据理投服，随手辄应，而不为方所执。
及阅张璐《本经逢原》，其辨川楝功用，分为阴阳二疝，及有错杂
之邪必用川楝之说，始叹理道本同，而古人则先于我而获。绣益
信己所治族叔之病，而不敢用川楝者，未始不有理存，而竟所揆

---

① 俎（zǔ）豆：即俎和豆，古代祭祀、宴飨时盛食物用的两种礼器。引申指
崇奉。

而如一也。理终不易。否则几为古方所误矣。故凡疝因热邪，及因蛊虫内蚀，宜于川楝；若使脾胃虚寒，症属阴疝，则川楝其切忌焉。

楝以川产为正，去皮取肉，去核用。根 [批] 川楝根。有雌雄二种。雄根色赤，无子，大毒，忌火。雌根白，子多，微毒，可采。去青留白，单味酒煎投服，杀虫治疟。煎汤洗之，可治中蛊，即时吐出。茴香为使。

蒙花　二八五　灌木

[批] 消肝热，治青盲。

密蒙花专入肝。因冬不凋，花开蒙密，故以蒙名。甘而微寒，功专入肝经，除热养营。盖肝开窍于目，目得血而能视，虚则青盲肤翳，热则赤肿眵泪，目中赤脉，及小儿痘疮余毒，疳气攻眼，得此甘能补益，寒能除热，肝血足而诸症无不愈矣。然味薄于气，佐以养血之药，更有力焉。

取蜀中产者良。酒浸一宿，候干蜜拌，蒸晒三次。

柿蒂　二八六　山果

[批] 敛内郁热起。

柿蒂专入肺、胃。味苦气平。时珍谓其苦温，似非。虽与丁香同为止呃之味，然一辛热而一苦平，合用深得寒热兼济之妙。《医通本草》谓《济生方》治呃逆，专取柿蒂之涩以敛内蕴之热，丁香、生姜之辛以散外郁之寒。如系有寒无热，则丁香在所必用，不得固执从治，必当佐以柿蒂；有热无寒，则柿蒂在所必需，不得泥以兼济之，必杂以丁香。是以古人用药，有合数味而见效者，有单用一味而见效者，要使药与病对，不致悖谬而枉施耳。竹茹、芦根，则较柿蒂性凉。

柿霜专清肺胃之热，能治咽喉口舌疮痛，肠风痔漏。然必元气未离，始可投服。若虚烦喘嗽，切忌。

柿干同于柿霜，但力少缓。

俱忌蟹。

梨 二八七 山果

[批] 泻胃肺热结。

梨专入肺、胃。成于秋，花皆白，得西方金气之最，味苦微酸，气寒无毒，功专入肺与胃。凡胸中热结热嗽，痰咳便秘，狂烦咽干喉痛，中风，因热反胃不食，反胃有因热成，有因寒致，不可不辨。并汤火伤疮，痈疽目障，丹石热气，一切属于热成者，惟食梨数枚，即能转重为轻，消弭于无事。《总录》反胃转食，药物不下，用大雪梨一个，以丁香十五粒，刺入梨内，纸裹煨熟。《圣惠方》治小儿风热，昏懵燥闷不能食，用消梨三枚切破，同粳米煮粥以食。时珍曰：按《类编》云：一士人状若有疾，厌厌无聊，往谒杨吉老，诊之曰：君热症已极，气血消烁，此去三年，当以疽死。士人不乐而去。闻茅山有道士，医术通神，而不欲自鸣，乃衣仆衣，诣山拜之，愿执薪水之役。道士留置弟子中，久之，以实白道士，道士诊之笑曰：汝便下山，但日日吃好梨一颗，如生梨已尽，则取干者泡汤，食滓饮汁，疾当自平。士人如其戒，经一岁，复见吉老，见其颜貌腴泽，脉息和平，惊曰：君必遇异人，不然，岂有痊理。士人备告吉老，吉老具衣冠，望茅山设拜，自咎其学之未至，此与琐言之说仿佛。观夫二条，则梨之功，岂小补哉。然惟乳梨、鹅梨、消梨可食，余梨则亦不能去病也。然必元气素实，大便素坚，方可与食。宗奭曰：梨多食动脾，少则不及病，用梨者，当斟酌之。惟病酒烦渴人，食之甚佳，终不能却疾。若使元气虚弱，误啖多致寒中。盖梨是冷利之物，服之中益寒冷。金疮乳妇，亦忌投服，恐血得寒益凝。岂可概谓能食，而不审而别之乎？

捣汁熬膏良。姜汁蜜制，清痰止嗽。用莱菔与梨相间收藏，
则不烂。

西瓜 二八八 蓏

[批]解心包、胃热，止消渴。

西瓜专入心包、胃。内穰，今人遇值三伏天燥，不论男妇大小，
朝夕恣食，诚以燥渴之极，得此味甘色赤，能引心包之热下入小
肠、膀胱而出，令其心胸顿冷，烦渴冰消。故书载治太阳、膀胱。
阳明胃。中暍，及热病大渴等病宜投，如春温夏热等症。并有天生白
虎汤之誉。惟是禀气素厚，遇热消渴，及伏气发瘟，得此如汤泼
雪。若以脾胃素虚，恣服转渴，朝夕恣食，必待膈滞上涌，或泻
或肿或胀，元阳已削，方为觉误，悔莫及矣。《卫生歌》[1]云：瓜桃
生冷宜少食，免至秋来成疟痢。又瓜本寒，曝之寒气益聚而寒矣。
犹之油性本热，经火煎熬，则其性稍革而不热矣。因述此以为好
食瓜者一箴[2]。

铜青 二八九 金

[批]泻肝胆积热，除目翳。

铜青专入肝、胆。即俗所云铜绿者是也。与空青所产不同。铜青
气禀地阴，英华外见，借醋结成，故味苦酸涩气寒，能入肝胆二
经。按：酸入肝而敛，所以能合金疮止血；苦寒能除风热，所以
能去肤赤及鼻瘜肉；苦能泄结，所以醋蘸喉中，则吐风痰而使血
气心痛皆止。为散能疗喉痹牙疳；醋调揩腋下，治狐臭；姜汁调，

---

① 《卫生歌》：即《孙真人卫生歌》。旧题唐·孙思邈著。
② 箴：告诫，规劝。

点烂沿风眼，《锦囊》^①用真川连三钱，杏仁八粒，去皮生用，生甘草六分，胆矾一分，铜青三分，大元枣一枚，水煎乘热搽眼。**去痔杀虫。所治皆厥阴之病。**时珍曰：吐痰须观人之虚实强弱而察其脉，乃可投之。

海石 二九〇 石

[批] 散上焦积热，软下焦积块。

海石_{专入肺、肾}。即书所云浮石者是也。其石系水沫结成，浮于水上，故以浮名。色白体轻，味咸气寒。时珍曰：其质玲珑，肺之象也。盖既有升上之能，复有达下之力。其曰能治上焦痰热，目翳疮痈者，以其气浮上达之谓也；能治诸淋积块瘿瘤者，以其咸润软坚之意也。俞琰《席上腐谈》^②云：肝属木，当浮而反沉，肺属金，当沉而反浮，何也？肝实而肺虚也。故石入水则沉，而南海有浮水之石，木入水则浮，而南海有沉水之香，虚实之反如此。至于实则宜投，虚则忌服者，以其忌有克削之气也。

味咸者良。煅过水飞用。

空青 二九一 石

[批] 泻肝积热，除内外目翳。

空青_{专入肝}。感铜精气而结，故专入肝明目。盖人得水气之清者为肝血，其精英则为胆汁，开窍于目，血者五脏之英，注之为神，胆汁充则目明，减则目昏。铜亦清阳之气所生，其气之清者为绿，犹肝血也；其精英为空青之浆，犹胆汁也。其为治目神药，

---

① 《锦囊》：即《冯氏锦囊秘录》。

② 《席上腐谈》：宋·俞琰（一作俞琰）撰。本书实为札记杂说，以修道摄生为主。

盖亦以类相感耳。出时珍。况人多怒则火起于肝，水虚则火起于肾，故生内外翳障。得此甘酸大寒以除积热及火，兼之以酸，则火自敛，兼得金以平木，故治赤肿青盲。其空青所含之浆，可取点眼。壳亦磨翳要药。书云：不怕人间多瞎眼，只愁世上无空青。但空青中水久则干，必须验其中空内有青绿如朱者即是，如无绿，青亦可。不必拘泥。《圣济录》治黑翳覆瞳，用空青、矾石烧各一两，贝子四枚，研细日点。

石膏 二九二 石

[批] 清胃热，解肌发汗。

石膏专入胃腑，兼入脾、肺。甘辛而淡，体重而降，其性大寒。功专入胃，清热解肌，发汗消郁。缘伤寒邪入阳明胃府，内郁不解，则必日晡热蒸，口干舌焦唇燥，坚痛不解，神昏谵语，气逆惊喘，溺闭渴饮，暨中暑自汗，胃热发斑，牙痛等症，皆当用此调治。成无己曰：风，阳邪也。寒，阴邪也。风喜伤阳，寒喜伤阴。营卫阴阳，为风寒所伤，则非轻剂所能独散，必须轻重之剂同散之，乃得阴阳之邪俱去，营卫之气俱和。是以大青龙汤以石膏为使，石膏乃重剂，而又专达肌表也。以辛能发汗解热，甘能缓脾益气，生津止渴，寒能清热降火故也。按：石膏是足阳明府药，邪在胃府，肺受火制，故必用此辛寒以清肺气，所以有白虎之名，肺主西方故也。杲曰：石膏，足阳明药也。故仲景治伤寒阳明症，身热目痛，口干不眠。以身以前胃之经也，胸前肺之室也。邪在阳明，肺受火制，所以有白虎之名。但西有肃杀而无生长，如不得已而用，须中病即止，切勿过食以损生气。时珍曰：此皆少壮肺胃火盛能食而病者言也。若衰暮及气虚血虚羸弱者，恐非所宜。况有貌属热症，里属阴寒而见斑黄狂燥，日晡潮热，便秘等症，服之更须斟酌。惟细就实明辨，详求其真可也。汪昂曰：按阴盛格阳、阳盛格阴二症，至为难辨。

盖阴盛极而格阳于外，外热而内寒；阳盛极而格阴于外，外冷而内热。《经》所谓重阴必阳，重阳必阴，重寒则热，重热则寒也。当于小便分之。便清者，外虽燥热而中实寒；便赤者，外虽厥冷而内实热也。再看口中之燥润，及舌苔之浅深。苔黄黑者为热，宜白虎汤。亦有苔黑属寒者，舌无芒刺，口有津液，急宜温之，误投寒剂则殆矣。又按：热在胃，热症见斑疹，然必色赤如锦纹者为斑，隐隐见红点者为疹，斑重而疹轻。斑疹亦有阴阳，阳症宜石膏。又有内伤阴症见斑疹者，微红而稀少，此胃气极虚，逼其无根之火游行于外，当补益气血，使中有主，则气不外游，血不外散。若作热治，生死反掌。医者宜审。

取莹白者良。亦名寒水石，非盐精渗入土中结成之寒水石也。研细，或甘草水飞，或火煅，各随本方用。鸡子为使。忌豆、铁。

青盐 二九三 石

[批]除肾血分实热。

青盐专入肾，兼入心。即名戎盐。禀至阴之气凝结而成，不经煎炼，生于涯涘之阴。其味咸，气寒无毒，能入少阴肾脏，以治血分实热。故凡病因肾起而见小便不通，胃中瘀赤涩昏，及吐血溺血，齿舌出血，牙龈热痛，暨蛊毒邪气固结不解者，宜以此味投治。《普济方》治风眼烂弦，用戎盐化水点之。仲景《金匮》方治小便不通，用戎盐弹丸大一枚，茯苓半斤，白术二两，水煎服之。俾肾补而热除，咸入而坚软。《经》曰：热淫于内，治以咸寒。正此谓耳。

出西羌，不假煎煅，方棱明润色青者良。

食盐 二九四 石

[批]补心润肾，软坚除热。

盐专入心、肾。之品类甚多，有生海、江淮南北。生池、山西解州。

生井、四川、云南。生土、戎盐。生阶、光明盐。生石、石盐。生树、水
盐。生草、蓬盐。之各异。然究气味则一。盖盐味咸气寒，加以皂
角末同煎，则味又兼微辛。五味惟咸润下，故凡大小便闭者，得
此则通；五味惟咸走血，故凡血热血痛者，得此则入；五味惟咸
入骨，故补肾药，必当盐汤送下，而诸骨筋痛，借此则坚；骨消筋
缓，皆因湿热所致。《经》曰：热淫于内，治以咸寒。譬如生肉易溃，得盐性寒，
咸则能坚久不坏。时珍曰：肾主骨，咸入骨也。五味惟咸润燥，而辛又能
泄肺，故凡痰饮喘逆，得此则降；时珍曰：吐药用之者，咸引水聚也。能
取豆腐，与此同义。五味惟咸软坚，故凡结核积聚，得此则消；五味
惟咸补心，故凡病因心起，而见喜笑不休，则当用此沸饮遏止。用
盐煅赤而饮，亦水制火之意。至于痈肿恶毒，眼目暴赤，酒醉癫狂，烫
火急迫，凡其因热而起者，无不借此以寒胜热，主意。而使诸症其
悉平矣。但咸虽能走血，多食则血即凝；咸虽下趋，过咸则反水
上吐。所以霍乱臭毒，头疼腹痛等症，则可引涎上膈而吐之也。
水肿如何忌食？恐其以水助水之意也。横生逆生，如何用盐即便
缩入正产？《千金方》用盐摩产妇腹，并涂儿足底，仍急爪搔之。以其力有
上舒之意也。水蛭、蚯蚓及蛊，如何得此即化？《经验方》浙西将军
张韶病此，每夕蚯蚓鸣于体，一僧用此方而安，蚓畏盐矣。以其寓有以水济
火之意也。孙真人治喉中生肉，用绵裹箸头，拄盐揾之，日五六度。《圣惠方》
治帝钟喉风，垂长半寸，煅食盐频点之即消。多食如何口渴？以其渗去胃
中津液也。

朴硝　二九五　石

[批] 消脏腑热邪固结。

　　朴硝专入肠、胃，兼入肾。即皮硝。生于卤地，刮取，初次煎成
为朴，由朴再煎为芒。其性最阴，善于削物，故以硝名。其味苦

而且辛，凡五金八石，用此俱能消除，况人脏腑积聚乎？然必热邪深固，闭结不解，用以苦咸以为削伐，则药与病符，自不见碍。

时珍曰：硝禀太阴之精，水之子也。气寒味咸，走血而润下，荡涤三焦肠胃实热阳强之病，乃折治火邪药也。好古曰：硝利小便而堕胎，然伤寒妊娠可下者，用此兼大黄引之，直入大腹润燥软坚泻热，而母子俱安。《经》云：有故无殒，亦无殒也。此之谓软！以在下言之，则便溺俱阴；以前后言之，则前气后血；以肾言之，总主大小便难，溺涩闭结，俱为水少火盛。成无己曰：热淫于内，治以咸寒，佐之以苦，故用芒硝、大黄相须为用也。汪昂曰：丰城尉家有猫，子死腹中，啼叫欲绝，医以硝灌之，死子即下。后有一牛，亦用此法得活。如仲景大陷胸汤、大承气汤、调胃承气汤之类，虽其用有大黄，可以除热，然亦不得不假软坚之药耳。若使病非实热，及或热结不坚，妄用承气朴硝等以为消削，其不伤人性命几希。唐时腊日，赐群臣紫雪、红雪、碧雪，皆用此硝炼成者，通治积热诸病，有神效。贵在用者的中尔。但朴硝初煎性急，芒硝久煎差缓耳。大黄为使。

玄明粉　二九六　石

[批] 泻肠胃实热。

玄明粉专入肠、胃。系芒硝再煎而成。其色莹白，辛甘而冷，功用等于芒硝，皆有软坚推陈致新之力。陈不除则泻痢不止，用宜同大黄推荡，正书所云通因通用之意。若热闭不解，亦当用此下夺。然煅过多遍，其性稍缓，不似芒硝，其力迅锐，服之恐有伤血之虞耳。王好古曰：玄明粉治阴毒，一切非伏阳在内不可用。若用治真阴毒，杀人甚速。时珍曰：《神农本草》言朴硝炼饵，服之轻身神仙，盖方士窜入之言。后人因此制为玄明粉，煅炼多遍，佐以甘草，去其咸寒之毒。遇有三焦、肠、胃实热积滞，少年气壮者，量与服之，亦有速效。若脾胃虚冷，及阴虚火动者，服之是速其咎矣。若佐甘草同投，则膈上热痰，胃中实热，肠中宿热，又克见其治矣。兼洗眼目消肿。绣族兄式和用玄明粉搽眼，初觉一二次甚明。召绣同搽，绣揣眼病非热不得用，是因未允。越后族兄屡擦屡坏，始信余言不谬。忌苦参。

寒水石　二九七　石

[批] 解火热，利水道。

寒水石专入胃、肾。又名凝水石，又名白水石。生于卤地，因盐精渗入土中，年久结聚，清莹有棱而成也。味辛而咸，气寒无毒。书载能治时行大热，口渴水肿，盖以性禀纯阴故也。《经》曰：热淫于内，治以咸寒。又曰：小热之气，凉以和之；大热之气，寒以收之。服此治热利水，适相宜耳。《永类钤方》男女转脬不得小便，寒水石二两，滑石一两，葵子一合，水煎即利。《易简方》烫火伤，用寒水石烧研敷。《经验方》小儿丹毒，皮肤热赤，用寒水石半两，白土一分，为末，醋调涂。然此止可暂治有余之邪，及敷汤火水伤。若虚人热浮，其切忌焉。

莹白含之即化者真，否即是伪。但真者绝少。

雪水　二九八　天水

[批] 解热消燥。

雪水专入胃。气禀太阴，水极似土。虽于冬时置而不问，然值伤寒阳毒，瘟疫时毒，丹毒内炽，并盛夏暑热内淫，而见燥热殆甚者，并可用此调治。宗奭曰：腊雪水，大寒之水也，故治以上诸病。且能以解烧酒诸毒。是以书载凡治热症，可用块置于两乳之间。且云宋徽宗因食冰过甚致病，医士杨介仍以冰煎诸药以治其源，深得用冰义耳。因知病因冰起，还以冰解之也。

孩儿茶 二九九 土①

[批] 清上膈热痰。

孩儿茶专入心、肺。味苦微涩，性凉无毒。功专清上膈热，化痰生津，收湿凉血生肌。凡一切口疮喉痹，时行瘟瘴，烦燥口渴，并一切吐血、衄血、便血、尿血、血痢，及妇人崩淋经血不止，阴疳痔肿者，服之立能见效。

出南番②。是细茶末入竹筒，埋土中，日久取出，捣汁熬成。块小润泽者上，大而枯者次之。真伪莫辨，气质莫考，用宜慎之。

熊胆 三〇〇 兽

[批] 凉心平肝。

熊胆专入心、肝，兼入脾、大肠。味苦性寒无毒，功专凉心平肝。惟其凉心，所以能治心痛疰忤，热邪等症；惟其平肝，所以能治目赤翳障，恶疮痔漏等症。且能入脾而治黄疸湿邪，入大肠而治久痢疳蟨湿热，并治小儿风痰壅塞，发作惊痫。要皆除热凉血，而病自愈耳。熊胆春近首，夏在腹，秋在左足，冬在右足。熊黑壮穀之物，属阳，故《书》③以喻不二心之臣，而《诗》④以为男子之祥也。

凡此只可作丸，勿煎汤，通明者佳。但以米粒之多点水中，运转如飞者良。性善辟尘，扑尘水上，投胆少许，则尘豁然而开。又取少许，研滴水中，挂如线，直至水底不散者真。

---

① 土：原无，据卷后目录补。
② 南番：古代中国南方地区。
③ 《书》：指《尚书》。
④ 《诗》：指《诗经》。

鳢鱼胆　三〇一　无鳞鱼

[批] 鳢鱼肉补脾利水。鳢鱼胆泻心脾热，治喉痹。

鳢鱼胆专入心、脾。即属乌鳢，又名七星鱼者是也。其物伏土胜水，味甘性寒无毒。凡人身患十种水气，垂死，可用肉与冬瓜、葱白以治。且煮汤浴儿，可以稀痘。杨拱①《医方摘要》曰：除夕黄昏时，用大乌鱼一尾，小者二三尾，煮汤浴儿遍身，七窍俱到，不可嫌腥，以清水洗去也。若不信，但留一手一足不洗，遇出痘时，则未洗处偏多也。此乃异人所传，不可轻易。胆味书虽载甘，《日华》曰：诸鱼胆苦，惟此胆甘可食，为异也。腊月收取。然尝之终苦。凡喉痹将死者，点入即愈。病深者，水调灌之亦可。首有七星，夜朝北斗，道家谓之水厌。雁为天厌，犬为地厌。《卫生歌》云：天雁行有序，犬有义，黑鱼拱北知臣礼，人无礼义反食之，天地鬼神皆不喜。

石决明　三〇二　蚌蛤

[批] 入肝除热磨翳。

石决明专入肝。一名千里光。得水中阴气以生，其形如蚌而扁，味咸气寒无毒，入足厥阴肝经除热，为磨翳消障之品。缘热炽则风必生，风生则血被风阻而障以起，久而固结不解，非不用此咸寒软坚逐瘀，清热祛风，则热何能祛乎？故《本事》真珠母丸与龙齿同用，皆取清散肝经积热也。但此须与养血药同入，方能取效。且此气味咸平，久服消伐过当，不无寒中之弊耳。亦治骨蒸劳热五淋。汪昂曰：能清肝肺故也。研细水飞点目，能消外障。痘后

---

① 杨拱：明代人。生平里居未详。著有《医方摘要》十二卷。

眼翳，可同谷精草等分细研，猪肝蘸食即退。

七孔、九孔者良。盐水煮，面裹煨熟，为末水飞。恶旋覆。

珍珠　三〇三　蚌蛤

[批] 除心肝热邪及脾肾湿热。

珍珠专入心、肝，兼入脾、胃。即蚌所生之珠也。珠禀太阴精气而成，故中秋无月，则蚌即无珠也。此药冯楚瞻辨论最详，谓其功用多入阴经，其色光明，其体坚硬，大小无定，要以新完未经钻缀者为尚。味甘微咸，气寒无毒。入手少阴心经、足厥阴肝经。盖心虚有热，则神气浮游，肝虚有热，则目生翳障，目为肝窍。除二经之热，故能镇心明目也。耳聋本属肾虚有热，耳为肾窍。甘寒所以主之。逆胪者，胪胀也。胸腹气逆胀满，以及手足皮肤皆肿也。《经》曰：诸湿肿满，皆属脾土；诸满胀大，皆属于热。此脾虚有热，兼有积滞所致。珍珠味甘，既能益脾，寒能除热，体坚复能磨积消滞，故亦主之。珠藏于泽，则川自媚，况涂于面，宁不令人润泽颜色乎？至于疗毒痈肿，长肉生肌，尤臻奇效。但体最坚硬，研如飞面，方堪服食，否则伤人脏腑，外掺肌肉作疼。

蚌蛤无阴阳牝牡，须雀化成，故珠专一于阴精也。

金汁　三〇四　人

[批] 入解胃腑热毒。

金汁专入胃。系取粪入坛，埋于土内，三年取出，莹清如水者是耳。味苦气寒。置于土中时久，得其土气最厚，故能入胃，大解热毒。凡湿热时行，毒势冲迫，势危莫制者，用此灌之，下咽稍减。以其气味相投，故能直入其巢而破其毒耳。的解。即初生小儿周时内毒气方张，用此服一二分，既能化毒，且能免后痘疹，此最灵验。但禀体气寒，体瘦色白者，不可误用，恐其反夺天真耳。不可不审。灌花用此最良。

秋石 三〇五 人

[批] 涤肾热。

秋石专入肾。本于人溺，因秋露水搅澄晒干刮取而成，故名秋石。味咸气温。据书载能滋阴润脏，退蒸软坚，治痨止嗽，通溺利便，涩精固气。且云经火煅炼，去其咸寒，转为温补，温而不燥，润而不滞，清不损元，降不败胃，为滋阴降火之圣药。为精火两衰而用。然绣窃谓补处少而清处多，温处少而寒处多。温止由于火煅，而非溺中浊气具有温补之性也。虚劳火重服此，似不甚碍。以其具有清火之性耳。间有微功，亦非补中正剂。补中惟参、芪，补火惟桂、附，滋水惟地、茱，乃补中正剂耳。若使气薄，火衰水泛，纵经煅炼，终不免有虚虚之祸矣。大黄纵经煅炼，亦不能以补命门之火，以其气质本寒故也。

法于秋时取童便，每缸用石膏七钱，桑搅澄，倾去清液，如此二三次，乃入秋露水搅澄，如此数次，秽净咸减，以重纸铺上，晒干，刮去在下重浊，取轻清为秋石。再研入罐，铁盏盖定，盐泥固济，升打，升起盏上者名秋水，味淡而香，乃秋石之精英也。

泻 火

赵养葵曰：真火者，立命之本，为十二经之主。肾无此，则不能以作强，而伎巧不出矣。膀胱无此，则三焦之气不化，而水道不行矣。脾胃无此，则不能腐水谷，而五味不出矣。肝胆无此，则将军无决断，而谋虑不出矣。大小肠无此，则变化不行，而二便闭矣。心无此，则神明昏而万事不应矣。治病者，的宜以命门真火为君主，而加意以火之一字，观此则火不宜泻也明矣。而丹溪又言，气有余便是火，使火而果有余，则火亦能为害，乌在而不泻乎？惟是火之所发，本有其基，药之所主，自有其治，气味不明，则治罔不差。如大黄是泻脾火之药，故便闭硬痛，其必用焉。石膏、茅根，是泻脾胃之药，口渴燥热，其必用焉。[批] 泻脾胃火。黄芩、生地，是泻肺火之药，膈热血燥，效各呈焉。火盛则痰与气交窒，是有宜于瓜蒌、花粉；火盛则水与气必阻，是有宜于桑白皮；火盛则骨必蒸，是有宜于地骨皮；火盛则三焦之热皆并，是有宜于栀子；火盛则肺化源不清，是有宜于天冬、麦冬；火盛则必狂越躁乱，是有宜于羚羊角；火盛则气必逆而嗽，是有宜于枇杷叶；火盛则必挟胃火气上呃，是有宜于竹茹。此非同为泻肺之药乎？ [批] 泻肺火。黄连、犀角，是泻心火之药也。燥热湿蒸，时疫斑黄，治各著焉。火盛则小肠必燥，是有宜于木通、灯草；火盛则喉必痹而痛，是有宜于山豆根；火盛则目必翳而障，是有宜于熊胆；火盛则心必烦躁懊恼，是有宜于栀子；火盛则口必渴而烦，是有宜于竹叶；火盛则肺失其养，是有宜于麦门冬；火盛则血必妄沸，是有宜于童便、生地；火盛则忧郁时怀，是有宜于萱草。此非同为泻心之药乎？ [批] 泻心火。至于青黛、胆草，号为泻肝之火，然必果有实热实火者方宜。若止因火而见抽掣，则钩藤有难废矣；因火而见目障，则熊胆其莫除矣；因火而见骨蒸，则青蒿草其必须矣；因火而见惊痫骨痛，则羚羊角其必用矣；因火而见口舌诸疮，则人中白其必进矣；因火而见时疾斑毒喉痹，则大青其极尚矣；因火而见寒热往来，则黄芩其必用矣。此非同为泻肝之用乎？而胆火之必用以胆草、大青、青黛者可思。[批] 泻肝胆火。若在肾火，症见骨蒸劳热，不得不用黄柏；症见咽痛不止，不得不用玄参；症见杨梅恶毒，不得不用胡连；症见头目不清，痰涎不消，不得不用茶茗；症见火留骨筋，不得不用青蒿草；症见无汗骨蒸，不得不用地骨皮。此非同为泻肾药乎？而膀胱火起之必用以人中白、童便，[批]泻肾、膀胱火。及三焦火起之必用以青蒿草、栀子者，又自可验。诸火之泻，当分脏腑如此。但用而不顾其病症之符、脏气之合，则其为祸最速，可不深思而长虑乎？

黄芩 三〇六 山草

[批]清上中二焦火热与湿。

黄芩专入心、脾、肺，兼入肝、大肠、膀胱。书载味苦入心，又载入肺泻火，入脾除湿，入大肠以治肠澼腹痛，痢为肠澼。凡痢有寒有热。痢属于热，则其形气坚强，脉必滑实有力，身则畏热喜冷，不欲衣被，渴则恣好冷水，愈凉愈快，随饮随消，小便热赤涩痛不堪，下痢纯红，痛则便硬拒按，并或头痛身热，筋骨酸痛，此其症之实者也。痢属于寒，则其形体薄弱，颜色清白，脉虽紧数，而无力无神，脉即真弦，而中虚似实，血则微红不鲜，及或杂有紫红、紫白、屋漏水形，所下之物，或浅黄色淡，不甚臭秽，痛则不实不坚，或喜揉按，或喜暖熨，或胸腹如饥而不欲食，或胃脘作呕而多吞酸，或数至圊欲出不出，或口虽渴而不欲饮冷，饮冷而不欲咽，此其症之虚者也。入小肠、膀胱以治淋闭，且治中焦实火，及邪在少阳胆经，得此以为清理。一药而上下表里皆治，其功力之泛涉，殆有难为专主者耳。不知内火冲激，外邪传入，皆能恣害。上如胸膈咽喉，下如肚腹二便，中如表里之所，阴阳之界，无不病症悉形。以故腹痛肠澼，痢。寒热往来，疟。黄疸淋闭，胸高气喘，痛疽疮疡，火嗽喉腥，经闭胎漏，口渴津枯，一皆湿之所淫，热之所侵，火之所胜。提出湿热与火为诸病之要。黄芩味苦性寒，枯而大者轻飘上升以清肺，肺清则痰自理矣；汪昂曰：痰因火动，当先降火。实而细者沉重下降以利便，便利则肠澼自去。酒炒则膈热可除，而肝胆火熄；生用则实热堪投，而腹痛斯愈。时珍曰：仲景治少阳症小柴胡汤，太阳、少阳合病下痢黄芩汤，少阳症下后心下满而不痛泻心汤并用之。盖黄芩味苦气寒，色黄而绿，泻心火而除脾湿，俾金不受胃火上刑，故能救肺。少阳之症，虽曰病在半表半里，为胸胁痞满，实兼心肺上焦之邪；心烦喜呕，默默不欲饮食，又兼脾胃中焦之症。故用黄芩以治手、足少阳相火。黄芩亦少阳本经药也。杨士瀛《直指方》云：柴胡退热不及黄芩。盖亦不知柴胡之退热，乃苦以发之，散火之标也；黄芩之退热，乃寒能胜热，折火之本也。且得白术、砂仁以安胎；得厚朴、黄连以除腹痛；得芍药以治痢；得柴胡以治寒热往来。此虽合上与下，表里皆治，而究止为上中二焦泻火除热与湿之味矣。东垣治肺热，身如火燎，烦躁引饮而昼盛者，宜一味黄芩汤以泻肺经气分之火，方用黄芩一两。但肺虚腹痛属寒者切忌。时珍曰：肺虚不宜者，苦寒伤脾胃，损其母也。

黄明者良。中虚者为枯芩，即片芩；内实者名条芩，即子芩。上行酒炒；泻肝胆火，猪胆汁炒。山药、龙骨为使。畏丹皮、丹砂。

黄连 三〇七 山草

[批] 大泻心火实热。

黄连专入心，兼入肠、胃、脾。大苦大寒。据书所载治功，备极表著，且以《别录》中有厚肠胃一语，互为传播，以至于今，谬尤莫辟，贻害无穷。讵知黄连止属泻心之品，除湿之味。好古曰：黄连苦燥，苦入心，火就燥。泻心者，其实泻脾也。实则泻其子也。即云肠澼能止，口干能除，痞满腹痛能消，痈疽疮疡能愈，肝虚能镇，与夫妇人阴蚀，小儿疳积，并火眼赤痛，吐血衄血，诸毒等症，无不由此调治，亦何莫不因湿热火退而言。岂于湿除火退之外，尚有治效之着哉？元素曰：黄连其用有六。泻心脏火，一也；去中焦湿热，二也；

诸疮必用，三也；去风湿，四也；赤眼暴发，五也；止中部见血，六也。朱震亨曰：下痢胃口热、噤口者，用黄连人参煎汤，终日呷之，如吐，再强饮，但得一呷下咽便好。刘完素曰：古方以黄连为治痢之最，盖治痢惟宜辛苦寒药，辛能发散，开通郁结，苦能燥湿，寒能胜热，使气宣平而已。诸苦寒药多泄，惟黄连、黄柏性冷而燥，能降火去湿而能泻痢，故治痢以之为君。杲曰：凡眼暴发赤肿，痛不可忍者，宜黄连、当归以酒浸煎之；宿食不消、心下痞满者，须用黄连、枳实。**况此性禀纯阴，在人肠胃素厚，挟有燥湿火热，服之过多，尚有偏性为害，而致胃阳顿绝，生气渐灭。**宗奭曰：今人多用黄连治痢，盖执以苦燥之义，下俚[1]但见肠虚渗泄，微似有血，便即用之，又不顾寒热多少，惟欲尽剂，由是多致危困。时珍曰：黄连大苦大寒之药，用之降火燥湿，中病即当止，岂可久服，使肃杀之令常行而伐其生发冲和之气乎？秦观与乔希圣论黄连书云：闻公以眼疾饵黄连至十数两犹不已，殆不可也。医经有久服黄连、苦参反热之说，此虽大寒，其味至苦，入胃则先归于心，久而不已，心火偏胜则热，乃其理也。**矧有脾阳素弱，因此一言流播，而可恃为常服者乎？今人一见火炽，不论是寒是热，是虚是实，辄以取投，以致偏胜贻患，暗受夭折，殊堪叹惜。**时珍曰：黄连治目及痢为要药。古方治痢，香连丸用黄连、木香；姜连散用干姜、黄连；变通散用黄连、茱萸；姜黄散用黄连、生姜。治消渴用酒蒸黄连；治伏暑用酒煮黄连；治下血用黄连、大蒜；治肝火用黄连、茱萸；治口疮用黄连、细辛。皆是一冷一热，一阴一阳，寒热互用之意，而无偏胜之害。汪昂曰：黄连泻心火，佐以龙胆泻肝胆火，白芍泻脾火，石膏泻胃火，知母泻肾火，黄柏泻膀胱火，木通泻小肠火。黄芩泻肺火，栀子佐之；泻大肠火，黄连佐之。柴胡泻肝胆火，黄连佐之；泻三焦火，黄芩佐之。绣按：柴胡泻火，止就肝胆邪郁而言，若内实火用此，愈增其害矣。不可不知。

出四川，瘦小状类鹰爪，连爪连珠者良。姜汁炒。心火生用；虚火醋炒用；胆火猪胆汁炒；上焦火酒炒；中焦火姜汁炒；下焦火盐水炒，或童便

---

① 下俚：乡里，乡野。

炒；食积火黄土炒；湿热在气分吴茱萸汤炒，在血分干漆水炒；眼赤人乳浸。黄芩、龙骨为使。恶菊花、玄参、僵蚕、白鲜皮。畏款冬花、牛膝。忌猪肉。亦有不忌者，如脏连丸、黄连猪肚丸之类。

胡黄连 三〇八 山草

[批]大泻脏腑骨髓淫火热邪。

胡黄连专入脏腑、骨髓。出于波斯国，近时秦陇南海亦有。气味功用亦同黄连，因以连名。但此性专达下，大伐脏腑骨髓淫火热邪。凡骨髓劳热，五心烦热，三消五痔，温疟泻痢，恶毒等症，皆得以治。《经》曰心移热于肺为膈消，是渴而多饮，上消肺热症也。又曰二阳结而为消，是多食善饥，中消胃热症也。渴而小便数，有膏，为下消肾热症也。又按：《经》言痔因饱食，经脉横解，肠澼为痔。又言督脉生病痔漏。又按：书言痔有牝痔、牡痔、脉痔、肠痔、血痔之分，皆湿热下流，伤于血分，无所施泄，则逼肛门而为痔肿。故同猪胰，以疗杨梅恶疮；且同干姜，以治小儿果积；同鸡肝，以治小儿疳眼；同乌梅，以治小儿血痢；同甘草、猪胰，以治霉疮。又治妇人胎蒸。较之黄连，治功同而稍异耳。但小儿肾脏不足，脾胃虚寒者，其切忌焉。

心黑外黄，折之尘出如烟者真。畏、恶同黄连。

知母 三〇九 山草

[批]治肺久伏热邪。以清化源。

知母专入肺，兼入肾。辛苦微滑，能佐黄柏以治膀胱热邪。缘人水肿癃闭，本有属血、属气之分，肺伏热邪，不能生水，膀胱绝其化源，便秘而渴，此当清肺以利水者也；热结膀胱，真阴干涸，阳无以化，便秘不渴，此当清膀胱以导湿者也。黄柏气味纯寒，

虽能下行以除膀胱湿热，但肺金不肃，则化源无滋，又安能上达
于肺而得气分俱肃乎？知母味辛而苦，沉中有浮，降中有升，既
能下佐黄柏以泄肾水，复能上行以润心肺，汪昂曰：黄柏入二经血分，
故二药必相须而行。俾气清肺肃，而湿热得解。是以昔人有云，黄柏
无知母，犹水母之无虾，诚以见其金水同源，子母一义，不可或
离之义。震亨曰：小便不通，有热、有湿、有气结于下，宜清、宜燥、宜升，
又有隔二、隔三之治。如肺不燥但膀胱热，宜泻膀胱，此正治；如因肺热不能生
水，则清肺，此隔二之治；如因脾湿不运而津不上升，故肺不能生水，则燥胃健
脾，此隔三之治。泻膀胱，黄柏、知母之类；清肺，车前、茯苓之类；燥脾，二
术之类。故书皆言用此在上则能清肺止渴，却头痛，润心肺，解虚
烦喘嗽，吐血衄血，去喉中腥臭；在中则能退胃火，平消瘅；在
下则能利小水，润大肠，去膀胱肝肾湿热，腰脚肿痛，并治痨瘵
内热，阴火热淋崩渴等症。若谓力能补阴，则大谬矣。补阴惟地黄为
首。景岳谓此性最沉寒，本无生气，用以清火则可，的解。用以补
阴，则何补之有？第其阴柔巽顺，似乎有德，犹之小人在朝，国
家元气受其剥削，而有阴移而莫之觉者，是不可不见之真而辨之
早也。读此可为妄用知母、黄柏一箴。

得酒良。上行酒浸，下行盐水拌。忌铁。

青黛　三一〇　隰草

［批］大泻肝经郁火。

青黛专入肝。系蓝靛浮沫，搅澄，掠出取干而成。味咸性寒，
色青，大泻肝经实火，及散肝经火郁。《衍义》[①]曰：一妇患脐腹二阴遍
生湿疮，热痒而痛，出黄汗，二便涩。用鳗鲡、松脂、黄丹之类涂之，热痛愈甚。
其妇嗜酒，喜食鱼虾发风之物。乃用马齿苋四两，研烂，入青黛一两，和涂，热

---

① 《衍义》：即《本草衍义》。

痛皆去，仍服八正散而愈。此中下焦蓄蕴风热毒气，若不出，当作肠风内痔。妇不能禁酒物，果仍发痔。故凡小儿风热惊痫，痄毒丹热，痈疮蛇犬等毒，金疮血出，噎膈蛊食，并天行头痛，瘟疫热毒发斑，吐血咯血痢血等症，或应作丸为衣，或用为末干渗，或同水调敷，或入汤同服，或作饼子投治，如圣饼子治咯血，用青黛同杏仁研置柿饼中煨食。皆取苦寒之性，以散风郁燥结之义。即云功与蓝等，而止血拔毒之功，与治膈化蛊之力，似较蓝而更胜也。和溺白垩、冰片，吹口疳最妙。取娇碧者，水飞净石灰用。蓝靛兼有石灰，敷疮杀蛊最奇。蛊属下膈，非此不除。

蓝叶与茎，即名大青，大泻肝胆实火，以祛心胃热毒，故于时疾阳毒，发斑喉痹等症最利。斑由里实表虚而得，故斑得以透肌。斑如疹子者其热轻，斑如锦纹者其热重。斑如紫黑者其热重而胃烂也。古治赤斑烦疼，有犀角大青汤。

蓝子止能解毒除疳，故于鬼疫蛊毒之症最妙。

龙胆草 三一一 山草

[批]大泻肝胆实火，兼除肾经湿热。

龙胆草专入肝、胆，兼入膀胱、肾。大苦大寒，性禀纯阴，大泻肝胆火邪。时珍曰：相火寄在肝胆，有泻无补，故龙胆之益肝胆之气，正以其能泻肝胆之邪热也。兼入膀胱、肾经，除下焦湿热。与防己功用相同。故书载治骨间寒热，惊痫蛊膈，天行瘟疫，热利疸黄，寒湿脚气，脚气因足伤于寒湿而成，但肿而痛者为湿脚气，宜清热利湿搜风；拘挛枯细，痛而不肿者名干脚气，宜养血润燥。咽喉风痹，并酒炒。同柴胡则治赤睛胬肉。汪昂曰：目疾初起，宜发散，忌用凉药。但此苦寒至极，冯兆张云其等于严冬，黯淡惨肃，万草凋残，苦寒伐标，宜暂而不宜久。如圣世不废刑罚，所以佐德意之无穷。苟非气壮实热者，率尔轻投，其败也必矣。

甘草水浸，暴用。小豆、贯众为使。恶地黄。

玄参 三一二 山草

［批］制肾浮游之火攻于咽喉。

玄参专入肾。苦咸微寒，色黑入肾。书虽载能壮水，以制浮游无根之火攻于咽喉，肾脉贯肝膈，入肺中，循喉咙，系舌本，凡肾水虚损，相火上炎者，多有喉痹咽肿，咳嗽吐血等症，谓其肾水受伤，真阴失守，孤阳无根，发为火病，得此色赤性润微寒以为节制，则阳得阴归，而咽喉不致肿痛而莫已也。然此只可暂治，以熄其火，非若地黄性禀纯阴，力能温肾壮水，以制阳光。即书有言服此玄参，可以益精明目，消痰除嗽，及治一切骨蒸传尸发斑，发斑有阴有阳，此止就阳毒言耳。懊恼烦渴，瘰疬痈疽等症，皆是从其浮游火熄起见而言，病无不治，非真真阴亏损，必借此以为之壮。玄参其性微寒，故止可以折火，不能以滋阴。若使病非火起，则服此寒滑之味，不更使病转剧乎？是以书载脾虚泄泻，服此黑参为大忌耳。

蒸过焙用。勿犯铁器。恶黄芪、山茱、姜、枣。反藜芦。

射干 三一三 毒草

［批］泻火清热解毒，散血消痰。

射干专入心、脾、肝。形如乌羽、乌扇，又以乌羽、乌扇为名。辛苦微寒。书载泻火解毒，散血消痰。然究毒之所胎，血之所聚，痰之所积，又皆因火结聚而成，归到火处为重。射干苦能降火，寒能胜热，兼因味辛上散，俾火降热除，而血与痰与毒，无不因之而平矣。是以喉痹咽痛，结核疝瘕，便毒疟母等症，因于老血结于心脾，痰涎积于太阴、厥阴者，肺、脾、肝。无不可以调治。如《金匮》之治咳气之用射干、麻黄，治疟母鳖甲煎丸用乌扇烧过；《千金》之治喉痹用乌扇膏，擂汁醋和噙之。治便毒之用射干同生姜煎服。皆取性主善降，功多于上，服则必泻之意。若脾胃虚寒。切忌。

泔浸煮熟。炒用。

天门冬 三一四 蔓草

[批] 消肺火以为化源之自。

天门冬专入肺。甘苦大寒。据书载泻肺火及兼补肾。然究止属苦寒，安能滋肾而补水乎？的解。所云能补水者，以肺本清虚，凉则气宁而不扰，热则气行而不生，且肺为肾母，肺金失养，则肾亦燥而不宁，肾气上攻，则肺益燥而受克，而凡咳嗽吐衄，痰结燥渴，肺痈肺痿等症，靡不因之毕呈。肺痈本于五脏蕴火及胃积热上蒸，与外感风寒，内伤营血，热结而成。痿则本于津液枯竭，不能上输于肺，及风热伤卫，而致气竭力疲。故痈则为阳实，而痿则为阴虚；痈则邪伤于营，故唾有血而无沫，而便多下脓垢，痿则邪伤于卫，故唾有沫而无血，而便多下浊沫；痈则口中辟辟作燥而渴，痿则口中不燥而步武喘鸣，冲击连声而痰始应；痈则胸中隐隐作痛，痿则胸中不痛而气馁不振；痈则脉数而实，痿则脉数而虚；痈则宜表宜下，痿则宜滋宜润。治法因于内者，从内酌治；因于外者，从外酌解；因于虚者，养血补气保肺；因于实者，泻热豁痰，开提升降。得此清肃之品，以为化源之自，则肾未必即补，而补肾之基，未必不于所清而先具也。是以又云补肾。但其性滑利，脾胃虚寒，及无热而泄者最忌。苦泄热，寒胜热，若无热而泄，则不得用。

取肥大明亮者良。去心皮，酒蒸用。地黄、贝母为使。恶鲤鱼、二冬。熬膏良。

丹皮 三一五 芳草

[批] 泻肾血分实热，治无汗骨蒸。

牡丹皮专入心、肾、肝。辛苦微寒。能入手少阴心、足少阴肾、足厥阴肝，以治三经血中伏火。时珍曰：伏火即阴火也，阴火即相火也。相火炽则血必枯、必燥、必滞，与火上浮而见为吐、为衄。汪昂曰：血属阴，本静，因相火所逼，故越出上窍。虚损与风、与痰、与火相搏，而见五痨、惊痫、瘛疭。瘛则筋急而缩，疭则筋缓而伸，或伸或缩，手如拽锯，谓之瘛疭，即俗所谓为搐。惊则外有所触，心无所生。痫则卒然昏仆，身软吐痰，时发时止。五痨：一曰志痨，二曰心痨，三曰思痨，四曰忧痨，五曰疫痨。瘀结而见疮疡痛毒，产难，并无汗骨蒸。阴虚又兼邪郁，故见无汗骨蒸。用此不特味辛而散血中之实热，且有凉相火之神功。世人专以黄柏治相火，而不知丹皮之功更胜。盖黄柏恶寒而燥，初则伤胃，久则败阳，苦燥之性徒存，而补阴之功绝少。丹皮赤色象离，能泻阴中之火，使火退而阴生，所以入足少阴而佐滋补之用，较之黄柏，不啻霄壤矣。张元素曰：丹皮治无汗之骨蒸，地骨皮治有汗之骨蒸。神不足者手少阴心，志不足者足少阴肾。仲景。肾气丸用丹皮，治神志不足也。《内经》曰：水之精为志，故肾藏志；火之精为神，故心藏神。但补性少而泄性多，凡虚寒血崩，经行过期不尽者，为并禁焉。赤者 [批] 赤丹皮。利血，白者 [批] 白丹皮。兼补气。

酒拌蒸用。忌蒜、胡荽、伏砒。

黄柏 三一六 乔木

[批] 大泻肾火，及除膀胱湿邪。

黄柏专入肾，兼入膀胱。昔人同知母用于六味丸中，名为知柏八味丸。又同知、柏各一两，酒洗焙研，入桂，名为滋肾丸，时珍曰：知母①佐黄柏滋阴降火，有金水相生之义。古云：黄柏无知母，犹水母之无虾也。盖黄柏能制命门、膀胱阴中之火，知母能清肺金，滋肾水之化源。**谓其可滋真阴**。此说一出，而天下翕然宗之，以至于今，牢不可破。讵知黄柏性禀至阴，味苦性寒，行隆冬肃杀之令，故**独入少阴泻火，入膀胱泻热**。好古曰：黄芩、栀子入肺，黄连入心，黄柏入肾燥湿，所归各从其类也。震亨曰：火有二。君火者，人火也，心火也，可以湿伏，可以水灭，可以直折，黄连之属可以制之；相火者，天火也，龙雷之火也，阴火也，不可以水湿折之，当从其性而伏之，惟黄柏之属可以降之。**凡人病因火亢而见骨蒸劳热，目赤耳鸣，消渴便闭，及湿热为病而见诸痿瘫痪，**瘫痪本有气虚、血虚、脾虚、肾虚、湿痰、死血之别。但因热伤血，血不养筋而致短而拘；湿则伤筋，筋不束骨而致弛长而痿。宜用苍术、黄柏，名二妙散以治。**水泻热利，黄疸水肿，**杲曰：长安王善夫病小便不通，渐成中满，腹坚如石，脚腿裂破出水，双睛突出，饮食不下，痛苦莫可名状，治通利小便渗泄之药服遍矣。予诊之日：此乃奉养太过，膏粱积热，损伤肾水，致膀胱久而干枯涸，小便不化，火又逆上，而为呕哕，《难经》所谓关则不得小便，格则吐逆者。遂处以北方大苦寒之剂，黄柏、知母各一两，酒洗焙研，入桂一钱为引，为丸，每服二百丸。少焉前阴如刀刺火烧，溺②如瀑菜涌出，床下成流，顾盼之间，肿胀消散矣。**痔血肠风，漏下赤白，**皆湿热为病。与夫诸痛疮痒，蛔虫内攻，《外台》治口舌生疮，用黄柏含之良。《深师》用蜜渍取汁含之，吐蛔。寇氏《衍义》治心脾有热，舌颊生疮，用蜜炙黄柏、青黛各一分为末，入生龙脑一字掺之吐涎，越筵散用黄柏、细辛等分为末掺，或用黄柏、干姜等分亦良。但用良药不效者，须察脉症，或因中气不足，虚火上炎，宜用参、术、甘草、干姜、附子之类，或噙官桂引火归元。诊其尺果洪大，按之有力，可炒黑暂用。使其湿热顺流而下，阴火因尔潜伏，则阴不受煎熬，而阴

---

① 母：原脱，据《本草纲目》卷三十五"柏木"条补。

② 溺：原作"涌"，据《本草纲目》卷三十五"柏木"条改。

乃得长矣。非谓真阴虚损，服此即有滋润之力也。《发明》^①曰：非真能补也。肾苦燥，急食辛以润之，肾欲坚，急食苦以坚之也。相火退而肾固，则无狂荡之患矣。按：肾本属水，虚则热；心本属火，虚则寒。**故于实热实火则宜**，时珍曰：东垣、丹溪皆以黄柏为滋肾降火要药，上古所未言也。盖气为阳，血为阴，邪火煎熬，则阴血渐涸，故阴虚火动之病须之。然必少壮气盛能食者，用之相宜。**而于虚热虚火，则徒有损而无益**。时珍曰：若中气不足，而邪火炽盛者，久服则有寒中之变。近时虚损及纵欲求嗣之人，用补阴药，往往以此二味为君，日日服饵，降令太过，脾胃受伤，真阳暗损，精气不暖，致生他病。盖不知此苦寒而滑泄，且苦味久服，有反从火化之害。故叶氏^②《医学统旨》有四物加知母、黄柏，久服伤胃，不能生阴之戒。汪昂曰：按：火有虚火、实火、燥火、湿火、相火、郁火之异。虚火宜补，实火宜泻，燥火宜滋润，郁火宜升发。湿火由湿郁为热，多病胕肿，《经》所谓诸腹胀大，皆属于热，诸病胕肿，皆属于火是也，宜利湿清热而兼补脾。相火寄于肝肾，乃龙雷之火，非苦寒所能胜，宜滋肾养血，壮水之主，以制阳光。又按：诸病之中，火症为多。有本经自病者，如忿怒生肝火，焦思生心火之类是也。有子母相克者，如心火克肺金，肝火克脾土之类是也。有脏腑相移者，如肺火咳嗽，久则移热于大肠而泄泻；心火烦焦，久则移热于小肠而为淋闭之类是也。又有别经相移者，有数经合病者，当从其重者而治之。奈今天下人，不问虚实，竟有为去热治劳之妙药，而不知阴寒之性，能损人气，减人食，命门真元之火一见而消亡，脾胃运行之职一见而沮丧。元气既虚，又用苦寒遏绝生机，莫此为甚。

　　川产肉厚色深者良。生用降实火，蜜炙则不伤胃，炒黑能止崩带，酒制治上，蜜制治中，盐制治下。

---

① 《发明》：即《医学发明》。金·李杲撰。
② 叶氏：即叶文龄，字德徵，号石峰。明代浙江仁和（今属杭州）人。著有《医学统旨》八卷。

桑白皮 三一七 灌木

［批］泻肺火，利水通气。

桑白皮专入肺。辛甘性寒，善入肺中气分，泻火利水，除痰泄气。缘气与水、与痰，止属病标，其气逆不利与水饮胶结，未有不因火结而成。罗谦甫①曰：是泻肺中火邪，非泻肺气也。火与元气不两立，火去则气得安矣。久而不治，则瘀结便秘，喘嗽胸满，唾血口渴，水肿肤胀，靡不色色而见。桑白皮辛甘而寒，能于肺中治火利水，俾火去而水自消，水去而火即灭，而气因尔而治。时珍曰：桑白皮长于利小水，乃实则泻其子也。故肺中有水气及肺火有余者宜之。《十剂》云：燥可去湿，桑白皮、赤小豆之属是也。宋医钱乙治肺气热盛，咳嗽而后喘，面肿身热，泻白散：用桑白皮炒一两，地骨皮焙一两，甘草炒半两，每服一二钱，入粳米百粒，水煎，食后温服。桑白皮、地骨皮皆能泻火从小便去，甘草泻火而缓中，粳米清肺而养血，此乃泻肺诸方之准绳也。至书有云，能补元气之不足，不过云其气得自安。若以甘寒之味可以补气，则当置甘温于何地乎？况本草《十剂篇》云：燥可去湿，桑白皮、赤小豆之属是也。故湿则为重，宜燥剂以除之。燥字从湿去重除之后而言，勿泥燥热之燥看。但此性寒而裂，其裂亦作寒裂。虽有甘味，不能以制，故古人有戒勿多用之条，及肺虚火衰水涸，风寒作嗽者，为切忌焉。

为线可缝金疮。刮去皮，取白，或恐泻气，蜜炙用。续断、桂心为使。忌铁。

桑［批］桑木。乃箕木之精，其木能开关利水，扎把燃火则能去风除痹，故煎药熬膏宜用。时珍曰：煎药用桑者，取其能利关节，除风、

---

① 罗谦甫：即罗天益，字谦甫，真定路藁城（今河北省石家庄市藁城区）人，元代名医。著有《卫生宝鉴》等。

寒、湿痹诸痛也。观《灵枢经》治寒痹内热用桂酒法，以桑炭炙布巾，熨痹处，治口僻用马膏法，以桑钩钩其口，及坐桑灰上，皆取此意也。又痈疽发背不起发，或瘀肉不腐溃，及阴疮瘰疬，流注臁疮，顽疮恶疮，久不愈者，用桑木炙法，未溃则拔毒止痛，已溃则补接阳气，亦取桑通关节，去风寒，火性畅达，出郁毒之意。其法以干桑木劈成细片，扎作小把，燃火吹息炙患处，每吹炙片时，以瘀肉腐动为度，内服补托药，诚良方也。

桑椹甘凉色黑，治能除热养阴止渴，乌须黑发。《月令》云：四月宜饮桑椹酒，能理百种风。又椹可以汁熬烧酒，藏之经年，味力愈佳。

桑耳散血除瘀，破癥攻瘕。

桑叶清肺泻胃，凉血燥湿，去风明目。《圣济录》治吐血不止，晚桑叶焙研，凉茶服三钱，只一服止，后用补肝肺药。《千金方》治头发不长，用桑叶、麻叶煮泔水沐之，七次可长数尺。《集简》[1]治风眼下泪，用腊月不落桑叶煎汤，日日温洗，或入芒硝。扶桑丸除风湿，乌须明目，用黑芝麻同桑叶等分为丸。震亨曰：经霜桑叶研末，米饮服，止盗汗。

山栀子 三一八 灌木

［批］治心肺热邪，曲屈下行。

栀子专入心、肺。味苦大寒，轻飘象肺，色赤入心。书言能泻心肺热邪，使之屈曲下从小便而出，肺清则气化行，而膀胱津液，亦得由气化而化，故曰能利小便。究之皆泻肺心药耳。而三焦之郁火以解，热厥心痛以平，心痛因热，治当用此。但丹溪谓心痛久则郁而成热，此止就其大势论耳。若使痛喜手按，及痛喜饮热汤，其痛虽久，岂可以作热治乎？仍当以脏之阴阳，及今所见之兼症兼脉，以分病之是寒是热，药之宜温宜凉，则得之矣。不可以痛久成热为泥。吐衄血淋血痢之病以息，栀子止治热郁之血耳。若经寒而血不归，不可妄用。《本草汇》曰：治实火之血，顺气为先，气行则血自归经；

---

① 《集简》：即《濒湖集简方》，李时珍撰。

治虚火之血，养正为先，气壮则能自摄血。绣窃见今医士，不论寒热虚实，但见病血，即作热治，妄用栀、连、芩、柏，殊为可惜。**且能治心烦懊忱，五黄五淋，亡血津枯，口噤目赤，风疮等症。此数语业已道其大要矣。然更就其轻清以推，则浮而上者其治亦上，故能治心肺之火，而凡在上而见消渴烦躁，懊忱不眠，头痛目赤肿痛等症，得此以除。**烦属气，躁属血。仲景栀子豉汤用栀子以治肺烦，用香豉以治肾燥，又用栀子作吐药以散在膈之邪，即《经》所谓高者因而越之是也。故栀豉汤吐虚烦客热，瓜蒂散吐痰食宿食。**就其味苦而论，则苦而下者，其治亦下，故能泻肝、肾、膀胱之火，而凡在下而见淋闭便结，疸黄疝气，吐衄血痢，损伤血瘀等症，得此以泄。**《易简方》治衄血不止，用山栀子烧灰吹之，屡效。《普济方》治小便不通，用栀子仁十四个，独蒜头一个，食盐少许，捣贴脐及囊，良久即通。《怪症奇方》治吃饭直出，用栀子二十四个，微炒去皮，水煎服。《食疗本草》[①]治下痢鲜血，用栀子仁烧灰，水服一钱匙。绣按：此惟实邪实热则宜耳。**惟其气浮，故仲景用此以吐上焦之痰滞；惟其味苦能降，故丹溪用此以降内郁之邪耳。但治上宜生，治下宜炒宜黑。虽其上下皆入，而究则由自肺达下，故能旁及而皆治者也。此惟实邪实热则宜。若使并非实热，概为通用，恐不免有损食泄泻之虞矣。**

生用泻火，炒黑止血，姜汁炒止烦呕。内热用仁，表热用皮。

地骨皮　三一九　灌木

[批] 入肺降火，入肾凉血凉骨。

地骨皮专入肺、肾。即枸杞根也。味甘气寒。虽与丹皮同治骨蒸之剂，但丹皮味辛，能治无汗骨蒸，此属味甘，能治有汗骨蒸。

---

① 《食疗本草》：食疗专著。三卷，唐·孟诜撰，张鼎增补改编，约成书于开元年间（713—741 年）。

且丹皮原属入血散瘀之品，汗者血也，无汗而见血瘀，则于辛于寒最宜。若有汗骨蒸，而更用以丹皮辛散，不竟使夺汗无血乎？《经》曰，热淫于内，泻以甘寒，地骨皮是也。按：地骨皮入肺降火，入肾凉血凉骨。凡五内热淫，而见肌肉潮热，二便癃闭，胸胁痛楚，与夫于头而见风痛不休，外感之风宜散邪，内生之风宜清热，热除而风自息。于表而见潮热无定，是内熏蒸而达于表。朱二允曰：能退内潮，人所知也；能退外潮，人实不知。病或风寒散而未尽，作潮往来，非柴、葛所能治，用地骨皮走表又走里之药，消其浮游之邪，服之未有不愈者，特表而出之。于肺而见消渴，咳嗽不宁。肾火上蒸。靡不用此解除。今人但知芩、连以治上焦之火，知、柏以治下焦之火，而不知地骨皮之甘淡微寒，深得补阴退热之义矣。时珍常以青蒿佐此退热，屡有殊功。李东垣曰：地为阴，骨为里，皮为表，服此既治内热不生，而于表里浮游之邪，无有不愈。此为表里上下皆治之药，而于下为尤切焉。但脾胃虚寒者禁服。汪昂曰：肠滑者忌枸杞子，中寒者忌地骨皮。掘鲜者同鲜小蓟煎浓汁，治下疳甚妙。

甘草水浸用。

枇杷叶　三二〇　山果

[批] 泻肺降气。

枇杷叶专入肺。味苦气平。诸书皆言泻肺治嗽。缘嗽多由胃气不和，肺气不顺，以致火气痰塞，因而咳嗽不已。丹溪云：气有余便是火。火起则痰生。服此味苦而平，则肺金清肃，而气不得上逆而顺矣。气顺则痰与火皆顺，痰、气、火同为一类。而逆者不逆，呕者不呕，咳者不咳，渴者不渴。是以昔人用此，合以款冬花、紫菀、杏仁、桑皮、木通等分，大黄减半，蜜丸，以治肺热火嗽，身如火炎。令其食后、夜卧含化一丸，剂未终而病即愈。则知此为清肺治火止嗽之要剂也。

取叶干重三钱者为气足，拭净毛，以免射肺作咳。或姜炙，或蜜炙，各依方用。

茶茗 三二一 味

[批] 清胃肾火。

茶茗专入胃、肾。大者为茗，小者为茶。茶禀天地至清之气，得春露以培，生意克足，纤芥滓秽不受。味甘气寒。故能入肺清痰利水，入心清热解毒，是以垢腻能涤，炙煿能解。凡一切食积不化，属滞、属湿。头目不清，属热。痰涎不消，二便不利，消渴不止，及一切便血吐血，衄血血痢，火伤目疾等症，服之皆能有效。《汤液》①云：茶苦寒下行，如何是清头目。《蒙筌》②曰：热下降，则上自清矣。但热服则宜，冷服聚痰，多服少睡，损神。久服瘦人。伤精。至于空心饮茶，既直入肾削火，复于脾胃生寒，阳脏服之无碍，阴脏服之不宜。万不宜服。

茶之产处甚多。有以阳羡③名者，谓之真岩茶，治能降火以清头目；有以腊茶名者，以其经冬过腊，佐刘寄奴治便血最效；有以松萝名者，是生于徽，专于化食；有以日铸名者，生于浙绍，专于清火；有以建茶名者，生于闽地，专于辟瘴；有以苦丁名者，产于六合④，专于止痢；有以普洱名者，生于滇南，专于消食辟瘴止痢；至于蒙山，世所罕有，且有许多伪充，真伪莫辨。然大要

---

① 《汤液》：即《汤液本草》。元·王好古撰。
② 《蒙筌》：即《本草蒙筌》。明·陈嘉谟撰。
③ 阳羡：古代地名。即阳羡县。秦置，治今江苏省宜兴市南。
④ 六合：今江苏省南京市六合区。地处苏皖两省交界处，为宁（南京）、扬（扬州）、滁（滁州）三市交汇地，历来是沟通苏南、苏北、皖东的窗口。

总属导痰宣滞之品，<small>茶与生姜同煮，名姜茶散，能治赤白痢。盖茶助阴，姜助阳，合用使其寒热平调。</small>虽一日之利暂快，而终身之累斯大，损多益少，服宜慎矣。

犀角 三二二 兽

［批］清胃大热，兼凉心血。

犀角<small>专入胃，兼入心。</small>苦咸大寒，功专入胃清热，及入心凉血。盖胃为水谷之海，无物不受，口鼻为阳明之窍，凡毒邪必先由于口鼻而入，以至及于阳明胃腑。<small>时珍曰：五脏六腑皆禀气于胃，风邪热毒，必先干之，饮食药物，必先入胃。</small>犀角为神灵之兽，食百草之毒，及众木之棘，角尖精力尽聚，用此苦寒之性，使之专入阳明，以清诸热百毒也。热邪既去，心经自明。所以狂言妄语，热毒痈肿，惊烦目赤，吐血衄血蓄血，时疫斑黄，痘疮黑陷等症，无不由于入胃入心，散邪清热，凉血解毒之功也。然痘疮心火，初用不无冰伏之虞，后用不无引毒入心之患，故必慎用，始无碍耳。至于蛊毒之乡，遇有饮食，以犀箸搅之，有毒则生白沫，无毒则无。若云可以发表取汗，则必毒热闭表，合以升发等味同投，则见魄汗淋漓。若微毒单用，则不及矣。

镑成以热掌摸之，香者真，<small>尤须乌而光润。</small>不香者假。成器多被蒸煮无力。入汤剂磨汁，入丸剂锉细，纳怀中待热，捣之立碎。升麻为使。忌盐。

羚羊角 三二三 兽

［批］专泻肝火，兼清心肺。

羚羊角<small>专入肝，兼入心、肺。</small>苦咸大寒，功专入肝泻火，兼入心、肺二经。考书所论主治，多属冗统，惟李时珍剖晰^①甚明。言羊火畜也，而羚羊则属木，故其角入厥阴肝经甚捷，同气相求也。肝主木，开窍于目，其发病也，目暗障翳，而羚羊角能平之；肝主风，在合为筋，其发病也，小儿惊痫，妇人子痫，大人中气搐搦，及筋脉挛急，历节掣痛，而羚羊角能舒之；魂者，肝之神也，发病则惊骇不宁，狂越僻谬，魇寐卒死，而羚羊角能安之；血者，肝之藏也，发病则瘀滞下注，疝痛毒痢，疮肿瘰疬，产后血气，而羚羊角能散之；相火寄于肝胆，在气为怒，病则烦满气逆，噎塞不通，寒热及伤寒伏热，而羚羊角能降之；羚之性灵，而筋骨之精在角，故又能辟恶而解诸毒，碎佛牙而烧烟，走蛇虺也。《本经》《别录》甚著其功，而近俗罕能发扬，惜哉。时珍之论如此，但此虽能清肝及肺，若使过用久用，则更有伐生之气耳。

多两角，一角者胜。若一边有节而疏，乃山驴、山羊，非羚羊也。锉研极细，或磨用。

人中白 三二四 人

[批] 泻肝、膀胱火。

人中白专入肝、膀胱。即溺白垽之物，故以白名。味咸气平，能泻肝经、膀胱火邪，使之尽从小便而出。盖膀胱系溺白之故道，用此正以由其故道耳。今人病口舌诸疮，用之有效，降火之验也。张杲^②《医说》云：李士常苦鼻衄，仅存喘息，张思顺用人中白散，即时血止。又延陵镇官鲁棠鼻衄如倾，白衣变红，头空空然，张润之用人中白药，治之即止，

---

① 剖晰：即剖析。

② 张杲：字季明（约1149—1227年），南宋新安歙县（今属安徽省黄山市）人，著有《医说》一书。

并不再作。此皆散血之验也。故可以治痨热消渴，痘疮倒陷，牙疳口疮等症。但仅堪以涤热清火，而不可以言补耳。

煅研用。刮取白，新瓦上煅。

童便 三二五 人

[批] 清火降血。

童便专入膀胱，兼入肺、胃、肝、心。系孩童津液浊气，渗入膀胱而出。味咸气寒，无毒。为除痨热骨蒸，咳嗽吐血，妇人产后血衄晕闷绝之圣药。《褚澄遗书》[1]云：降火甚速，降血甚神。饮溲溺百不一死。非真不死，甚言功力之优也。又言：人喉有窍，则咳血杀人。喉不停物，毫发必咳。血既渗入，愈渗愈咳，愈咳愈渗。《经》云：饮入于胃，游溢精气，上输于脾，脾气散精，上归于肺，通调水道，下输膀胱。故人服小便入胃，亦随脾之气上归于肺，下通水道而入膀胱，乃寻其旧路也，故能治肺病，引火下行。凡人精气，清者为气，浊者为血，浊之清者为津液，浊之浊者为小便，与血同类也。故味咸而走血，咸寒能伏虚热，使火不上炎，血不妄溢，是以能疗诸血症也。凡人久嗽失音，劳渴烦躁，吐衄损伤，皮肤皲裂，人咬火烧，绞肠痧痛，难产胞衣不下，法当乘热饮之。薛己[2]云：予在居庸，见覆车被伤七人，仆地吟呻，俱令灌此，皆得无事。凡一切伤损，不问壮弱，及有无瘀血，俱宜服此。若胁胀，或作痛，或发热烦躁口渴，惟服此一味，胜似他药。他药虽效，恐有瘀血，反致误人。童便不动脏腑，不伤气血，万无一失。军中多用此，屡试有效。盖热则尚存真气，其行自速，冷则惟有咸味寒性矣。若救阴却痨，必以童便为优。盖取混元之

---

① 《褚澄遗书》：即《褚氏遗书》。旧题南齐·褚澄编。

② 薛己：字新甫（1487—1559年），号立斋。明代著名医学家，吴郡（今江苏苏州）人，著有《内科摘要》《外科发挥》等。

气，清纯而不淆杂耳。<small>但胃寒食少者切忌。</small>今人类用秋石，虽亦能入肾除热，但经水澄火炼，真元之气全失，其功不及童便多矣。况多服久服，则咸能走血，令血凝气滞为病。矧有阳气素虚，食少肠滑者，其可用之为治乎？

　　取童子十岁以下，相火未动，不食荤腥酸咸者佳。去头尾，取中间一节，清彻如水者用。痰用姜汁，瘀用韭汁，冬月用汤温之。

下　气

气者人身之宝，周流一身，倾刻①无间，稍有或乖，即为病矣。治之者，惟有保之、养之、顺之、和之，使之气常自若，岂有降伐其气而使不克自由哉？然河间谓人五志过极，皆为火；丹溪谓人气有余，便是火。则是气过之极，亦为人身大患也。是以气之虚者宜补，气之降者宜升，气之闭者宜通，气之郁迫者宜宽，气之郁者宜泄，气之散者宜敛，气之脱者宜固，气之实而坚者，则又宜破、宜降、宜下而已。盖气之源发于肾，统于脾，而气之出由于肺，则降之药每出于肺居多，而肾与脾、与肝止偶见其一二而已。如马兜铃非因入肺散寒清热而降其气乎？苏子非因入肺宽胸消痰，止嗽定喘而下其气乎？杏仁非因入肺开散风寒而下其气乎？枇杷叶非因入肺泻热而降其气乎？葶苈非因入肺消水而下其气乎？桑白皮非因入肺泻火利水而通其气乎？旋覆花非因入肺消痰除结而下其气乎？瓜蒌、花粉非因入肺消痰清火而下其气乎？续随子非因入肺而泻湿中之滞乎？枳壳非因入肺宽胸开膈而破其气乎？若在枳实降气，则在胸膈之下；三棱破气，则在肝经血分之中；赭石则入心肝二经，凉血解热，而气得石以压而平；郁李则入脾中下气，而兼行水破瘀；山甲则破痈毒结聚之气，而

---

① 倾刻：即顷刻。

血亦消；荞麦则消肠中积滞之气；炒熟莱菔子则下肺喘而消脾滞。至于沉香、补骨脂，是引肾真火收纳归宅，黑铅是引肾真水收纳归宅，皆能下气定喘。凡此皆属降剂。一有错误，生死反掌。治之者可不熟思而详辨乎？

荆三棱 三二六 芳草

[批] 破肝经血分之气。

三棱专入肝。味苦气平，皮黑肉白，大破肝经血分之气。故凡一切血瘀气结，疮硬食停，老块坚积，靡不借此味苦，入以血分，行其气滞，俾血自气而下。但此若以血药同投，则于血可通；以气药同入，则于气可治。仍须和以补气健脾之味方良。汪昂曰：昔有人患癥癖死，遗言开腹取之。得病块如石，文理五色，削成刀柄。因刘三棱，柄消成水。绣按：其人患癖，腹内血块虽有，但云削成刀柄，不无诳诞。若使专用克伐，则胃气愈虚，气反不行，而积增大矣。

出荆地，色黄体重，若鲫鱼而小者良。

今世所用皆草三棱。醋浸炒，或面裹煨。

旋覆花 三二七 隰草

[批] 下肺气，消痰结。

旋覆花专入肺、大肠。即《本经》所名金沸草者是也。其性虽兼辛温，凡阴虚劳嗽，风热燥咳，不可误用，用之其嗽必甚。究之味苦而咸，性主下降，凡心脾伏饮，胁下胀满，胸上痰结，唾如胶漆，风气湿痹，皮间死肉，服之即能有效。更能续筋敷伤。筋断，捣汁滴伤处，以滓敷上，半月即愈。时珍曰：凡藤蔓之属，象人之筋，所以多治筋病。旋覆花藤细如筋，可啖，故能续筋敷伤。是以仲景之治伤寒汗下后，心下痞坚，噫气不除，有旋覆代赭石汤，噫气即嗳气也。《经》曰：五气所病，心为噫。又曰：寒气客于胃，厥逆从下上散，复出于胃，故为噫。噫气多属胃气虚弱，三焦失职，清无所归，浊无所降。然亦有痰、有火、有食。仲景立此方以治伤寒汗下后胃虚，内用人参、甘草以扶正，姜、枣以和中，旋覆花旋转阴中阻格之阳升而上达，赭石使恋阳留滞之阴降而下行。然后参、甘、大枣，可收补虚之功；生姜、半夏，可奏开痞之效。并《金匮》半产漏下，有旋覆花汤；胡洽治痰饮在两胁胀满，有旋覆花汤。皆取苦能下气故耳。惟其性专主下，故书皆载病衰弱，大肠虚寒者切忌，以其不禁再下故也。

五月五日采花晒干，去皮、蒂、蕊、壳用。

杏仁　三二八　五果

[批] 散肺气分风寒，下气除喘。

杏仁专入肺。既有发散风寒之能，复有下气除喘之力。缘辛则散邪，苦则下气，润则通秘，温则宣滞行痰。杏仁气味俱备，故凡肺经感受风寒，而见喘嗽咳逆，胸满便秘，烦热头痛，与夫蛊毒疮疡，狗毒面毒，锡毒金疮，无不可以调治。按《医余》①云：索面、豆粉，近杏仁则烂，是杏仁能消其积也。狗咬伤疮，寇氏方用烂嚼杏仁以涂，即愈，是杏仁能解狗毒也。诸疮肿痛，用杏仁去皮，研滤取膏，入轻粉、麻油调搽，神效，是杏仁能治疮疡毒也。目中翳遮，但瞳子不破，《圣济录》用杏仁三升去皮，面裹作三包，糠火煨熟，去面研烂，压去油，每用一钱，入铜绿一钱，研匀点之，是杏仁能治目翳也。东垣论杏仁与紫菀，均属宣肺除郁开溺，而一主于肺经之血，紫菀。一主于肺经之气；杏仁。杏仁与桃仁，俱治便秘，而一治其脉浮，气喘便秘，于昼而见，杏仁。一治其脉

---

① 《医余》：日本尾台逸撰写的一部医案医话类中医著作，后收入《三三医书》《皇汉医学丛书》。

沉，狂发便闭，于夜而见。桃仁。冯楚瞻论杏仁、瓜蒌，均属除痰，而一从腠理中发散以祛，故表虚者最忌；杏仁。一从肠胃中清利以除，故里虚者切忌。瓜蒌。诸药貌虽相同，而究实有分辨，不可不细审而详察也。但用杏仁以治便秘，须用陈皮以佐，则气始通。杲曰：脉浮者属气，用杏仁、陈皮；脉沉者属血，用桃仁、陈皮。肺与大肠为表里，贲门在胃口之上，上主往来，魄门即肛门，主收纳，为气之通道，故并用陈皮佐之。至书所言，久服令人须眉发落，亦是耗气之故。今人以此混治阴虚喘嗽，及于亡血家妄投，其亦未明耗气损血之义也乎。

去皮尖炒研，发散连皮尖研。双仁者杀人。得火良。恶黄芪、黄芩、葛根。

枳壳 三二九 灌木

[批] 除胸膈以下实气。

枳壳专入肺、胃，兼入大肠。苦酸微寒。功专下气开胸，利肺开胃。凡人或因风寒食滞，热积湿停气郁，而见咳嗽胸满，便闭痰癖，癥结呕逆，水肿胁痛，泻痢痔肿，肠风湿痹等症，治皆能除。至书有云枳壳益气明目，似属诳诞。但人脏腑，本贵清利，清利则气自益而目自明。枳壳体大气散，的解。较之枳实，功虽稍逊，而利气宽胸。谓之益气，非其宜乎。王好古曰：枳实佐以参、术、干姜，则益气；佐以硝、黄、牵牛，则破气。此《本经》所以言益气而复言消痞也。但多用则能以损胸中至高之气。虽束胎、瘦胎，亦有进用枳壳之味。昔湖阳公主难产，方士进瘦胎饮，用枳壳四两，甘草二两。五月后，日服一钱。洁古改以枳、术，名束胎丸。然必气实可投，若使气虚而用，则不免有虚虚之祸矣。寇宗奭谓瘦胎、束胎二药，予甚不然。盖孕妇全赖血气以养胎，血气充实，胎乃易生。彼公主奉养太过，气实有余，故可服之。若概施，则误矣。时珍曰：八九月胎气盛，壅滞，用枳壳、苏梗以顺气。胎前无滞，则产后无虚也。

气弱者，大非所宜矣。

陈者良。

枳实 三三〇 灌木

[批] 散胸膈以下实气。

枳实专入脾、胃。气味与枳壳苦酸微寒无异。但实小性酷，下气较壳最迅。故书载有推墙倒壁之功。不似枳壳体大气散，而仅为利肺开胸宽肠之味耳。是以气在胸中，则用枳壳；气在胸下，则用枳实。气滞则用枳壳；气坚则用枳实。虽古有云枳壳治气，枳实治血，然气行则血自通，究皆利气之品，而非通血之剂耳。故同白术则可调脾，同大黄则可推荡。时珍曰：盖自飞门至魄门，皆肺主之，三焦相通，一气而已。若气虚痞满而用枳实、枳壳，则与抱薪救火者无异矣。

荞麦 三三一 麻麦稻

[批] 降气、宽肠、消积。

荞麦专入肠、胃。味甘性寒。治能降气宽肠，消积去秽。凡白带白浊泄痢，痘疮溃烂，烫火灼伤，气盛湿热等症，是其所宜。且炒焦热水冲服，以治绞肠痧腹痛，醋调涂之，以治小儿丹毒赤肿，亦妙。盖以味甘入肠，性寒泻热，气动而降，能使五脏滓滞，皆炼而去也。俗言：一年沉积在肠胃者即去也。若使脾胃虚弱，不堪服食，食则令人头眩。作面和猪、羊肉食，食则令人须眉脱落。又不可合黄鱼以食。皆是其性动降之故。时珍曰：荞麦最降气宽肠，故能炼肠胃滓滞，而治浊带泄痢，腹痛上气之疾。气盛有湿热者宜之。

其秆 [批] 麦秆。烧灰淋汁，即碱，用化石灰，能去靥肉。

平　泻

平泻者，从轻酌泻之意也。凡人脏气不固，或犯实邪，不泻则养虎贻患，过泻则真元有损，故仅酌其微苦微寒，至平至轻之剂以进。如泻脾胃虚热，不必过用硝、黄，但取石斛轻淡以泻脾，茅根以泻胃，柿蒂以敛胃蕴热邪，粳米甘缓、甘凉以固中而已。泻肺不必进用黄芩、知母，但用沙参清肺火热，百部除肺寒郁，百合清肺余热，薏苡仁清肺理湿，枇杷叶清肺下气，金银花清肺解毒而已。泻肝不必进用胆草、青黛，但用鳖甲入肝清血积热，消劳除蒸，旱莲草入肝凉血，青蒿草清三焦阴火伏留骨节，白芍入肝敛气，钩藤入肝清热除风而已。泻心不必黄连、山栀，但用麦冬清心以宁肺，连翘清心以解毒，竹叶清心以涤烦，萱草清心以醒忧利水，郁金入心以散瘀，丹参入心以破血而已。泻肾不必进用黄柏、童便、知母，但用丹皮以除无汗骨蒸，地骨皮以除有汗骨蒸而已。至于调剂阴阳，则或用以阴阳水；止嗽消渴解毒，则或用以荸荠；散瘀行血，则或用以蒲黄、没药、苦酒；开郁，则或用以木贼①、蒙花、谷精草而已。凡此虽属平剂，但用之得宜，自有起死回生之力，未可忽为浅常已也。

沙参　三三二　山草

[批] 泄肺火热。

沙参专入肺。甘苦而淡，性寒体轻。故能入肺以泄热，及泻肺火。凡久嗽肺萎，金受火克者，服此最宜。盖以热气熏蒸，非

---

① 贼：原作"宅"，据文义改。

用甘苦轻淡不能以制焚烁之势，故嗽必借此止。若寒客肺中作嗽，切勿妄用。以嗽既属寒成，复以寒药为治，不更使寒益甚乎？至书有言补肺养肝，及益脾肾，皆是从肺子母受累推究而出，服此肺不受刑，子母皆安，即肝亦不受累，诸脏并见安和耳，非真能以补阴也。热在于肺宜用，肺热清而阴不受累。故书言人参补五脏之阳，沙参补五脏之阴。凡书所载药性补泻，类多如斯，不独沙参为然。

似人参而体轻松白实者良。生沙地长大，生黄土者瘦小。恶防己。反藜芦。

薏苡仁　三三三　稷粟

[批] 清肺热，除脾湿。

薏苡仁专入肺、脾、胃。书载上清肺热，下理脾湿，以其色白入肺，性寒泻热，味甘入脾，味淡渗湿故也。然此升少降多，凡虚火上乘，而见肺痿肺痈，因热生湿，而见水肿湿痹，脚气疝气，泄痢热淋，并风热筋急拘挛等症，皆能利水而使筋不纵弛。筋为厥阴所主，而亦借于阳明胃土以为长养。盖阳明胃土，内无湿热以淫，则肺上不熏蒸焦叶，而宗筋亦润，宗筋润则筋骨束而机关利。所以痿厥多因肺热焦叶，机关不利，而治痿则独取于阳明。故薏苡清热除湿，实为治痿要药。震亨曰：寒则筋急，热则筋缩。急因于坚强，缩因于短促。若受湿则弛，弛则引长。然寒与湿未尝不挟热，三者皆因于湿。然外湿非内湿启之不能成病。故湿之为病，因酒而鱼、肉继之。甘滑、陈久、烧炙并辛香，皆致湿之因也。筋急寒热皆有，因热筋急，当用薏苡清热除湿；因寒筋急，法当散寒除湿，似不宜用薏苡泻热之剂。汪昂不然《衍义》之说，亦非确论。非若白术气味苦温，寒性不见，号为补脾要药矣。此止清热利水之味，用于汤剂，性力和缓，须倍他药。若津枯便秘，阴寒转筋，及有孕妇女，不宜妄用，以性专下泄也。

杀蛔取根，[批] 薏苡根。同糯米炒熟，或盐汤煮过用。

麦冬 三三四 隰草

[批] 清心肺火。

麦冬专入心、肺。有类天冬。然麦冬甘味甚多，寒性差少。天冬所主在肺，而麦冬所主，则更在肺而在心。是以书载功能消痰止嗽，治嗽须分外感内伤。如外感则声盛而浊，先缓后急，日夜无度，痰涎稠黏而喘急；内伤则声怯而槁，先急后缓，或早甚，或暮甚，清痰小气而喘乏。外感则其发必暴，或为寒热，或为气逆，或为鼻塞声重头痛，轻者脉亦相缓，重者脉见弦洪；内伤其发有渐，或素有劳积虚损，日渐以甚，其症或为寒热潮热，或为形容瘦减，或两颧常赤，或气短喉干，其脉轻亦微数，重必细数弦紧。解热除烦，去痿除呕。痿，按《经》言肺热叶焦，皮毛虚弱，急薄以着，则生为足弱不能以行之症；心热火炎下厥，而生胫纵不能任地之症；肝热口苦血干，而成拘挛筋痿之症；脾热胃干而渴，肌肉不仁，发为肉痿之症；肾热腰脊不举，骨枯髓减，发为骨痿之症。独肺热而叶焦，高源化绝，而诸脏不得仰肺灌溉，故痿独推于肺，而治痿又责重于阳明。而又载同人参则能复脉生津，名生脉散。非合心肺而皆治乎？盖肺朝于百脉，脉属心，心燥则肺失养而脉绝，心清则气即充而脉复。麦冬气禀清肃，能于心中除烦，肺清则水得生而心不烦。譬如人当盛暑，则燔灼不宁，若值秋风一至，则炎热顿解，而无燥郁不堪之候矣。东垣曰：人参甘寒，泻火热而益元气；麦冬苦寒，滋燥金而清水源；五味酸温，泻丙火而补庚金，益五脏之气也。至于乳汁不开，用此则能通活；热血妄行，用此则能即止。他如膈上之稠痰，得此则消；心下之支满，得此则除。脾有积热则化，胃有火呕则止，色因血枯即润，嗽久不止即愈。诚保肺之津梁，清心之指南也。但气寒而虚人禁用。

肥大者良，去心用。入滋补药，酒浸。地黄、车前为使。恶
款冬。畏苦参、青葙、木耳。

百部 三三五 蔓草

［批］除肺寒，泄肠热，杀虫止嗽。

百部专入肺。甘苦微温。功专杀虫，能除一切蛊毒，及传尸骨
蒸，树木蛀虫，疳积疥癣。虫触烟即死。然亦能治寒嗽，及泄肺热，
以其气味甘温故也。李时珍云：二冬亦属治嗽，但二冬性寒治热，
此则气温治寒耳。百部虽云微温，而苦过于甘，于气总属有碍，
似于虚人不宜，苦伤气。不可不知。

根多成百，故以百名。取肥实者，竹刀劈去心皮，酒浸焙用。

百合 三三六 柔滑

［批］清心肺余热。

百合专入心、肺。甘淡微寒。功有利于肺心，而能敛气养心，
安神定魄。朱二允曰：百合之甘敛，胜于五味之酸收。然究止属清邪除
热利湿之品。因其气味稍缓，且于甘中有收，故于心肺最宜，而
不致与血有碍耳。是以余热未靖，坐卧不安，咳嗽不已，朱二
允曰：久嗽之人，肺气必虚，虚则宜敛。涕泪不收，涕泪系肝肺之邪，有
寒有热，当察其因，不可概作热治。但此专就余热言。《经》曰：肺为涕，肝
为泪，心为汗，脾为涎，肾为唾。胸浮气胀，状有鬼神，用此治其余
孽，收其残虏，安养抚恤，恩威不骤，故能安享无事，岂非宁神
益气之谓乎？仲景用此以治百合病症，义亦由此。但初嗽不宜
遽用。

花白者入药。

石斛　三三七　石草

[批]入脾除虚热，入肾涩元气。

石斛_{专入脾、肾}。生于石上，体瘦不肥，色黄如金，旁枝如钗。甘淡微苦咸平，故能入脾而除虚热，入肾而涩元气，及能坚筋骨，强腰膝。凡骨痿痹弱，囊湿精少，小便余沥者最宜。以其本生于石，体坚质硬，故能补虚弱，强筋助骨也。但形瘦无汁，味淡难出，非经久熬，气味莫泄，故止可入平剂，_{或熬膏用之为良}。以治虚热。补性虽有，亦惟在人谅病轻重施用可耳。

取光润如金钗，股短中实者良。长而虚者名水斛，不堪入药。去头根，酒浸用。恶巴豆。畏僵蚕。

钩藤　三三八　蔓草

[批]治心热，祛肝风。

钩藤_{专入心、肝}。味甘微苦，气平微寒。为手少阴心、厥阴肝经要药。缘肝主风，心主火，风火相煽，则风因火而愈炽，火亦因风而益盛。其在小儿，则病必在惊痫瘛疭，眼翻抽掣，_{筋急而缩为瘛，筋缓而弛为疭，伸缩不已为瘛疭，俗谓之搐搦是也}。大人则病必见头旋目眩，妇人则病必见赤白带下。故必用此轻平宣泄以为下降，则风静火熄，而惊风热自尔其克除矣。_{藤类象筋，故抽掣病由筋生者，必为之用}。此惟小儿风热，初热病未见甚者，用之得宜。若使风火至极，势难骤遏，则此轻平疏泄，效难克奏，又当细审所因，用以重剂以为投服，则药始与病当，而无病重药轻之弊矣。

取藤细多钩者良。_{钩尤有力}。但久煎则无力。

白茅根 三三九 山草

[批]清胃火，消瘀血，利水道。

茅根专入胃、肝。味甘性寒，清热泻火，消瘀利水。凡苦寒之药，未有不伤气败胃。此药味甘性纯，专理血病，凡一切吐血衄血，血瘀血淋，血崩血闭，并哕逆喘急烦渴，黄疸水肿等症，因热因火而成者，服之热除而血即理，火退而气与水即消矣。吐血由于心肝火旺，逼而上行，与衄血由于肺火所致，皆当用此水煎温服。或为末，米泔水调服。且能解酒毒，恐烂五脏，用茅根汁饮一升。溃痈疽，及疔毒诸疮。或用根捣敷，或用此煮汁调敷毒等药，或以酒煮，亦无不可。此药甘不泥膈，寒不伤中，为治虚羸客犯中州之剂。时珍曰：良药也。世人以微而忽之，惟事苦寒之剂，伤中和之气，乌足知此哉。至云能以补中益气，虽出《本经》，然亦不过因其胃热既除而中气自复，岂真补益之谓哉。经解之说，似未可信。

茅以白者为良。

初生茅针，可以生啖，甚益小儿，功用亦同。屋上败茅，止衄敷疮最妙。

青蒿 三四〇 隰草

[批]清肝、肾、三焦阴火伏留骨节。

青蒿专入肝、肾、三焦。性禀芬芳，味甘微辛，气寒无毒。阴中有阳，降中有升。能入肝、肾、三焦血分，以疗阴火伏留骨节。故凡骨蒸劳热，及风毒热黄，久疟久痢，瘙痒恶疮，鬼气尸疰等症，当须服此。时珍曰：《月令通纂》言：伏内庚日，采蒿悬门庭，可辟邪。冬至、元日各服二钱，亦良。则青蒿之治鬼疰，盖亦有所伏也。以其苦有泄热杀蛊之能，阴有退热除蒸之用，辛有升发舒脾之功，而又于胃中气不犯，以其得春升之令最早也。其形有类山茵陈，又能清上虚热，以治目疾。且烧灰淋汁，点治恶疮、瘜肉、黡[1]瘢。生捣可敷金疮，止血止痛。但性偏寒不温，虽曰于胃不犯，亦止就其血虚有热服之得宜而言。若使脾胃素虚，及见泄泻，则于此终属有忌矣。

童便浸叶用，熬膏良。使子勿使叶，使根勿使茎。

萱草　三四一　隰草

[批] 清心、利水、除烦。

萱草专入心、脾。何以萱名？以其草属蔚茂，值可以解忧。《诗》曰：焉得萱草，言树之背。苗如葱叶，烹食可以适口。即鹿葱。味甘而气微凉。能以祛湿利水，除热通淋，止渴消烦，开胸宽膈，令人心平气和，无有忧郁，是以命名。时珍曰：萱草即今东人采其花跗[2]干而货之，名为黄花菜。又曰：萱属水性，下走阴分，一名宜男，宁无微意存焉。但气味轻淡，服之功未即臻，不似气味猛烈药，一入口而即见其有效也。

山楂　三四二　山果

[批] 消食磨肉，伐胃戕脾。

山楂专入脾、胃。甘酸咸平。何书既言健脾，又曰能伐脾胃生化之气，得非自相矛盾乎？使明其理以推，则知所谓健脾者，因其脾有食积，用此酸咸之味，以为消磨，俾食行而痰消，气破而泄化，谓之为健，止属消导之健矣。如系冒昧之辈，便以补益为名，

---

① 黡 (yǎn)：黑痣。

② 跗：同"柎"，花萼。

以为用药进步，讵知实而用此轻平消导，得此则健，虚而用此，保无书云伐生之说乎？

按：楂味酸与咸，最能消化肉食，与麦芽消谷食者，绝不相同。凡煮老鸡硬肉，但投楂肉数枚，则易烂。其消肉积之功可推。且人多食则嘈烦易饥。服参太过，但用山楂即解。岂非戕脾伐生之验欤？时珍曰：凡脾弱食物不化，胸腹酸刺[①]胀闷者，于每食后嚼二三枚，绝佳。但不可多用，恐反克伐也。至于儿枕作痛，力能以止，痘疮不起，力能以发，犹见通瘀运化之速。儿枕痛犹于恶露积于太阴，故合沙糖调服，以行其瘀。

有大小二种，小者入药，去皮核，核亦能以化食磨积。捣作饼子，日干用。时珍曰：生食多令人嘈烦易饥。损齿，齿龋人尤不宜也。出北地，大者良。

粳米 三四三 麻麦稻

［批］固中、清热、除烦。

粳米专入脾、胃，兼入心、脾。即人常食之米也。禀天地中和之气，味甘性平。时珍曰：北粳凉，南粳温。赤粳热，白粳凉，晚白粳寒。新粳热，陈粳凉。凡人嗜生米，久成米瘕，治之以鸡屎白焉。人非此物不能养生，故性专主脾胃，而兼及他脏。凡五脏血脉，靡不因此而灌溉；五脏积液，靡不因此而充溢；他如周身筋骨、肌肉、皮肤，靡不因此而强健。故凡白虎、桃花、竹叶石膏等汤，靡不用此以为固中清热。然米既有早晚之不同，复有地土出处之各异。颖曰：新米乍食动风，陈者下气，病人尤宜。早米受气既早，性虽温而质多黏，食之反能恋膈；脾有湿滞者最忌。晚米受气既迟，其性稍凉，服之不无稍清。而白是性滞，尤觉滋害。

---

① 刺：原作"利"，据《本草纲目》卷三十"山楂"条改。

出于高地，则米硬而质洁；出于洼处，则米润而性阴。然总于中是固。诸方用此佐助，盖恐药性苦寒，得此甘缓同入，俾胃气不致顿损，而热与烦亦得与之俱安矣。此虽常食之物，服之不甚有益，而一参以药投，则其力甚巨，未可等为泛常而忽视也。

米醋 三四四 造酿

[批] 散瘀解毒，下气消食。

米醋专入肝。本湿热之气而成。味则酸苦，气温。酸主敛，故书多载散瘀解毒，下气消食。且同木香磨服，则治心腹血气诸痛；以火淬醋入鼻，则治产后血晕。且合外科药敷，则治癥结痰癖，疸黄痈肿。暨口噙以治舌疮，面涂以散损伤积血，及杀鱼肉菜蕈诸毒。时珍曰：无非取其酸收之义，而又有散瘀解毒之功。至醋既酸，又云能散痈肿，以消则内散，溃则外散，收处即是散处故耳。的解。且多食伤筋软齿，收缩太过则筋受伤。时珍曰：酸属木，脾病毋多食酸。酸伤脾，肉胝而唇揭。以酸入筋，过敛则于筋有伤，过酸则木强水弱，而于齿多软。宗奭曰：食酸齿软，犹造靴皮者，须得醋而纹皱，故知其性收敛，不负酸收之意。

米造，陈久者良。《镜源》曰：米醋煮制四黄、丹砂、胆矾、常山诸药。

阴阳水 三四五 地水

[批] 调剂阴阳不和。

阴阳水专入肠、胃。即汤沸半杯，合井冷水半杯，而并用之也。缘人阴阳不和，则吐泻并作，而霍乱不宁，斯时病属仓卒，寒热难分，阴阳莫测，若使投以偏剂，如单服姜汤之类以毙。则不免有误治之失矣。惟急用此投治，则阴阳克协。故借有形调和之质，以平无形不和之气也。若使心腹绞痛，止有吐泻之势，而无吐泻之实者，是为干霍乱，即为绞肠痧，心腹绞痛，不得吐泻者，名干霍乱；吐泻有物，名湿霍乱。盖病在上则吐，在下则泻，邪在中，则吐泻并作。则又另有法在，如古方用盐熬热，童便调饮，极为得治。但不可用谷食米汤下咽，以致立毙。而非此水所能治矣。

鳖甲 三四六 龟鳖

[批] 泻肝分积热，除劳嗽骨蒸。

鳖甲专入肝。味咸气平，色青。书虽载属补肝，青入肝。与龟载属补肾黑入肾。各别，然究皆属除热削肝之品，介虫皆属阴寒，故能除热。非真滋肝药也。凡厥阴血分积热，而见劳嗽骨蒸，寒热往来，温疟疟母，及腰腹胁坚，血瘕痔核，经阻产难，痈痈疮肿，惊痫斑痘等症，服此咸平，能以消除。诸症皆就阴虚邪入而论，故用鳖甲入阴除热散结。若肝虚无热，切忌。

鳖以七肋、九肋者佳，以其得阳之数耳。其用必取乎肋，以肋属肝故耳。但食品中惟鳖叵测，如三足两头，并项强腹赤，皆有大毒，能以杀人，不可不慎。

血 剂 温血 凉血 下血

温 血

人身气以卫外，血以营内。有气以统血，则血始能灌溉一身，而凡目得借血以视，耳得借血以听，手得借血以摄，掌得借血以握，足得借血以步者，靡不本其气之所运。有血以附气，则气始能升降出入，而凡伎巧能强，治节能出，水谷能腐，谋虑能断，二便能通，万事能应者，靡不本其血之所至。此有血不可无气以统，而有气不可无血以附也。第血有盛于气，则血泣而不流，故有必用温暖之药以行之；气胜于血，则血燥而不通，故有必赖清凉之药以行之。若使气血并胜，挟有积热，而致瘀块不消，根深蒂固，经年累月不愈者，则又不得不赖破气损血之药以下，俾气血无乖，而病自可以愈。又按：血盛于气，则气失其所司，而血愈寒愈滞。故凡用药治血，必得其气稍厚以为之主，而凡味厚气薄之品，自不得以相兼。如血有凝于肝，症见恶寒战栗，其可不用肉桂以治乎？风郁血闭，其可不用川芎以治乎？肌肤灼热，吐衄肠风，其可不用荆芥以治乎？经闭不通，其可不用苍耳子以治乎？阴肿崩瘕，其可不用海螵蛸以治乎？目翳不散，其可不用谷精草、兔屎以治乎？风痹乳阻，其可不用王不留行以治乎？恶露不净，其可不用大、小蓟以治乎？血晕血滞，其可不用沙糖以治乎？此肝经血滞之当温也。若使肝经血滞，而更见有脾气不运，则伏龙肝似不能离；肌肉不生，则白蜡似不能舍；水肿癥瘕，则泽兰似不能却；蛊毒恶气，则百草霜似不能去；子肿不消，则天仙藤似不能别；胃滞不通，则韭菜汁似不可废；血脉不通，周身痛痹，则酒酿似不能除；肌肉不生，目翳不开，则炉甘石似不能少；血脱不固，溃疡肉消，则赤石脂似不能削。是症有兼脾胃如此。且或见有心腹卒痛，则延胡索不得不用；神气不畅，则安息香不得不急；骨碎血瘀，则骨碎补不得不进。是症有兼心肺者，又如此矣。若于肝经血滞，而更见有鼻衄血脱之不得不用乌墨以止；筋骨血瘀之不得不用续断以通；肺痿血痢之不得不用鸡苏以散；肾寒血瘀之不得不用阳起石以宣；目赤精遗之不得不用白蒺藜以解；督脉不通之不得不用鹿茸以温；瘀块坚硬，疝癖尪羸之不得不用海狗肾以软。是症有兼肾经者又如此矣。至于心经血滞，而症见有疝癖冷痛，在书已有桂心可用；见有痈疡痛迫，在书已有乳香可除。凡此止就温血大概，略为分晰。而究其要，则又在临症审脉，分别无差，庶于用药治血之理，自不致有天渊之隔矣。

鸡苏 三四七 山草

[批]温利下焦血分瘀滞。

鸡苏专入肠、胃。即龙脑薄荷也。又名水苏，生于水旁。系野生之物。味辛微温。功有类于苏薄。但苏薄其性稍凉，水苏其性稍温；苏薄其性主升，水苏其性主降；苏薄多于气分疏散，水苏多于血分温利。故凡肺气上逆，而见头风目眩，与血瘀血热，而见肺痿血痢，吐衄崩淋，喉腥口臭邪热等病者，皆当用此宣泄。《太平和剂局方》有龙脑薄荷丸。俾热除血止，而病自可以愈矣。但表疏汗出，其切忌焉。

方茎中虚，似苏叶而微长，齿面皱，气甚辛烈。

泽兰 三四八 芳草

[批]兰草入气，利水除痰。泽兰入肝、脾，行水和血。

泽兰专入肝、脾。苦甘而辛。即今妇人采置发中除垢者是也。玩书所论泽兰，与《本经》兰草同为一类。其生泽旁，紫茎素枝，赤节绿叶，对节生有细齿。但兰草则茎圆节长，叶光有岐，泽兰则茎微节方，短叶有毛之为异耳。二物并于嫩时皆可刈佩。以其花叶皆香，置于发中，能以辟垢省头，故虽呼为香草，俗则呼为孩儿菊。与于山兰，其花虽香，而叶绝无气者，迥不相同。时珍曰：兰草、泽兰，一类二种，虽生水旁下湿处，但以茎圆节长，而叶光有岐者为兰草；茎微方，节短而叶有毛者为泽兰。朱文公《离骚辨证》云：必花叶俱香，燥湿不变，方可刈佩。今之兰蕙花虽香，而叶无气，质弱易萎，不可刈佩。汪昂曰：《本经》既言泽兰，则非山兰明矣。是《离骚》之秋兰，当属《本经》之泽兰无疑也。吴草芦[1]曰：兰为医经上品之药，有枝有茎，今所谓兰无枝无茎，因黄山谷称之，遂谬指为《离骚》之兰耳。兰草茎圆叶光，其性专主入气。虽书载有久服益气，轻身不老肤语，然究止属利水除痰，杀虫辟恶，而为消渴良药。即《内经》所谓数食肥甘，传为消渴，治之以兰，以除陈气是也。东垣治消渴生津饮，用兰叶，盖本于此。又此草浸油涂发，去风垢，令香润。《史记》所谓罗襦襟解，微闻香泽者是也。泽兰茎方叶毛，虽书载有和血舒脾，长养肌肉之妙，然究皆属入脾行水，入肝治血之味。是以九窍能通，关节能利，宿食能破，月经能调，癥瘕能消，水肿能散，产后血淋腰痛能止，吐血衄血，目痛风瘫，痈毒扑损能治。时珍曰：兰草、泽兰气香而温，味辛而散，阴中之阳，足太阴、厥阴经药也。脾喜芳香，肝宜辛散。脾气舒，则三焦通利而正气和；肝郁散，则营卫流行而病邪解。兰草走气道，泽兰走血分。正如赤、白茯苓、芍药，补泻皆不同也。观此则书所云舒脾和血，不过因其水消血除之意，岂真舒脾和血之味也乎。入补气补血之味同投，则消中有补，不致损真，诚佳品也。防己为使。根名地笋。

大、小蓟 三四九 隰草

[批] 破血逐瘀。

大、小蓟专入肝。虽书载属甘温，可以养精保血，《别录》。然究精之养，血之保，则又赖于血荣一身，周流无滞。若使血瘀不消，而致见有吐衄、唾咯、崩漏之症，与血积不行，而致见有痈疼肿痛之病，则精血先已不治，安有保养之说乎？用此气味温和，温不致燥，行不过散，瘀滞得温则消，瘀块得行斯活。恶露

---

[1] 吴草芦：即元代学者吴澄。

既净，自有生新之能；痈肿潜消，自有固益之妙。保养之说，义由此起，岂真具有补益之力哉。^①曰：大、小蓟皆能破血。但小蓟力微，不如大蓟力迅。小蓟只可退热凉血，若大蓟，则于退热之中，犹于气不甚伤也。恭曰：大蓟叶疗痈肿，而小蓟专主血，不能消痈也。能理血疾，不治外科。若脾胃虚寒，饮食不思，泄泻不止者，切勿妄服。

两蓟相似，花如髻。大蓟茎粗而叶皱，小蓟茎低而叶不皱。皆用茎。

沙糖　三五〇　蔗

［批］甘蔗除热润燥。沙糖导血通滞。白糖温补脾肺。

沙糖专入肝。本于甘蔗所成。甘蔗气禀冲和，味甘气寒，已为除热润燥之味。其治则能利肠解烦，消痰止渴。至于沙糖，经火煅炼，性转为温，色变为赤，与蔗又似有别，时珍曰：沙糖本草言其性寒，苏恭谓其冷利，皆昧此理。故能行血化瘀。是以产妇血晕，多有用此与酒冲服，取其得以入血消瘀也；小儿丸散用此调服，取其温以通滞也；烟草用以解毒，亦取其有开导之力也。然性温则消则下，故虚热过服，则有损齿消肌之病；味甘主缓主壅，故痰湿过服，则有恋膈胀满之弊。此又不可不深思而熟察耳。时珍曰：沙糖性温，殊于蔗浆，故不宜多食。与鱼、笋之类同食，皆不益人。今人每用为调和，徒取其适口，而不言阴受其害也。白糖因晒浮结而成，种类造法不一。体轻味甘色白，主治亦颇相似。然紫入血，而白入气，久食反有热壅上膈之虞。书言能以清热，似非正谈。时珍曰：石蜜糖比之紫沙糖性稍平，功用相同，入药胜之。然不冷利，若久食则助热损齿生虫之害也。试以口

① 恭：即苏恭。唐代药学家，原名苏敬，后世为避讳改称苏恭。主持编撰世界上第一部由国家正式颁布的药典《新修本草》（又名《唐本草》）。

燥之会食此，其燥益甚，口冷之会食之，其冷即除，且致转为燥渴生痰。于此可觇①大概矣。又奚必过为辨论哉。

谷精草　三五一　隰草

［批］入肝散结，通血明目。

谷精草专入肝，兼入胃。本谷余气而成，得天地中和之气。味辛微苦气温。故能入足厥阴肝及足阳明胃。按：此辛能散结，温能通达，凡一切风火齿痛喉痹，血热疮疡痛痒，肝虚目翳涩泪，雀盲至晚不见，并疳疾伤目，痘后星障，服之立能有效。且退翳明目，功力驾于白菊，而去星明目，尤为专剂。时珍曰：谷精体轻性浮，能上行阳明分野。凡治目中诸病，加而用之，甚良。明目退翳，似在菊花之上也。试看望月沙，系兔所食此草而成。望月沙亦能治眼，则知此更为眼家要药矣。

取嫩秧，花如白星者良。

王不留行　三五二　隰草

［批］入肝行血不留。

王不留行专入肝、胃。在古已命其名，谓此虽有王命，其性走而不守，不能以留其行也。又按：古书有云，穿山甲、王不留，妇人服之乳常流，亦云行血之力也。观此数语，已得气味主治大要矣。又著其味曰辛、曰甘、曰平，其气曰温，其功则能入足厥阴肝经血分，去风除痹，通经利便，下乳催生，散痈肿，拔竹刺。与瞿麦同功，则知气味疏泄，洵尔至极，又安能有血而克止乎？

———————————

① 觇（chān）：观测；窥视。

何书又言止血定痛，能治金疮，似与行血之意又属相悖。颂曰：张仲景治金疮，有王不留行。《贞元广利方》^①治诸风痉，有王不留行汤，皆最效。讵知血瘀不行，得此则行，血出不止，得此则止，非故止也，得其气味以为通达，则血不于疮口长流，而血自散各经，以致其血自止，其痛即定，岂必以止为止哉。意义彰明。但古人表著治功，多有如此立说，以留后人思议，不可不细审焉。

花如铃铎，实如灯笼子，壳五棱。取苗、子蒸，浆水浸用。

天仙藤 三五三 蔓草

［批］活血利水。

天仙藤专入肝、脾。即青木香，马兜铃藤也。味苦气温。观书所论主治，止属妊娠子肿，始自两足，渐至喘闷似水，足趾出水，谓之子气。及腹痛风痨等症，而于他症则未及焉。即其所治之理，亦不过因苦主于疏泄，性温得以通活，故能活血通道，而使水无不利，风无不除，血无不活，痛与肿均无不治故也。昔有天仙藤散天仙藤、香附子、陈皮、甘草、乌药等分，为末，用木瓜、生姜、苏叶煎汤服。以治子肿，其亦可以知其概矣。

叶似葛，圆而小，有白毛。根有须。四时不凋者是。

骨碎补 三五四 石草

［批］破瘀逐血补骨。

骨碎补专入肾，兼入心。味苦而温。功专入肾补骨，且能入心破血。是以肾虚耳鸣耳属肾。久泻，肾司开合之权，久泻多责于肾。跌仆损

---

① 《贞元广利方》：即《贞元集要广利方》，又称《贞元广利药方》，由唐德宗李适所著，于贞元十二年（796年）成书颁行。

\ 本草求真

伤骨痛，牙痛血出，无不用此调治。泄泻，研末入猪肾煨食；牙痛，炒黑为末擦牙；折伤，粥和末裹伤处。俾其肾补骨坚，破瘀生新，而病即除。至命其名曰骨碎补，以其骨碎能补骨故耳。虽与补骨脂相似，然总不如补骨脂性专固肾通心，而无逐瘀破血之治也。

去毛，蜜拌蒸用。

桂心 三五五 香木

[批]温血分寒，除冷止痛。

桂心专入心。本于肉桂，去外粗皮，取当中心者为桂心。味甘辛热，专温营分之里药。凡九种心痛，九种：一虫，二疰，三风，四悸，五食，六饮，七冷，八热，九去来痛。后人又祖其义而亦别之有九：曰饮，曰食，曰气，曰血，曰冷，曰热，曰悸，曰蛊，曰疰。皆明邪乘手少阴之络而成。腹内冷痛痃癖等症，皆能奏效。

以其所治在心，故治亦在于里，而不在于躯壳之外耳。非若肉桂，未去外层皮肉，其治在于通经达络，以除风寒湿痹，而不专入心腹之内也。

乳香 三五六 香木

[批]入心行气，活血止痛。

乳香专入心，兼入脾、胃、肾。即书所云薰陆香者是也。香窜性温不润，诸书曷言于血有补？讵知血因气逆，则血凝而不通，以致心腹绞痛；毒因气滞，则血聚而不散，以致痛楚异常。乳香香窜入心，既能使血宣通而筋不伸，杨清叟[1]云：凡人筋不伸者，敷药宜加乳香，

---

[1] 杨清叟：元代禾川（今属江西吉安）人。精医，尤擅长外科。著有《外科集验方》（一作《仙传外科秘方》），专论痈疽诸症。

其性能伸筋。复能入肾温补，使气与血互相通活，俾气不令血阻，血亦不被气碍，故云功能生血，究皆行气活血之品耳。非如没药气味苦平，功专破血散瘀，止有推陈之力，而无致新之妙。是以书载乳香功能活血调气，托里护心，用入疮孔，能使毒气外出，不致内攻也。生肌止痛，治心腹诸痛，口噤耳聋，口噤，烧烟以熏。痈肿折伤，癫狂。治癫狂，用灵仙、辰砂、乳香、枣仁酒下，恣饮沉醉，听睡，或加人参内入，名宁志膏。但遇痈疽已溃，及脓血过多者，不可妄投，恐其复开走泄之路。其意已可见矣。岂若当归辛润，而为补血第一要药也。

出诸番，如乳头，明透者良。惟黏难研，水飞过，用钵坐热水研之，或用灯心同研，则易细。市人多以枫香伪售，勿用。

酒 三五七 造酿

[批] 通经活脉，辟秽。

酒专入脾、胃与表。性种类极多，然总由水谷之精，熟谷之液，酝酿而成。故其味有甘有辛，有苦有淡，而性皆主热。弘景曰：大寒凝海，惟酒不冰，明其性热，独[1]冠群物。入胃则气逆，上壅满胸，则肝浮胆横，等于勇士，不可遏矣。若引经用为响导，则其势最速。辛则通身达表，引入至高颠顶之分；火气上炎者忌。甘则缓中；热郁寒滞者忌。苦则降下；气衰血弱者忌。淡则通利小便而速下也。水衰血枯者忌。热酒伤中，温饮和胃，怡神壮色，通经活脉，且雾露岚瘴，风寒暑湿邪秽，得此亦可暂辟。《博物志》[2]云：王肃、张衡、马均三人，冒雾晨行。一人饮酒，一人饱食，一人空腹。空腹者死，饱食者病，饮酒者健。此酒势辟恶，胜于作食之效也。若恣饮不节，则损胃烁精，动火生

---

① 独：原作"惟"，据《本草纲目》卷二十五"酒"条改。

② 《博物志》：西晋博物学家张华（232—300年）所著的志怪小说集。内容记载异境奇物、琐闻杂事、神仙方术、地理知识、人物传说，包罗万象。

痰，发怒助欲，湿热生病，殆不堪言。_{震亨曰：本草止言酒热而有毒，}

不言其湿中发热，近于相火，醉后振寒战栗可见矣。又性喜升，气必随之，痰郁

于上，溺涩于下。恣饮寒凉，其热内郁，肺气大伤。其始也病浅，或呕吐，或自

汗，或疮疥，或鼻齇，或泄痢，或心脾痛，尚可散而去之；其久也病深，或消渴，

或内疽，或肺痿，或鼓胀，或失明，或哮喘，或痨瘵，或癫痫，或痔漏，为难名

之病，非具眼未易处也。至于夜饮，更属不宜。盖夜气主收敛，气密

则固，若用酒宣发，醉饮就枕，热壅三焦，伤心损目，乱其清明，

劳其脾胃，停湿动火，致病甚多。至入药共酿，合姜则疗厥逆客

忤；色紫则理瘕疝偏风；葱豉则解烦热而散风寒；桑椹则益五脏

以明耳目；狗肉汁则大补元阳；葡萄肉则甚消痰癖；牛膝、干地

则滋阴；枸杞、仙灵脾则扶阳痿等。社酒^①指纳婴儿口中，可令

速语；喷屋及壁，则逐蚊蝇。烧酒则散寒结，然燥金涸血，败胃

伤胆。水酒借曲酿酝，其性则热，酒借水成，其质则寒，少饮未

至有损，多饮自必见害。如阴虚酷好，其脏本热，加以酒热内助，

其热益增，而致逼血妄出不止；阳虚酷好，其脏本寒，加以酒寒

内入，其害益甚，而致饱胀吞酸，吐泻不止。_{此旨历无发明，惟景岳}

_{于损伤篇内极说。}

糟 [批] 酒糟。踒跌伤，行瘀止痛，亦驱蛇毒，及盦冻疮。

醇而无灰，陈久者良。畏枳椇、葛花、赤豆花、绿豆粉、咸

卤。_{得盐则解，以水制火意。}

韭菜　_{三五八}　_{荤辛}

[批] 活血通滞。

韭菜_{专入肝、肾、肠、胃。}味辛微酸，气温无毒。按：辛则能

---

① 社酒：旧时于春秋社日祭祀土神时饮用的酒。

散，温则能行。滞气客于肠胃，则血因气而益阻；胃气不通于五脏，则腰膝冷而痃癖生。肝主疏泄，肾主闭藏，肝肾虚则启闭非时。《经》曰：足厥阴病则为遗尿，及为白淫。服此气行血散，肝补肾固，而病安有不愈乎？故书有云：韭味最利病人。凡一切血瘀气滞等症，俱能使之立效。震亨曰：心痛有食热物及怒郁致死血留于胃口作痛者，宜用韭汁、桔梗加入药中，开提气血；有肾气上攻以致心痛者，宜用韭汁和五苓散为丸，空心茴香汤下。盖韭性急，能散胃口气血滞也。又反胃宜用韭汁二杯，入姜汁、牛乳各一杯，细细温服。盖韭汁消血，姜汁下气消痰和胃，牛乳能解热润燥补虚也。《单方总录》曰：食不得入，是有火；食久反出，是无火也。士材又谓此不必拘，但察脉大有力，呕吐酸臭，当作热治；脉小无力，呕吐清水，当作寒医。色之黄白而枯者为虚寒，红赤而泽者为实热。能合色脉，庶乎无误。如犬蛇伤，用此捣烂如泥，加盐少许，作厚箍频换则安；被刑杖及打血凝，薄敷运动即散；久病下痢不止，同鲫鱼煮食即止。但火甚阴虚，用之为最忌焉。忌蜜、牛肉。汪昂曰：今人多以韭炒牛肉，其味甚佳，亦未见其作害。又按：《经》曰，毒药攻邪，五谷为养，五畜为益，五菜为充，五果为助。气味合而明之，以补精益气。五菜，韭、薤、葱、葵、藿也；五果，桃、李、枣、杏、栗也。使韭果忌牛肉，则《经》何以又不言其有忌乎？

　　韭子功治略同，但治遗精白浊更胜。《素问》曰：足厥阴病则遗尿，思想无穷，入房太甚，发为筋痿，及为白淫，男随溲而下，女子绵绵而下。韭子之治遗精漏泄，小便频数，女人带下者，能入厥阴补下焦肝及命门之不足。命门者，藏精之府，故同治云。

　　蒸暴炒研用。《救急易方》①烟熏虫牙②：用瓦片煅红，安韭子数粒，清油数点，待烟起，以筒吸引至痛处，良久，以温水漱吐，有小虫出为效。未尽，再熏。

① 《救急易方》：方书。明·赵季敷辑，主要汇辑急救验方，方皆简易。
② 烟熏虫牙：原脱，据《本草纲目》卷二十六"韭"条补。

墨 三五九 土

[批] 止血宣滞。

墨专入肝、肾。曷能以止血？以其色黑、味辛、气温而止之也。盖黑能胜红，红见黑而即止，以火不胜水者故耳；辛能散血，血散则血归经而不外溢，是以遇辛而即止也；温能行血，血行则血周流经络，而血不聚于所伤之处，是以得温而即止。揭出行血止血义蕴。故凡血热过下，如瘟疫鼻衄，产后血晕崩脱，金疮，并丝缠眼中，皆可以治。如止血，则以苦酒送韭汁投；消肿，则以猪胆汁、酽醋调；并眼有丝缠，则以墨磨鸡血速点；客忤中腹，则磨地浆汁吞。各随病症所用而治之耳。但瘟疫热病初衄，遽用此以止血，则非所宜。

百草霜 三六〇 土

[批] 治血、止血、杀蛊。

百草霜专入肝，兼入肾。即灶突上烟煤及釜里锅煤也。因烧杂草，故名。味辛气温。观其所主，与伏龙肝相似。凡血见黑即止，蛊毒恶气，得辛温则散。故《本经》专主蛊毒中恶，吐血血晕。以酒或水或醋，细研温服。亦涂金疮，止血生肌。至于伤寒发斑，斑有阳毒、阴毒。疸膈疟痢，咽喉口舌白秃诸疮，亦须用此，以取火化从治之义。

兔屎 三六一 兽

[批] 除热结毒积目翳。

兔屎专入肝。即名望月沙者是也。兔禀太阴之精，复饵谷精草明目之药，是以屎能明目，以除目中浮翳。且瘰疬五痔，痔漏蛊食痘疮等症，服之皆治。亦由热结毒积而成，得此寒以解热，辛以散结，圆以象目，故能服之有功。时珍曰：兔屎能解毒杀虫，故治目疾，疳痨、疮痔方中往往用之。诸家本草并不言及，亦缺漏也。按沈存中《良方》云：江阴万融病痨，四体如焚，寒热烦燥。一夜梦一人腹拥一月，光明使人心骨皆寒。及寤而孙元规使人遗药，服之遂平。叩之，则明月丹也，乃寤所①梦。若阴气上乘，目障不清，未可用焉。兔肉另详。

海螵蛸 三六二 无鳞鱼

[批] 入肝活血，入肾除寒逐湿。

海螵蛸专入肝，兼入肾。即乌贼鱼骨。禀水中之阳气，味咸气温。腹中有墨，书字逾年乃灭。常吐黑水自罩其身，人即于黑水处取之。凡诸血病因于寒湿，而见阴户肿痛，丈夫阴肿，下痢疳疾，暨血瘕血崩血闭，腹痛环脐，目翳泪出，聤耳②出脓等症，服此咸能走血，温能除寒逐湿，则血脉通达，而无诸血障害之弊矣。故直入厥阴肝经血分活血，时珍曰：按《素问》云：有病胸胁支满者，妨于食，病至，则先闻腥臊臭，出清液，先唾血，四肢清，目眩，时时前后血，病名曰血枯。得之年少时有所大脱血，或醉入房中，气竭肝伤，故月事衰少不来。治之以四乌鲗骨，一芦茹为末，丸以雀卵，大如小豆，每服五丸，饮以鲍鱼汁，所以利肠中及伤肝也。观此则其厥阴血分无疑矣。又云：经闭有有余、不足二症，有余者血滞，不足者肝伤。乌鲗所主者，肝伤血闭不足之病，正与《素问》相合。兼入少阴肾经以治寒湿。历观诸书载用螵蛸同麝为末，以治耳底出脓；同片

① 所：原作"而"，据《本草纲目》卷五十一"兔"条改。
② 聤（tíng）耳：中医病症名。指耳窍化脓性疾病，以耳道流脓，听力障碍为主症。

脑①少许，以治赤白目翳；同干胭脂为末油调，以治小儿脐疮出血及脓；同蒲黄等分为末，以涂舌肿出血不止。皆是宣通血分之滞，无他术也。

取骨鱼卤浸，炙黄用。恶附子、白及、白蔹。能淡盐。

凉　血

血寒自当用温，血热自当用凉。若使血寒不温，则血益寒而不流矣；血热不凉，则血益结而不散矣。故温血即为通滞活瘀之谓，而凉血亦为通滞活瘀之谓也。第书所载凉血药味甚多，然不辨晰明确，则用多不合。如血闭经阻，治不外乎红花，毒闭不解，治不外乎紫草，此定法也。然有心胃热极，症见吐血，则又不得不用犀角；心脾热极，症见喉痹，不得不用射干；肝胃热极，症见呕吐血逆，不得不用茅根；肠胃热极，症见便血，不得不用槐角、地榆；心经热极，症见惊惕，不得不用辰砂。且痈肿伤骨，血瘀热聚，无名异宜矣；毒盛痘闭，干红晦滞，猪尾血宜矣；目盲翳障，血积上攻，夜明沙、谷精草、青鱼胆宜矣；瘀血内滞，关窍不开，发余宜矣；肝木失制，呕血过多，侧柏叶宜矣；火伏血中，肺痈失理，凌霄花宜矣；肝胃血燥，乳痈淋闭，蒲公英宜矣；至于肠红脱肛，血出不止，则有炒卷柏可治；血瘕疝痹，经闭目赤，则有赤芍药可治；诸血通见，上溢不下，则有生地黄可治；心肾火炽，血随火逆，则有童便可治；肝肾火起，骨蒸血结，则有童便可治。其他崩带惊痫，噎膈气逆之有赖于代赭石；湿热下注，肠胃痔漏之有赖于刺猬皮；血瘀淋滴，短涩溺痛之有赖于琥珀；心肝热极，恶疮目翳之有赖于龙胆；齿动须白，火疮红发之有赖于

---

① 脑：原脱，《本草纲目》载龙脑香又名片脑，从补。

旱莲草，亦何莫不为通瘀活血之品。但其诸药性寒，则凡血因寒起，当知所避，慎不可妄见血闭而即用以苦寒之味以理之也。

生地黄　三六三　隰草

[批] 凉血解热。

生地黄专入心、肝、肾，兼入小肠。性未蒸焙，掘起即用，甘苦大寒，故书皆载其性鲜补。但入手少阴心、足少阴肾、足厥阴肝，并足太阴脾、手太阳小肠。力专清热泻火，凉血消瘀。钱仲阳导赤散，生地与木通同用，能泻丙丁之火。《别录》治妇人崩中血不止，及产后血上薄心、胎动下血，鼻衄吐血，皆捣汁饮之。故凡吐血咯血衄血，蓄血溺血，崩中带下，审其症果因于热成者，无不用此调治。血出于鼻，是由清道；血出于口，是出浊道。血出于咳于衄，是由于肺；血见于呕，是出于肝；血见于吐，是出于胃；血由痰涎而带，是出于脾；血见于咯，是出于心；血见于唾，是出于肾。血由耳出，其名曰衈；血由鼻出，其名曰衄；血由肌肤而出，其名曰血汗；血由口鼻俱出，其名曰大衄。皆当详其虚实以治。并或伤寒阳强，痘症毒盛血燥，与折跌伤筋而见血瘀血痹之症者，无不采其同入，以为活血生新之用。第书有言服此长肉生肌，止是热除血活以后长养之语，久服轻身不老，止是病去身安力健之词，未可因此认为辟谷成仙属实也。若使血因寒滞，而犹用以生地，不更使寒益甚，而血愈出不返乎？

掘生肥大者，洗净捣汁以饮，或用酒制，以免伤胃。忌铁。

红花　三六四　隰草

[批] 凉血通瘀。

红花专入心包、肝。辛苦而温，色红入血，为通瘀活血要剂。血之下而清者，营虚有热；血之下而浊者，热与湿蒸。血色鲜者属火发，血色黑者属血燥极。血与泄物并下者，属有积，或因脉络受伤；血从尿出者，属阴虚火动，或因房劳过度，营血妄行。血色黑黯，面色枯白，尺脉沉迟者，属下元虚寒，阳虚阴走；呕吐而见血色紫凝者，属热甚销铄，故见稠浊，热甚水化，故血见黑而紫。血从汗者属火。喜伤心，喜则气散，故血随气以行。血在粪前者为近血，其血由于大肠；血在粪后者为远血，其血自于肺胃，由气虚肠薄，故血渗入而下出也。血自口鼻上出，为阳盛阴衰，有升无降。盖血生于心包，藏于肝，属于冲任，一有外邪内侵，则血滞而不行。红花汁与血类，故凡血燥而见喉痹不通，痘疮不起，肌肤肿痛，因血热血瘀，作肿作痛。经闭便难，经闭本有血滞、血枯之分，但此止就血滞论。血晕口噤，子死腹中，治当用此通活。时珍曰：红花汁与之同类，故能行男子血脉，女子经水。多则行血，少则养血。按《养疴漫笔》①云：新昌徐氏妇，病产晕已死，但胸膈微热。有名医陆氏曰：血闷也。得红花数十斤乃可活。遂亟购得，以大锅煮汤，盛三桶于窗格之下，畀②妇寝其上，熏之，汤冷再加。少顷指动，半日乃苏。但用不宜过多，少用则合当归能生，多用则血能行，过用则能使血下行不止而毙。胭脂系红花染出，[批]胭脂红。可治小儿瘄耳。红蓝花三钱半，枯矾五钱，为末，以绵杖缴净吹之。无花则用枝叶。一方去矾。并解痘疮毒肿。胭脂即红花染出，有痘疮挑破，以油胭脂敷之良。

紫草 三六五 山草

[批] 入心包、肝，凉血解毒。

紫草专入心包、肝。甘咸气寒，色紫质滑，专入厥阴血分凉血。血凉则九窍通，二便利。故凡血热毒闭，而见心腹急痛，水肿不

① 《养疴漫笔》：宋·赵溍著。所记内容颇杂，奇闻异事、医术药方、市井传闻、两宋君臣轶事，皆见卷中。
② 畀（bì）：通"俾"，使。

消，五疮病①癣恶疮，及痘疮血热毒盛，二便闭涩者，治当用此。俾血得寒而凉，得咸而降，得滑而通，得紫而入，血凉毒消，而二便因以解矣。《活幼书》②云：紫草性寒，小儿脾实者可用，脾虚者反能作泻。奈世误以为宣发之药，不论毒闭与否辄用，殊失用药意义矣。泻者忌服。

茸得阳气之早，用宜取茸为正。酒洗用。紫草去头须。《本经》云能补中益气，似非。

旱莲草　三六六　隰草

[批] 入肝肾凉血。

旱莲草专入肝、肾。即书所云鳢肠草、金陵草者是也。味甘而酸，性平色黑。功专入肝入肾，为止血凉血要剂。是以血痢煎膏用之，其血即止；须白汁涂，变白为黑；火疮发红，其红即退；齿牙动摇，擦之即固。合冬青子名二至丸，以补肝肾。但性阴寒，虽善凉血，不益脾胃。《经疏》。若不同以姜汁、椒红相兼修服者，必腹痛作泻。

苗如旋覆，实似莲房，断之有汁，须臾而黑。熬膏良。实似莲房，故以莲名；生于旱地，故以旱称。

赤芍　三六七　芳草

[批] 泻肝血热。

赤芍专入肝。与白芍主治略同。但白则有敛阴益营之力，赤则

---

① 病（guō）：疮。
② 《活幼书》：即《活幼心书》。儿科著作。元·曾世荣撰。

止有散邪行血之意；白则能于土中泻木，赤则能于血中活滞。故凡腹痛坚积，血瘕疝痹，经闭目赤，邪聚外肾为疝，腹内为瘕。因于积热而成者，用此则能凉血逐瘀，成无己曰：白补而赤泻，白收而赤散。酸以收之，甘以缓之，故酸甘相合，用补阴血、收①逆气而除肺燥。与白芍主补无泻，大相远耳。《大明》指为赤白皆补，其说不切。《日华子》指为赤能补气，白能治血，其说尤不切耳。不可不知。至云产后忌用，亦须审其脉症，及脏偏胜若何耳，不可尽拘。如脏阳脉症俱实者，虽在产后，亦所不忌；脏阴脉症俱虚，即在产前，不得妄施。凡治病，以能通晓脉症虚实为是。

恶芒硝、石斛。畏鳖甲、小蓟。反藜芦。

地榆 三六八 山草

[批] 清下焦血热血崩。

地榆专入肝、肠、胃。苦酸微寒，性沉而涩。诸书皆言因其苦寒，则能入于下焦血分除热，俾热悉从下解。又言性沉而涩，凡人症患吐衄崩中，肠风血痢等症，肠风下血，清而色鲜，四射如溅，乃风性使然。《素问》所谓久风入中，则为肠风飧泄是也。若肛门射血如线，或点滴不已者，乃五痔之血耳。得此则能涩血不解。按：此不无两岐。讵知其热不除，则血不止，其热既清，则血自安。且其性主收敛，既能清降，又能收涩，则清不虑其过泄，涩亦不虑其或滞，实为解热止血药也。但血热者当用，虚寒者不宜用。久病者宜用，初起者不宜用。作膏可贴金疮，捣汁可涂虎犬蛇虫伤毒，饮之亦可。

似柳根，外黑里红，取上截，炒黑用。梢反行血，得发良。

---

① 收：原脱，据《注解伤寒论》卷三补。

恶麦冬。

卷柏 三六九 苔

[批] 生凉血，炒止血。

卷柏专入肝。原属草部，并非侧柏。生于石上，形如拳卷，故以卷名，即俗所谓万年松者是也。气坚质厚，味甘性温。入足厥阴肝经血分。其治有分生熟。生则微寒，力能破血通经，故治癥瘕淋结等症；炙则辛温，能以止血，故治肠红脱肛等症。性与侧柏叶悬殊，治亦稍异，侧柏叶仗金气以制木，借炒黑以止血。不可不辨。

盐水煮半日，井水煮半日，焙用。

银柴胡 三七○ 山草

[批] 入肾凉血。

银柴胡专入肾，兼入胃。味甘微寒，无毒。功用等于石斛，皆能入胃而除虚热。但石斛则兼入肾，涩气固筋骨，此则入肾凉血之为异耳。故《和剂局方》用此治上下诸血，及于虚痨方中参入同治，如肝痨之必用此为主。且不类于北胡。盖北胡能升少阳清气上行，升清发表，必有外邪者方用。此则气味下达，入肾凉血。与彼迥不相符。若用北胡以治虚痨，则咳嗽发热愈无宁日，阴火愈升愈起。可不辨而混用乎？

出银州①者良，故以银胡号之。

---

① 银州：北周保定三年（563年）置，治所在今陕西省榆林市横山区东。

蒲公英 三七一 柔滑

［批］清胃热，凉肝血，疗乳痈乳岩。

蒲公英专入胃、肝。即黄花地丁草也。味甘性平。能入阳明胃、厥阴肝，凉血解热，故乳痈乳岩为首重焉。且能通淋，淋症多属热结，用此可以通解。擦牙染须，涂刺，茎断有白汁。凡螳螂诸虫游诸物上，必遗精汁，干久则有毒，人手触之成疾，名狐尿刺，惨痛不眠，百疗难效，取汁厚涂即愈。《千金方》极言其功。及解食毒疗毒。缘乳头属肝，乳房属胃，乳痈乳岩，多因热盛血滞，用此直入二经，外敷散肿臻效。同忍冬煎，入少酒服，捣敷亦良。内消须同夏枯、贝母、连翘、白芷等药同治。况此属土，花黄，故于食滞可解，毒气可散。又能入肾凉血，故于须发可染。

独茎一花者是，有桠^①者非。

凌霄花 三七二 蔓草

［批］泻肝血热。

凌霄花专入肝。即紫葳花。肝经血分药也。味甘而酸，气寒无毒。凡人火伏血中，而见肠结血闭，风痒，崩带癥瘕，一切由于血瘀血热而成者，所当用此调治。盖此专主泻热，热去而血自活也。是以肺痈之药，多有用此为君。凌霄为末，和密陀僧，唾调敷。亦治酒齄。妊娠用此克安者，以其内有瘀积，瘀去而胎即安之意也。所云孕妇忌服者，恐其瘀血既无，妄用恐生他故也。此为女科血热必用之药，但当相症施治耳。

---

① 桠（yā）：草木的分枝。

藤生，花开五瓣，黄赤有点，不可近鼻，闻伤脑。

槐角 三七三 乔木

[批] 除热散结清火。

槐角专入胃、大肠，兼入肝。即槐实。味苦酸咸，气寒无毒。入手足阳明大肠、胃，及入足厥阴肝。凡因肝经热郁而致风眩烦闷，痔血肠风，并阴疮湿痒，目泪不止者，服此治无不效。肛边发露肉珠，状如鼠乳，时出脓血，曰牡痔；肛边肿痛，生疮突出，肿至五六日，自溃出脓血者，曰牝痔；肛边生疮，颗颗发瘰①，痒而复痛，更衣出清血者，曰脉痔；肠内结核，痛而有血，寒热往来，登厕脱肛者，曰肠痔；因便而清血随下者，曰血痔。又曰粪前有血，名外痔；粪后有血，名内痔；谷道胬肉，名举痔；头上有孔，名痔漏；疮内有虫，名虫痔。大法用槐角、地榆、生地凉血，芩、莲、栀、柏清热，防风、秦艽祛风湿，当②归、人参和血生血，枳壳宽肠，升麻升提。治肠风略同，不宜专用凉，须当兼补剂收功。以其气皆纯阴，为凉血要药，故能除一切热，散一切结，清一切火也。至书所云能疏肝经风热者，非是具有表性，得此则疏，实因热除而风自息之意。凡书所著治功，多有如此立说，不可不细体会而详究耳。去单子及五子者，铜槌捶碎，牛乳拌蒸。十月上旬采，渍牛胆中，干百日，食后吞一枚，明目补脑，发白还黑，肠风痔血尤宜服之。

槐花味苦独胜，其凉大肠血分更甚。凡大小便血，及目赤肿痛舌衄，并皆用之。舌衄炒研渗之。

若虚寒无火，切忌。陈者良。

---

① 瘰 (lěi)：同"癗"，皮肤上起的小疙瘩。

② 当：原作"芳"，据《本草纲目》卷三十五"槐"条改。

侧柏叶 三七四 香木

[批] 凉血止血。

侧柏叶专入肺、肝。苦涩微寒。书言养阴滋肺燥土。然禀受西金，坚劲不凋，魏子才《六书精蕴》[①]云：万木皆向阳，而柏独西指，故字从白。白者，西方也。陆佃《埤雅》[②]云：柏之指西，犹针之指南也。柏有数种，入药惟取叶扁而侧生者，故曰侧柏。寇宗奭曰：予官陕西，登高望柏千万树皆一一西指。盖此木至坚，不畏霜雪，得木之正气，他木不及，所以受金之正气所制，一一西指也。服此大能伐胃。虽有止血凉血之功，而气味与血分无情，不过仗金气以制木，借炒黑以止血耳。汪昂曰：肢节大痛，昼静夜剧，名白虎历节风。亦风寒湿所致。《别录》称为补益，似属未是。但涂汤火伤损，生肌杀虫，炙罨冻疮。汁染须发最佳。[批] 侧柏汁。酒浸，或炒，或生用。桂、牡蛎为使。恶菊花。宜酒。元旦饮椒柏酒以辟邪。

辰砂 三七五 石

[批] 清心热，镇惊安神。

辰砂专入心。即书所云丹砂、朱砂者是也。因砂出于辰州，故以辰名。体阳性阴，外显丹色，内含真汞。不热而寒，离中有坎也；不苦而甘，火中有土也。婴儿姹女，交会于中，故能入心解热，而神安魄定。杲曰：丹砂统阴，纳浮游之火而安神明，凡心热者，非此不能除。是以同滑石、甘草，则清暑；同远志、龙骨，则养心气；同丹参，则养心血；同地黄、枸杞，则养肾；同厚朴、川椒，则

---

① 《六书精蕴》：本书主要探讨了汉字的构造和演变。明·魏校撰。
② 《埤雅》：训诂书。专门解释名物，以为《尔雅》的补充，所以称为《埤雅》。宋·陆佃撰。

养脾；同南星、川乌之类，则祛风；且以人参、茯神浓煎，调入丹砂，则治离魂病。夏子益《奇疾方》^①云：凡人自觉本形作两人，并行并卧，不辨真假者，离魂病也。《类编》云：钱丕少卿夜多恶梦，通宵不寐，自虑非吉，遇邓州推官胡用之曰：昔常如此，有道士教戴辰砂如箭簇者，涉旬即验，四五年不复有梦。因解髻中一绛囊遗之。即夕无梦，神魂安静。以丹砂末一钱，和生鸡子黄三枚，搅匀顿服，则妊娠胎动即安，胎死即出。慎勿经火，及一切烹炼，则毒等于砒硇。况此纯阴重滞，即未烹炼，久服呆闷，以其虚灵之气被其镇坠也。

辰砂明如箭簇者良。恶磁石。畏盐水。忌一切血。颂曰：郑康成注《周礼》，以丹砂、石胆、雄黄、矾石、磁石为五毒。古人惟以攻疮疡。而《本经》以丹砂为无毒，故多炼治服食，鲜有不为药患者。岂五毒之说胜乎？当以为戒。

无名异　三七六　石

[批] 解热活血。

无名异专入肝。即俗所名干子者是也。味甘而咸，微寒无毒。诸书皆言能治痈肿，损伤接骨，金疮合口，其义何居？以其咸有入血之能，甘有补血之力，寒能胜热之义者故耳。是以人于受杖时，每服三五钱，其于伤处不甚觉痛，用醋磨涂肿处即消。要皆外治之品，非内服之味也。

生川广，小黑石子也，一包数百枚。

猪尾血　三七七　畜

[批] 凉血活血。

猪尾血专入肝，兼入心、脾。即猪尾尖之处剖割而出者也。凡人

---

① 《奇疾方》：方书。宋·夏德（字子益）撰。

血燥不活，用以辛温以为搜剔，则血益燥而不活矣。按：猪本属阴物，血亦更属阴味，以至阴之物，而治至阴之血，则热自得阴化而热以解。然必得一活动以为疏剔，则血不为热凝。惟猪通身皆室，食饱即卧，其活止在一尾，而尾尖则又活中之至活者也。故吴费建中①著有《救偏琐言》。治痘，凡逢毒盛而见干红晦滞，紫艳干燥之象，轻则用以桃仁、地丁、红花、赤芍，重则用以猪尾尖血，取一盏二盏入药同投，兼佐冰片，开泄腠理，通达内外，诚发千古未发之奇秘也。费建中治痘血瘀气滞，用大黄一两，青皮一钱半，桃仁四钱，红花钱半，赤芍钱半，木通八分，荆芥钱半，葛根钱半，生地两半，牛蒡二钱，白项地龙二十一条，紫花地丁一两五钱，蝉蜕六分，山楂一两五钱，芦根三两，名必胜汤。此是势急之际，用以大剂。若毒势未急，或分作三剂以投。若血瘀之极，必加猪尾血；大渴不已，加石膏。总在相症酌治耳。瘀血一活，则一身之血与之俱活。凡治痘而见干红晦滞，内症具备，其可不借此血以为通活之具乎？但血因虚而燥，因寒而凝，而不用以辛温辛热以为通活，则血愈见其有碍者矣。

取雄猪尾血者佳。

兔肉　三七八　兽

[批] 凉血解热。

兔肉专入肝，兼入大肠。人言可治虚痨，人多食而不忌。不知兔肉性寒，久食绝人血脉，损元气阳事，令人痿黄，故时珍载之以为凉血解热利肠之剂。藏器曰：兔尻有孔，子从口出，故妊妇忌之，非独为缺唇也。大抵久食绝人血脉，损元气阳事，令人痿黄。八月至十月可食，余月伤人神气。兔死而眼合者杀人。况虚痨一症，脾肾两虚，即在医者用药挽

---

① 费建中：即费启泰（1590—1677年），字建中，明清间医家。著有《救偏琐言》，为痘疹专著。

救，亦难两全无弊，若复加兔肉甘寒，又安能力补脾肾，而为虚痨要药乎？今人不察，动用兔肉治疗，以致阳气日虚，而阴气日竭。余因先慈曾患虚痨，服药将愈，后食兔肉而病复发，故特拈出，以为妄食兔肉者戒。

青鱼胆　三七九　鱼

［批］凉肝血，开目翳。

鱼胆专入肝、胆。本属苦寒，可以点目去障，以胆入胆故也。至于青鱼之胆，气味亦同。且色青入肝，开窍于目，故胆有点目治鲠之功。目睛生汁注眼，能黑夜视物，以其好啖螺蚬，螺蚬能明目也。又味苦气寒，能凉血热，故又主涂痔疮，擦火疮，吹喉痹。功与熊胆相同。

腊月收，阴干。

夜明沙　三八〇　鼠

［批］入肝活血明目。

夜明沙专入肝。即名天鼠屎也。其屎因食蚊虫而化，蚊虫善食人血，是即蚊虫之眼，故能入肝经血分活血，为治目盲障翳之圣药。肝之窍在目。凡人目生障翳，多缘肝有血积，以致上攻于目。其或见为惊疳疟魃，血气腹痛。得此辛以散邪，寒以胜热，则血自活，而病无不可愈。本草称下死胎。以其蚊善食血，吴鹤皋[1]曰：古人每用虻虫、水蛭治血积，以其善吃人血故耳。故即可以食血者治其血耳。加石决明、猪肝煎，名决明夜灵散，治鸡盲眼。并能烧烟辟蚊，同鳖甲烧。是

---

[1] 吴鹤皋：即吴昆（又作吴崑、吴崐），字山甫，别号鹤皋、鹤皋山人、参黄子，徽州歙县（今属安徽黄山）人，明代医学家，著有《医方考》等。

即以蚊治蚊之意。

淘净焙用。恶白薇、白薇。

血余　三八一　人

[批]凉血逐瘀。

血余专入肝、心，兼入肾。味苦微温。据书载能补肾壮气，然总不如地、茱、参、芪为补精补气之最耳。《素问》曰：肾之华在发。王冰注云：肾主髓，脑者髓之海，发者脑之华，脑减则发素。滑寿[①]注云：水出高源，故肾华在发。发者血之余，血者水之类也。今方家呼发为血余，盖本此也。叶世杰《草木子》[②]云：精之荣以须，气之荣以眉，血之荣以发。《类苑》云：发属心，禀火气而上生；须属肾，禀水气而下生；眉属肝，禀木气而侧生。故男子肾气外行而有须，女子、宦人则无须，而眉、发不异也。又载功能疗惊痫，理咳嗽，固崩带，止血晕、血痢、血淋、舌血、鼻血，暨转胞不通，及涂疮疥，入膏敷毒，治皆有效。陈藏器曰：生人发挂果树上，乌鸟不敢来食其实。又人逃走，取其发于纬车上，却转之，则迷乱不知所适。此皆神化。时珍曰：发者血之余。埋之土中，千年不朽；煎之至枯，复有液出；误食入腹，变为瘕虫；煅治服饵，令发不白。此正神化之应验也。然总皆属通关开窍，凉血散瘀生新之品，《子母秘录》[③]治小儿斑疹，用发灰饮服二钱。治小儿两角生疮，用发灰三钱，饮汁服。若胃虚用之，多有吐泻之弊。皂荚洗，煅用。

---

① 滑寿：字伯仁，晚号撄宁生。祖籍许州襄城（今河南省许昌市襄城县），元代医学家。著有《十四经发挥》《读素问钞》《难经本义》等。

② 《草木子》：综合性笔记体著作。元末明初人叶子奇（字世杰）撰。本书涉及范围颇为广泛，从天文星躔、律历推步、时政得失、兵荒灾乱，到自然界的现象、动植物的形态，都广博搜罗，仔细探讨。

③ 《子母秘录》：妇儿科著作。今佚，其佚文可见于《外台秘要》《证类本草》《医心方》等书。

下 血

血为人身之宝，安可言下？然有血瘀之极，积而为块，温之徒以增热，凉之或以增滞，惟取疏动走泄、苦咸烈毒之品，以为驱逐，则血自尔不凝。按：书所载破血下血，药类甚众，要在审症明确，则于治方不谬。如症兼寒兼热，内结不解，则宜用以莪术、桃仁、郁金、母草以为之破，取其辛以散热，苦以降结之意也；瘀气结甚，则宜用以斑蝥、干漆以为之降，取其气味猛烈，得以骤解之意也；寒气既除，内结滋甚，则宜用以丹参、郁李、没药、姜黄、三七、紫菀、紫参、贯众以为之下，取其苦以善降，不令内滞之意也；寒气既除，瘀滞不化，则宜用以蒲黄、苏木以为之疏，取其气味宣泄，不令郁滞之意。至有借食人血以治血，则有虻虫、水蛭可用；借其咸味引血下走，则有茜草、血竭、瓦楞、紫贝、䗪虫、鳖甲可取；借其质轻灵活不滞，则有莲藕、花蕊石可投；借其阴气偏布可解，则有螃蟹、蚯蚓可啖；借其酸涩咸臭以解，则有皂矾、五灵脂可入。惟有苦温而破，则又更有刘寄奴等味。但刘寄奴、自然铜、古文钱、三七、血竭、没药、䗪虫，则于跌仆损伤而用；蚯蚓则于解毒而用；丹参则于血瘀神志不安而用；水蛭、虻虫、桃仁，则于蓄血而用；花蕊石则于金疮血出而用；五灵脂、益母草、蒲黄，则于妇人血滞而用；茜草则于妇人经闭不解而用；瓦楞子则为妇人块积而用；斑蝥则为恶疮恶毒而用；郁金则为血瘀胞络，痰气积聚而用；莪术则为血瘀积痛不解而用；郁李仁则为下气行水破血而用；干漆则为铲除老血蛊积而用；紫贝则为血蛊水积而用；贯众则为时行不正而用；鳖甲则为痨热骨蒸而用；紫参则为血痢痈肿而用；姜黄则为脾中血滞而用；苏木则为表里风起而用；皂矾则为收痰杀虫除湿而用；

生藕则为通调津液而用也。至于斑蝥、干漆、三七、水蛭、虻虫、
䗪虫、螃蟹、瓦楞子、花蕊石，尤为诸剂中下血败血之最，用之
须当审顾，不可稍有忽略，以致损人元气于不测中也。

三七　三八二　山草

[批] 入阳明、厥阴血分，化血为水。

三七专入肝、胃，兼入心、大肠。又名山漆。时珍曰：或云能合金疮，如
漆粘物也。甘苦微寒而温。世人仅知功能止血住痛，殊不知痛因血
瘀则痛作，血因敷散则血止。三七气味苦温，能于血分化其血瘀，
试以诸血之中入以三七，则血旋化为水矣。此非红花、紫草类也。
故凡金刃刀剪所伤，及跌仆杖疮血出不止，嚼烂涂之，或为末渗，
其血即止。时珍曰：受杖时，先服一二钱，则血不冲，杖后尤宜服之。且以
吐血衄血，下血血痢，崩漏经水不止，产后恶露不下，俱宜自嚼，
或为末，米饮送下即愈。并虎咬蛇伤血出可治。与血竭同。此为阳
明、厥阴血分之药，故能治一切血病。一种庭砌栽植者，以苗捣
敷，肿毒即消，亦取散血之意。一种春生苗，夏高三四尺，叶似菊艾而劲
厚，有岐尖，茎有赤棱，夏秋开黄花，蕊如金丝，盘纽可爱，而气不香，花干则
吐絮如苦荬絮，根叶味苦，治金疮跌伤出血，及上下血病甚效。云是三七，而根
大如牛蒡根，与南中来者不类，恐是刘寄奴之属，甚易繁衍。

广产形如人参者是。时珍曰：此药近时出自南人军中，用为金疮要药，
云有奇功。有节非。研用良。

茜草　三八三　蔓草

[批] 入心包、肝，行血。

茜草专入心包、肝。味酸咸寒，色赤。功用略有似于紫草。但紫

草则止入肝凉血，使血自为通活，此则能入肝与心包，使血必为走泄也。故凡经闭、风痹、黄疸_{疸有黄疸}、谷疸、酒疸、黄汗、女劳疸，_{皆有寒湿、热湿之别，此则专就蓄血以论。大抵寒湿宜用茵陈、附子、茵陈四逆，热湿宜用栀子、大黄，血瘀宜用桃仁承气之类。}因于瘀血内阻者，服之固能使瘀下行；如值吐崩尿血，因于血滞而见艰涩不快者，服之更能逐瘀血止。总皆除瘀去血之品，与于紫草血热则凉之意，貌同实异，不可混也。但血虚发热者忌用。根 [批] 茜草根。可染绛。忌铁。_{根名蘆茹，治月闭。}

紫参　三八四　山草

[批] 泻肝血瘀。

紫参_{专入肝，兼入胃、膀胱。}又名牡蒙。味苦而辛，气寒无毒。功专入肝逐瘀破血，兼入胃腑、膀胱，使血自为通利。故凡寒热血痢，痈肿积块，心腹积聚，因于血瘀阻滞而成者，无不可以调治。以其味苦则泄，味辛入肝，寒则胜热，而使血从二便出矣。仲景治下痢腹痛，而用紫参汤以除，亦取散其积血之意。《圣惠方》治吐血不止，用紫参、人参、阿胶炒，等分为末，乌梅汤服一钱。一方去人参，加甘草，以糯米汤服。《普济》用五参丸治面上酒刺，用紫参、丹参、人参、苦参、沙参各一两，为末，胡桃仁杵和为丸，茶下。

但市人罕识其真，用以紫菀为代，虽其寒热不同，而其疏利则一。反藜芦。_{古方治妇人肠覃病乌喙丸，所用牡蒙，即此物也。}

郁金　三八五　芳草

[批] 入心散瘀通滞。

郁金_{专入心。}辛苦而平。诸书论断不一。有言此属纯阴，其论

所治，皆属破气下血之说。有言性温不寒，其论所治，则有疗寒
除冷之谓。究之体轻气窜，其气先上行而微下达，凡有宿血凝积，
及有恶血不堪之物，先于上处而行其气。若使其邪、其气、其痰、
其血在于膈上而难消者，须审宜温宜凉，同于他味兼为调治之。震
亨曰：郁金属火与土，其性轻扬上行，治吐血衄血，唾血血腥，及经脉逆行，并
宜郁金末加韭汁、姜汁、童尿同服，其血自清。痰中带血者，加竹沥。又鼻血上
行者，郁金、韭汁加四物服之。如败血冲心，加以姜汁、童便；去心疯
癫，明矾为丸，朱砂为衣；与受蛊毒，加以升麻之类。《经验方》治
失心癫狂，用真郁金七两，明矾三两，为末，薄糊丸，白汤下。又妇人癫狂十年，
至人授此，初服心胸间有物脱去，神气洒然，再服而苏。此惊忧痰血络聚心窍所
致。郁金入心去恶血，明矾化顽痰故也。又《范石湖文集》：岭南有挑生①之害，
于饮食中行厌胜法，鱼肉能反生于人腹中，而人以死，则阴役其家，初得觉胸腹
痛，次日刺人，十日则生在腹中也。凡胸膈痛，即用升麻或胆矾吐之。若膈下痛，
即以米汤调郁金末二钱服，即泻出恶物。或合升麻、郁金服之，不吐则下。若
使恶血、恶痰、恶瘀、恶淋、恶痔在于下部而难消者，俟其辛气
既散，苦气下行，即为疏泄，而无郁滞难留之弊矣。此药本属入
心散瘀，庞安常②伤寒论方云：斑痘始有白泡，忽搐入腹，紫黑无脓，用郁金
一两，甘草二钱半，水半杯，煮干，去甘草，切片焙，研末，入冰片五分，每用
一钱，以生猪血五七滴，新汲水下。因瘀去而金得泄，故命其名曰郁金。
书云此药纯阴而寒者，因性主下而言也。有云是药性温而言者，
因气味辛香主上而言也。各有论说不同，以致理难画一耳，因为
辨论正之。

　　出川广，圆如蝉肚，外黄内赤，色鲜微香带甘者真。市人多

---

① 挑生：指把人腹中的食物变成活物（或怪物）以害人之法。
② 庞安常：原脱，据《本草纲目》卷十四"郁金"条补。即庞安时，字安常，
　　蕲州蕲水（今湖北省黄冈市浠水县）人，北宋著名医家，著有《伤寒总病
　　论》等。

以姜黄伪充。

莪术 三八六 芳草

［批］泻肝气分之血。

莪术专入肝。辛苦气温，大破肝经气分之血。盖人血气安和，则气与血通，血与气附。一有所偏，非气盛而血碍，即血壅而气滞。三棱气味苦平，既于肝经血分逐气；莪术气味辛温，复于气分逐血。故凡气因血窒而见积痛不解，吐酸奔豚，痞癖癥瘕等症者，须当用此调治。按之应手为癥，是因伤食所得；假物成形为瘕，是因伤血所得。见于肌肤，可见为痞，是因伤气所得；结于隐癖，不见为癖，是因积聚所得。五积：肝积曰肥气，在左胁下，形如覆杯，有头有足，如龟鳖状；心积曰伏梁，起于脐上，大如手臂，上至心下；脾积曰痞气，在胃脘，覆大如盘；肺积曰息奔，在右胁下，覆大如杯；肾积曰奔豚，发于少腹，上至心下，如豚奔走之象，或上或下，亦无定时。《经》曰：大积大聚，毒可犯也，衰其大半而止，过者死。故去积，须以甘温调养。又曰：壮者气行则已，怯者则着而成病。洁古云：壮人无积，惟虚人则有之，故养正则邪自除。俾气自血而顺，而不致闭结不解矣。但蓬术虽属磨积之味，血积宜用桃仁、山甲、干漆、大黄、虻虫、蓬术、瓦楞子；痰积宜用半夏、南星、白术、枳实、礞石、硝石、风化硝、白芥子、海石、蛤粉；水积宜用大戟、甘遂、芫花、芫花；酒积宜用干葛、神曲、砂仁、豆蔻、黄连、干姜、甘遂、牵牛；茶积宜用姜黄、茱萸、椒、姜；癖积宜用三棱、莪术、巴霜、大黄；肉积宜用山楂、阿魏、硝石；虫积宜用雄黄、锡灰、槟榔、雷丸、芜荑、使君子、鹤虱；疟积宜用桃仁、鳖甲、草果。若虚人服之，最属可危。须得参、术补助为妙。

大者为广术。颂曰：此物极坚硬难捣。灰火煨透，乘热捣之，或醋磨酒磨，或煮熟用。

姜黄 三八七 芳草

[批]破脾中气血下行。

姜黄专入脾。味辛而苦，气温色黄。功用颇类郁金、苦寒色赤。三棱、苦平，皮黑肉白。蓬术、味苦色黑。延胡索。辛苦色黄。但郁金入心，专泻心包之血；莪术入肝，治气中之血；三棱入肝，治血中之气；延胡索则于心肝血分行气，气分行血；此则入脾，既治气中之血，复兼血中之气耳。陈藏器曰：此药辛少苦多，藏器曰：性热不冷。性气过于郁金，破血立通，下气最速。凡一切结气积气，癥瘕瘀血，血闭痈疽，并皆有效，以其气血兼理耳。时珍曰：古方五痹汤，用片子姜黄，治风寒湿气手臂痛。戴原礼《要诀》云：片子姜黄能入手臂治痛，其兼理血中之气可知。若血虚腹痛臂痛，而非瘀血凝滞者，用之反剧。

蜀川产者，色黄质嫩，有须，折之中空有眼，切之分为两片者，为片子姜黄。《和剂方》治胎寒腹痛，啼哭吐乳，大便色青，状若惊搐，出冷汗，姜黄一钱，没药二钱，乳香二钱，为末，蜜丸芡子大，每服一丸，钩藤汤下。《经验方》心痛难忍，用姜黄一两，桂三两，为末，醋汤服一钱，立效。广生者，质粗形扁如干姜，仅可染色，不可入药，服之有损无益。

蒲黄 三八八 水草

[批]生用宣瘀通滞，炒用止血。

蒲黄专入肝。味甘气平。功用无他，但以生用、熟用、炒黑，分其治法耳。以生而论，则凡瘀血停滞，肿毒积块，跌仆伤损，风肿痈疮，溺闭不解，服之立能宣泄解除。时珍曰：一妇舌胀满口，以蒲黄频渗，比晓乃愈。宋度宗舌肿满口，御医用蒲黄、干姜末等分，搽之愈。观此则蒲黄之凉血可知矣。盖舌为心苗，心包相火乃其臣使，得干姜是阴阳相济也。失笑散用此同五灵脂，治血气滞痛。以熟焦黑，则凡吐血下血，肠风，血尿血痢，服之立能止血。然此止属外因可建奇功，若内伤不足之吐衄，则非此所能治者矣。

丹参 三八九 山草

[批] 破心包血瘀，安神志。

丹参专入心包络，兼入肝。味苦色赤，性平而降。时珍曰：五参五色配五脏。故人参入脾曰黄参，沙参入肺曰白参，玄参入肾曰黑参，牡蒙入肝曰紫参，丹参入心曰赤参。其苦参则右肾命门药也。古人舍紫参而称苦参，未达此义。书载能入心包络破瘀一语，已尽丹参功效矣。然有论其可以生新安胎，调经除烦，养神定志，及一切风痹，崩带癥瘕，目赤疝痛，疮疥肿痛等症，时珍曰：按《妇人明理论》云：四物汤治妇人病，不问产前产后，经水多少，皆可通用。唯一味丹参散主治与之相同。盖丹参能破宿血，补新血，安生胎，落死胎，止崩中带下，调经脉，其功大类当归、地黄、芎劳、芍药故也。四物汤亦有产前产后不得妄用，愿医者勿拘死法可耳。总皆由其瘀去，以见病无不除，非真能以生新安胎，养神定志也。凡妊娠无故大便不实者，切忌。

畏盐水。忌醋。反藜芦。

益母草 三九〇 隰草

[批] 入心包、肝，逐瘀。

益母草专入心包、肝。一名茺蔚。辛微苦寒。功能入肝、心包络，消水行血，去瘀生新，调经解毒，为胎前胎后要剂。是以无胎而见血淋血闭，血崩带下血痛带下者，因病生于带脉之意也。带脉横于腰间，凡病人下白，则为白带，属气虚，宜补中益气；下赤则为赤带，属血虚，宜养血滋阴而兼调气。既胎而见胎漏，临产而见难产，已产而见血晕疔肿乳痈等症，服此皆能去瘀生新。时珍曰：益母草根、茎、花、叶、实并皆入药。若治肝经风热，明目益精调经，则用子；若治肿毒疮疡，消水行血，妇人胎产诸病，则宜并用为良。盖因根、茎、花、叶专于行血，而子则行中有补也。盖味辛则于风可散，血可活，味苦则于瘀可消，结可除，加以气寒，则于热可疗，并能临症酌施，则于母自有益耳。外此番痧腹痛呕之用此浓煎恣饮，亦取能散恶血。若其病非恶血，则非所宜。然气味辛散，瞳子散大者，其切忌之。

益母子主治略同，但行中有补，非若益母草，徒以消水行血为事也。

小暑、端午及或六月六日采取良。《济阴》[1]返魂丹，六月六日采花、叶、实，为末，蜜丸，治胎产百病。《近效方》[2]捣汁熬膏良。忌铁。子微炒用。

刘寄奴 三九一 隰草

[批] 活血通瘀。

刘寄奴专入肝。因何而有是名？据书载是刘裕小字寄奴，曾射一蛇，目见童子捣药，问之，答为寄奴所伤，被裕骂而收药，每遇金疮，敷之即愈，故以寄奴是名。但此虽非属真，而药味苦微温，多能破瘀通经，除癥下胀，及止金疮血出，大小便血，烫火伤毒。缘血之在人身，本贵通活，滞而不行，则血益滞而不出，而癥瘕胀满愈甚；行而不止，则血亦滞而不收，而使血出益甚。寄奴总为破血之品，故能使滞者破而即通，而通者破而即收也。抉尽破血止血实义。古书止言治功，而不详绎其义，殊觉疏漏。但性多

① 《济阴》：即《济阴纲目》。妇产科著作。明·武之望撰。
② 《近效方》：方书。部分佚文存于《外台秘要》。

走泄，不可过服，令人吐利不止。

茎、叶、花、子皆可用。

苏木 三九二 乔木

［批］凉血破瘀。

苏木专入心、胃。甘咸辛凉。功用有类红花，少用则能和血，多用则能破血。但红花性微温和，此则性微寒凉也。故凡病因表里风起，而致血滞不行，暨产后血晕胀满以死，及血痛血瘕经闭，气壅痈肿，跌扑损伤等症，皆宜相症合以他药调治。如疏风则与防风同用，行血则与乳香同用。《海药方》。但性平疏泄，产后恶露已尽，大便不实者，均应禁用。

出苏方交、爱。交州、爱州。忌铁。

没药 三九三 香木

［批］入心破血，宣瘀止痛。

没药专入心，兼入肝。苦平兼辛。诸书亦载能补心、胆与肝。盖谓瘀血不除，则新血安生？乳香气味辛温，既能行气活血，又有没药之苦以破其瘀，则推陈致新，自有补益之妙。宗奭曰：没药大概通滞血。血滞则气壅瘀，气壅瘀则经络满急，经络满急故痛且肿。凡打扑踒①跌，皆伤经络，气血不行，瘀壅作肿痛也。是以古方，乳香必同没药兼施，生肌散，每每相兼而用。谓其可止疼痛，义由此也。今人不明药品气味，动以书载补益，岂不误甚。

出南香，色赤类琥珀者良。治同乳香。

---

① 踒（wò）：（手足等）猛折而筋骨受伤。

郁李仁 三九四 灌木

［批］入脾下气，行水破血。

郁李专入脾，兼入膀胱、大肠。世人多合胡麻同用，以为润燥通便之需。然胡麻功止润燥暖中活血，非若郁仁性润，其味辛甘与苦，而能入脾下气，行水破血之剂也。故凡水肿癃急便闭，关格不通，得此体润则滑，味辛则散，味苦则降，与胡麻实异，而又可以相需为用者也。按《宋史·钱乙传》云：一乳妇因悸而病，既已，目张不得瞑。乙曰：煮郁李酒饮之，使醉，即愈。所以然者，目系内连肝胆，恐则气结，胆横不下，郁李仁去结，随酒入胆，结去胆下，则目能瞑矣。此盖得肯綮之妙者也。然此止属治标之剂，多服恐渗液而益燥结不解耳。

去皮尖，蜜浸研。

干漆 三九五 乔木

［批］铲除老血久积伏蛊。

干漆专入肝、脾。味辛气温，有毒。弘景曰：生漆毒烈，人以鸡子和服之去蛊，犹自啮肠胃也。有降无升，专破日久凝结之血，及削年深坚结之积。缘人感受风寒暑湿，郁而为病，则中外不舒，胃中有物，留滞不消，久而生虫，血积不化，结而为瘀，由是阳气竭泽，津液枯槁，瘫痪风痹。因之不免用此辛温毒烈之性，铲除瘀积，中气得复，绝伤皆续，而缓急和矣。按：血见漆化水，故能化蛊破血。《千金》三蛊方，皆赖以之为君。震亨曰：漆性急而飞，用之中节，积滞去后，补性内行，人不知也。《本经》言能轻身者，以其蛊去而身自轻之谓也。所谓中气可复，绝伤可续者，亦因瘀去而中自复，与伤自续之谓也。但无积血者切忌，以其伤营血，损胃气耳。

炒令烟尽为度。《试漆诀》云：微扇光如镜，悬丝急似钩。撼成琥珀色，打着有浮沤①。若患漆疮，以生蟹汁、紫苏解之。《相感志》云：漆得蟹而成水。盖物性相制也。凡人畏漆者。嚼蜀椒涂口鼻则可免。

血竭 三九六 香木

［批］入肝血分破瘀。

血竭专入肝。系南番树木之液，犹人之膏脂者是。味甘而咸，性平色赤。按：五味惟甘主补，咸主消。血竭味甘，虽能和血收口，止痛生肌，然味咸则消，却能引脓。性专入肝经血分破瘀。故凡跌仆损伤，气血搅刺，内伤血聚，并宜同酒调服通气。乳香、没药虽主血病，而亦兼入血分，此则专入血分，而不兼及气分者也。但性最急迫，引脓甚利，不可多服。的解。凡血病无积瘀者，不必用之。

以染透指甲，烧灰不变色者佳。药肆伪造甚多，有用松香同药染成，有以海母乱真，真者绝少。同众药捣用。则作飞尘。得密陀僧良。

桃仁 三九七 五果

［批］入心包、肝，破血通瘀。

桃仁专入心包、肝。辛苦甘温。为厥阴心包、肝血分主药。夫血者，阴也，有形者也，周流乎一身。一有凝滞，则为癥瘕瘀血血闭，或妇人月水不通，或跌扑损伤积血，及心下宿血坚痛，皆从足厥阴受病，以其为藏血之脏也。苦能泄滞，辛能散结，甘温通行而缓肝，故并主之，所以为蓄血必需之药。成无己曰：肝者血之源，血聚则肝气燥。肝苦急，急食甘以缓之。桃仁之甘以缓肝，以散血。故张仲景抵

———————————
① 沤：原作"呕"，据《本草纲目》卷三十五"漆"条改。

当汤用之，以治伤寒八九日，内有蓄血，发热如狂，小腹满痛，小便自利者。又有当汗失汗，热毒深入，吐血，及血结胸，烦躁谵语者，亦以此汤主之。与虻虫、水蛭、大黄同用。且桃为五木之精，能镇辟不祥，故主辟邪。味苦而辛，故能杀小虫。虽云苦能去滞，甘能生新，但苦重甘微，气薄味厚，沉而下降，故泻多补少，散而不收，用之不当，及过用多用，使血下不止，损伤真阴，不可不慎。张璐曰：大抵气血喜温而恶寒，寒则泣不能流，温则消而去之，此轩岐密旨。但世之名手医者，一见血症，每以寒凉济阴为务，其始非不应手而取效于一时，屡发屡折，而既病之虚阳愈衰，必致呕逆喘乏，夺食泄泻。尚以药力未逮，猛进苦寒，有阴不济阳而上溢者，尚为戈戟，况阳不统阴而亡脱者，尤为砒鸩。盖因阳药性暴，稍有不顺，下咽立见其害，不若阴柔之性，至死不知其误，而免旁人之讥谤也。噫！医之弊，仅可为知己道，难为俗人言耳。[批]道尽庸医弊窦。

行血连皮尖生用，润燥去皮尖炒用。俱研碎，或烧存性用。双仁者有毒，不可食。香附为使。诜曰：能发丹石毒，生者尤损人。瑞[①]曰：桃与鳖同食，患心腹痛。服术人忌之。

莲藕 三九八 水藕

[批]入心脾血分，消瘀清热。

莲藕专入心、脾。出瘀泥而不染，其根通达诸窍，联绵诸络，允为交构黄宫，通调津液之上品。味甘性寒，入心脾血分，冷而不泄，涩而不滞。故凡产后血积烦闷，酒后烦渴，藕汁蜜和服。盛怒血淋，以灰发二钱，藕汁调服。痛胀霍乱，虚渴失血血痢，并金疮折伤，酒毒蟹毒，捣烂，热酒调服。一切属热属瘀，服之立为解除，若非热非瘀，服之增病。以其有破血止热之力也。煮熟甘温，益胃补心实肠，久服令人心欢，并捣涂拆裂冻疮。热捣涂患处。孟诜曰：产后忌生

① 瑞：指元·吴瑞，字瑞卿。著有《日用本草》。

冷，独藕不忌，谓其能散瘀血也。散字作通字看，不作表散言。噤口痢服能止，结粪自下，胃气自开者，亦以热除血解而言。冷痢噤口者忌服。熟服止泻实肠者，以其有温补之力也；益脾补心者，以其味甘入胃，多孔象心之谓也。时珍曰：藕生于卑污，而洁白自若。质柔而穿坚，居下而有节。孔窍玲珑，丝纶内隐。生于嫩弱，而发为茎、叶、花、实，又复生芽，以续生生之脉。四时可食，令人心欢，可谓灵根矣。故其所主者，皆心脾血分之疾，与莲之功稍不同云。弘景曰：宋时太官作𦞅^①，音勘，庖人削藕皮，误落血中，其血涣散不凝，故医家用以破血多效。𦞅者，血羹也。

但世捣澄藕粉，多以豆、麦、菱粉伪充，真者绝少。

藕节味涩，同生地汁、童便，善止一切吐衄血症。

忌铁。《相感志》云：藕以盐水俱食，则不损口；同油炸面米果食，则无渣。煮忌铁器。

自然铜 三九九 金

［批］散血瘀，接骨止痛。

自然铜专入骨。因何用能接骨？盖缘骨被折伤，则血瘀而作痛，得此辛以散瘀破气，则痛止而伤自和也，而骨安有不接乎？且性秉坚刚，于骨颇类，故能入骨而接。是以有合乳香、没药、䗪虫、五铢古钱、麻皮灰、血竭、胎骨作丸，煎当归、地黄、续断、牛膝、丹皮、红花，浓汤送下，以治跌扑损伤最效。但中病即已，不可过服，以致真气走泄耳。震亨曰：自然铜世以为接骨之药，然此等方尽多，大抵宜补气、补血、补胃。俗工惟在速效，迎合病人之意，而铜非煅不可用。若产后血虚者忌服。

产铜坑中，火煅醋淬七次，细研。新出火者，其火毒、金毒相煽，挟香药热毒，虽有接骨之功，燥散之祸，甚于刀剑。甘草水飞用。

---

① 𦞅（kàn）：血羹。

古文钱　四〇〇　金

[批] 破瘀开结散滞。

古文钱_{专入肝、肾}。气味辛凉。虽曰属铜有毒，然历久气化，其毒无多。时珍曰：古文钱但得五百年之外者即可用。考其主治，有曰能治目赤翳障，妇人生产横逆者，是能开其血气壅塞之路也；宗奭曰：予少时常患赤目肿痛，数日不能开，客有教以生姜一块，洗净去皮，以古青铜钱刮汁点之。初甚苦，热泪蔑面，然终无损。后有患者，教之，往往疑惑；信士点之，无不一点遂愈，更不须再。但作疮者不可用也。有曰能治心腹痛者，是能散其血气凝结之意也；有曰能治月解不来者，是能解其胞脉也；有曰能治五淋者，是能通其冲任热壅也；有曰能治跌扑损伤者，火煅醋淬四十九次。是能入其受伤凝滞之所，而消其血瘀也。故治目赤翳障，则须用以生姜汁涂，刮青点目，生内障生花不用；治妇人逆产五淋，则须煮汁以服；治便毒初起，则与胡桃肉同嚼食二三枚即消，以金伐木者故耳。

或煮汤，或刮青，或醋服，各依本方制用。

花蕊石　四〇一　石

[批] 通瘀止血。

花蕊石_{专入肝}。虽产硫黄山中，号为性温，然究味酸而涩，其气亦平，故有化血之功耳。是以损伤诸血，胎产恶血血晕，并子死腹中，胞衣不下，服之体即疏通，瘀血化为黄水。金疮血流，敷即合口，诚奇方也。颂曰：近世以合硫黄同煅，研末敷金疮，其效如神。人有仓卒金刃不及煅治者，但刮末敷之亦效。但此原属劫药，时珍曰：花蕊石尝试其味酸涩，其功专于止血，能使血化为水，酸以收之也。东垣所谓胞衣不出，涩剂可以下之，盖赤石脂亦能下胞胎，与此义同。下后止后，须以独参汤救补，则得之矣。若使过服，则于肌血有损，不可不谨。

以罐固济，顶火煅过，出火毒，研细水飞，晒干用。

皂矾 四〇二 石

[批]收痰除湿，去毒杀虫，破血分积垢。

皂矾专入脾，兼入肝。即绿矾。等于白矾，味亦酸咸而涩，有收痰除湿，去蛊杀虫之功，但力差于白矾而稍缓耳。且此色绿味酸，烧之则赤，用以破血分之积垢，其效甚速。如《金匮》之治女劳、黑瘅硝石矾石丸，专取皂矾以破积瘀之血。且治喉痹，用此以取酸涌化涎之力；同米醋研食之，咽汁立瘥。恶疮疥癣，用此以收燥湿解毒之功；肠风泻血，用此以收消散湿热之后，又有收涩之功也。然而诸治之外，又善消积滞，凡腹中坚积，诸药不能化者，以红矾同健脾消食药为丸，投之辄消。按《张三丰仙传》①云：治脾土衰弱，肝木气盛，木来克土，心腹中满，或黄肿如土色，宜伐木丸。方用苍术二斤，米泔水浸，同黄酒面曲四两，炒赤色，皂矾一斤，醋拌晒干，火煅为末，醋糊丸，每服三四十丸，好酒、米汤下，日三服。时珍常以此加平胃散，治贱役中腹满，果验。但胃弱人不宜多用。服此者终身忌食荞麦，犯之立毙。

青莹净者良。煅赤用。畏醋。

五灵脂 四〇三 原禽

[批]入肝行血，破瘀止痛。

五灵脂专入心、肝。即北地寒号虫鸟矢也。时珍曰：曷旦乃候时之鸟

---

① 《张三丰仙传》：当为《张三丰仙传方》，原书今佚。

也，五台诸山甚多。其状如小鸡，四足有肉①翅。夏月毛采五色，自鸣若曰：凤凰不如我。至冬毛落如鸟雏，忍寒而号曰：得过且过。其矢恒集一处，气甚臊恶，粒大如豆。采之有如糊者，有粘块如糖者。人亦以砂石杂而货之。凡用以糖心润泽者为真。以其受五行之灵，其矢状如凝脂，故有五灵脂之号。其气腥臭难闻，其味苦酸而辛。惟其腥秽难闻，故能入血凝臭秽之处而疗其病；惟其味苦酸而辛，故能入心与肝而泄其滞。是以心中血气刺痛，妇人产后少腹儿枕块痛，及痰挟血成窠囊，血凝作痛，目翳往来不定等症，皆为血分行气必需之药。宗奭曰：有人病目中翳，往来不定，此乃血所病也。肝受血则能视，目病不治血，为背理也。用五灵脂之药而愈。又有人被蛇毒所伤，良久昏愦，僧以酒调药二钱灌之，遂苏。仍以滓敷咬处，少顷，复灌二钱，其苦皆去。问之，乃五灵脂一两，雄黄半两，同为末耳。又李仲南②云：五灵脂治崩中，非止治血之药，乃去风之剂。风，动物也，冲任经虚，治风伤袭营血以致崩中暴下，与荆芥、防风治崩义同。方悟古人识见深远如此。此亦一说，但未及肝血虚滞，亦自生风之意。按：冲为血海，任为胞胎，任脉通，冲脉盛，则月事以时下，无崩漏之患，且易生子。若女子血崩，经水过多，赤带不止，宜半生半炒，酒调服之。亦治气逆癫痫，及解虫毒药毒。但此气味俱厚，辛膻不堪，《纲目》指为甘温，张氏谓非正论，改为性寒，不为无见。故仅可治有余之滞。若使气血不足，服之大损真气。腥更使人动吐，所当避也。

　　酒飞，去砂石，晒干入药。行血宜生，止血宜炒。恶人参。

瓦楞子　四〇四　蚌蛤

　　[批]泻肝经血分积块。

　　瓦楞子专入肝。即今所谓蚶子壳者是也。味咸而甘，性平。故

---

① 肉：原作"两"，据《本草纲目》卷四十八"寒号虫"条改。
② 李仲南：一作中南，元代医家。著有《永类钤方》。

治多主消血化痰除积，为妇人血块癥瘕，男子痰癖积聚要药。积者，阴气也，五脏所生，其始发有常处，其痛不离其部，上下有所终始，左右有所穷处，谓之积。聚者，阳气也，六腑所成，其始发无根本，上下无所留止，其痛无常处，谓之聚。积聚之症，非止根于偶尔食积不化之可用以化气消导之剂。缘《经》有言：卒然饱食多饮，则肠满。起居不节，用力过度，则络脉伤。伤于阳络，则血外溢，血外溢则衄血。伤于阴络，则血内溢，血内溢则后血。伤于肠胃之络，则血溢于肠外，肠外有寒汁沫与血相搏，则并合凝聚不得散，而积成矣。且以胃之大络，名曰虚里，贯膈络肺，出于左乳之下，其动应衣，是即阳明宗气所出之道。凡人饮食不节，渐以留滞，而致痞积成于左胁膈膜之外者，即此候也。是以昔人有云，此与鳖甲、虻虫同为一类，皆能消痞除积，但虻虫其性最迅，此与鳖甲其性稍缓耳。

煅红醋淬三次用。

斑蝥 四〇五 卵生

[批] 破恶气恶毒。

斑蝥专入下部。最属恶物，闻人捕捉，即于尾射出恶气，令人臭不可闻。近人肌肉则溃，入胎则堕，其毒概可知矣。《神农本草经》云：春食芫花为芫青，夏食葛花为亭长，秋食豆花为斑蝥，冬入地中为地胆。按：芫青青绿，花尤毒；亭长黑身赤头；斑蝥斑色；地胆黑头赤足。其味辛，其气寒，其性下走而不上。专走下窍，直至精溺之处，蚀下败物，痛不可当。故书言外用止可以蚀死肌，敷疥癣恶疮，内治止可以破石淋，拔瘰疬疔肿，下犬伤恶毒而已，取其以毒攻毒也。然惟实者可用。其拔瘰疬毒，则以斑蝥法制，使令毒根从便出，如粉片、血块、烂肉之形，杨登甫曰：瘰疬之毒，莫不有根，大抵治以斑蝥、地胆为主，制度如法，能令其根从小便出，如粉片、血块、烂肉。次以木通、滑石、灯心草辈导之。但下犬毒之初，先于患人头上拔去血发二三茎，以斑蝥七枚，去翅足炙黄，用蟾蜍捣汁服之，疮口于无风处搠①去恶血，小便洗净，发炙敷之，服后小便当有瘀毒泄出，三四日当有狗肉三四十枚为尽。如数少，再服七枚。若愈后，忌闻钟声，复发则不可治矣。

去头足，糯米炒熟，生用则吐泻。人亦有用米取气不取质者。畏巴豆、丹参。恶甘草、芫花。

水蛭 四〇六 卵生

［批］破血堕胎。

水蛭专入肝。即马黄蜞。生于阴湿之处，善食人血。味咸与苦，气平有毒。与虻虫功用相似，通利水道，破血堕胎。故月闭血瘕，积聚无子，并肿毒恶疮折伤，皆能有效。然煅之存性，见水复能化生，啮人脏腑。破瘀之药甚多，何须用此？如犯之者，止用黄泥作丸吞之，必入泥而出，以土制水故也。时珍曰：昔有途行饮水，及食水菜，误吞水蛭入腹，生子为害，啖啮脏血，肠痛黄瘦者，惟以田泥，或擂黄土饮数升，则必尽下出也。盖蛭在人腹，得土气而下耳。

凡用须先熬黑，七日置水中不活者方用。畏石灰、食盐。柯琴②曰：水蛭水物，阴于食血；虻③虫飞物，猛于食血。

虻虫 四〇七 化生

［批］破血堕胎。

虻虫专入肝。微苦微咸，气寒有毒。善唶牛马猪血，因其性以

---

① 搠（shuò）：刺，扎。

② 柯琴：字韵伯，号似峰。原籍浙江慈溪，后迁居虞山（今属江苏省常熟市），清代医家。著有《伤寒论注》《伤寒论翼》《伤寒附翼》，总名之曰《伤寒来苏集》。

③ 虻：原作"虫"，据锦章本改。

为用，故以之治一切血结诸病。故凡病血蓄而见身黄脉结，腹痛如狂，小便利，并坚瘕积块疟母，九窍闭塞者，服之自克有效。以苦泄结，咸走血故也。且色青入肝，服之宜入肝脏血分而散之矣。河间云：虻食血而治血，因其性而为用也。仲景合水蛭，用此以治太阳蓄血如狂，亦是此意。但性属恶毒，以此治病，是犹刑罚之治盗贼，非得已也。

去翅足，炒用。恶麻黄。

䗪虫　　四〇八　化生

[批]凉血破积，软坚接骨。

䗪虫专入肝。即属地鳖，又名土鳖者是也。味咸性寒。其物生于土中，伏而不出，善攻隙穴，以刀断之，中有汁如浆，斗接即连，复能行走。故书载跌扑损伤，续筋接骨，义由此耳。真奇物也。且人阴血贯于周身，虽赖阳和，亦忌燥烈。若热气内郁，则阴阳阻隔而经络不通，因而寒热顿生。得此咸寒入血软坚，则凡血聚积块癥瘕，靡不因是而除，而血脉调和，营卫畅达，月事时至，又安有血枯血闭，而不见其生育者乎？故又能治诸般血症而使挟孕而有子也。是以古人用此以治跌扑损伤，则多合自然铜、龙骨、血竭、乳香、没药、五铢钱、黄荆子、麻皮灰、狗头骨以治；下腹痛，血痛血闭，则合桃仁、大黄以治。颂曰：张仲景治杂病方，及久病积结，有大黄䗪虫丸，又有大鳖甲丸，及妇人药并用之，以其有破坚下血之功。各随病症所因而用之耳。

阴干，临时研入。畏皂荚、菖蒲、屋游①。

---

① 屋游：指苔藓。

螃蟹 四○九 龟鳖

[批]除血热血滞，化血为水。

螃蟹专入胃、肝。最属阴寒，故书所述利弊，大令人骇。如蟹与柿同食，则令人泄泻及发癥瘕。与孕妇食，则能使胎即下，鼎①曰：孕妇食之，令子横生。而爪尤甚。以蟹烧烟，则能集鼠于庭。弘景曰：以黑犬血灌蟹，三日烧之，诸鼠毕至。同银朱烧烟，则能使臭虫即毙。蟹近于漆，则能化漆为水。筋骨损断，用蟹捣烂微炒，纳入疮中，则能使筋即连。他如胸中热结，喎辟面肿，及蓄血发黄，妇人乳痈硬肿，小儿颅解，凡因热结热滞而成者，无不用之立效。其化血为水，逐热消瘀，未有若是其神者矣。沈括《笔谈》云：关中②无蟹，土人③收干者悬门上辟疟。不但人不识，鬼亦不识也。总缘性属咸寒，外骨内肉，生青熟赤，阳包阴象，阴气纯布，故克见其迅利耳。若血因寒滞，及腹中疼痛，喜热恶寒者，其切忌焉。

腌蟹宜入蒜，投则不沙蔽。中蟹毒者，宜捣藕节，热酒调服。宗奭曰：此物极动风，风疾人不可食，屡见其事。

---

① 鼎：指唐代医学家张鼎，号冲和子。修炼服饵养生术。补孟诜之《食疗本草》不足者八十九种，并旧为二百二十七条，皆具治病之效，凡三卷。

② 关中：指"四关"之内。四关即东潼关（函谷关）、西大散关、南武关、北萧关。现关中地区位于陕西省中部，

③ 土人：指当地人。

杂 剂 杀蛊 发毒 解毒 毒物

杀 蛊

病不外乎虚实寒热，治不越乎攻补表里，所以百病之生，靡不根于虚实寒热所致，即治亦不越乎一理以为贯通，又安有杂治、杂剂之谓哉？惟是虚实异形，寒热异致，则或内滞不消而为传尸鬼疰，外结不散而为痈疽疮疡。在蛊既有虚实之殊，寒热之辨，而毒亦有表里之异，升降之别。此蛊之所必杀，而毒之所以必治也。至于治病用药，尤须审其气味冲和，合于人身气血，相宜为贵。若使辛苦燥烈，用不审顾，祸必旋踵。仅于杂剂之中，又将恶毒之品，另为编帙，俾人一览而知，庶于本草义蕴，或已得其过半云。又按：蛊之生，本于人之正气亏损而成。体实者，其蛊本不易生，即生亦易殄灭；体虚者，其蛊乘空内蓄，蓄则即为致害，害则非易治疗。考之方书所载，治蛊药品甚多，治亦错杂不一。如黄连、苦参、黑丑牛、萹蓄，是除湿热以杀蛊也；大黄、朴硝，是除热邪以杀蛊也；苦楝子、青黛、蓝子，是除郁热以杀蛊也；雷丸、芦荟、蚯蚓，是除热积以杀蛊也；贯众，是除时行热毒以杀蛊也；青葙子，是除肝经风热以杀蛊也。故其为药，皆寒而不温。苍耳子、松脂、密陀僧，是除风湿以杀蛊也。故其为药，稍温而不凉。川椒、椒目，是除寒湿水湿以杀蛊也。故其为药，温燥而不平。苏合香、雄黄、阿魏、樟脑、蛇蜕，是除不正恶气以杀蛊也。故其为药，最辛最温。水银、银朱、轻粉、铅粉、黄丹、大风子、山茵陈、五倍子、百药煎，是除疮疥以杀蛊也。故其为药，寒热皆有。紫贝、桃仁、干漆、皂矾、百草霜，是除血瘀以杀蛊也。故其为药，亦多寒热不一。厚朴、槟榔，是除湿满瘴气以杀蛊也。故其为药，苦温而平。谷虫、鹤虱、使君，是除痰食积滞以杀蛊也。故其为药，又温而又寒。獭肝，是补肝肾之虚以杀蛊也。故其药味咸而气温。至于榧实，则能润肺以杀蛊；乌梅，则能敛肺以杀蛊；百部，则能清肺散热以杀蛊。皆有不甚寒燥之虞。且蛊得酸则止，凡乌梅、五倍子等药，非是最酸之味以止其蛊乎？得苦则下，凡大黄、黄连、苦楝根、芦荟、苦参，非是至苦之味以下其蛊乎？得辛则伏，凡川椒、雄黄、干漆、大风子、阿魏、轻粉、樟脑、槟榔，非是最辛之味以伏其蛊乎？得甘则动，凡用毒蛊之药，必加甘蜜为使，非是用以至甘之味以引其蛊乎？至于寒极生蛊，可用姜、附以为杀；虫欲上出，可用藜芦上涌以为杀；热闭而虫不下，可用芫花、黑牵牛以为杀；虫食䘌齿，可用胡桐泪、莨菪、韭子、蟾酥以为之杀；虫食皮肤而为风癣，可用川槿皮、海桐皮以为杀；九蛊阴蚀之虫，可用青葙子、覆盆叶以为之杀；瘰疬之虫，可用败鼓心、桃符板、虎粪骨、死人枕、獭爪、鹳骨以为之杀。但用多属辛苦酸涩，惟使君、榧实治蛊，按书偏以甘取，义实有在。自非精于医道者所可与之同语也。

鹤虱　四一〇　隰草

[批] 入肝除痰凝滞，杀虫。

鹤虱专入肝。气味苦平。即杜牛膝子。功专入肝除逆。故凡一身痰凝气滞，得此苦以疏泄，则痰气顿解，而虫自无安身之地矣。况虫得苦则伏，如小儿蛔啮腹痛，用以鹤虱研末，纳于肥肉汁中投服，其虫自下。虫痛，面白唇红，时作时止。非其虫因苦逐，曷克有是。

但药肆每以胡萝①卜子代充，不可不辨。《千金方》曰：人腹生虫，大率有九。一曰伏虫，长四分，为群虫之主；二曰蛔虫，长一尺，生发多，则贯心而杀人；三曰白虫，即寸虫，长一寸，子孙相生，其母转大，长至四五丈，亦能杀人；四曰肉虫，状如烂杏，令人烦满；五曰肺虫，状如蚕，令人咳嗽；六曰胃虫，状如虾蟆②，令人呕吐胃逆喜哕；七曰弱虫，又名膈中，状如瓜瓣，令人多唾；八曰赤虫，状如生肉，令人长鸣；九曰蛲虫，形极微细，有如菜虫，居于广肠之间，多则为痔，剧则为癞，因人疮痍，即生痈疽癣瘘，病疥龋虫，无所不为。

雷丸 四一一 寓木

[批] 除热消积杀虫。

雷丸专入胃。味苦而咸，性寒小毒。本竹余气所结，得霹雳而生，故有雷丸之号。功专入胃除热，消积化虫。故凡湿热内郁，癫痫狂走，汗出恶风，虫积殆甚，腹大气胀，虫作人声者，服之即能有效。虫在肝，令人恐怖，眼中赤壅；虫在心，令人心烦发躁；在脾，使人劳热，四肢肿急；在肺，使人咳嗽气喘。以其秉性纯阴，兼味至苦，感其霹雳，故能去其邪魅也。所云惟利男子，不利妇人，亦以妇人属阴，故于阴物不宜耳。志曰：久服令人阴痿。究之果属肾热，亦又何碍。但无虫积，不得妄用。

皮黑肉白者良。若肉紫黑者，杀人。甘草水浸一宿，酒拌蒸或泡用。厚朴、芫花为使。恶葛根。绣按：《纲目》述杨勌腹有小声应人，后读至本草雷丸不应，知为应声虫害，其说不无可疑。

---

① 萝：原作"芦"，据上科本改。

② 虾蟆：即蛤蟆。

芦荟 四一二 香木

［批］除热杀虫。

芦荟专入肝，兼入脾、心。即波斯国木脂。大苦大寒。功专杀虫除疳，安心明目，最为小儿惊痫疳积上品。芦荟、使君子等分为末，米饮下。且能吹鼻杀脑疳，及除鼻痒。刘禹锡《传信方》[①]云：予少年曾患癣，初在颈项间，后延上左耳，遂成湿疮浸淫。用诸药，徒令蜇蓋[②]，其疮转甚。偶于楚州，卖药人教用芦荟一两，炙甘草末半两，研末，先以温浆水洗癣，拭净敷之，立干便瘥。真奇方也。然苦虽能杀虫，寒能疗热，而气甚秽恶，气血得香则顺，得臭则逆，所当慎投。仅可施之藜藿[③]。若胃虚少食人得之，入口便大吐逆，遂致夺食泄泻，因而羸瘦怯弱者多矣。

如黑锡，味苦色绿者真。

阿魏 四一三 香木

［批］入脾胃，消痞除秽杀蛊。

阿魏专入脾、胃。出西番波斯国中，阿虞木枝梗汁。味辛气平而温，且极臭烈，故书载能杀蛊辟恶。又其味既兼辛与温，则气更活不滞，故书载治痞辟秽。是以温疟鬼魅，蛊毒传尸，恶气痞积等症，服之最为得宜。王璆《百一选方》治久疟，用真阿魏、丹砂糊丸，人参汤下。但人血气，闻香则顺，遇臭则逆，故胃虚气弱之人，虽有痞积，但当温胃和气，俾痞自消，切勿用此臭烈以伤胃气。

至辨真伪，则但取少许，安置铜器一宿，沾处白如银色者真，

---

① 《传信方》：医方著作。唐·刘禹锡撰。

② 蜇蓋（hē）：刺痛。

③ 藜藿：指贫贱的人。

以真最属难得。古人已有黄芩无假、阿魏无真之说矣。用钵细研，热酒器上熄①过入药。

大风子 四一四 木

［批］性热杀虫。

大风子专入肝、脾。本属毒药耳。按：据诸书皆载味辛性热。其药止可取油以杀疮疥，若用此以治大风病，则先伤血而失明矣。故以大风子名。故凡血燥之病，宜用苦寒以胜，纵有疮疥宜辛宜热，而血有受损，不更使病益剧乎？即或效以骤成，功以劫致，然烈毒之性，不可多服。惟用外敷，不入内治，其功或不没也。凡入丸药、汤药，俱宜除油为妙。

榧实 四一五 夷果

［批］润肺、杀虫、化水。

榧实专入肺。甘涩微苦，体润而滑，性平无毒。按：据诸书有言，气味苦寒，能泻湿热，为肺家之果；又云性温散气，能去腹中邪气，及杀诸虫，皆无定论。余按：榧实甘润，是其本质。凡肺不润而燥者，得此则宜，故有解燥除热之功，非书所云能除湿热之意乎？又其燥热内扰，则虫自尔见蚀，而五痔腹胀等症自尔悉形，服此燥气悉除，肠胃顿清，其气自尔不结，非书所谓温能散气之意乎？又书有载有毒无毒，在人食既无病，又能以此疗病，毒何由见，非书所云无毒之说乎？又其苦涩兼备，既能清燥润肺，复于虫蚀性味不合，令其即化为水，非书所云有毒之说乎？究之

---

① 熄（hù）：用热的东西接触凉的东西使变暖。

止属润肺解热杀虫之品。其言有毒，止是毒虫之毒，而非毒人之毒也；其言无毒，因非毒人之毒，而为毒虫之毒也。故凡一切肺燥而见咳嗽不宁，腹中不和，五痔恶毒，并小儿黄瘦便秘不解等症，服之无不奏效。好食茶叶面黄，每日食榧子七枚，以愈为度。治寸白虫，日食榧子七枚，满七日，虫皆化为水。昔东坡诗云：驱除三彭虫，愈我心腹疾。义正是矣。但多食则有滑肠之虞，炒食味即香酥甘美，更有引火入肺，大肠受伤之虑，不可不细察耳。

忌鹅肉。反绿豆，能杀人。《物类相感志》云：榧煮素羹味更甜美。猪脂炒榧，黑皮自脱。榧子同甘蔗食，其渣自软。

水银 四一六 石

[批] 杀诸虫疮疥。

水银走而不守。从石中迸出者为石汞，从丹砂中出者为朱里汞，究皆丹砂液也。性禀至阴，辛寒有毒，质重着而流利。得盐、矾为轻粉；加硫黄为银朱；炀成罐同硫黄打火升炼，则为灵砂；同皂矾则为升降灵丹。药之飞腾灵变，无有过是，故以之杀诸虫疥疮也。然至阴之性，近于男子阴器则必消痿无气；入耳能蚀人脑至尽；头疮切不可用。入肉令百节挛缩。外敷尚防其毒之害，内服为害，不待言而可知矣。今人有水银烧成丹砂，医人不晓误用，不可不谨。得枣肉入唾同研则散，得铅则凝，得硫黄则结。时珍曰：水银阴毒之物，无似之者。而《大明》言其无毒，《本经》言其久服成仙，甄权言其还丹元母，《抱朴子》以为长生之药。六朝以下贪生者服食，至成废笃而丧厥躯，不知若干人矣。方士固不足道，本草其可妄言哉？水银但不可服食耳，而其治病之功，不可掩也。同黑铅结砂则镇坠；又铅同硫黄结砂，则拯救危病。此乃应变之兵，在用者能得肯綮而执其枢要耳。得紫河车则伏，得川椒则收。水银失在地者，以花椒、茶末收之。

银朱 四一七 石

[批] 杀虫治疮。

银朱 外治。系水银同煅炼成朱。性燥味辛。方书用以杀虫治疮，亦是以毒解毒而已。用以食服，古人切戒，谓其性悍烈，良非所宜。时珍曰：功过与轻粉同。且同蟹壳烧之，则臭虫绝迹，和枣肉熏之，则疮疥顿枯，于此可征其概矣。

轻粉 四一八 石

[批] 杀虫治疥，却痰消积。

轻粉 专入筋骨。系水银加盐、矾升炼而成。水银一两，白矾二两，食盐一两，入铁器内，盆覆封固升炼，又法：水银一两，皂矾七钱，白盐五钱，同上升法。一两汞可升粉八钱。按：水银金之魂魄，绿矾铁之精华，二气同根，是以炼制成粉。无盐则色不白。虽是化纯阴而为辛燥，然阴毒之性犹存，故能杀虫治疮，劫痰消积，毒烈之性，走而不守。今人用治杨梅疮毒，虽能劫风痰湿热，从牙龈而出，暂得宽解，刘完素曰：银粉能伤牙齿。盖上下齿龈属手足阳明之经，毒气感于肠胃，而精神气血水谷既不胜其毒，则毒即循经上行，而至齿龈嫩薄之分。然毒气窜入筋骨，血液耗损，久久发为结毒，遂成废人。仍须用水银升炼，入三白丹引拔毒之药，同气搜逐疬风。醉仙丹、通天再造散，用以搜剔毒邪，仍从齿缝而出。再以钱氏利惊丸、白饼子并用，取痰积从大便而出矣。时珍曰：黄连、土茯苓、陈酱、黑铅，可制其毒。

畏磁石、石黄。忌一切血。本出于丹砂故也。闺阁事宜作女人面脂，用轻粉、滑石、杏仁去皮尖等分，为末，蒸过，入脑、麝少许，以鸡子清调匀，名太真红玉膏，洗面毕敷之，旬日色如红玉。

谷虫 四一九 卵生

［批］消食积。

谷虫专入肠、胃。味苦性寒。出于粪中，故仍取其入腹消积，俾其不伤正气也。其法漂净炙黄，为末调服。又用虾蟆数十只，打死置于坛内，取谷虫入内食尽，然后淘除秽恶，取谷虫焙干。凡小儿疳积，腹大脚弱，翳膜遮睛①，及大人热结谵语，毒利作呕，并宜服之，无不立效。是以鼻齿疳疮，取此有尾者烧灰一钱，同褐衣灰和匀，频吹最效。与利骨取牙，用白马脑上肉一二斤，待生蛆，与乌骨白鸡一只食之，取粪阴干，每一钱入硇砂一钱，研匀，用少许擦疼处，片时即落。皆取秽以入秽，遇骨与肉钻入之意，无他义也。

发 毒

《内经》曰：营气不从，逆于肉里，乃生痈肿。又曰：诸痛疮痒，皆属心火。又观丹溪有言：痈疽皆因阴阳相滞而生，则是痈疽之发，固合内外皆致，而不仅于肉里所见已也。但其毒气未深，等于伤寒，邪初在表，其药止宜升发，而不遽用苦寒，俾其毒从外发。若稍入内为殃，则毒势缠绵不已，而有毒气攻心必死之候矣。予按：发毒之药，品类甚多。凡三阳，升麻、柴、葛、羌、防、白芷、荆芥、薄荷、桔梗等药，何一不为发毒散毒之最？山甲、皂角等药，何一不为驱毒追毒之方？至于蜈蚣，则能驱风通瘀散结；蛇蜕，则能驱风辟恶；野菊花，则能散火逐气；王不留行，则能行气宣滞。皆为祛散恶毒之剂。外有蟾酥、蟾蜍，力能透拔风

---

① 睛：原作"精"，据锦章本改。

邪火毒；象牙，力能拔毒外脱；枫香，力能透毒外出；人牙，力能入肾推毒；胡桐泪，力能引吐热毒在膈；轻粉、黄丹、银朱，力能制外痈疽疮疥；蜣蛣、蓖麻，力能通水开窍，拔毒外行。若在芙蓉花，则药虽属清凉，而仍兼有表性，是以用此以为敷毒、箍毒之方。余则治毒之剂。审其性有苦寒之味者，应另列于解毒之中，不可入于发毒剂例，俾人皆知毒从外发，不得竟用内药内陷云。

蓖麻子　四二〇　毒草

[批] 有收拔恶毒，开窍通利之力。

蓖麻子专入经络诸窍。甘辛有热。性味颇类巴豆，既有收引拔毒之能，复有开窍通利之力。观书所言，捣膏以贴手臂肿痛，一夜即效；用此同羊脂、麝香、鲮鲤甲等药，煎作摩膏，日摩数次。子宫脱下，用此研膏以涂顶心即入；或捣仁贴丹田亦可。胞衣不出，用此研膏以涂脚心即下；中风口㖞斜，偏左贴右手心，偏右贴左手心即止。至于口噤鼻塞，耳聋喉痹舌胀，用油烟熏即开；水癥浮肿，用仁研服，一顿即消；壮人止可五粒。针刺好肉，用仁捣敷患处即拔；瘰疬恶疮，用仁外敷立愈。时珍曰：鹈鹕油能引药气入内，蓖麻油能拔病气外出。凡此皆属外用以奏奇功，但不宜于服耳。昔人有以汁点畜舌根下，即不能食；点畜肛门内，即下血死。并云服蓖麻者，一生不得服豆，犯即胀死。其毒可知。

盐水煮，去皮，研取油用。忌铁。

芙蓉花　四二一　灌木

[批] 清肺凉血，散热解毒。

芙蓉花专入肺，兼入肝。为外科痈疽药也。凡清凉膏、清露散、铁箍散，即是此物。盖此味辛气平质滑，功专清肺凉血散热，止痛消肿排脓。凡一切痈疽肿毒，无论花、叶及根，皆可捣研为末，调蜜涂四围，留中患处，干则频换。初起者即觉清凉，痛止肿消，已成者即脓出，已溃者即易敛。或加赤小豆、苍耳子同入为末，功效殊见。然必毒轻不重，用此方可，若大毒阴毒，其势莫遏，则非轻小平剂所能治矣。此又不可不知也。

枫香 四二二 香木

[批] 透毒外出。

枫香专入肝、脾。系枫膏脂所成，结而为香，故曰枫香，又曰白胶香。按：枫性最疏通，故木易蛀。外科用以透毒，金疮末敷即效，筋断即续；齿颊肿痛，烧灰揩牙甚工；咳唾脓血，同药服之即止。皆取透发病气之意，时珍曰：枫香、松脂皆可乱乳香，其功虽次于乳香，而亦仿佛不远。故能见其皆治也。

以菹水煮二十沸，入冷水中揉扯数十次，晒干用。

象牙 四二三 兽

[批] 拔毒外脱。

象牙专入肌肉。味甘性寒。按：象性主刚猛，而牙则善脱。故凡皮肉间有形滞物，及邪魅惊悸风痫，并恶疮内有毒未拔者，服之立能有效。以其具有脱性，故能以脱引脱耳。时珍曰：时人知燃犀可见水怪，而不知沉象可驱水怪。是以痈肿不解，用牙磨水服之，并锉末蜜调，涂之即效；诸铁竹木刺入肉，刮削煎汤，温服即愈；诸骨鲠入于喉，刮下薄片频服即吐，不吐再服，以吐出为度。

象皮味咸气温，专治金疮不合，用皮煅灰存性敷之，亦可熬膏入散。

蟾酥 四二四 湿生

[批]蟾酥拔风火热毒之邪。蟾蜍散热泻热，外拔内攻。

蟾酥专入肌肉。即蟾蜍俗名癞虾蟆。眉间内有白汁者是也。味辛气温，有毒。能拔一切风火热毒之邪，使之外出。盖邪气着人肌肉，郁而不解，则或见为疔肿发背，阴疮阴蚀，疽疬恶疮，故必用此辛温以治。盖辛主散，温主行，使邪尽从汗发，不留内入，而热自可以除矣。但性有毒，止可外治取效。如发背未成者，用活蟾蜍系疮上，半日，蟾必昏愦，置水中救其命，再易一个，三易则毒散矣。势重者，剖蟾蜍合疮上，不久必臭不可闻，再易二三次即愈。慎勿以微物见轻也。即或用丸剂，亦止二三四厘而已，多则能使毒人。其用作丸投服，亦宜杂他药内入，如牛黄、明矾、乳香、没药之类，毋单服也。故书载拔诸毒，只宜用酥一钱，白面二钱，朱砂少许作锭，谅病轻重酌与，不可尽服。又治发背无名等毒，取酥三五分，广胶水化，米醋入铫火化，乘热手刷不已，以散为度。刻玉涂之，等于刻蜡。房术用之更善。总皆外科夺命之功一句括尽。轻用烂人肌肉。

至若蟾蜍气味辛寒，凡癥瘕积块，风犬咬伤，小儿疳积，瘟疫发斑，疮疽发背，用之与酥略同。以其辛有发散之能，寒有逐热之功。外敷固见神功，内服除去头足腹肠垢，亦能去积除热。如风狗咬伤，用蟾蜍后足捣汁生食，先于患人顶心拔去血发三四茎，于小便内见沫，其毒即解；发背初肿，用活蟾数个，更易系于肿上，法详上。则毒其亦散矣。时珍曰：蟾蜍，土之精也。上应月魄而性灵异，穴土食虫，又伏山精，制蜈蚣。故能入阳明经，退虚热，行湿气，而为疳病痈疽诸疮要药也。总皆具有外拔内攻之力，勿轻用也。

蟾酥以油单纸裹眉裂之，酥出纸上，阴干用。蟾蜍焙干，去皮爪，酒浸去肉用。

人牙 四二五 人

[批] 入肾推毒外出。

人牙专入肾。味咸性温，功专治痘倒靥。缘痘或出不快，及见黑陷，多因毒气深入，故须用此内发。时珍曰：齿者肾之标、骨之余也。痘疮则毒自肾出，方长之际，外为风寒秽气所冒，腠理闭塞，血涩不行，毒不能出，或变黑倒靥。宜用此物以酒、麝达之，窜入肾经，发出毒气，使热令复行，而疮自红活。盖劫剂也。若伏毒在心，昏冒不省人事，及气虚色白，痒塌不能作脓，热痱紫泡之症，止宜解毒补虚。苟误用此，则郁闷声哑，反成不救，可不慎哉。高武《痘疹管见》云：左仲恕言变黑归肾者，宜用人牙散。夫既归肾矣，人牙岂能复治之乎？煅退火毒用。

解 毒

毒虽见证于外，而势已传于内，则药又当从内清解，故解毒亦为治毒之方所不可缺也。第人仅知金银花、牛蒡子、甘草为解毒之品，凡属毒剂，无不概投。讵知毒因心热而成者，则有黄连、连翘可解；因于肺火而成者，则有黄芩可解；因于肝火而成者，则有胆草、青黛、蓝子可解；因于胃火胃毒而成者，则有石膏、竹叶、大黄可解；因于肾火而成者，则有黄柏、知母可解。且毒在于肠胃，症见痈疽乳闭，宜用漏芦以通之；症见消渴不止，宜用绿豆煮汁以饮之；症见肠澼便血，宜用白头翁以解之；症见时行恶毒，宜用金汁、人中黄以利之。至于杨梅症见，多属肝肾毒发，宜用土茯苓以清之；喉痹咽痛，多属痰火瘀结，宜用射干以开之；心肾火炽，宜用山豆根以熄之；鬼疰瘰疬，溃烂流窜，多属经络及脾毒积，宜用蚯蚓以化之；口眼㖞斜，痈肠痔漏，多属经络肠胃毒发，宜用蜗牛以治之；乳痈乳岩，多属肝胃热起，宜用蒲公英以疗之；恶疮不敛，多属心肺痰结，宜用贝母以除之；无名疔肿，恶疮蛇虺，瘰疬结核，多属毒结不化，宜用山慈菇以治之；毒势急迫，咳唾不止，多属中气虚损，宜用荸荠以缓之。他如痈肿不消，有用米醋同药以治；热涎不除，积垢不清，有用皂白二矾以入；痈疽焮肿，胸热不除，有用甘草节以投。皆有深意内存，不可稍忽。若在斑蝥、凤仙子，恶毒之品，要当审症酌治，不可一毫稍忽于其中也。

牛蒡子 四二六 隰草

[批] 清肺风热。

牛蒡子专入肺。又名恶实，又名鼠黏子。辛苦冷滑。今人止言解毒，凡遇疮疡痈肿痘疹等症，无不用此投治。然尤未绎其义。凡人毒气之结，多缘外感风寒，营气不从，逆于肉里，故生痈毒。牛蒡味辛且苦，既能降气下行，复能散风除热。深得表里两解之义。是以感受风邪热毒，而见面目浮肿，咳嗽痰壅，咽间肿痛，疮疡斑疹，及一切臭毒痧闭，痘疮紫黑，便闭等症，无不借此表解里清。但性冷滑利，多服则中气有损，且更令表益虚矣。至于脾虚泄泻，为尤忌焉。

实如葡萄而褐色，酒拌蒸，待有霜，拭去用。

金银花 四二七 蔓草

[批] 清肺热，解痈毒。

金银花专入肺。经冬不凋，故又名忍冬。味甘性寒，无毒。诸书皆言补虚养血，又言入肺散热，能治恶疮肠澼，痈疽痔漏，为外科治毒通行要剂。按：此似属两岐。殊不知书言能补虚者，因其芳香味甘，性虽入内逐热，而气不甚迅利伤损之意也；书言能养血者，因其毒结血凝，服此毒气顿解，而血自尔克养之谓也。究之止属清热解毒之品耳。确断。是以一切痈疽等病，无不借此内入，取其气寒解热，力主通利。至云能治五种尸疰，事亦不虚。飞尸、遁尸、风尸、沉尸、尸疰，五疰病因不一，但此专主风湿内结为热而言。又按：《精要》①云：忍冬酒云治一切痈疽。陋贫药材难得，须用忍冬藤生取一把，以叶入砂盆研烂，入生饼子酒少许，稀稠得所，涂于四围，中留一口泄气。其藤止用五两，木槌捶损，不可犯铁，大甘草节生用一两，同入砂瓶内，以水二盆，文武火慢煎至一盆，入无灰好酒一大碗，再煎十数沸，去渣，分为三服，一日一夜吃尽。病势重者，一日二剂。服至大小肠通利，则药力到。如谓久服轻身延年益寿，不无过诿。凡古人表著药功，类多如是，但在用药者审认明确，不尽为药治效所惑②也。

花与叶同功，其花尤妙。江浙地方，以此代茶。

山豆根 四二八 蔓草

[批] 清心降火利咽。

山豆根专入心。大苦大寒。功专泻心保肺，及降阴经火逆，解

---

① 《精要》：指宋·陈自明所著《外科精要》。
② 惑：原作"感"，据锦章本改。

咽喉肿痛第一要药。缘少阴之脉，上循咽喉，咽喉虽处肺上，而肺逼近于心，故凡咽喉肿痛，多因心火挟其相火交炽，以致逼迫不宁耳。治当用此以降上逆之邪，俾火自上达下，而心气因尔以除。且能以祛大肠风热，肺与大肠相表里，肺气清则大肠风热亦解。及解药毒，杀小虫，并腹胀喘满，热厥心痛，火不上逆，则心腹皆安。并疗人马急黄，热去血行。磨汁以饮，五痔诸疮，服之悉平。总赖苦以泄热，寒以胜热耳。但脾胃虚寒作泻者禁用。

荠苨 四二九 山草

[批] 和中止嗽，消渴解毒。

荠苨专入肺、脾。即甜桔梗。似人参而体虚无心，似桔梗而味甘不苦。按：据诸书有因味甘，载能和中止嗽消渴，然力专主解毒，以毒性急迫，甘以和之故也。观葛洪《肘后方》云：一药而解众毒者，惟荠苨汁浓饮一升，或煮嚼之，亦可作散服。此药在诸药中，毒皆自解也。又张鷟①《朝野佥载》云：名医言虎中药箭，食清泥而解；野猪中药箭，豗荠苨而食。物犹知解毒，何况于人乎？观此洵为解毒之最。且更能治强中精出，消渴之后，发为痈疽之症，《千金》有荠苨丸、猪肾荠苨汤方。亦以取其清热解毒之功，无他义耳。荠苨丸用荠苨、大豆、茯神、磁石、栝楼根、熟地黄、地骨皮、玄参、石斛、鹿茸各一两，人参、沉香各半两，为末，以猪肚洗净煮烂，杵和为丸，空心盐汤下。猪肾荠苨汤用猪肾一具，荠苨、石膏各三两，人参、茯苓、磁石、知母、葛根、黄芩、栝楼根、甘草各二两，黑大豆一升，水一斗半，先煮猪肾、大豆，取汁一斗，去滓，下药再煮三升，分三服。后人名为石子荠苨汤。

---

① 张鷟（zhuó）：字文成（约660—740年），号浮休子，深州陆泽（今河北深州西）人。唐代文学家，著有《朝野佥载》等。

但市肆多取此苗以乱人参，又有取此作为党参者，其性即属荠苨。不可不察。

白头翁 四三〇 山草

［批］泻肠胃热毒。

白头翁专入肠、胃。味苦性寒。何书用此以治痢便脓血？《经》云：肾欲坚，急食苦以坚之。痢则下焦虚损，故以纯苦之剂以坚，如仲景之治挟热下痢之用白头翁汤之属是也。汤用白头翁、黄连、黄柏、秦皮。若使热结不除，则肾愈虚愈解而痢莫愈。又书何以用此以治瘟疟寒热，齿痛骨痛，鼻衄秃疮，疝瘕等症？亦因邪结阳明，服此热解毒清，则肾不燥扰而骨固，齿属肾。胃不受邪而齿安，龈属阳明。毒不上侵而衄止，热不内结而疝与瘕皆却，疝用此捣敷。风无热炽，而小儿头秃得除矣。总皆清解热毒之力也。

近根有白茸。得酒良。

漏芦 四三一 隰草

［批］解胃府热毒，并通乳汁。

漏芦专入胃。味苦而咸，气寒有毒。凡苦则下泄，咸则软坚，寒则胜热。漏芦气味俱备，其性专入阳明胃经。故凡痈疽背发，乳汁不通，及预解时行痘毒者，咸须仗此以解毒邪，俾邪尽从便出而解矣。诸症非尽热毒而起，不得妄用。然书又云遗精尿血能止，亦因毒解热除自止之意，非因漏芦寓有收涩之力也。但气虚疮疡不起，及孕妇有病者切忌。

出闽中，茎如油麻，枯黑如漆者真。甘草拌。连翘为使。

山慈菇　四三二　山草

[批] 泻热散结，治瘰疬等毒。

山慈菇专入肺[①]。味苦微辛，气寒微毒。功专泻热消结解毒。故凡症患痈疽，无名疔肿，瘾疹恶疮，蛇虺齿伤，瘰疬结核等症，用此外敷，醋磨涂。固可解散，内服亦可调治，总为解毒散结之方。《普济方》治粉滓面𪒪，用山慈菇夜涂旦洗。但性寒凉，不可过服。

根与慈葱、小蒜相类。去毛壳用。

绿豆　四三三　菽豆

[批] 清肠胃热毒。

绿豆专入肠、胃。味甘气寒。据书备极称善，有言能厚肠胃，润皮肤，和五脏，及资脾胃。按：此虽用参、芪、归、术，不是过也。第书所言能厚、能润、能和、能资者，缘因毒邪内炽，凡脏腑经络，皮肤脾胃，无一不受毒扰，服此性善解毒。故凡一切痈肿等症，无不用此奏效。并解一切草木、金石、砒霜等毒。煮汁则止消渴；磨粉合以乳香、丹砂，则能护心使毒不入；护心膏用此。筑枕夜卧，则能明目疏风；杖疮疼痛，则用鸡子白调敷即愈。[批] 绿豆粉。皮尤凉于绿豆，退翳明目如神。[批] 绿豆皮。粉扑痘溃尤妙。一市民诵观音经甚诚，出行折一足，哀叫菩萨，梦僧授一方，绿豆粉新铫炒紫色，井水调，厚敷纸贴，杉木扎定，其效如神。皆有除热解毒之功，而无补益滋助之力。且与榧子相反，同食则杀人。

---

① 肺：原脱，据锦章本补。

蚯蚓　四三四　湿生

[批] 解伏热，除鬼疰。

蚯蚓专入脾、经络。最属寒味。观书所载甚明。其言味咸性寒，无毒。其论所治，则云能主伏尸鬼疰，伤寒伏热狂谬，热病发狂，血热痘疮，斑多紫黑，癥瘕黄疸，损伤垂危，瘰疬溃烂流串，肾风脚气，备极热毒形症，皆能调治。宗奭曰：肾脏风下注病，不可缺也。颂曰：脚气药必须此物为使，然亦有毒。有人因脚病药中用此，果得奇效，病愈服之不辍，至二十余日，燥愦，但欲饮水不已，遂至顿委。大抵攻病用毒药，中病即当止也。则其气味之寒，不待言矣。究其所以致治，则因此物伏处洼处，水湿。钻土饮泉，是其本性，故能除其鬼疰，解其伏热。且味咸主下，处湿而以入湿为功，故于湿热之病，湿热之物遇之即化，停癥蓄水触着即消，而使尽从小便而出。时珍曰：其性寒而下行，故能解诸热疾下行，且利小便，治足疾而通经络也。矧蚓本有钻土之能，化血之力，而凡跌仆受伤，血瘀经络，又安有任其停蓄而不为之消化乎？但审认不确，妄为投用，良非所宜。

取老蚯蚓白头者良。捣汁，井水调下入药。或晒干为末，汪昂云：中其毒者，盐水解之。张将军病蚯蚓咬毒，每夕蚓鸣于体，浓煎盐水洗身，数过而愈。或微炙，或烧灰，各随本方用。

蜗牛　四三五　湿生

[批] 泻风邪，经络肠胃热毒。

蜗牛专入经络，大肠、胃。即带壳大蜒蚰①是也。生下湿地，阴

---

① 蜒蚰（yán yóu）：软体动物。形似蜗牛，无壳，有触角。生于阴湿地，能分泌黏液，爬行后留有银白色的痕迹，俗名鼻涕虫。

雨即出。性禀至阴，味咸小毒。故古方用此以治真阴亏损，腠理不密，致风中于经络，而见口眼㖞斜，筋脉挛拘，及风热脱肛，痔疮肿痛，痈疽发背疔肿等症，皆能见效。颂曰：入婴孩药最胜。总以取其咸寒解其诸热之性耳。并解蜈蚣毒。

取形尖小，缘桑木佳。无壳名蜒蚰。

人中黄　四三六　人

[批] 泻肠胃实热。

人中黄专入肠、胃。是用甘草末入于竹筒，塞孔，冬月置于粪缸之内，经春取出，悬挂风处，阴干取用。味甘性寒。书载功专入胃解毒，以其味甘故也；甘入中。其解五脏实热，以其气寒故也；寒胜热。又治温疫诸毒斑狂，及发疮痘黑陷不起，以其臭与不正相类，故能以毒攻毒也。然遇急难得，可取坑垢以代。

毒　物

凡药冲淡和平，不寒不热，则非毒矣。即或秉阳之气为热，秉阴之气为寒，而性不甚过烈，亦非毒矣。至于阴寒之极，燥烈之甚，有失冲淡和平之气者，则皆为毒。然毒有可法制以疗人病，则药虽毒，而不得以毒称。若至气味燥迫，并或纯阴无阳，强为制伏，不敢重投者，则其为毒最大，而不可以妄用矣。如砒霜、硇砂、巴豆、凤仙子、草乌、射罔、钩吻，是热毒之杀人者也；水银、铅粉、木鳖、蒟蒻，是寒毒之杀人者也；蓖麻、商陆、狼牙，是不寒不热，性非冲和，寓有辛毒之气，而亦能以杀人者也。然绣窃谓，医之治病，凡属毒物，固勿妄投，即其性非毒烈，而审症不真，辨脉不实，则其为毒最大，而不可以救矣。况毒人之药，人所共知，人尚知禁；若属非毒，视为有益，每不及防。故余窃见人病，常有朝服无毒之药，而夕见其即毙者，职是故也。因附记以为妄用药剂一戒。

凤仙子 四三七 毒草

[批] 攻坚破硬拔毒。

凤仙子_{专入肾}。又名急性子，是俗所谓金凤花子是也。其性急猛异常，味苦气温，小毒。凡人病患顽痰积块，噎膈骨哽^①，服之立刻见效，以其气味急迫，能于骨穴坚硬处所，极力搜治。是以胜金丹用之以治狂痴，取其急领砒毒吐泄。同砒以点牙疼，即落。同独蒜捣汁以涂痞块，即消。噎食不下，用凤仙花子酒浸三宿，晒干为末，酒丸绿豆大，每服八粒，温酒下，不可多用，即急性子也。加麝香、阿魏尤捷。投子以煮硬肉，即烂。但此不生^②虫蠹，蜂蝶不近，且多食则戟^③人喉，似非无毒，用之当细审量可耳。

巴豆 四三八 乔木

[批] 祛脏腑沉寒，通大便寒结。

巴豆_{专入肠、胃}。辛热大毒。据书所载生猛熟缓，可升可降，能行能止，开窍宣滞，去脏腑沉寒，为斩关夺命之将。夫既能宣滞通窍，则药能降能行，何书又言能升能止耶？此数字不无令人少疑。究之书之所言降者，因有沉寒痼冷，积聚于脏，深入不毛，

---

① 哽：食物不能下咽，噎住。

② 不生：原作"生不"，据《本草纲目》卷十七"凤仙"条改。

③ 戟：刺激。

故欲去不能，不去不得。非无辛热迅利斩关直入，扫除阴霾，推陈致新，亦安能荡涤而如斯哉？是即书之所谓能降能行者耳。至有久病溏泄，服升提涩药而泻反甚，脉滑而沉，是明脾胃久伤，冷积凝气所致，法当用以热下，则寒去利止，而脉始得上升，是即所谓能升能止者是也。时珍曰：一妇年六十余，溏泄五载，犯生冷、油腻、肉食即作痛，服升涩药泻反甚，脉沉而滑。此乃脾胃久伤，积冷凝滞，法当以热下之。用蜡匮巴豆丸五十粒，服一二日不利而愈。自是每用治泄痢，愈者近百人耳。夫医理玄远，变化靡尽，在人引伸触类，毋为书执，则用药不歧。即如大黄，亦属开闭通便之品，然惟腑病多热者最宜，若以脏病多寒而用大黄通利，不亦自相悖谬乎？故仲景治伤寒传里多热者，多用大黄；东垣治五积属脏者，多用巴豆与大黄同服，反不泻人。故曰：误用有推墙倒壁之虞，善用有戡①乱调中之妙。元素曰：世以治酒病膈气，而以巴豆辛热通开肠胃郁热。巴豆禀火烈之气。第郁结虽通，血液随亡，其阴亏损伤。寒结胸膈，小儿疳积，用之不死亦危。奈何庸人畏大黄而不畏巴豆，以其性热剂小耳。试以少许轻擦皮肤，须臾发泡，况下肠胃，能无溃灼熏烂之患乎？即有急症，不得已而用之，汪昂曰：缠喉急痹，缓治则死，用解毒丸，雄黄一两，郁金一钱，巴豆十四粒去皮油，为丸，每服五分，津咽下。雄黄破结气，郁金破恶气，巴豆下稠涎。然系厉剂，不可轻用。或用纸捻蘸巴豆油，燃火刺喉。或捣巴豆绵裹，随左右纳鼻中，吐出恶涎紫血即宽。压去其油，取霜 [批]巴豆霜。少许入药可也。时珍曰：巴豆紧小者为雌，有棱及两头尖者是雄，雄者更峻耳。用之得宜，皆有功力。不去膜则伤胃，不去心则作呕。

或用壳、用仁、用油，生用、炒用、醋煮、烧存性用。研去油，名巴霜。芫花为使。畏大黄、黄连、凉水。中其毒者，以此解之。或黑豆、绿豆汁亦佳。得火良。

---

① 戡（kān）：平定。

砒石　四三九　石

[批] 热毒杀人，兼治哮疟顽痰。

砒石专入肠、胃。出于信州^①，故名信石。即锡之苗，故锡亦云有毒。色白有黄晕者名金脚砒，炼过者曰砒霜。色红最劣。性味辛苦而咸，大热大毒。炼砒霜时，人立上风十余丈，其下风所近草木皆死。毒鼠鼠死，猫犬食亦死，人服至一钱者立毙。烟火家用少许，则爆声更大，急烈之性可知矣。若酒服及烧酒服，则肠胃腐烂，顷刻杀人，虽绿豆、冷水，亦无解矣。奈何以必死之药，治不死之病。惟膈痰牢固，为哮为疟，果因寒结，不得已借此酸苦涌泄吐之。时珍曰：凡痰疟，及齁喘，用此真有劫病立起之效。但须冷水吞之，不可以饮食同投。静卧一日，或一夜，亦不作吐，少物引发，即作吐也。一妇病心痛，数年不愈，一医用人言^②半分，茶叶一分，白汤调下，吐瘀血一块而愈。及杀虫，恶疮，砒石、铜绿等分为末，摊纸上贴之，其效如神。枯痔外敷。

畏醋、绿豆、冷水、羊血。

硇砂　四四〇　石

[批] 消肉食不化。

硇砂专入肠、胃。系卤液所结而成。秉阴毒之气，含阳毒之精。其味苦咸与辛，其性大热。五金八石，俱能消磨，本草言能化人心为血。硬肉难化，入砂即烂。故治噎膈、癥瘕、肉积有殊功。其性猛烈，殆不堪言，况人脆肠薄胃，其堪用此消导乎？第或药与病对，有

---

① 信州：今江西省上饶市。
② 人言：砒石之别名。

非峻迫投治不能奏效，时珍曰：硇砂大热有毒之物，噎膈反胃，积块肉瘕之病，用之则有神功。盖此疾皆起于七情饮食所致，痰气郁结，遂成有形，妨碍道路，吐食痛胀，非此物化消，岂能去之。如谷食不消，则必用以曲糵；鱼鳖不消，则必用以橘叶、紫苏、生姜；菜果不消，则必用以丁香、桂心；水饮不消，则必用以牵牛、芫花。至于肉食不消，又安能舍此阿魏、硇砂而不用乎？第当详其虚实，审其轻重缓急，以求药与病当耳。洁古云：实中有积，攻之而不可过，况虚而有积者乎？但谓壮实之人，其在初时，果有大积，攻之自便；若属虚人，纵有大积，或应攻补兼施可耳，如其置虚不问，徒以实治，似属偏见，未可法也。如其审症不明，妄为投治，祸犹指掌，不可不慎。

　　出西戎①，如牙硝，光净者良。用水飞过，醋煮干如霜，刮下用之。忌羊血。

---

① 西戎：指中国古代西北部地区。

卷九

食　物

　　食物虽为养人之具，然亦于人脏腑有宜不宜。盖物有寒有热，犹人脏腑有阴有阳。脏阳而不得乎性寒之物以为之协，则脏其益阳矣；脏阴而不得乎性热之物以为之济，则脏其益阴矣；脏有阴阳兼见之症，而不得乎不寒不热之物以为调剂，则脏其益互杂而不平矣。昔孔子观颐①之象，而曰君子以慎言语，节饮食，则知食即于身有裨，而亦有乎当节之理以为之寓。矧于食物之中，尚有宜此宜彼之别，而可不为之考究于其中者乎？奈人惟知以口是甘，以腹是果，而不计乎食之入口，等于药之治病同为一理，合则于人脏腑有益，而可却病卫生；不合则于人脏腑有损，而即增病促死。此食物所以见论于方书，而与药物而并传也。惟是食物之种，不下数百，姑节日用常食之物以为辨别。[批]谷食。如谷食之有面、曲、蚕豆、豆油、酒、醋，是谷之至温者也；若至芦稷、稻米、粳米、陈仓米、黑豆、黄豆、白豆、豌豆、豇豆、胡麻，则稍平矣；又至粟米、黍稷、荞麦、绿豆、豆腐、豆豉、豆酱，则性最寒而不温矣。此谷食之有分其寒热也。[批]瓜菜。又如瓜菜之有姜、蒜、葱、韭、芹菜、胡荽、茼蒿、白芥、胡萝卜，是性

---

① 颐：《周易》六十四卦第二十七卦。

之温而不寒者也。若至山药、蕹菜①、匏瓠、南瓜，岂得谓之不平乎？又至菘菜②、苋菜、油菜、菠薐③、苦菜、菾菜④、白苣、莴苣、胡瓜、苦瓜、越瓜、甜瓜、丝瓜、冬瓜、西瓜、酱瓜、诸笋、芋子、茄子，岂得谓之不寒乎？此瓜菜又有分其寒热也。至于果品，则如龙眼、荔枝、大枣、饴糖、沙糖、白糖、莲肉、葡萄、蜂蜜、胡桃肉、杨梅、木瓜、橄榄、青桃、李子、栗子，是为至温之性矣；榧实、黄精、枇杷、青梅、花生，是为至平之性矣；梨子、菱角、莲藕、橘瓤、乌芋、百合、甘蔗、白果、柿干、柿霜，是为至寒之性矣。但生李性温，则多生痰而助湿；生桃性燥，则多助热而助毒。此果品之有分其寒热也。〔批〕木类。石类。若在木类、石类，则性之温而热者，无若川椒、胡椒；性之平者，无若香蕈⑤；性之寒者，无若木耳、蘑菇、食盐、茶叶。是木类、石类之有分其寒热也。〔批〕禽兽。以物禽兽论之，如鸡肉、鸭肉、山雉、鹧鸪、犬肉、羊肉、牛肉、鹿肉、鹿筋、猫肉，是至温矣；鸽肉、燕窝、斑鸠、雁肉、鹅肉、凫肉、竹鸡、猪肉，是至平矣；兔肉、麋肉、麋筋，是至寒矣。但山雉、鸡肉、鹧鸪，性虽温，而不免有发风发毒之害；猪肉性即平，而不免有多食动痰之虞。此禽兽之有分其寒热也。〔批〕鱼、鳖、龟、介虫类。他如鱼、鳖、龟、介虫类，其在鲫鱼、鲢鱼、鲥鱼、鲩鱼⑥、鲟鱼、鲦鱼、海虾、鳝鱼，是皆温之属也；鲤鱼、鳜鱼、白鱼、青鱼、鲨鱼、鲛鱼、鲍鱼、鳅鱼、银鱼、乌贼鱼、蛏肉，是皆平之属也；鳢鱼、鳗鲡、石斑

---

① 蕹（wèng）菜：俗称空心菜。
② 菘（sōng）菜：即白菜。
③ 菠薐（léng）：即菠菜。
④ 菾（tián）菜：即甜菜。
⑤ 香蕈（xùn）：即香菇。
⑥ 鲩（huàn）鱼：即草鱼。

鱼、海蛇①、田蛙、螃蟹、鳖肉、龟肉、田螺、蛤蜊肉，是皆寒之属也。但虾、鳝性燥，则不免有动风助火之变；石斑、鳖、蟹性寒有毒，则不免有动气破血之虑。此鱼、鳖、龟、介虫之有分其寒热也。再于诸味之中，又细分其气辛而荤，则性助火散气；味重而甘，则性助温生痰；体柔而滑，则性通肠利便；质硬而坚，则物食之不化；烹炼而熟，则物服之气壅。要使等于用药，知其药之温凉寒热，合于人之病症虚实，是否相符，则于养生之道始得，且胜于药多多矣。苟不此为审顾，而但知服药味，食物日与药反，以至于死而不觉，且或归咎于医，是果谁之咎也乎？噫！谬矣。

面　四四一　麻麦稻

[批] 补虚泽肤，壅气助痰助湿。

面专入脾，兼入肝。虽由于小麦所出，而性与麦大异。味甘气温、微毒。藏器曰：小麦秋种夏熟，受四时气足，兼有寒热温凉，故麦凉、曲温、麸冷、面热，宜其然也。服能补虚养气，泽肤厚肠胃，并敷痈肿损伤，散血止痛，止衄吐血。以其体黏性濡，故于诸虚能补，而于中气有助，肠胃有厚，肌肉伤损有益，痈毒疼痛有赖也。然多食亦能壅气，凡物升发则壅，故北人伤寒，用此同鸡发散，取其升发之义。故书言此不能止烦，升发之性，多不止烦。且致作渴。气升则烦渴俱有。又于湿热有助，故书言此不能消热，且能助湿发热也。是以脾虚无湿无热，服之最宜，而有湿有热，服之最忌；脾虚无寒无湿，食之得补，而脾虚有寒有湿，服之不能无害也。

陈者良。《偶谈》云：面性虽热，而寒食日以袋盛悬风处，数十年亦不坏，

---

① 蛇（zhà）：海蜇。

则热性皆去而无毒矣。入药尤良。食宜略用醋入。醋入则气不发。畏汉椒、
萝卜。

稻米 四四二 麻麦稻

[批] 缓脾润肺。

稻米专入脾，兼入肺。味甘性平。按：据诸书有言性温、性寒、
性凉之不同，然究此属阴物，阴即寒聚，故性黏滞而不爽也。是
以服之使人多睡，身软无力，四肢不收，发风昏昏。且使小猫食
之，亦脚屈不能行；马食之，足重难移；妊妇杂肉食之，令子不
利。使果性温而热，则食自有温和通活之妙，何至阴凝腻滞如此
哉？如谓酿酒则热，熬糖尤甚，且发痈疽疮疖，何谓不温？讵知
性如大豆，生亦性温，何以作豉则凉？可知稻非性温，因于造酿
则温始有。至书有云食之补中益气，及止虚寒泄泻，并缩小便，
收自汗，发痘疮，皆是性黏不利，留滞在中，上壅不下之故。非
如参、芪性主温补，仍兼通活，而无如此阴滞之甚也。凡物滞不甚
温，温不甚滞，理道尔尔。谓之缓中则可，谓之温中而热，岂其可乎？
谓之中虚宜服则可，谓之虚寒宜服，亦乌见其可乎？凡老人、小
儿久病，均忌。

稷 四四三 稷粟

[批] 芦稷益气和中，黍稷清热凉血解暑。

稷专入脾。有芦稷、黍稷之分。芦稷者，其形高如芦，实既香
美，性复中和，所以为五谷之长，而先王以之名官也。味甘气平。
故食可以益气和中，宣脾利胃；煎汤以治霍乱吐泻如神；用此烧
酒，可治腹中沉苛啾唧。若黍稷之稷，形状似粟，但粟穗则丛聚

攒簇，黍稷之粒则疏散成枝。黍与黍稷分别，则黏者为黍，而不黏者则为黍稷之稷。昔人于此，纷纷置辨，而不画一，是亦未分二稷之说矣。

黍稷味苦性寒，作饭疏爽，香美可爱，服之可以清热凉血，解暑止渴，故书载治痈疽发背瘟疫之症。但多食则有冷气内发。饮黍穰汁即瘥。烧黍稷则瓠必死。忌同附子服。

粟米 四四四 稷粟

［批］养肾气，消胃热。

粟米专入肾，兼入脾、胃。味咸气寒。时珍曰：粟即粱也。穗大而毛长粒粗者为粱，穗小而毛短粒细者为粟。苗俱似芽。种类甚多。功专入肾养气。及消胃热。凡人病因肾邪，而见小便不利，消渴泄痢，与脾胃虚热，而见反胃吐食，鼻衄不止者，须当用此调治。以寒能疗热，咸能入肾，淡能渗湿，粟为谷类，谷又能养脾胃故也。《千金方》粟米粉丸，内七粒，治反胃吐食。但此生者硬而难化，得浆水即化。熟者滞而难消。故书言此雁食则有足重难飞之虞，与杏仁同食则有吐泻之虑，不可不熟悉而明辨也。

陈者良。

黑大豆 四四五 菽豆

［批］入肾祛风散热，利水下气，活血解毒。

黑大豆专入肾。味甘性平，色黑体润。按：豆形象似肾，本为肾谷，而黑豆则尤通肾，加以盐引，则豆即能直入于肾也。时珍曰：豆有五色，惟黑豆属水性寒，肾为寒水之经，故能治水消胀，下气制风热，而活血解毒，所谓同气相求也。故书有言，服此令人泽肌补骨，止渴生津，非其补肾之力欤？身面浮肿，水痢不止，痘疮湿烂，得此则消，非其入肾去水之力欤？头项强痛，卒中失音，得此则除，非其制风之力欤？此虚风也。若纯外风内中，则不须此。脚气攻心，胸胁卒痛，单服此味则效，非其下气之力欤？热毒攻眼，乳岩发热，得此则愈，非其解热之力欤？便血赤痢，折伤堕坠，得此则良，非其活血之力欤？风瘫疮疥，丹毒蛇蛊，得此则化，非其解毒之力欤？然体润性壅，多服令人身重。藏器曰：大豆生平，炒食极热，煮食甚寒，作豉极冷，造酱及生黄卷则平。牛食之温，马食之冷。一体之中，用之数变。加甘草则解百药毒。

黄大豆 四四六 菽豆

［批］生则疏泄，熟则作滞。

黄大豆专入脾。按书既言味甘，服多壅气生痰动嗽，又曰宽中下气，利大肠，消水胀肿毒，其理似属两岐。讵知书言甘壅而滞，是即炒熟而气不泄之意也；书言宽中下气利肠，是即生冷未炒之意也。凡物生则疏泄，熟则壅滞。大豆其味虽甘，其性虽温，然生则水气未泄，服之多有疏泄之害。故豆须分生熟，而治则有补泻之为别耳。藏器曰：大豆生平，炒食极热。是以书载误食毒物，须生捣研水吐之，诸菌毒不得吐者，浓煎汁饮。试内痈及臭毒腹痛，并与生黄豆嚼，甜而不恶心者，是即上部结有痈脓，及中臭毒发痧之真候。惟有痘后余毒发痈，炒黑研末，以清油调^①敷之。并痘后风癣，以豆壳煎汤洗。痘后生疮，黄豆烧黑研末，香油调涂。肿疡背疮等症，生浸细磨，和滓炒热以敷。则或煎汤炒黑为末以治。用补则须假以炒熟。然必少食则宜。若使多服不节，则必见有生痰壅气动嗽之弊矣。

———
① 调：原脱，据上科本补。

豆油辛甘而热，与豆气味稍别，能涂疮疥，解发疽。蒿烧灰，点恶瘄，去恶肉。

豆忌猪肉。

蚕豆 四四七 菽豆

[批] 疏利脾胃，能治吞针。

蚕豆_{专入脾、胃。}味甘性温。据书载此服多滞气，又曰误吞铁针，用此即下。盖缘人受谷食，必仗中气以为运行，若使中气稍振，虽服有形之物碍于肠胃，用此合以温药同投，即能以解。《积善堂方》：一女子误吞针入腹，诸医不能治，有人教令煮蚕豆同韭菜食之，针自大便同出。误吞金银物者，用之皆效。可验其性之利脏腑也。如其中气既馁，稍服濡滞，即能作胀，况多食乎？此蚕豆之所以有通、有不通之说也。但此既能通针，其性疏利，已见一斑，与于阴润之物，遇人则滞，绝不相同。惟在临症相人体气，及多食少食以别耳。

白豆 四四八 菽豆

[批] 通胃利肠活血，及入肾以治鬼疰。

白豆_{专入肠、胃、肾。}即饭豆中小豆之白者也。_{亦有土黄色者。豆大如绿豆而长，四五月种之，苗叶似赤小豆而略大，可食。}气味甘平，无毒。按：据书载肾病宜食，并补五脏，暖肠胃，益气和中，兼调经脉。盖缘凡物质大则气浮，质小则气沉，味甘则中守，味咸则肾入。白豆质小味甘，故既能以入肾而治鬼疰，入血调经，复入大肠与胃，而使中和气益也。然必假以炒热^①，则服始见有益。若使仅以

---

① 热：据文义当作"熟"。

生投，保无呕吐泄泻伤中之候乎？须细详之可耳。

豌豆 四四九 菽豆

[批] 利肠胃湿热。

豌豆专入脾、胃。即寒豆也。一名毕豆、胡豆。味甘气平，无毒。故书载入脾、胃，利湿除热。凡人病因湿热，而见胀满消渴，溺闭寒热，热中吐逆泄澼者，服此最宜。与病因湿热，而见痘疔紫黑而大，或黑坏而臭，或中有紫线，用此治无不效。牛御史四圣丹用豌豆四十九粒，烧存性，头发灰三分，真珠十四粒，研为末，以油胭脂同杵成膏。先以簪挑破痘疔，咂①去恶血，以少许点之，即时变色红活。并或气虚病胀，用此同羊肉煮食，亦能奏功。盖缘此豆属土，故治亦在脾胃之病，但须假以佐使。如治痘疔入肌活血，必兼胭脂同投；入脾与胃补气，必兼羊肉同入。各有至理，非仅豌豆一味所能施也。

出胡地，大如杏仁者是。

豇豆 四五〇 菽豆

[批] 安胃养肾。

豇豆专入肾，兼入胃。味甘而咸，性平无毒。考之时珍云：豇豆可菜、可果、可谷，备用最多，乃豆中之上品。又曰：豇豆开花结荚，必两两并垂，有习坎②之义，豆象微曲，有似人肾，所谓豆为肾谷者，宜此当之。是以肾气虚损，必赖此为主治。用豇豆入盐少

---

① 咂：原作"呕"，据《本草纲目》卷二十四"豌豆"条改。
② 坎：《周易》六十四卦第二十九卦。

许，食之甚效。且此味甘而平，入肾而更入胃，故凡胃津不生，胃渴不止，吐逆泄痢，小便频数，草莽毒中，皆得甘以调剂，而使诸症其悉平也。《袖珍方》[①]云：中鼠莽[②]毒者，以豇豆煮汁饮即解。欲试者，先刈鼠莽苗，以汁浇之，便根烂不生。书载诸疾无禁，惟水肿忌。补肾气，不宜多食耳。

豆腐 四五一 造酿

[批]泻胃火，过服生寒动气。

豆腐专入脾、胃、大肠。经豆磨烂，加以石膏及或卤汁内入而成。其性非温，故书皆载味甘而咸，气寒微毒。且谓寒能动气，凡服豆腐过甚，而致肾中寒气发动，并生疮疥头风等症者，须用莱菔汤及或杏仁以解。《延寿书》[③]云：有人好食豆，中毒，医不能治。作腐家言：莱菔入汤中，则腐不成。遂以莱菔汤下药而愈。颂曰：发肾气，疮疥头风，杏仁可解。惟有胃火冲击，内热郁蒸，症见消渴胀满，并休息久痢，用白豆腐煎食。赤眼肿痛，用消风热药以服。夜用盐收豆腐片以贴，酸浆者勿用。杖疮青肿，用豆腐切片贴之，频易。又或用烧酒煮腐以贴，色红即易。烧酒醉死者，心头热者，用热豆腐切片通身以贴，冷即频换。则当用此以投。至云能和脾胃，止是火去热除以后安和之语，并非里虚无热、无火温补之谓也。

豆皮性同豆腐，能除斑痘翳蒙。质轻故能除翳。

豆芽充蔬，须防发疥动气。芽有生发之义。

---

① 《袖珍方》：又名《新刊袖珍方》《魁本袖珍方大全》。明·李恒奉周王朱橚之命编撰，录方3000余首。

② 鼠莽：即鼠莽草。毒草名。

③ 《延寿书》：即《三元延寿参赞书》。宋末元初李鹏飞撰集的养生学著作。

豆酱 四五二 造酿

［批］解肾热邪，及诸食物毒气。

豆酱专入肾。本豆与面蒸罨，加盐与水晒成。虽曰经火经日煎熬，然味咸性冷，火不胜水，仍为解热解毒泻火之剂耳。是以书载一切鱼、肉、菜蔬、蕈毒，皆当用此以调；蛇、虫、蜂、虿[1]、犬咬，汤火，砒霜，蛊毒，皆当用此以解；与夫手指掣痛，用酱清和蜜，温热浸之。疬疡风驳，用酱清和石硫黄细末，日日揩之。大便不通，用酱汁灌入孔中。飞虫入耳，用酱滴灌耳中即出。浸淫疮癣，用酱瓣和人尿以涂。轻粉毒中，用三年陈酱，化水以漱。身上干燥，用豆酱入药以涂。妊娠下血尿血等症，下血用豆酱二升，去汁取豆，炒研，服方寸匕。尿血用豆酱煎干，生地二两为末，每服一钱，米汤以下。无不当用此以治。但此气咸性冷，小儿过服，则恐生痰动气，妊娠合雀肉以食，则恐令儿面黑，所当避也。

取豆酱陈久者佳。小麦酱杀药力，不如豆酱。

芹菜 四五三 荤辛

［批］芹菜辛多于苦，则能以治寒湿；苦多于辛，则能以治热毒。

芹菜专入肺、胃、肝。地出有水有旱，其味有苦有甘，有辛有酸之类。考之张璐有言，旱芹得青[2]阳之气而生，气味辛窜，能理胃中湿浊；水芹得湿淫之气而生，气味辛浊。考之《纲目》有言，旱芹气味甘寒，能除心下烦热；水芹气味甘平，能治女子赤

---

① 虿（chài）：蝎子一类的毒虫。
② 青：疑为"清"，据上下文义。

沃。两说绝不相类。讵知旱芹种类，或有得于阳气之厚，故味多辛而燥，得于阳气之微，故味苦而多湿；水芹种类，得于阳气之最，则气虽浊而仍清，得于阴气之胜，则味既苦而且浊。不得谓水芹尽属阴类，旱芹尽属阳类也。惟察辛多于苦，则芹多燥而不凉；苦胜于辛，则芹多寒而不温。辛胜于苦，则治当如《本经》所云，能治女子赤沃，俾浊湿去，胃气清，而精血有赖，令人肥健嗜食；苦胜于辛，及质黏滑，则治当如《唐本》①所云，能治痈肿马毒。又安能入脾以助食，入阴以助精，入肝以保血乎？但芹在水，须防有虫在于叶间，春夏之交，多有蜥蝎虺蛇在于此处遗精。视之不见，令人为患面青手青，腹满如妊，痛不可忍，作蛟龙痛。须服硬饧二三斤，吐出便瘥。其根白盈尺者，曰马靳，食之令人发疮疥，以其湿热之气最盛也。

和醋食之损齿。有鳖瘕人不可食。

胡萝卜 四五四 荤辛

[批] 治肠胃邪气。

胡萝卜专入肺，兼入脾。始于元时胡地而至，形似萝卜，故以是名。按书所列主治，止是宽中下气，及散肠胃邪气数种，他则无有论及。盖因味辛则散，味甘则和，质重则降。萝卜甘辛微温，其质又重，故能宽中下气，而使肠胃之邪与之俱去也。第书有言补中健食，非是中虚得此则补，中虚不食得此则健，实因邪去而中受其补益之谓耳。蒿不可食，子可以作食料。

---

① 《唐本》：即《新修本草》，又名《唐本草》，唐代苏敬等编撰的中医本草典籍，全书共记载药物800余种。

芥菜 四五五 荤辛

［批］开肺胃痰气闭塞。

芥菜专入肺、胃，兼入肾。一食品耳。何书载能通肺开胃，利气
豁痰？又载久食则人真气有亏，眼目昏暗，并或发人疮痔，是明
指其于目有害，而书又有言能明目，其故何居？盖缘芥性辛热，
凡因阴湿内壅，而见痰气闭塞者，服此痰无不除，气无不通，故
能使耳益聪，而目益明也。若使脏素不寒，止因一时偶受寒湿，
而气不得宣通，初服得此稍快，久则积温成热，其目愈觉不明，
而诸痔疮疡，靡不因是而至矣。《素问》云：辛走气，气病无多食
辛，食则肉胝而唇蹇。此之谓欤。如其平素热盛，竟无湿闭寒闭
等症，其菜不必多服，但此一入人口，而凡燥热等症，无不因是
即形，又奚止便血、发痔、害目而已哉。诜曰：煮食动气与风，生食发
丹石①毒。宁源②曰：有疮疡、痔疾、便血者忌之。孙思邈曰：同兔食成恶邪，同
鲫鱼食发水肿。至于食芥而泪即堕，是亦泪为肝液，木受辛克而液不
克胜耳，陆佃云：望梅生津，食芥堕泪，五液之自外至也；慕而垂涎，愧而汗
出，五液之自内生也。无他义也。用此当细审辨可耳，故宁以多食为
戒。芥子义详温散部内，所当合参。

茼蒿 四五六 荤辛

［批］通心化痰利水。

茼蒿专入心、脾、肠、胃、肾。一名蓬蒿。其味辛而且甘，其性

---

① 石：原作"不"，据《本草纲目》卷二十六"芥"条改。
② 宁源：一作宁原。明代镇江府丹徒县（今江苏省镇江市丹徒区）人。著《食
鉴本草》二卷。

温，其气浊。凡相火内炽，症见诸般燥候者，服之令人气满头昏，目眩心烦舌强，是即气温助火之一验也。若使素禀火衰，则食又能消痰利水，安脾和胃养心，是即《千金》所言能安心气之说也。总之，凡物辛温，施于阴脏无火则宜，施于阳脏有火，为大忌耳。

蕹菜 四五七 柔滑

[批] 通滑肠胃。

蕹菜专入肠、胃。按书别无所论，惟言气味甘平，干柔如蔓，中空如葱，以之横地，节节生根，号为南方奇蔬。又言专解野葛毒，生捣服之尤良。取汁滴野葛苗，当时即死。捣汁和酒服，能治难产，则其性气通滑可知。是以脾胃虚寒，大便滑脱，服最深忌。但此其气稍平，较之菠薐、苋菜、菾菜为更胜耳。凡平脏服之最宜。绣按：蕹菜形状似肠，故入肠胃；中空不实，故利肠胃。

油菜 四五八 荤辛

[批] 行血破气。

油菜专入肺，兼入肝、脾。一名芸薹。据书皆载气味辛温，而《大明》独指其性曰凉，其义何居？缘五味五气，于人气血不甚伤损，则或投以辛散，而真气不失，自不得以凉名。如其用辛破血，审于真气有碍，则辛气既投，凉气自至，又曷能使辛为温，而其气不得以凉名乎？油菜气味虽辛，油菜，道家号为五荤之一。其用长于行血破气，如产后一切气痛血痛，并诸游风丹毒，热肿疮痔等症，其咸用之。与经水行后，加入四物汤服之，云能断产。并治小儿惊风，贴其顶囟，引气上出。妇人难产亦同。歌云：黄金花结粟米实，细研酒下十五粒。灵丹功效妙如神，难产之时能救急。而究气行而气无复，血破而血莫生。谓之为凉，谁曰不宜？是以书载下产，须以藏久者为佳，否则恐有泄泻之虞。又曰，旧患脚气者不宜食，狐臭人不宜食，食之加剧，及或动疾发疮。使果是温非凉，亦曷为服之而有若是之症乎？

子打油，[批] 菜油。善治痈疽，及涂痔漏中虫。熏肉生虫，以此油涂即灭。

白菘菜 四五九 荤辛

[批] 利肠胃，解烦热。

白菘菜专入肠、胃。因何命名？以其经冬不凋，故以菘称；因色青白，故以白号。但菘有三：一曰牛肚菘，其叶最大而味甘；一曰紫菘，即芦菔；一曰白菘，根坚小而不可食。三种南北通有，时珍曰：苏恭言南北变种者，盖指蔓菁、紫菘而言。紫菘根似蔓菁，而叶又不同耳。而气则一。《本草》言其性温，《大明》言其性凉，盖凉则是而温则非也。时珍云：气虚胃冷人多食则恶心吐沫，气壮人则相宜。诜曰：发风冷内虚人不可食，有热人食不发病。则其性冷又属可知。颂曰：有小毒，不可多食，多则以生姜解之。瑞曰：夏至前食，发气动疾。有足疾者忌之。即据《别录》载能通利肠胃，除胸中烦，解渴；萧炳[①]载能消食下气，治瘴气，止热气嗽，冬汁尤佳；宁源载能和中，利大小便，并列丹方，载治小儿赤游，赤游行于上下，至心则死，菘菜捣敷即止。飞丝入目白菜揉烂，帕包，滴汁二三点入目即出。漆毒生疮，用白菘菜捣烂，涂之即退。亦何莫不是气凉之故，而能使其诸病悉除也。后人不解其意，反以味辛曰温。生则辛冷，熟则甘寒。嗟嗟！性

---

① 萧炳：唐代药学家。号兰陵处士，兰陵（今属山东）人。取本草药名第一字，按四声（平上去入）相从，编成《四声本草》五卷，已佚。部分佚文见于《证类本草》等书。

既温矣，安有止烦除渴，消食下气解热之功乎？于此可征其概矣。

苋菜 四六〇 柔滑

［批］通肠利便。

苋菜_{专入肠、胃}。味甘气寒，质滑。按：据诸书，无不皆言其
性冷利，能治热结血痢蛊毒之症。恭曰：赤苋辛寒。弘景曰：人^①苋、细
苋并冷利，赤苋疗赤下而不堪食。震亨曰：红苋入血分，善走，故与马苋同服，
能下胎。或煮食之，令人易产。即人服之者，亦无不谓其通肠利便，是
亦菜中最冷最滑之味也。且又戒其多食则令人动气烦闷。又曰不
可与鳖同食，生鳖瘕。试取鳖肉切如豆大，以苋菜封裹置土坑内，
用土掩盖一宿，尽变成鳖。按：此事即未有，而其气味之寒，气
味之冷，与于龟鳖同为一类，故有如此箴规之词矣，岂止寻常冷
利之味哉。然果脏阳不阴，及于暑时挟有真正热候，亦又何忌。
惟在食之者之能审其所用可耳。

子［批］苋菜子。治肝经风热上攻眼目，赤痛生翳，遮障不明，
青盲赤眼，并宜服之。为末，每服方寸匕。

菠薐 四六一 柔滑

［批］通利肠胃热毒。

菠薐_{专入肠、胃}。出自西域。颇棱国^②，误呼菠薐。何书皆言能利肠
胃？盖因滑则通窍，菠薐质滑而利，凡人久病大便不通，及痔漏
闭塞之人，宜咸用之。又言能解热毒酒毒。盖因寒则疗热，菠薐
气味既冷，凡因痈肿毒发，并因酒湿成毒者，须宜用此以服。且

---

① 人：原作"大"，据《本草纲目》卷二十七"苋"条改。
② 颇棱国：即今尼泊尔。

毒与热未有不先由胃而始及肠，故药多从甘入。菠薐既滑且冷，而味又甘，故能入胃清解，而使其热与毒尽从肠胃而出矣。然此服之过多，为害不浅。张璐云：凡蔬菜皆能疏利肠胃，而菠薐冷滑尤甚。又曰：多食令人脚弱，发腰痛，动冷气；与鳝鱼同食，发霍乱。则知此即可以供蔬，而用又当斟酌于其中也。北人多食肉面，食此则平；南人多食鱼、鳖、水米，食此则冷。

苦菜 四六二 柔滑

［批］解心、胃、大肠热。

苦菜专入心、胃、大肠。禀气至阴，故味苦寒而不温。而《经》所列病症，有言能治五脏邪气者，邪热客于心也；胃痹渴热中痰者，热在胃也；肠澼者，热在大肠也；恶疮者，热瘀伤血肉也。苦寒总除诸热，故主之也。热去则神自清，故久服安心益气，聪明少卧也。耐饥耐寒，轻身不老者，总言其热去阴生，心安气益之神功也。此与苦荬同为一物，而表色稍异，治与苦荬相同。宗奭曰：苦荬捣汁，敷疗疮殊验。青苗阴干，以备冬月，为末，水调敷之。《杂记》①云：凡病痔者，宜用苦荬菜，或鲜或干，煮至熟烂，连汤至器中，横安一板坐之，先熏后洗，冷即止，日洗数次，屡用有效。但脾胃虚人切忌。张机曰：野荬不可共蜜食，令人作肉痔。士良②曰：蚕蛾出时，不可扒取，令娥子青烂。蚕妇亦忌食之。

白苣 四六三 柔滑

［批］开胸利膈，通肠滑胃。

白苣专入肠、胃。有似莴苣。叶有白毛，折有白汁。味苦气寒，无

---

① 《杂记》：即《菽园杂记》，明代陆容编撰的史料笔记。

② 士良：即五代南唐医家陈仕良（一作士良），撰《食性本草》十卷。

毒。故治亦载开胸利膈，通肠滑胃。然冷气人食之，其气益冷；产后食之，寒入小肠而痛甚迫；与酪酥同食，则能生盅之为害耳。

莴苣 四六四 柔滑

[批] 除胸膈肠胃湿热，水道不通。

莴苣专入肠、胃。由于白莴国来，故以莴名。味苦气冷，微毒。莴苣虫不敢近，蛇虺触之，则目瞑不见物。人中其毒，以姜汁解之。紫莴苣有毒，入烧炼用。江南人盐晒压实，以备干物，名莴苣笋。治专通经达络，利水通道，解毒杀盅。凡人病因热湿，而见胸膈膜胀，眼目昏暗，乳汁不通，小便闭塞等症，用此治无不效。如乳汁不通，则用莴苣菜煎酒以服；小便不解，及或尿血，则用莴苣菜捣敷脐上；沙虱水毒，则用莴苣菜捣汁以涂；蚰蜒与盅入耳，则用莴苣菜捣汁以滴，及或和雄黄等分为丸，蘸油入耳以引之类。凡此因其味苦，苦则能以降气；因其气寒，寒则能以解热故耳。至书既言治能明目，而又言其多食则使人目昏，无非因其热极伤目，则目得此以明，过服生寒，而目不明，则目又得因此而暗，无他义也。

子[批] 莴苣子。能下乳利水，并治阴肿，痔漏下血，伤损作痛，功与莴苣菜略同。

荠菜 四六五 柔滑

[批] 解时行之热毒。

荠①菜专入肠、胃。即俗所言莙荙菜者是也。味苦而甘，大寒，体滑，微毒。禹锡曰：气平。考书言此捣汁以饮，能治时行壮热，及

---

① 荠：原作"萘"，据《本草纲目》卷二十七"荠菜"条改。

解风热诸毒。夏月以菜作粥，及或捣汁，亦能解热治毒，止痢止血生肌。捣叶以敷禽兽诸伤，灸疮。此皆以寒疗热之法耳。若使脾虚人服之，则有腹痛之患；气虚人服之，则有动气之忧；与肠滑人服之，则有泄泻之虞。至云治能补中理脾，皆是书中语欠分辟，徒以启人妄用之阶，非实义也。茎〔批〕恭菜茎。烧灰淋汁洗衣，洁白如玉。

匏瓠 四六六 瓜菜

〔批〕降气利水通淋，消疸，解心肺热邪。

匏瓠专入心，胃，大、小肠，兼入肺。种类，其形有大有小，有长有短；其味有甜有苦；《锦囊》曰：长大如东瓜[1]者名瓠，矮似西瓜者名匏，腰细头锐者名葫芦，柄直底圆者名瓢子。为菜瓠，有苦甜二种，甘者大，苦者小。又曰：或以鸡粪壅之，甘或变为苦耳。其性有平有寒；甘多平，苦多寒。其用有利有害。利则不但可作器用，〔批〕壶芦[2]壳。时珍曰：壶匏之属，既可烹晒，又可以为器。大者可为瓮盖，小者可为瓢樽，为腰舟可以浮水，为笙可以奏乐，肤瓠可以养豕，犀瓣可以浇烛，其利溥[3]矣。且能下水降气，利水通道，以治淋闭疸黄，面目浮肿之症。腹胀黄肿，用亚腰壶芦连子烧存性，每服一个，食前温酒下。不饮酒者，白汤下。十余日见效。又用汁滴鼻内，即来黄水。入心与肺，以除烦热消渴之症。服丹石人最宜。烧灰存性研末，以擦腋下瘰瘤之症。长柄葫芦最佳。捣叶〔批〕壶芦叶。为茹，孙思邈称其甘平，可以耐饥。花、须〔批〕壶芦花、须。阴干，李时珍指其煎汤，可以解毒稀痘。《经验方》：七八月，取葫芦须如环子脚者，阴干，于除夜煎汤浴小儿，可以免痘。至子〔批〕壶芦子。则能入肾以治诸般齿病，

---

① 东瓜：即冬瓜。

② 壶芦：即葫芦。

③ 溥（pǔ）：大。

及或目翳鼻塞。齿龂①或肿或露，齿摇疼痛，用八两，同牛膝四两，每服五钱，煎水含漱，日三四次。鼻塞血翳胬肉，用子煎汁以治。此皆有利之处。

盖天生此一物，以为暑时必用之需也。其言有害之处，亦复不少。扁鹊云：患虚胀者不得食之，食则患永不瘥。苦者尤伤胃气，不可轻试。凡苦寒药皆能伐胃，不独此也。《本经》治大水②浮肿，又云下水，令人吐，大伤中气。今人治黄疸水气，大小便不通，或浸火酒饭上蒸，或实糖霜煅存性。必暴病实病，庶可劫之。若久病胃虚误服，必致吐利不止，往往致毙。可不慎欤！

南瓜 四六七 瓜菜

［批］助湿胀脾滞气。

南瓜专入脾、胃、肠。味甘气温，体润质滑。食则令人气胀湿生，故书载此品类之贱，食物之所不屑。凡人素患脚气，于此最属不宜，服则湿生气壅。黄疸湿痹，用此与羊肉同食，则病尤见剧迫。惟有太阴燥土，口渴舌干，服差见其有益耳。至经有言补中益气，或是津枯燥涸，得此津回气复，以为补益之自乎。否则于理其有不合矣。

茄子 四六八 瓜菜

［批］解热散血，宽肠利气。

茄子专入肠、胃。性禀地阴，外假阳火，皮赤肉白，阳包乎阴，花实香紫。故书载治寒热脏痨，并或散血止痛，宽肠利气。然味甘气寒，质滑而利，服则多有动气生疮损目，腹痛泄泻之虞。孕妇食之，尤见有害。此瓜菜中无益之物也。李延飞曰：秋后食此损目。

---

① 龂（yín）：同"龈"。

② 水：原作"小"，据《本草纲目》卷二十八"苦瓠"条改。

《生生编》云：女人服此能伤子宫。宗奭曰：冷人食此，动气发疮及痼疾。

蒂［批］茄蒂。治肠风下血，及擦癜风。时珍曰：治癜风，用茄蒂烧灰，同硫黄末擦之，取其渗血也。

花［批］茄花。治金疮牙痛。烧灰涂痛处。

根［批］茄根。及枯根叶，皆治冻疮皴裂，煮汤渍之。

胡瓜　四六九　瓜菜

［批］清暑热，利水道。

胡瓜专入脾、胃、大肠。气味甘寒。服此止能清热利水，别无裨益。故北人坐炕，用此以为席珍；南人值暑，用此以为供蔬。并或咽喉肿痛，用此入药以为吹消。用老黄瓜去子，以芒硝填满，阴干为末，每以少许吹之。杖疮火眼，用此纳硝刮粉以为点搽；汤火伤灼，用此掐碎入瓶取水以为刷敷；水病肚胀，用此连子醋煮，空心以为投服；小儿热痢，用此同蜜以为投治。皆以取其甘寒解毒之意。然使脏寒气阴，复则能以动气发热作疟，且发脚气生疮。小儿过服，尤易作泻生疳，不可不慎。

叶［批］胡瓜叶。则苦平小毒，能治小儿闪癖。一岁用一叶，生授搅汁服，得吐下良。

苦瓜　四七〇　瓜菜

［批］生用苦寒，解心肺烦热。

苦瓜专入心、肝、肺。即锦荔枝。其种有长有短。何书载言用长，宜取青皮去子，煮肉充疏。盖谓生则性寒，熟则性温，用此生青性寒，以为除热解烦，清心明目之品。何书又言用短，宜待熟赤，取子［批］苦瓜子。为食。盖谓其子苦甘，内藏真火，用此性热，以为壮阳益气之功。共此一味，而生熟不同，寒热迥别。故其所用，其亦各有别如此。

越瓜 四七一 瓜菜

[批] 解毒利便，通肠助冷。

越瓜_{专入肠、胃}。即稍瓜。以瓜本生于越，故以越名。今湖州等处亦有。服之于人无益，但取味甘性寒，能解酒毒，利小便，烧灰敷吻疮及阴茎热疮而已。若多食之，则令人心痛腹痛，泄泻癥结，脚弱不能以行。并天行病后食之，能以发病。与于胡瓜之性，恍惚相似，皆为通肠助冷之品也。小儿尤不可食。

甜瓜 四七二 蓏

[批] 解暑热内伏作痢。

甜瓜_{专入心、胃}。暑月解热止渴之品也。味甘性寒，有毒。凡人因于暑热内伏，症见脓血恶痢，痛不可忍，须以水浸甜瓜数枚，食之即愈。若瓜经日曝，其寒尤甚。故书有言，瓜寒于曝，油冷于煎，即是此意。但此阳气素盛，亦宜少食。若使脾胃素冷，服之则有疟痢疸黄，动气反胃，阴下生痒生疮，发热作胀之变。须用盐花少许，麝香与酒则解。脚气癥癖，食之患永不除。瓜蒂专主涌吐，已详吐散部内。但有两鼻、两蒂者，杀人。皮可取收作羹，或蜜收晒为果。

丝瓜 四七三 瓜菜

[批] 解风寒泻热，蛊毒留滞经络。

丝瓜_{专入经络，兼入肠、胃}。性属寒物，味甘体滑。其瓜经络贯串，房膈连属。凡人风痰湿热，蛊毒血积，留滞经络，发为痈疽疮疡，崩漏肠风，水肿等症者，服之立能有效。以其通经达络，无处不至。小儿痘出不快，用此近蒂三寸，连皮烧灰存性为末，沙糖水调服。并可以敷脚肿。鼻渊时流浊水，用此瓜藤近根三寸，烧灰存性为末，酒服方寸匕，亦效。小儿预防出痘，于立冬后，用小丝瓜煅，入朱砂服之，亦应。皆以借其寒滑通达之性耳。但过服亦能滑肠作泄。故书有言，此属菜中不足，食之当视脏气以为可否也。

叶［批］丝瓜叶。捣汁生服，可解一切蛇伤之毒，淬盦患处亦佳。

冬瓜 四七四 瓜菜

［批］利水消肿解热。

冬瓜专入肠、胃。味虽甘淡，性甚冷利。故书所述治效，多是消肿定喘，《杨氏家藏方》[①]治十种水气浮肿，用大冬瓜一枚，切盖去瓤，以赤小豆填满，盖合签定，以纸筋泥固济日[②]干，用糯糠两大箩，入瓜在内，煨至火尽，取出切片，同赤小豆焙干为末，糊丸如梧子大[③]，每服七十丸，煎冬瓜子汤下，日三服，小便利为度。止渴，及治痈肿热毒，切片敷上，热则易之。压丹石毒。然惟脏腑有热者最宜。若虚寒肾冷，久病滑泄，及水衰气弱体瘦，服之则水气益泄，而有厥逆滑脱燥渴之虞矣。汪昂既言性能止渴消肿，而又谓性不走，服甚宜人，是何自相矛盾耶？

子［批］冬瓜子。能补肝明目。凡药中所用瓜子者，即是此物。瓜皮

---

① 《杨氏家藏方》：方书。宋·杨倓辑。
② 日：原脱，据《本草纲目》卷二十八"冬瓜"条补。
③ 如梧子大：原脱，据《本草纲目》卷二十八"冬瓜"条补。

可作面脂。以色白故。

酱瓜 四七五 造酿

[批] 解肾热，消肠胃燥。

瓜本寒物，即菜瓜别种。其形如枕。生时剖开腌晒，藏以供蔬；熟则肉松不肥，故不可作蔬食。经酱腌晒，专入肠胃，兼入肾。气不甚温。按：书有言味咸而甘，性寒有毒，治利肠胃，止消渴，不可多食。其说非谬。盖以酱经蒸罨，湿热内积，毒自克有，瓜性甘寒，加以酱入，则寒反得下达。是以渴热之症，得此则消，肠胃之燥，得此则润。且其长于利口，而致日服不厌，则湿又得内积而成，而寒又得因是而生。故又戒其宜节，而不可以多食，以致病生于不测中也。

芋子 四七六 柔滑

[批] 润肠胃，泽肌肤。

芋子专入肠、胃。种类甚多。芋有六种：青芋、紫芋、真芋、白芋、连禅芋、野芋。野芋名老芋，形叶相似如一，根有大毒，并杀人，不可食。一名土芝，一名蹲鸱。有水、旱二种。水种者味胜，其茎作羹甚美，浙人取羹作饧，名曰乌花饧。时珍曰：芋不开花，或七八月有开者，抽茎生花，黄色，旁有一长萼护之，如半边莲花之状也。据书述其功能，有言生用则可以治腹中癖气，用生芋子一斤压破，酒五斤渍二七日，空腹每饮一斗，神良。头上软疖；用大芋捣敷即干。熟用则充饥泽肤，十月后晒干收之，冬月食不发病。但有小毒，须以姜同煮过，换水再煮，方可食之。解毒稀痘。小儿食之良。冷啖则能止渴生津，疗热除烦，通肠开结和血。食则能下气宽中。煮汁，产妇食则能破血通瘀，及浴身上游风。烧灰则能以治疮冒风邪。肿痛，用芋烧灰敷之，干即易①。然此生则签喉，熟则滑滞。性滑则可以下石毒。故书载此多食则不免有动气发冷泄泻，及难克化之弊矣。若在芋叶与茎，[批]芋茎、芋叶。味辛冷滑，功能除烦止泻，疗妊娠心烦迷闷，胎动不安，并敷蛇蛊痈肿毒痛，痘疮溃烂成疮。用茎烧灰敷痘疮无瘢，用芋苗晒干，烧存性研搽。慎微曰：沈括《笔谈》云：处士刘阳隐居王屋山，见一蜘蛛为蜂所螫坠地，腹鼓欲裂，徐即入草，啮破芋梗，以疮就啮处磨之，良久腹消如故。自后用治蜂螫有验，由此。野芋形叶与芋相似。芋种三年不采成梠②，亦能杀人。食之宜用土浆、粪汁、大豆汁以饮。

诸笋 四七七 柔滑

[批]诸笋解肠胃热毒，及化皮里膜外痰。

诸笋专入肠、胃。味甘微寒，无毒。按：笋虽载品类甚多，如篁竹笋即中母笋。能治消渴风热等症。

淡竹笋气味甘寒，能除痰热狂燥，头痛头风，颠仆惊悸等症；

桃竹笋有小毒，出广中，皮滑而黄，犀纹瘦骨，四寸骨节，可以为席。能治六畜疮中蛆等症。

刺竹笋时珍曰：生交广中，丛生，大者围二尺，枝节皆有刺，夷人种以为城，伐竹为弓，根大如车辐。一名芭竹。气味甘苦，微有小毒，食之令人落发。

酸笋出粤南，笋大如臂。摘至，用沸汤泡去苦水，投冷井水中，浸二三日取出，缕如丝绳，醋煮可食。好事者提入中州，成罕物云。气味苦凉，无毒，食之令人止渴解酲③，利膈。

芦笋气味甘温，能治噎膈烦闷不食等症。

---

① 干即易：原作"即干"，据《本草纲目》卷二十七"芋"条改。

② 梠：通"稆"，野生的谷物等。

③ 酲：原作"醒"，据《本草纲目》卷二十七"竹笋"条改。

然总多食助冷动气。以甘则气壅，而寒则发人冷癥。惟素患有痰疾在于皮里膜外者，得此则愈。如竹沥同姜，可以治人痰疾之意。他笋其味皆甘，惟苦竹笋则苦，食之可以治人气逆而不作壅，以苦主于下气故也。况笋初食难化，而脾虚尤甚，一小儿食干笋三寸许，噎于喉中，壮热喘粗如惊，服惊药不效，后吐出笋，诸症乃定。其难化也如此。久食则肠受刮。时珍曰：赞宁①《笋谱》云：笋虽甘美，而滑利大肠，无益于脾，俗谓之刮肠篦。惟用生姜、麻油，始可以解。蕲州等处竹笋，气味苦韧，食尤不美。如蕲州丛竹，匡庐扁竹，澧州方竹，岭南葱竹、箣竹、月竹之类。但世猥用竹笋以发痘疮，其害匪轻。笋味多签，最戟人喉。服须先以灰汤煮过，再煮乃良。或以薄荷数片同煮，亦去签味。惟有冬笋生冬而土不出，阳气未泄，故食则能通脉利窍。凡吐血衄血，血滞不通之症，皆可授服。痘疮不出，取尖同米煮粥食之良。泄泻者忌。筀笋性味亦然。干笋淡片，利水豁痰消肿。

李 四七八 五果

[批] 敛骨节间痨热不治。

李专入肝，兼入肾。以李名，多子故也。时珍曰：李木其子大者如杯如卵，小者如弹如樱。其味有甘、酸、苦、涩数种；其色有青、绿、紫、朱黄、赤、缥绮、紫灰、胭脂、青皮之殊；其形有牛心、马肝、奈李、杏李、水李、离核、合核、无核、匾缝之异；其产有武陵、房陵诸李。早则四月熟，迟则十月、十一月熟。故味甘而酸，或苦而涩，而性微温。苦涩者不可食。不沉水有毒，不可食。《素问》言，李味属肝，故治多于于肝，正思邈所谓肝病宜食李之意也。中有痼热不调，骨节间有痨热不治，得此酸苦性入，则

---

① 赞宁：宋代僧人，俗姓高，吴兴德清（今属浙江湖州）人，出家于杭州。撰中国第一部竹笋专书《笋谱》。

热得酸则敛，得苦则降，而能使热悉去也。且书既言除热，而书又言多食令人胪胀，及发虚热。盖因凡物生则难化，熟则易消，李属生硬之物，多食则物在胃不克，故又转为胪胀发热之病矣。推之书言，温暑食李则能以发痰疟；合雀肉与蜜食，则能以损五脏；合浆水以食，则能以化霍乱。并服术人不可与食。无非李属湿物，少食则宜，多食则痰与热俱聚。单食而不杂以湿热之物，犹可多食，而更合以湿热之物，则食乌见其有可乎。故但指其勿食，正以使人自思可耳。

青桃 四七九 五果

[批]生热发毒。

青桃专入肺。肺家果耳，然却列此为下。以桃味甘而酸，性热微毒，故书皆载食则使人发热生痈作泻，膨胀成淋，及发丹石之毒。与鳖同食，则使人心痛不休。与服白术人则忌。究其主治，止有作脯可益颜色一语，他无有及。则知桃性固热，生食而桃不化，其热益甚，安得有利无害，而不见有满胀发热，发毒生疮之病乎？冬桃差胜，可解痨热。

青梅 四八〇 五果

[批]开胃通胆，生津止渴。

青梅专入肝、胆、胃。花开于冬而熟于夏，张璐谓此得木全气，故其味最酸而入胆耳。人之舌下有四窍，两窍可通胆液，食则通胆，使液外出，类相感也。酸主收，故治皆主酸收之病，如《本经》所言下气除热烦满，安心止肢体痛是已。然惟藏久则佳。若青梅则凝涩滞气，非偏枯不仁等症所宜用也。梅之种类甚多，惟榔梅最胜。相传真武折梅枝，插榔树株而誓曰：吾道若成，花开果实。其种从均州^①太和山^②来，即榆树中之一种，其梅如杏，而松脆异常，故近世谓之消梅，食之开胃生津，清神安睡，乃榔树之本性也。然多食亦能凝血滞气，当细审食可耳。

杨梅　四八一　山果

［批］收敛心中虚热。

杨梅专入心，兼入肝、脾、心包。体赤入心，味酸入肝，及甘入脾。故书载为心家血分之果，兼入肝、脾、心包。又载性温而热，张璐曰温，诜曰热。能治心烦口渴，消热解毒。且于盐藏，则能止呕除吐；烧灰，则能断痢。若或多食，则有损伤动血致衄之虞。缘人阴虚热浮，气血不归，清之固属不能，表之更属不得，惟借此为酸收，则于浮热可除，烦渴可解。并或因其过食，而致见有损伤动血之变矣。设使热从实致，则食此味必不能效，热果因于清凉可解，则食此味必不见燥，又曷为而有燥热损伤之戒乎？性热之说，于此可征。根皮煎汤，能解砒毒。烧灰油调，涂汤火伤。核仁疗脚气，然须多食。以柿漆拌核，爆即自裂也。

栗　四八二　五果

［批］温肾固胃宽肠。

栗专入肾，兼入肠、胃。肾之果也。味咸性温，体重而实，故能入肾而补气。凡人肾气亏损，而见腰脚软弱，并胃气不充，而见肠鸣泄泻，服此治无不效。弘景曰：相传有人患腰脚弱，往栗树下食数升，

---

① 均州：今湖北省丹江口市。

② 太和山：即武当山。

便能起行，此是补肾之义。然须风干，连液吞咽为佳。时珍曰：风干之栗，胜于日曝，而火煨油炒，胜于蒸煮。作粉为食，胜于菱芡。若使栗不风干，或生水气未除，食则助湿发气生虫；蒸煮炒熟，食则壅气滞膈，而于风木之人尤忌。小儿多食，令齿不生。

栗楔系栗中瓣，能疗筋骨风痛，冷积疬①癖。生啮可罯恶刺，出箭头，敷瘰疬肿毒痛。

栗莩即肉上薄皮。烧灰存性，能治骨鲠在喉，吹入即下。

栗壳煮汁，能治反胃消渴。

栗球即外刺包。煮汁，洗火丹毒肿。

栗花能治瘰疬。

栗树皮煮汁，可洗沙虱、溪毒，并丹毒疮毒。

栗根酒煎，能治偏坠肾气。皆以取其下气解毒之功耳。

橄榄　四八三　夷果

［批］入肺胃，生津止渴，解酒、鱼诸毒。

橄榄专入肺、胃。禀受土阳，其味先酸后甘，气温无毒，肺胃家果也。性能生津止渴，酒后嚼之最宜，故书载能以解酒毒。人服河豚鱼肝及子迷闷至死，取此煮汁即解，故书又载能解诸鱼之毒，鱼食橄榄渣即毙。又用橄榄木作楫，其鱼拨着即皆浮出。及治鱼骨之鲠。橄榄嚼汁即下。无橄榄，用核研末，急流水调服②，亦效。至于痘疮不起，并痘抓碎成疮，煮食托疮解毒，磨汁涂灭疮痕。肠风下血，橄榄烧灰存性，研末，每服二钱，米饮调下。耳足冻疮，橄榄水研末，油调以涂。初生胎毒，《集效方》：小儿落地时，用橄榄一个烧研，朱砂五分和匀，嚼生脂麻③一口，吐唾和

---

① 疬：原作"疾"，据《本草纲目》卷二十九"栗"条改。

② 服：原作"水"，据《本草纲目》卷三十一"橄榄"条改。

③ 脂麻：即芝麻。

药，绢包如枣核大，安儿口中，待咂一个时辰，方可与乳。此药取下肠胃秽毒，令儿少疾，及出痘稀少也。**唇裂生疮**，橄榄炒研，猪脂和涂。**牙齿风疳**，脓血有虫，用橄榄研，入麝香少许，贴之。**下部疳疮**，用橄榄烧存性，研末，油调敷之。或加孩儿茶等分。**阴肾癞肿等症**，橄榄核、荔枝核、山楂核等分，烧存性，研末，每服二钱，空心茴香汤送下。无不用此皆效，以其具有温行酸敛之性耳。但此性专搜涤胎毒，过服则有呕吐泄泻之虞。性专聚火涩气，寒嗽用之得宜，热嗽则不免有热气上蒸之弊也。

枇杷 四八四 山果

[批]润肺下气和脾。

枇杷专入脾、肺，兼入肝。脾家果也。味甘而酸，色黄。据书载其极熟则有止渴下气润五脏之功，生食则有助肝伐脾之力，食之令人中满泄泻。且指其性，曰平曰温，又指其性曰寒，皆属有意。缘此禀受虽温，而质多挟水湿，于熟时取食，则内水气渐消，热气渐平，而有下气润脏之功。若使未至熟取而即用此为食，则物水气未化而有寒中胀满泄泻之虞，与酸气未收而有扶肝抑脾之害。此书之所谓既温，而又谓其性平性寒者是也。但于席品之中，用其极熟，佐此以解酒热，最为得宜。若使中寒气壅，虽曰佐以解酒，则又当知所忌耳。

叶另详于上篇。

花生 四八五 蔓草

[批]舒脾润肺。

花生专入脾、肺。味甘而辛，体润气香，性平无毒。按：书言此香可舒脾，辛可润肺，果中佳品，诚佳品也。然云炒食无害，论亦未周。盖此气味虽纯，既不等于胡桃肉之热，复不类乌芋、菱角之凉，食则清香可爱，适口助茗，最为得宜。第此体润质滑，施于体燥坚实则可，施于体寒湿滞，中气不运，恣啖不休，保无害肠滑肠之弊乎？仍当从其体气以为辨别，则得之矣。

乌芋 四八六 水果

[批] 破肝肾坚积，及毁铜器。

乌芋专入肝、肾、大肠。止一水果。即荸荠。何书皆言力能毁铜，铜钱同乌芋嚼之，其钱即化。破积攻坚，金锁丸中治五膈用黑三棱者，即此物也。止血，大便下血，用荸荠捣汁大半钟，好酒半钟，空心温服，三日见效。治痢，下痢赤白，五月五日取完好荸荠，洗净，于瓶中入好烧酒浸之，封固。遇患取一二枚细嚼，空心酒下。住崩，凫茈[1]一岁一个，烧存性，研末，酒服之。擦疮，小儿口疮，用此烧灰末渗。解毒发痘，痘疮干紫，不能起发，同地龙捣烂，入白酒酿绞服，即起。清声醒酒？其效若是之多，盖以味甘性寒，则于在胸实热可除，而诸实胀满可消；体黑，则以力善下行，而诸血痢血毒可祛。是以冷气勿食，食则令人每患脚气；热嗽勿用，用则于人有集火气之为害耳。

橘瓤 四八七 山果

[批] 生痰助气解热。

橘瓤专入肺、胃。与皮共属一物，而性悬殊。橘皮味辛而苦，而橘瓤则变味甘而酸也。皮有散痰开痰理气之功，而瓤则更助痰作饮，及有滞气之害也。进贤县胥简章之女秀英，忽气喘促至极，眼翻手握，

---

① 凫茈（fú cí）：即荸荠。

已有莫主之势。绣诊其脉，右关浮滑而弦，知有痰气与寒内结，姑以老姜取汁先投，不逾时而胸即开，气即平。后询其故，知食橘穰起也。至书有言能治消渴开胃，并除胸中膈气，此为内热亢极，胃气不寒者而言。若使水亏脾弱，发为咳嗽，而日用此恣啖，保无生痰助气之弊乎？今之虚痨好食此物类多受害，人特习而不察耳。

但用蜜煎作果佳。

菱角　四八八　水果

[批] 生止胃渴，熟滞肠胃。

菱角专入肠、胃。种类虽多，汪昂曰：有三角、四角、老嫩之殊。《武陵记》曰：三角、四角者为芰，两角者为菱，菱花随月而转。气滞则一。即书有言安中消水，止渴解酒，疗疟治痢，及有红泻白补，生降熟升之说。然亦止供食品，而于治疗则无。且于过食则有腹满膜胀，损阳痿茎之虞。必取麝香、生姜、吴茱萸作汤，及或沉香磨汁以导，是亦味甘性寒，助湿增滞之一证也乎。性平之说，似不足信。

香蕈　四八九　芝栭[①]

[批] 益胃进食。

香蕈专入胃。食中佳品。凡菇禀土热毒，惟香蕈味甘性平，大能益胃助食，及理小便不禁。盖此本于桑楮诸木所出，得受桑楮余泽而成也。有种出于深山烂枫木上，小于菌而薄，黄黑色，味甚香美。然此性极滞濡，中虚服之有益，中寒与滞，食之不无滋害。

取冬产肉厚细如钱大者良。

---

① 栭（ér）：朽木上生的草类。

木耳 四九〇 芝栭

［批］解肠胃热毒成痔。

木耳专入大肠、胃。**生非一木，良枯莫辨**。权曰：蕈耳，古槐、桑树上者良，柘木者次之。其余树木多动风气，发痼疾，令人肚下急，损经络背膊，闷人。藏器曰：木耳，恶蛇、虫①从下过者，有毒；枫木上生者，令人笑不止；采归色变者，有毒；夜有光，欲烂不生虫者，并有毒。须生捣冬瓜蔓汁解之。**据书所载，能治痔疮㿉肿，崩中漏下**，用此炒黑为末，酒调方寸匕服。**眼流冷泪**，用木耳烧存性，木贼一两，为末，每用二钱，以清米泔煎服。**血注脚疮**，用桑耳、楮耳、牛屎菇各五钱，胎发灰，男用男，女用男，三钱研末，油和涂之，或干涂。**血痢下血**，用木耳炒研五钱，酒服。**一切牙痛等症**。用荆芥等分，煎汤频洗。然性禀阴湿，生于枯木，徒有衰精冷肾之害，而无温脾益胃之功也。《本经》言其益气不饥，轻身强志，恐誉词耳，岂真谓哉？

蘑菇 四九一 芝栭

［批］清肺化痰。

蘑菇专入肠、胃、肺。**本于桑楮诸木，埋于土中，浇以米泔而生**。味甘气寒。《正要》②曰：有毒。李时珍曰：无毒。**色白，柔软中空，状如未开玉簪花**。品又有形如羊肚蜂窝眼，故又有别其名曰羊肚菜；味甘如鸡，故又有别其名曰鸡腿菇。皆与香蕈诸菇同为一类，但香蕈色白而平，蘑菇则色白而寒也。香蕈能益胃气，不饥，及

---

① 恶蛇、虫：原脱，据《本草纲目》卷二十八"木耳"条补。

② 《正要》：即《饮膳正要》。元·忽思慧撰。

治小便不禁；蘑菇则能理气化痰，而于肠胃亦有功也。然皆体润性滞，多食均于内气有阻，而病多发，不独蘑菇然也。

雉 四九二 原禽

[批] 治蚁瘘下痢，然终有毒害人。

雉专入心，兼入胃。由异气所感，灵蛇所变，《俾雅》^①云：蛇交雉则生蜃，蜃为雉入大水则化水。经云：蛇遗卵于地而为蛟，其卵遇雷则入地，不遇雷则仍为雉。不得山川之气。遂其飞腾，则得沧溟之气，恣其吞吐，是与虹霓出没无异。时珍云：雉属离，鸡属巽。故凡鸡煮则冠变，雉煮则冠红。飞必先鸣，食多虫蚁。此虽食品之贵，食可补中益土，雉应胃土。及治蚁瘘下痢。然终性热有毒，故书言其八九两月可食，春夏不可食者，以其雉食虫蚁，及与蛇交，变化有毒也。发痔发疮发痢，与家鸡子同食，令人发疰，周身疼痛者，谓其雉食虫蚁有毒，兼性暴烈有火也。但书既言发痢发痔，而书又曰可治蚁瘘与痢，亦以雉素好食蚁，故可以制蚁瘘而治其毒耳。

雁 四九三 水禽

[批] 通利血气。

雁专入肺，兼入肝、肾。状考之时珍，谓有苍白二种。今人以白而小者为雁，大者为鸿，苍者为野鹅，亦曰鴚^②鹅^③。《尔雅》谓之鵱鷜^④也。雁有四德：寒则自北而南，止于衡阳，热则自南而北，

---

① 《俾雅》：为《埤雅》之误。宋代陆佃撰写的训诂书。

② 鴚（gē）：野鹅。今名鸿雁。

③ 鹅：原作"乌"，据《本草纲目》卷四十七"雁"条改。

④ 鵱鷜（lù lǚ）：野鹅。鷜，原作"鸚"，据《本草纲目》卷四十七"雁"条改。

归于雁门，其信也；飞则有序而前鸣后和，其礼也；失偶不再配，其节也；夜则群宿而一奴巡更，昼则衔芦以避缯缴^①，其智也。而捕者鬻之为媒，以诱其类，是则一愚矣。故雁谓之信鸟，人不宜食，道家谓之天厌。味甘气平。其性通利血气，故能补痨瘦，逐风挛，取肉炙熟以贴。多服长毛发生须，久服壮筋骨助气。昔黄帝制指南，于雁胫骨空中制针，取其能定南北，但觅之不易。后人于鲤鱼脑中制之，以其性专伏土，定南北不移，可定水土之方向也。今又传用午时稻花水煮，子时荷花水煮以定南北。

取雁，南来时瘦不可食，北向时乃肥可取之。

鹅 四九四 水禽

［批］腻滞壅发之品。

鹅专入脾，兼入肝、肺。肉按书有言味甘性平，有言味辛性凉，有言气味俱厚而毒，有言服则解热解毒，有言服则发风发疮发毒，持论不同，意见各一。究之味甘不补，味辛不散，体润而滞，性平而凉。人服之则可以解五脏之热。及于服丹之人最宜者，因其病属体实气燥，得此甘平以解之也；煮汁能止渴者，以其肉多肥腻而壅不渴之意也；发风发疮发毒，因其病多湿热，得此湿胜气壅，外发热出者意也。是以鹅体之润，在膏［批］鹅膏。与膵膟即鹅尾之肉。可以润皮肤而合面脂，灌孔耳而治卒聋，涂皲裂而消痈毒；在涎［批］鹅涎。可以入喉而治谷芒。一皆体润和燥之力。即卵［批］鹅卵。气味甘温，可以补中益气，而犹有多食发疾之戒，非性属腻滞，曷为其有是乎？血兼热饮，可治血膈吐逆不食病根，非是以

---

① 缯缴（zēng zhuó）：即矰缴。猎取飞鸟的射具。缴为系在短箭上的丝绳。缯，通“矰”。

血引血之意乎？血与毛［批］鹅血、鹅毛。可治射工^①之毒，《异物志》
云：邕州^②蛮人选鹅腹毳^③毛为衣被絮，柔暖而性冷，婴儿尤宜之，能辟惊痫。
非鹅能食此蛊，以物制物之意乎？弘景曰：东川多溪毒，养鹅以辟之。又
曰：鹅未必食射工，盖以威相制耳。《禽经》云：鹅飞则蜮沉。蜮即射工也。屎
［批］鹅粪。可以治小儿鹅口疮，自内生出可治，自外生入不可治。治用食
草白鹅下清粪滤汁，入沙糖少许搽之，或用雄鸡粪眠倒者烧灰，入麝香少许搽之，
并效。及敷蛇咬之毒，非借秽以入秽解毒之意乎？胆［批］鹅胆。可
以解热毒痔疮，白鹅胆二三枚，取汁，入熊胆二分，片脑半分，研匀，磁器
密封，勿令泄气，用则手指涂之，立效。非其鹅性不温而胆亦能润燥之意
乎？凡此所见治略，皆有义存，不可仅执是温是冷之说，以致忘其
主脑也。藏器曰：苍鹅食虫，主射工毒为良；白鹅不食虫，止渴为胜。

凫 四九五 水禽

［批］补中利水。

凫专入脾、胃，兼入肺、肾。即野鸭。又类鸿雁，夏藏冬见，群飞
蔽日。味甘气平，无毒。其肉肥而不脂，美而易化。凡滞下泄泻，
喘咳上气，失血产后之症，服此最宜，以其具有补中利水之功也。
但在九月以后，立春以前，服之味美，他时不及。

血［批］凫血。吐挑生蛊毒可服，以血引血之故，同气相应之
义也。

---

① 射工：传说的毒虫名。一名短狐，一名蜮，常在山间水中。此虫口中有横骨，
状如角弩，即以气射人影则病。其中人有四种，初觉即遍身视之，其一种正如黑
子，而皮绕四边突赤，以衣被犯之，如芒刺状；其一种作疮，疮久则穿陷；其一
种突起如石痛状；其一种如火灼人，肉起作疮，此种最急，能杀人。居此毒之地，
天大雨时，或逐行潦，流入人家而射人。
② 邕（yōng）州：今广西南宁。
③ 毳（cuì）：鸟兽的细毛。

鹧鸪 四九六 原禽

[批] 解温疟蛊毒，仍防乌头、半夏苗。

鹧鸪专入脾、胃、心。性畏于露，早晚稀出。夜栖于木，叶蔽其身。其性好洁。时珍。常食乌头、半夏苗。故书载其气味甘温，但有小毒。食之者须防咽喉头脑肿痛，犯此宜用生姜、甘草解之。《类说》①云：杨玄之通判②广州，归楚州，因多食鹧鸪，遂病咽喉间生痈，溃而脓血不止，寝食俱废，医者束手。适杨吉老赴郡，邀诊之，曰：但先啖生姜一斤，乃可投药。初食觉甘香，至半斤觉稍宽，尽一斤觉辛辣，粥食入口，了无滞碍。此鸟好啖半夏，毒发耳，故以姜制之也。又丞相冯延巳苦脑痛不已，太医吴廷绍③曰：公多食山鸡、鹧鸪，其毒发也。投④以甘草汤而愈。而其功用又言，服此能解岭南野葛菌子，并温疟久病欲死，蛊气欲死。或是无毒得此则犯，有毒得此则解之意也乎？蛊亦畏鹧鸪。至书有言服此能利五脏，益心力，令人聪明，犹是冗统之辞，未有确指，无足信也。脂膏 [批] 鹧鸪脂膏。涂冻疮，令不龟裂。自死者勿食。同竹笋食，则小腹胀。

竹鸡 四九七 原禽

[批] 杀蛊解毒。

竹鸡专入心、脾、肝。状如小鸡，无尾。性好食蚁，又食半夏苗。故谚有言：家有竹鸡啼，白蚁化为泥。又唐小说有言：崔魏

---

① 《类说》：宋代笔记小说总集，共六十卷，从250种笔记小说集中选录而成。宋·曾慥（zào）编。
② 判：原作"则"，据《本草纲目》卷四十八"鹧鸪"条改。
③ 绍：原作"诏"，据《本草纲目》卷四十八"鹧鸪"条改。
④ 投：原作"故"，据《本草纲目》卷四十八"鹧鸪"条改。

公暴亡，太医梁新诊之，曰：中食毒。仆曰：好食竹鸡。新曰：竹鸡多食半夏苗。命捣姜汁抉齿灌之，遂苏。则知竹鸡其味虽甘，其性虽平，而亦有食半夏之毒耳。究其主治，止言煮食可以杀虫，并治野鸡毒，他无有取。则知竹鸡治毒，或是以毒攻毒，与蛊畏鸡之意。不尔，曷为其有是耶？无毒之说，似不足信。

斑鸠　四九八　林禽

［批］温补肾肺。

斑鸠专入肺、肾。虽属野味，然味甘性平。治能补肾明目，补肺益气，与于家鸽气味治功，恍惚相似。是以范汪[①]治目则有斑鸠丸，《总录》治目则有锦鸠丸。惟贤则谓斑鸠明目，是即补肾，肾补而目始明。时珍又谓斑鸠因于益气，故能明目，不独补肾已也。又云：古者仲春罗氏献鸠以养国老，仲秋授老者以鸠杖，云鸠性不噎，食之且复助气。则知鸠之明目，是即补肾补气之治验矣。鸠血热饮，可以解毒。

屎［批］斑鸠屎。同夜明砂等分为末，以吹聤耳出脓疼痛诸疾。

猫　四九九　兽

［批］治鼠瘘隐僻鬼怪之疾。

猫专入肝、肾。一捕鼠小兽耳。何书开载治疗甚多，谓肉［批］猫肉。作羹，则能以治鼠瘘蛊毒。鼠瘘不论已溃未溃，服之皆验。蛊毒亦少食猫肉，则蛊不能为害。

头骨［批］猫头骨。则能以治痘疮倒靥，倒靥用人、猫、猪、犬四头骨以治。并多年瘰疬，不愈，用猫头、蝙蝠各一个，俱撒上黑豆，同烧存性，为末

---

① 范汪：字玄平，东晋时期著名政治家、医学家。

渗之，干则油调，内服五香连翘汤取效。走马牙疳，对口毒发，心下鳖瘕，俱用黑猫头烧灰存性以服。小儿阴疮，鼠咬疮痛。俱用猫头烧灰敷之，即瘥。

脑〔批〕猫脑。用纸上阴干，同莽草等分，则能以治瘰疬鼠瘘溃烂。纳于孔中。

猫睛、猫舌、猫涎、猫皮与毛，则能以治瘰疬鼠瘘。如用睛以治瘰疬鼠瘘，则烧灰合井华水，服方寸匕；用涎治瘰疬，则刺破以涂；用毛治瘰疬溃烂，则取肚下毛，钳锅①内煅存性。而毛尤能以治鬓边生疖，猫头上毛、猪颈上毛各一把，鼠屎一粒，烧研，油涂敷之。并鬼舐头疮，用猫儿毛烧灰，膏以敷。鼻擦破疮，鼠咬成疮等症。皆取猫儿毛烧灰，入麝香少许，唾和以封。

猫肝则能以治痨瘵。用黑猫肝一具，生晒研末，遇朔、望五更，酒调服之。

猫胞衣则能以治反胃吐食。烧灰，入朱砂末少许，压舌下少许，甚妙。

猫尿同姜、蒜擦猫鼻即出。则能以治诸虫入耳。

猫屎则能以治痘疮倒陷，不发寒热，鬼疟鼠咬，蛊疰恶疮等症。俱用屎烧灰，水调以搽。或瘰疬溃烂，可用猫屎，以阴阳瓦合盐泥封固，煅过研末，油调以涂。鼠咬成疮，用猫尿揉之即愈。蝎螫作痛，用猫屎涂之即瘥。总以取其猫善搜穴捕鼠，故凡病属鼠类，有在隐僻鬼怪之处，而药难以入者，无不借此以为主治。犹之虎啸风生，风痹肿痛之症，必赖虎骨以治之意。张璐谓猫性禀阴赋，机窃地支，故其目夜视精明，而随时收放。其睛可定时：子、午、卯、酉如一线，寅、申、巳、亥如满月，辰、戌、丑、未如枣核也。其鼻端常冷，惟夏至一日则暖。畏寒而不畏暑。善跳跃而嗜腥生，能画地卜食，随月旬上下啮鼠首尾，皆与虎同类，阴类之相符如此。不熟食而能消化生物，一皆风火用事，故书谓其性温。而味则甘而酸，用以鼠瘘虚损则可，用以鼠瘘内实，则能助湿发热。若使病从湿至，纵云鼠瘘，犹当审顾，未可书言能治，而不竟为分别也。

---

① 钳锅：即坩埚。

取尾长腰短，目如金银，及上腭①多棱者良。

鲥鱼　五〇〇　鱼

［批］温补脾肺。

鲥鱼专入脾、肺。生江中者，大而色青，味极甘美，生海中者，小而色赤，味则稍薄，皆为席中所尚。置于暗室之中，则能生光。血非常鱼可比。性温无毒，食能补中益气，而无发毒之虑。较之于鲢，则性稍和。然惟夏时则有，余月则无。多食亦发疳痼。

鳞［批］鲥鱼鳞。用香油熬，涂烫火伤效。

鲢鱼　五〇一　鱼

［批］温补脾肺。

鲢鱼专入脾、肺。性最急迫，闻水即跳，与诸鱼性绝不相同。味甘性热，且食诸鱼之遗，故书载能补中益气。而又载其多食则有助长湿热，变生渴热疥疮之病也。

鱼有皂、白二种，皂②者头大，白者腹腴，皆与鳝鱼之性相似，而非食品之所共贵者矣。

鳙鱼　五〇二　鱼

［批］温胃益人。

鳙鱼专入胃。形状似鲢，而究实不相同。盖鲢首细而白，而鳙

---

① 腭：原作"脑"，据《本草纲目》卷五十一"猫"条改。

② 皂：原作"大"，据兴顺堂本改。

则首大而黑也；鲢则水动而跃，而鳙则水即动而不跃也。且鲢之美在腹，而鳙之美在头；鲢之性动而燥，而鳙之性则稍亚于鲢也。时珍曰：鳙为鱼之下品，故有庸常之号。究其所论主治，在鲢谓能补中益气，鲢性跳跃而上，气主上出，故于气分则补。而鳙谓能温胃益人。并其所论多食之戒，则亦有动风发疮发热之虞。岂鳙、鲢二物同为一类之性乎？否则何其适相合矣。藏器曰：只可供食品，别无功用。

鲩鱼 五〇三 鱼

［批］温中和胃。

鲩鱼专入脾、胃。食品味长。江湖与池皆有，以草为饵，常与青、鲢混杂，故名曰鲩，又名曰鲲。时珍曰：鲩因其性舒缓而名。第在池中，则味甘温无毒，时珍言其暖中和胃，即是此物。若在江湖所蓄，则饵非尽青草，常有秽恶混食，故书又言食能发疮。但鱼性多温，无论在池在湖，施于阳脏之人，则自发热动燥；施于阴脏之人，不惟其燥全无，且更鲜有温和之力矣。食物之宜，当先视人脏气以为转移，非独鲩鱼然也。胆［批］鲩鱼胆。味苦寒，能治一切竹木刺在喉中，以酒化二三枚，温服取吐，即出。

鲦鱼 五〇四 鱼

［批］温胃止泻。

鲦鱼专入肠、胃、心。江湖小鱼耳。时珍曰：长仅数寸，形狭如扁，状似柳叶，鳞细而整，洁白可爱。性爱群游，洄小鱼中之最善者也。味甘性温，无毒。据书言其主治，有曰暖胃止泻，是其性温之力；又曰煮食已忧，得非性爱群游，而能使人之忧自已乎？于此可见食物之助矣。

鳜鱼 五〇五 鱼

[批] 治劳瘵血蛊。

鳜鱼专入脾、胃。即俗所云桂鱼者是也。味甘性平，小毒。按：书言此性最疏利，凡腹内聚有恶血小虫，服此最属有效，故于瘵瘵最宜。昔有邵氏，年十八，病瘵累年不愈，偶服鳜鱼而痊。非其性最疏利，能治恶血虫蛊之意乎？但此有鳍刺十二，以应十二月之数，若人误受鲠害，则惟取榄核磨水以解，以鱼最畏橄榄故也。

尾[批] 鳜鱼尾。贴小儿软疖佳。胆[批] 鳜鱼胆。治骨鲠竹木刺入咽喉，不拘大人小儿，或入腹刺痛，服之皆出。腊月收大鳜鱼胆，悬北檐下阴干，遇鲠者，用皂子大，酒碎温服，得吐，则鲠随涎出。未出再服，以出为度。酒随量饮，无不出者。如无鳜鱼胆，鲩鱼、青鱼胆、鲫鱼胆亦用。

白鱼 五〇六 鱼

[批] 利肺水，开胃气。

白鱼专入肺、胃，兼入肝。味甘气平。形窄腹扁鳞细，头尾向上，肉有细刺。武王白鱼入舟，即此。功专入肺利水，开胃下气。故《金匮》治淋，每用白鱼同滑石以投，名曰滑石白鱼散，取其长以治水，兼佐乱发以破血，血气通调，而淋涩止矣。但此性亦滑利，故同枣食，脾肾受泄，必致腰有痛楚。脾胃过食不温，必致饱胀不快。惟有炙食差可。及或腌或糟，以为食耳。至书有言补肝明目，调五脏，理十二经络者，时珍亦谓此属溢美之辞，未足深信，当以《开宝》之注为正。

青鱼　五〇七　鱼

[批] 利水，除脚气目昏。

青鱼专入肝，兼入脾。味甘性平，色青。颂曰：状似鲩而背青。故
书载能入肝通气，入脾利水。凡人因于湿热下注，而见脚气疼
肿，湿热上蒸，而见眼目不明，皆当用此调治。以此好啖蚬螺，
蚬螺则能利水，故此亦能利水以除脚气目昏之病也。服术人忌之。
然治脚气服此，必须兼以韭白同投，则内始有温和之力矣，所
当合参。鲊①味与服石人相反。不可合生胡荽、生葵菜、豆藿、麦酱
同食。

头中枕骨，状如琥珀，磨水可治心腹卒痛，亦可作篦，作饮
器，解蛊。

眼睛汁 [批] 青鱼眼睛汁。治注目，能夜视。胆另详于凉血部内，
所当合参。

鲨鱼　五〇八　鱼

[批] 暖中益气。

鲨鱼专入脾、胃。即南方溪涧中之小鱼，非海中鲨鱼也。海中鲨
鱼，本名鲛鱼。溪涧沙鱼，因居沙沟，吹沙而游，咂沙而食，故
以鲨名。味甘气平，无毒。究其主治，止曰暖中益气，因其味甘
性平而然。服之可使中气温和，无有亏损。非云中气虚极，必得
此鱼以作治疗也。

---

① 鲊（zhǎ）：腌制的鱼。

银鱼　五〇九　鱼

［批］养中和胃。

银鱼专入脾、胃。即书所云鲙残鱼者是也。《博物志》云：吴王食鱼鲙，弃其余于水，化为此鱼。气味甘平，不入治疗。据书止言出于苏、松、浙江。大者不过三四寸，身圆无鳞，洁白如银，小者尤胜。鲜食最美，曝干亦佳。作羹食之，可以宽中健胃，而无油腻伤中之患。

石斑鱼　五一〇　鱼

［批］服之有毒，令人头痛泄泻。

石斑鱼专入脾①。属毒物。凡服之者，无不谓患头痛作泄。盖此生于南方溪涧水石之处，长数寸，白鳞黑斑，浮游水面，闻人声则骇然②深入。其鱼有雌无雄，二三月与蜥蜴合于水上，其胎毒人。又与蛇交。南方有土蜂，土人杀此鱼标于树上，引鸟食而土蜂尽退。是以服之而致见有诸病之作耳。但肉食之差可，而子及肠［批］石斑子、肠。尤甚。今时捕鱼，多杂此鱼卖与人食，须宜慎之。

鳝鱼　五一一　无鳞鱼

［批］治经络风邪，兼补肝肾之气，强筋壮骨。

鳝鱼专入经络，兼入肝、肾。禀土阳气以生，性善穿穴，力坚而

---

① 脾：原脱，据《本草纲目》卷四十四"石斑鱼"条补。
② 骇（huō）然：快速，忽然。

锐，无足能窜，与蛇同性。时珍曰：南人①鬻②鳝肆中，以缸贮水，畜数百③头，夜以灯照，其蛇化者，必项下有白点，通身浮水上，即弃之。或以蒜瓣投于缸中，则群鳝跳掷不已，亦物性相制也。故书皆载通经达络，能治十二经风邪，并耳目诸窍之病。如风中血脉，口眼㖞斜，用尾血〔批〕鳝鱼尾血。同麝少许，右㖞涂左，左㖞涂右，正即洗去。《千金》云：鳖血、鸡冠血和伏龙肝，并治口㖞。耳痛鼻衄，痘后目翳，用血滴点即愈。用血主之，从其类也。臁疮蛀烂，用鳝打死，香油抹腹，抹于鳝腹。系于疮上，候痛取下，看鳝有虫上入即去。未尽更作。后以人胫骨灰，油调搽之。产后恶露淋滴，肠鸣湿痹，用此煮食即除。老人虚痢不止，用此曝干，煅灰存性，调服即绝。且能通力壮筋，故大力丸取此同熊筋、虎骨、当归、人参等分以进。用大鳝鱼重斤余者取肉，酒蒸同药为丸，空腹酒下两许。阳道不长④，不能续嗣，用此血同蛤蚧等药以入。方见蛤蚧内。皆以借其性力相助。但此味甘性热，其力能补。若病属虚热，及时行病后阴虚火烁，食则必有气弱动风与气之变，不可不慎。

鲛鱼 五一二 无鳞鱼

〔批〕补脾利水。

鲛鱼专入脾。即海中之鲨鱼者是也。生于南海，背皮粗错，可饰⑤刀把。其肉作脍，鲜活切片，沃以五味，生食为脍。能补五脏，功亚于鲫。盖鲫补脾利水，想此亦属利水之品，故有功亚于鲫之说也。

---

① 人：原脱，据《本草纲目》卷四十四"鳝"条补。

② 鬻：(yù)：卖。

③ 数百：原作"类有"，据《本草纲目》卷四十四"鳝"条改。

④ 阳道不长：指阳痿。

⑤ 饰(shì)：同"饰"。

皮 ［批］鲛鱼皮。治尸疰蛊毒，烧灰解鲩鲐^①鱼毒。

乌贼鱼　　五一三　　无鳞鱼

［批］入肝补血，入肾滋水。

乌贼鱼专入肝，兼入肾。肉按书止言气味酸平。又言其味珍美，食则动风与气。其治载能益气强志，及通妇人月经。可知其性属阴，故能入肝补血，入肾滋水强志，而使月事以时而下也。又考书言，乌贼鱼既能吸波噀^②墨，令水溷^③黑，自卫以防人害；又能日浮水上，诈死以啄鸟。是其性阴而险，固不待言。且其腹中血出与胆有如墨黑，手染色变，书字则逾年迹灭，惟存空纸已尔。是其色黑入肾，又不待言。是以阴脏服之，则能动风与气，泄泻腹痛；阳脏服之，则能敛阴秘阳。故在其骨名为螵蛸，亦能以治血枯气竭肝伤之病也。惟是其肉久不入食，故义亦不甚明。今则南北通用，觉血枯阴燥，服则有益无损，而血衰气寒，服反见害。岂非性阴不燥之义欤？

柔鱼无骨，形质与气，皆与乌贼骨鱼肉相若，但味胜于乌贼鱼。越人^④重之。

鳅鱼　　五一四　　无鳞鱼

［批］温润脾胃。

鳅鱼专入脾。即泥鳅，伏于泥中，得土阴气以养，性动而侵，

---

① 鲩鲐（hóu yí）：河豚的别名。鲐，原作"鲙"，音误。

② 噀（xùn）：把含在嘴里的液体喷出来。

③ 溷（hùn）：混浊。

④ 越人：古代南方各地越族人的总称。

故能入土以补脾。书言暖中益气者，义根是也。得水则浮而出，涸则入泥而不见，故能下入而治病。书言同米粉煮羹，下入而收痔者，义由斯也。他鱼水涸即毙，惟鳅常自染涎以自养，伏泥而不涸，故人服之而津生。书言醒酒消渴者，义亦由兹起也。消渴用泥鳅十头，阴干，去头尾，烧灰，干荷叶等分为末，每服二钱，新汲水调下，日三服，名沃焦散。乌须揩牙，泥鳅、槐蕊、狼把草各一两，雄燕子一个，酸石榴皮半两，捣成团，入瓦罐内，盐泥固济，先文后武，烧灰十斤，取研，日用。一月以来，白者皆黑。阳事不起[1]，泥鳅煮食之。如何用之立应？以其筋强力锐，故能入骨以乌须，入肾与肝以起阳也。泥鳅[2]形似阳茎，故用。牛狗羸瘦，用鳅一二枚，从口鼻送入，立肥。如何用无不效？以其具有补土之能，故能使之而立肥也。若在喉中骨哽，用此入喉牵拽而出，用鳅鱼，线缚其头，以尾先入喉中，牵拽出之。此则人之所易知者矣。但不可合白犬血食。

鲍鱼 五一五 无鳞鱼

[批] 通肝瘀，涤肠秽。

鲍鱼专入肝，兼入肠。考之长洲张璐有言，其鱼腥秽，止可淡曝，而不可盐煮。干则形如块肉，性温无毒。专取腥秽以涤一切瘀积，同气相感也。入肝散血，煮汁送四乌鲗一芦茹丸，治女子血枯经闭。《内经》以疗伤肝，利肠而不伤伐元气。惜乎世罕用之。今庖人用以煮肉，则脂沫尽解，涤除垢腻之验也。昔秦皇死沙丘，会暑尸腐，令辒车[3]载鲍鱼以乱其臭。始皇本吕不韦萌孽，溷厕宫帏，非取其涤除遗臭之义欤？

---

① 阳事不起：指阳痿。

② 泥鳅：原作"鳅泥"，据文义改。

③ 辒（wēn）车：古代的一种卧车，亦用做丧车。

鳗鲡鱼　五一六　无鳞鱼

［批］祛肝肾窍穴风热，杀虫。

鳗鲡鱼专入肝、肾，兼入穴窍。类有分阔嘴者为鳗，尖嘴者为鲡，皆禀土中阴气以生。味甘气寒。其形类蛇，常与水蛇同穴，故其性有小毒，力善走窜钻穴。故书谓能祛风杀虫。按：虫由于风生，故风①字从虫。如骨蒸痨瘵，五痔疮瘘，阴户蚀疮，湿痹，风搔，虚损等症，人常食之为有益也。虚损痨瘵，多有虫蚀。有病瘵者，相染已死数人，乃取病者钉之棺中，弃于流水，永绝传染。渔人异之，开视，见一女子尚活。取置渔舍，多食鳗鲡，病愈。遂以为妻。《圣惠方》用鳗鲡淡炙食，治诸虫心痛，多吐，冷气上攻满闷。张鼎云：此以骨［批］鳗鲡鱼骨。烧烟，则可以辟蚊蟆；熏屋竹木，则可以断蛀；置骨于衣箱中，则可以断蠹。惟脾胃虚泄，并孕妇食之，则大忌耳。性滑气寒故。凡昂头行水，及重三四斤者，腹下有黑斑，背上有点者，皆为有毒，切不可食。

海蛇　五一七　无鳞鱼

［批］清肝肾血瘀热毒。

海蛇专入肝、肾。俗曰海蜇，即广所云水母者是也。按：书言此生于东海，状如血䐑，大者如床，小者如斗。无眼目腹胃，以虾为目，虾动蛇沉，故曰水母目虾②。又曰：水母形浑然凝结，其色红紫，无口眼，腹下有物如悬絮，群虾附之，咂其涎沫，浮沉如飞，为潮所拥，则虾去而蛇不得归。人因割取，浸以灰矾，去

---

① 风：繁体作"風"。
② 虾：原脱，据《本草纲目》卷四十四"海蛇"条补。

其血汁，而色遂白。厚为蛇头，其味更胜。究其主治，大约多能下血消瘀，清热解毒，而气亦不甚温。盖缘此属血类，血味多咸，咸则能以入肾；血藏于肝，海蛇形如血蛤，则蛇多入于肝；蛇产于水，肾属水，则蛇又多入肾故也。是以劳损积血，得此则消；小儿丹疾火伤，得此则除；河鱼之疾，得此则疗。但忌白糖同淹^①，则蛇随即消化而不能以久藏，以土克水者故耳，无他义也。

蛏 五一八 蚌蛤

［批］解胸中烦热。

蛏专入肾，兼入肝。乃海中小蚌耳，与江湖蚌蛤相类。闽人以田种之，候潮泥壅沃，谓之蛏田。其肉可为蛏肠，干淡。以充海错^②。蛏生海泥中二三寸，大如指，两头开。味甘性平。煮食可治胸中邪热烦闷，饭后食之，与服丹石人适合。并治妇人产后虚热。可知性体属阴，故能解热涤烦。然惟水衰火盛者则宜。若使脾胃素冷，服之必有动气泄泻之虞矣。书言可治冷痢，似属巧说，未可深信。

蛙 五一九 湿生

［批］清热利水闭气。

蛙专入膀胱、肠、胃。与螺蚌皆产于水。其味虽甘，而性则寒，故能清热利水解毒。如水蛊腹大，用干青蛙二枚，以酥炒干蝼蛄七枚，炒苦葫芦半两，为末，空心酒服三钱，即愈。通身水肿，

---

① 淹：用同"腌"。
② 海错：指众多的海产品。

以青蛙一二枚，去皮炙熟，食之即治。毒痢噤口，以水蛙一个，并肚肠捣碎，瓦焙，入麝香五分，作饼，贴脐上，即通。时行面赤项肿瘟毒，用金线捣汁水调，空腹顿服，即效。然肉虽寒，而骨善跳则热；性虽动，而气善蓄则闭。食之令人作淋，及或多食令人尿闭，脐下酸痛。治须擂以车前顿水，或烧酒行气之类以解。脏热者须用车前，脏寒者须用烧酒以通。至于孕妇，食尤有忌，令子寿夭。不可不知。

鳖肉 五二〇 龟鳖

[批] 凉肝血热。

鳖肉专入肝。止有雌，无雄，与蛇与龟为匹。形多变幻，故书有言鳖有三足、一足者不宜食；独目者不宜食；头足不缩者不宜食；目凹陷者不宜食；腹下有王字、卜[①]字文、蛇文者不宜食；生于山上者，名旱鳖，不宜食；腹赤如血者，名朱鳖，不宜食。此有毒杀人，不宜食鳖之说也。又言鳖合鸡子、苋菜食则令人生鳖；同猪、兔、鸭食则能损人；同芥子食则生恶疮；与妊妇食则生子项短；同薄荷食则能杀人。此合他味同食之有见害于人也。至于冷劳食之则能发冷水病，须合葱与椒、姜同煮，并锉鳖甲少许以入，可知鳖性冷，故须假以姜、椒以为之制；鳖肉聚，故须假以鳖甲之散以为之佐耳。鳖项下有软骨如龟形者，食之令人患水病，须去之。然惟妇人素挟血热，症见血瘕血漏，并疟痢诸症，服之得宜。若使中气有亏，谓可补中益气，纵出《别录》，亦属肤语，不足信也。

---

① 卜：原作"土"，据《本草纲目》卷四十五"鳖"条改。

主治卷上

脏腑病症主药

绣按：人生疾苦，非属外感有余，即属内伤不足。然究其要，总不越乎脏气偏胜以为致害。盖人脏气不明，药性不知，无论病症当前，宜凉宜热，根蒂全然不晓，即其药之或功或过，亦不知其奚自而起矣。考之濒湖《纲目》，所论脏腑虚实标本药式，其间分门别类，补母泻子，与夫补气补血，非不既详且尽，但惜尚有未清之处。如白术不言能补脾气，反云能补肝气脾血；砂仁不言能温胃气，反云能补肾气；当归不言能补心血，反云能补命门相火；泽泻不言能除膀胱湿热，反云能补心气；没药、血竭不言能破肝血，反云能补肝血之类是也。且其所论三焦实火宜泻，则栀、连、芩、柏似可指引，而书偏指麻黄、瓜蒂以为泻火之要；三焦实热宜解，则麻、桂、硝、黄似可列入，而书止举栀、连、芩、柏为解热之剂。颠倒错乱，实不可解，以致后学漫无指归。是篇采集用药主治，皆从药中正理考核，不以反借反说敷衍，间有正论既抒，旁意应明，亦必疏畅殆尽，断不牵引混指，以致有误后学云。

肝 足厥阴 乙木

肝属木，木为生物之始，故言肝者，无不比类于木。凡药色青味酸气臊，性属木者，皆入足厥阴肝、足少阳胆。肝与胆相为表里，胆为甲木，肝为乙木。谓其肝气勃勃，犹于百木之挺植；肝血之灌注，犹于百木之敷荣。昔人云：肝无补。非无补也，实以肝气过强，则肝血不足，补之反为五脏害，故以无补为贵。讵知肝气不充，是犹木之体嫩不振，而折甚易，[批] 肝气不充，犹木体软不振。非不用以山茱萸、杜仲、续断、鸡肉壮气等药以为之补，乌能以制夭折之势乎？肝血既竭，是犹木之鲜液而槁在即，[批] 肝血不足，犹木枯槁不荣。非不用以地黄、山药、枸杞以滋其水，肝以肾为子。《经》曰：虚则补母。当归、首乌、阿胶、菟丝、人乳以生其血，血燥则急。《经》曰：肝苦急，急食甘以缓之。其何以制干燥之害乎？肝气冷而不温，是犹木之遇寒而冻，[批] 肝冷不温，犹木遇寒而冻。非不用以肉桂、鹿茸以暖其血，川芎、香附、艾叶、吴茱萸以温其气，其何以制严寒之威，而抒发生之象乎？肝气郁而不舒，是犹木受湿热之蒸，历久必黄必萎，[批] 肝郁不舒，犹木受郁而萎。非不用以茯苓、赤苓、天仙藤以渗其湿，木香、香附、柴胡、川芎以疏其气，灵脂、蒲黄、归尾、鳖甲、桃仁、母草以破其血，其何以舒其郁而去其热乎？若使肝气既浮，而症已见目赤发热口渴，则宜用以龙骨、枣仁、白芍、乌梅、木瓜之类以为之收。是犹木气过泄，日久必有强直之害，[批] 肝气过浮，犹木强直不屈。不治不足以折其势也。木以敛为泻。《经》曰：以酸泻之。肝挟风热内侮，而症见有诸风眩晕，僵仆惊痫，则宜用以桂枝、羌活、乌附、荆芥、钩藤、薄荷、川芎以除其风，木喜条达。《经》曰：肝欲散，急食辛以散之。散即是补。故《经》又曰：以辛补之。黄芩、胆草、青黛、青蒿、前胡以泻其火，以除其热；红花、地榆、槐角、紫草、茅根、赤芍、生地以凉其血；甘草以缓其势。肝以心为子。《经》曰：实则泻其子。是犹木之值于风感①，厥厥动摇，日久必有摧折之势，[批] 肝受风侮，犹木遇风而摇。不治不足以制其暴也。肝气过盛，而脾肺皆亏，症见咳嗽喘满，惊悸

---

① 感：通"撼"。

气逆，则宜用以金银箔、青皮、铁粉、密陀僧、侧柏叶以平其肝；三棱、枳实以破其气。是犹木之丛林茂蔚，值此斧不可加，土不可载，日久必有深藏不测之虞，不如是不足以制其害也。[批]肝风过盛，犹木茂蔚，克土侮金。凡此肝气之盛衰，实与木气之强弱如一；肝血之荣枯，实与木液之膏竭相等。使不比类以观，而但谓其肝盛宜制，呜呼！制则制矣，盍亦思其肝有虚怯，果能受此摧残剥落否耶？

《经》曰：肝苦急，血燥则急。急食甘以缓之。如人乳、甘草之类。肝欲散，木喜条达。急食辛以散之。如桂、羌活、川芎、薄荷之类。以辛补之，肝以辛为补，故川芎、薄荷能以补肝。以酸泻之。肝以敛为泻，故白芍、赤芍、乌梅皆曰泻肝。

〔补肝气〕杜仲　山茱萸　鸡肉　续断

〔补肝血〕荔枝　阿胶　桑寄生　何首乌　狗脊　麋茸　獭肝　紫河车　菟丝　人乳

〔疏肝气〕木香　香附　柴胡　芎䓖

〔平肝气〕金银箔　青皮　铁粉　密陀僧　云母石　珍珠　龙骨　龙齿

〔破肝气〕三棱　枳实

〔敛肝气〕龙骨　酸枣仁　炒白芍　龙齿　乌梅　木瓜

〔散肝风〕荆芥　钩藤　蛇蜕　蒺藜　蝉蜕　浮萍　王不留行　全蝎　桂枝　白花蛇　石南藤　蜈蚣　川乌附　樟脑

〔散肝风湿〕桑寄生　羌活　侧附子　狗脊　松脂　苍耳子　豨莶草　威灵仙　茵芋　海桐皮　秦艽　五加皮

〔散肝风热〕木贼　蕤仁　冰片　决明子　炉甘石　青葙子

〔散肝风气〕芎䓖　麝香　薄荷　苏合香

〔散肝风痰〕南星　皂角　乌尖附　白芥子　天麻

〔散肝风寒痰〕蔓荆子　僵蚕　山甲

〔散肝血〕谷精草　石灰

〔祛肝寒〕肉桂　桂心　吴茱萸　艾叶　大茴香　小茴香

〔渗肝湿〕茯苓　土茯苓　天仙藤

〔泻肝湿〕龙胆草　连翘　珍珠　皂矾　白蔹

〔泻肝痰滞〕前胡　鹤虱　磁石

〔温肝血〕虫白蜡　肉桂　续断　芎藭　香附　荆芥　伏龙肝　延胡索　炉甘石　苍耳子　海螵蛸　酒　百草霜　沙糖　兔屎　王不留行　泽兰　韭菜　墨　刘寄奴　大、小蓟　天仙藤　海狗肾　蒺藜　鹿茸　鹿角　艾叶

〔凉肝血〕生地黄　代赭石　蒲公英　青鱼胆　红花　地榆　白芍　槐角　槐花　侧柏叶　卷柏　无名异　凌霄花　猪尾血　紫草　夜明沙　兔肉　旱莲草　茅根　蜈蚣　山甲　琥珀　芙蓉花　赤芍　醋　熊胆

〔破肝血〕莪术　紫贝　五灵脂　紫参　益母草　蒲黄　血竭　莲藕　古文钱　皂矾　归尾　鳖甲　贯众　茜草　桃仁

〔败肝血〕干漆　三七　虻虫　䗪虫　螃蟹　瓦楞子　水蛭　花蕊石

〔止肝血〕炙卷柏　伏龙肝　墨　炒艾叶　炒蒲黄　花蕊石　青黛　百草霜　炒侧柏　石灰　刘寄奴　王不留行

〔散肝热〕决明子　野菊花　夏枯草　木贼

〔泻肝热〕代赭石　石南叶　琥珀　车前子　牛黄　前胡　秦皮　空青　铜青　蒙花　石决明　珍珠　凌霄花　生枣仁　芦荟

〔泻肝热痰〕磁石　前胡　牛黄

〔吐肝热痰〕胆矾

〔泻肝火〕钩藤　熊胆　女贞子　羚羊角　青黛　龙胆草　人中白　黄芩　大青　青蒿草

〔散肝毒〕蜈蚣　蛇蜕　野菊花　王不留行

〔解肝毒〕土茯苓　蒲公英　芙蓉花　皂矾　连翘　醋　蓝子
〔拔肝毒〕青黛　轻粉

心　手少阴　丁火

心有拱照之明。凡命门之水与三焦分布之火，无不悉统于心
而受其裁，故曰君火。凡药色赤，味苦气焦，性属火者，皆入手少阴心，手
太阳小肠经。心与小肠为表里，小肠为丙火，心为丁火。第心无气不行，无
血不用。有气以运心，则心得以坚其力；有血以运心，则心得以
神其用。是以补心之气［批］心气虚。无有过于龙眼肉，补心之血
［批］心血虚。无有过于当归、柏子仁、龟板、食盐。《经》曰：心欲
软，急食咸以软之。心而挟有沉寒痼冷，［批］心寒。则有宜于桂心之
燥，及或加以延胡索、乳香、骨碎补、安息香之类以为之却；心
或散而不收，［批］心气散。则有宜于五味子之酸以为之敛；《经》曰：
心苦缓，急食酸以收之。又按：五味子虽属肺肾专药，然亦具有苦性，可以通
用。心而挟有痰湿，［批］心挟痰湿。则有宜于半夏、茯神、灯心、萱
草以为之渗；心而挟有内湿内热，［批］心挟热湿。则有宜于代赭石、
木通、瞿麦、牛黄、天竺黄、连翘、山栀、西瓜、黄连、辰砂、
百合、郁金、莲须、贝母、钩藤、珍珠、土贝母、川楝子之属以
为之泻；心而挟有血瘀不解，［批］心有血瘀。则有宜于丹参、没药、
郁金、桃仁、茜草、苏木、益母草、莲藕、童便、血余之属以为
之破，以为之软。《经》曰：心欲软，急食咸以软之。又曰：以咸补之。至
心挟有热邪内起，［批］心有热邪。则有灯草、竹叶、熊胆、羚羊角、
山豆根、童便、麦冬、萱草、生地、栀子、犀角、木通、黄连等
药可选；心挟热痰内起，［批］心有热痰。则有牛黄、贝母等药可用；
心气不通，［批］心气不通。则有菖蒲、远志、桑螵蛸、熏香、雄黄、
胡荽等药可进。盖心以通为主，心通则思无所窒而运用灵，犹火

必空而后发也；心又以气为要，气足则事历久而不堕，犹火必薪而始永也；心又以血为需，血足则心常存而不离，犹灯必膏继而后光也。合此三者以治，则心拱照自若，庶绩咸熙，又何有病之克生乎？

《经》曰：心苦缓，缓则散逸。急食酸以收之。如五味子之类。按：五味子虽属肝肾专药，然亦具有苦性，可以通用。心欲软，急食咸以软之。如童便、血余之类。以咸补之，心以咸为主。以甘泻之。

〔补心气〕龙眼肉

〔补心血〕当归　柏子仁　食盐　龟板

〔通心气〕菖蒲　远志　桑螵蛸　熏香　安息香　雄黄　胡荽

〔却心寒〕桂心

〔散心湿热〕香薷

〔散心痰湿〕半夏　菖蒲

〔渗心湿〕茯神　灯心　萱草

〔泻心热〕代赭石　木通　瞿麦　牛黄　天竺黄　连翘　西瓜　黄连　山栀子　辰砂　百合　郁金　莲须　贝母　钩藤　珍珠　土贝母　川楝子

〔泻心湿热〕木通　黄连　连翘　栀子　珍珠　苦楝子　瞿麦

〔温心血〕延胡索　安息香　骨碎补　桂心　乳香

〔凉心血〕犀角　射干　童便　血余　红花　辰砂　紫草　熊胆　生地黄

〔破心血〕丹参　没药　郁金　桃仁　茜草　苏木　益母草　莲藕

〔解心毒〕射干　贝母　连翘　山豆根　黄连

〔泻心火〕灯草　竹叶　熊胆　羚羊角　山豆根　童便　麦冬　萱草　生地　栀子　犀角　木通　黄连

〔镇心怯〕禹余粮　铁粉　代赭石　珍珠　辰砂

〔泻心热痰〕牛黄　贝母

脾 足太阴 己土

土有长养万物之能，脾有安和脏腑之德，取脾味甘配土，理适相合。凡药色黄味甘气香，性属土者，皆入足太阴脾、足阳明胃经。脾与胃相表里，胃为戊土，脾为己土。是以古之治脾，每借土为比喻。盖谓脾气安和，则百病不生；脾土缺陷，则诸病丛起。张元素曰：五脏更相平也。一脏不平，所胜平之。故云：安谷则昌，绝谷则亡。水去则营散，谷消则卫亡，神无所居。故血不可不养，卫不可不温。血温气和，营卫乃行，长有天命。《经》曰：土不及则卑监。当补之培之，治当用以白术之苦以补其缺。［批］土亏宜补。《经》曰：脾苦湿，急食苦以燥之。然有寒痰与食凝结胸口，滞而不消，则术又当暂停。如寒则有宜于干姜、生姜；痰则宜于半夏；滞则宜于砂仁、白蔻、木香之类。使犹用以白术，不更以增其滞乎？亦有补散兼施，但须看其邪气微甚，以酌因应权变之宜。火气内结而土燥涸不润，则土当以水制，［批］土燥宜润。如地黄、山药、枸杞、甘草之类。《经》曰：以甘补之。使犹用以白术，不更以增其燥乎？脾湿滑而不固，而症见有泄泻，则土当以涩制，［批］土滑宜宣。如莲子、芡实、肉豆蔻之类。使徒用以白术，不更使脱难免乎？白术当兼涩药同投。土受偶尔寒湿不伸，而症见有呕吐恶心心痛，则土当以疏泄，［批］土滞宜宣。如木香、甘松、藿香、菖蒲、大蒜、红豆蔻、胡荽之类。使犹用以白术，不更以增其窒乎？亦有白术与诸散药同用，须看邪微甚以分先后治法。土因湿热内蒸，而症见有溺闭便秘，脚痛恶毒等症，则土当以清解，［批］土杂宜清。如白鲜皮、薏苡仁、木瓜、蚯蚓、紫贝、皂白二矾、商陆、郁李之类。使犹用以白术，不更以增其热乎？若使水胜于热，而症见有肿胀溺涩，日久必有浸淫倾覆之害，则治当以渗投，如茯苓、芡实、泽兰、扁豆、山药、浮萍、鸭肉、鲫鱼之类。使或用以白

术，其何以止倾荡之势乎？土因寒气栗烈而冻，而症见有四肢厥
逆不解，则药当以热投，[批]土寒而温。如附子、肉桂、干姜之类。
使仅用以白术，其何以除寒厥之症乎？如四逆汤、姜附汤之类。至于
土敦而厚，土高而阜，是为热实内结，宜用苦寒以下，[批]土高土
厚宜下宜削。如枳实、大黄、朴硝之类。《经》曰：以苦泻之。使犹用以
白术，不更使敦而至腹满莫救，使阜而致喘逆殆甚乎？脾土既亏，
生气将绝，是犹土崩而解，治当用以升固，[批]土崩而固。如参、
芪、白术、甘草、升麻之类。《经》曰：脾欲缓，急食甘以缓之。使仅用
以白术，而不合以参、芪以为升补，其何以固崩解之势乎？如补中
益气汤之类。凡此虽非以补为要，而补脾之理，无不克寓。要使土气
安和，不寒不热，不燥不湿，不升不降，不厚不薄，则于脏气适
均，又奚必拘拘于所补为是，而以不补为非哉？是可只其用补之
妙法耳。

《经》曰：脾苦湿，急食苦以燥之。如白术之类。脾欲缓，舒和
意。急食甘以缓之。如甘草之类。以甘补之，甘缓脾，故以甘为补。以苦
泻之。苦燥湿，故以苦为泻。

〔补脾气〕白术

〔缓脾气〕炙甘草　合欢皮

〔健脾〕白术　白蔻　砂仁　肉豆蔻　莲子

〔温脾〕龙眼　大枣　荔枝　犬肉　牛肉　饴糖　熟蜜

〔润脾〕山药　黄精　羊肉　人乳　猪肉

〔醒脾气〕木香　甘松　藿香　菖蒲　大蒜　红豆蔻　胡荽

〔宽脾气〕乌药　藿香　神曲

〔升脾气〕苍术

〔消脾气〕山楂　橘皮　郁李　神曲　姜黄

〔破脾气〕枳实　郁李

〔敛脾气〕木瓜

〔散脾湿〕苍术　松脂　苍耳子　防风　厚朴　排草

〔散脾湿痰〕半夏　橘皮　神曲　石菖蒲

〔吐脾湿热痰〕白矾　皂矾

〔燥脾湿〕白术　蛇床子　密陀僧　松脂　石灰　橘皮　芜荑　伏龙肝　苍术　红豆蔻　川椒　鲤鱼

〔燥脾湿痰〕乌尖附　附子　干姜

〔渗脾湿〕茯苓　芡实　泽兰　扁豆　山药　浮萍　鸭肉　鲫鱼

〔清脾湿痰〕白鲜皮　薏苡仁　木瓜　蚯蚓　紫贝　皂矾　白矾　商陆　郁李

〔清脾热〕石斛　白芍　竹叶

〔泻脾火〕石斛　白芍

〔降脾痰〕白矾　皂矾　射干　密陀僧

〔消脾积〕砂仁　木香　使君子　山楂　神曲　阿魏　橘皮

〔杀脾蛊〕松脂　使君子　芜荑　雄黄　萹蓄　紫贝　蚯蚓　皂矾　白矾　阿魏　乌梅　百草霜　苍耳子　密陀僧　石灰

〔温脾血〕白虫蜡　伏龙肝　百草霜　天仙藤

〔凉脾血〕射干

〔破脾血〕郁李仁　紫贝　姜黄　莲藕　皂矾　蚯蚓

〔止脾血〕百草霜　石灰

〔解脾毒〕蚯蚓　射干　白矾

肺　手太阴　辛金

　　肺为清肃之脏，处于至高，不容一物，故经以此配金，谓其禀气肃烈，脏适与之相均也。凡药味辛色白气腥，性属金者，皆入手太阴肺、手阳明大肠经。肺与大肠为表里，大肠为庚金，肺为辛金。惟是肺主于秋，秋主收而恶燥，故肺常以清凉为贵，犹之金气燥烈，忽得凉气以解，则金坚强不软。然使寒之过极，则铁精华尽失，必致受锈而败；肺虽以凉为贵，而亦恐其过寒，以致气不克伸。[批]金寒而锈。仍当治以温和，如燕窝、饴糖、甘菊、胡桃肉之类是也。若使胃气素虚，肺金失养，咳声渐少，步武喘鸣，与夫足痿莫行，是犹金之燥烈而痿，[批]金燥而痿。治当亟补肺阴，兼滋肾水。如补肺则当用以萎蕤、人乳、阿胶、胡麻、熟蜜、榧实之类；滋水则当用以枸杞、熟地、菟丝、山药之类是也。心火挟其相火上克于肺，则肺受烁之极，是犹金之被烁而熔，[批]金烁而熔。治当审其火势稍微，则当用以生地、栀子、天冬、麦冬、桑白皮、薏苡仁、百部、百合之类；火势与热稍甚，则当用以瓜蒌、花粉、马兜铃、青木香、竹茹、黄芩之类是也。至于肺气久泄，逆而不收，是犹金之锋利太过，则当急为收藏，[批]金锐而泄。如粟壳、木瓜、乌梅、诃子、五味子、蛳粉之属是也。《经》曰：肺欲收，急食酸以收之，以酸补之。肺有寒痰与气内塞，而声不能以发，是为金实不鸣，[批]金实不鸣。治当相其所实以治。大约实在于寒，[批]寒实不散。则有桔梗、麻黄、紫苏、葱管、党参、白蔻、生姜、熏香、马兜铃、紫白二英、红豆蔻、川椒、冬花、百部、丁香、杏仁等药可散；实在风湿痰热，[批]风痰湿热不开。则有甘菊、萎蕤、五倍子、百药煎、辛夷、牛子、白前、芜荑、皂角可解；实在于气不得降下，[批]气实不降。则有马兜铃、青木香、旋覆花、瓜蒌、花粉、葶苈、苏子、枇杷叶、杏仁、莱菔子、补骨脂可降；《经》曰：肺苦气上逆，急食苦以泻之。实在肺气不宜宣通，[批]气塞不通。则有熏香、安息香可去；实在肺气不得疏泄，则有丁香、冬花、牵牛、白前、橘皮、女菀可除；《经》曰：以辛泄之。实在中有湿热不得渗泄，[批]气有湿热不泄。则有黑牵牛、黄芩、石韦、车前子、通草、薏苡仁、葶苈可渗。若使肺气空虚，而肺自嗽不已，是为金空而鸣；[批]金空而鸣。肺气衰弱，而气不得上升以胜，是为金衰而钝。[批]金衰而钝。皆当用以人参、黄芪、桔梗以为振拔，或兼白术补土以生金。惟有肺气内伤，声哑不开，是为金破不鸣，[批]金破不鸣。治当滋水清肺，如熟地、山药、枸杞、阿胶、天冬、麦冬、人参之类。余则看症酌施。然要肺属娇脏，寒热皆畏，故治当酌所宜，而不可有过寒过热之弊耳。[批]外有木叩而鸣，因木盛侮金者故耳。

《经》曰：肺苦气上逆，火旺克金。急食苦以泻之。如青木香、葶苈子之类。肺欲收，急食酸以收之。如五味子、乌梅之类。以酸补之，酸能收，气不散，故以酸为补。以辛泄之。如牵牛之类。

〔补肺气〕人参　黄芪

〔温肺〕燕窝　饴糖　甘菊　胡桃肉

〔润肺〕萎蕤　人乳　阿胶　胡麻　熟蜜　榧实

〔升肺气〕桔梗

〔通肺气〕薰香　安息香

〔泄肺气〕丁香　冬花　牵牛　白前　橘皮　女菀

〔降肺气〕马兜铃　青木香　旋覆花　瓜蒌　花粉　葶苈　苏子　枇杷叶　杏仁　莱菔子　补骨脂

〔破肺气〕枳壳

〔敛肺气〕粟壳　木瓜　乌梅　诃子　五味　蛤蜊粉

〔散肺寒〕桔梗　麻黄　紫苏　青葱　杏仁　白豆蔻　生姜　薰香　马兜铃　白石英　紫石英　红豆蔻　川椒　款冬花　百部　丁香

〔宣肺风〕甘菊　皂角

〔宣肺风湿〕萎蕤　五倍子　百药煎　白前

〔宣肺风热〕辛夷　牛子

〔燥肺湿〕川椒

〔渗肺湿〕茯苓　桑白皮　姜皮

〔泻肺湿热〕牵牛　黄芩　石韦　车前子　通草　薏苡仁　葶苈

本草求真

〔散肺暑湿〕紫苏

〔泻肺热〕马兜铃　青木香　五倍子　百药煎　通草　车前子　贝母　牵牛　石韦　牛子　金银花　山栀子　白薇　知母　沙参　薏苡仁　百部　百合　黄芩　芙蓉花　柿霜　柿干　土贝母　竹茹　梨　蛤蜊粉

〔泻肺火〕黄芩　瓜蒌　花粉　竹茹　桑白皮　羚羊角　地骨皮　枇杷叶　沙参　麦冬　生地　天冬　栀子

〔凉肺血〕生地　紫菀

〔涩肺血〕白及

〔散肺毒〕野菊花

〔解肺毒〕金银花　芙蓉花　牛子　贝母　黄芩

〔降肺痰〕瓜蒌　花粉　贝母　生白果　旋覆花　杏仁　土贝母　诃子

肾　足少阴　癸水

书曰：肾藏志，属水，为天一之源。凡色黑味咸气腐，性属水者，皆入足少阴肾、足太阳膀胱经。肾与膀胱相表里，膀胱为壬水，肾为癸水。主听，主骨，主二阴。又曰：诸寒厥逆，皆属于肾。又曰：肾中之水则能行脊至脑而为髓海，泌其津液，注之于脉，以荣四末；内注脏腑，以应刻数；上达皮毛，为汗为涕为唾；下濡膀胱，为便为液；周流一身，为血。则是肾中之水，实为养命之原，生人之本。惟是肾无水养，则肾燥而不宁；水无火生，则水窒而不化。绣常即肾以思，其水之涸竭而不盈者，〔批〕水涸不盈。固不得不赖熟地、枸杞、山茱萸、菟丝以为之补。若使水寒而冻，火不生水，水反凝结如土如石，〔批〕水寒不温。则补不在于水而在于火，是有宜于附、桂、硫黄、细辛之味矣。《经》曰：肾苦燥，急食辛以润之。水

422

因食积寒滞而聚，[批]水聚不散。则补不在于水，而先在于疏泄渗利，是有宜于茯苓、香砂、干姜之味矣。水因火衰而水上逆，是谓之泛；水因水衰而水上逆，是谓之沸。[批]水逆不下。治当审其火衰，则有宜于附、桂加于地黄之内；火盛则有宜于知、柏之苦《经》曰：肾①欲坚，急食苦以坚之。加于地黄之中。是皆补水之味矣。《经》曰：以苦补之。若使水郁而热不化，而致症变多端，[批]水蓄不泄。其在轻剂则有茯苓、桑螵蛸、土茯苓、乌贼骨以为之渗；重剂则有防己、木瓜、苦参、海蛤、文蛤、琥珀以为之泻；再重则有海藻、海带、昆布以为之伐。《经》曰：以咸泻之。此又以渗以泻为补者也。若使水藏于下而性反逆于上，是为肾气不藏，[批]水气不收。肝气佐使。审其气自寒成，当以枝核、乌药、沉香、补骨脂、硫黄、青皮、吴茱萸以为之治；气因热至，当以枳实、黑铅等药以为之治。此又以降以破为补者也。若使肾气不充，而水顺流而下，绝无关闭，症见遗尿、精滑、泄泻，[批]水脱不固。则又当用补骨脂、覆盆、莲须、金樱子、山茱萸、龙骨、牡蛎、沉香、灵砂、秦皮、石斛、桑螵蛸、芡实、诃子、石钟乳、五味子、菟丝等药分别以治，《经》曰：肾欲坚，急食苦以坚之。使之以救其水而固其泄。《经》曰：以苦补之。此又以固为补者也。

总之，治水之道，法不一端。然大要则在使水与火相称，而不致有或偏之为害耳。

《经》曰：肾苦燥，指寒燥言。急食辛以润之。如细辛、附、桂之类。肾欲坚，坚固则无摇荡之患。急食苦以坚之。如黄柏之类。以苦补之，火去而水自安，故以苦为补。以咸泻之。如海藻之类。

〔滋肾〕冬青子　燕窝　桑寄生　枸杞　龟板　龟胶　胡麻冬葵子　榆白皮　黑铅　桑螵蛸　楮实　磁石　食盐　阿胶　火

---

① 肾：原作"以"，据《素问·脏气法时论》改。

麻　生地黄

〔温肾〕苁蓉　锁阳　巴戟　续断　菟丝　熟地黄　覆盆子　狗脊　鹿胶　紫河车　犬肉　獭肝　灵砂　海狗肾　山茱萸　葡萄　白蒺藜　海螵蛸　川膝　胡桃肉　麋茸

〔燥肾〕附子　肉桂　鹿茸　沉香　阳起石　仙茅　胡巴　淫羊藿　蛇床子　硫黄　远志　石钟乳　蛤蚧　虾　雄蚕蛾　阿芙蓉　川椒　胡椒　益智　补骨脂　丁香

〔固肾〕胡桃肉　菟丝子　覆盆子　补骨脂　莲须　金樱子　山茱萸　五味子　葡萄　阿芙蓉　没石子　龙骨　牡蛎　沉香　灵砂　秦皮　石斛　桑螵蛸　芡实　诃子　石钟乳

〔散肾寒〕细辛　附子

〔燥肾寒〕肉桂　阳起石　仙茅　胡巴　补骨脂　川椒　艾叶　胡椒

〔降宽肾气〕沉香降　补骨脂降　黑铅降　硫黄降　灵砂降　荔枝核宽　乌药宽

〔引肾气〕川牛膝　五味子

〔祛肾风湿热〕白花蛇　石南藤　川乌附　独活　桑寄生　蛇床子　巴戟天　冰片　淫羊藿　五加皮　天雄　蔓荆子　细辛

〔渗肾湿〕茯苓　桑螵蛸　土茯苓　海螵蛸　鲤鱼

〔泻肾湿〕防己　木瓜　苦参　海蛤　文蛤　琥珀　寒水石

〔伐肾〕海藻　海带　昆布　茯苓

〔软肾坚〕海狗肾　牡蛎　海藻　海带　昆布　食盐　青盐　蛤蜊粉　海石　白梅

〔泻肾热〕琥珀　防己　青盐　秋石　寒水石　龙胆草　食盐　童便　地骨皮

〔泻肾火〕玄参　黄柏　茶茗　丹皮　胡黄连　青蒿草

〔暖肾血〕阳起石　续断　韭菜　骨碎补　海狗肾　墨　鹿茸

〔凉肾血〕童便　地骨皮　血余　银柴胡　蒲公英　生牛膝　旱莲草　赤石脂

〔破肾血〕自然铜　古文钱

〔止肾血〕墨　黑姜　炒黑艾　炙卷柏　炒栀子　象皮灰

〔消肾痰〕海石

命门

火居两肾之中，为人生命生物之源。但人仅知肾之所藏在水，而不知其两肾之中，七节之间，更有火寓。吴鹤皋曰：此火行于三焦，出入肝胆，听命于天君，所以温百骸，养脏腑，充九窍，皆此火也，为万物之父。故曰天非此火不能生物，人非此火不能有生。此火一息，犹万物无父，故其肉衰而瘦，血衰而枯，骨衰而齿落，筋衰而肢倦，气衰而言微矣。此火衰之说也。[批]火衰气寒。是以补火之味，则有宜于附子、肉桂、鹿茸、硫黄、阳起石、仙茅、胡巴、淫羊藿、蛇床子、远志、蛤蚧、雄蚕蛾、川椒、益智、补骨脂、丁香之类。但须相其形症以施，不可一概妄投。若使火炎而燥，[批]火燥气热。审其火自下起，则当以清为要，如丹皮、黄柏、知母、玄参、茶茗、胡连、青蒿草之属是也；火挟上见，则当兼心与肺同泻，如麦冬、黄连、栀子、知母、黄芩之类是也；火因水涸，则当滋水制火，如熟地黄、山茱萸、山药、枸杞之类是也。书曰：壮水之主，以镇阳光。至于火浮而散，此非肾火内炽，乃是阴盛于下，逼火上浮，[批]火淫不归。宜用沉香、补骨脂、黑铅、硫黄、灵砂等药以为之降，牛膝、五味子以为之引。《经》曰：以酸收之。火空而发，则火不在于补，不在于清，惟在塞中以缓其势，则火自熄，如甘草、麦门冬、人参、五味子、合欢皮之类是也。火伏不发，则火已有告尽之势，其症必见恶寒厥逆，舌卷囊缩，唇甲皆青，在火因于寒郁不出，则当用以麻、细、升、葛解表之剂以为之发；因于热郁不出，则当用以三黄、石膏、知母清里之剂以为之发。《经》曰：以苦发之。若使泥以厥逆，而犹用以附、桂峻补，是与操刀杀人无异，其为败也必矣。治之者可不审其所因，以定其治乎？

〔补肾火〕附子　肉桂　鹿茸　沉香　阳起石　仙茅　胡巴　淫羊藿　蛇床子　硫黄　远志　石钟乳　蛤蚧　虾　雄蚕蛾　阿芙蓉　川椒　胡椒　益智　补骨脂　丁香

〔补脾火〕白术　白蔻　缩砂密　肉豆蔻　使君子　莲子

〔补胃火〕大枣　韭菜　肉豆蔻　草豆蔻　草果　白豆蔻　缩砂密　丁香　檀香　益智　山奈　良姜　炮姜　使君子　神曲　川椒　胡椒　大蒜　荜茇

〔补肺火〕人参　黄芪　饴糖

〔补大肠火〕韭菜

〔补心火〕龙眼肉　桂心　菖蒲　远志　薰香　安息香　胡荽　雄黄

〔补小肠火〕小茴　橘核

〔补肝火〕杜仲　山茱萸　鸡肉　续断

〔泻肾火〕玄参　黄柏　茶茗　丹皮　胡黄连　青蒿草

〔泻脾火〕大黄　白芍

〔泻胃火〕茶茗　茅根　石膏

〔泻肺火〕黄芩　瓜蒌　花粉　竹茹　天冬　桑白皮　羚羊角　地骨皮　枇杷叶　沙参　麦冬　生地　栀子

〔泻心火〕灯草　竹叶　熊胆　羚羊角　山豆根　童便　麦冬　萱草　生地　栀子　犀角　木通　黄连

〔泻肝火〕钩藤　熊胆　女贞子　羚羊角　青黛　龙胆草　人中白　黄芩　大青　青蒿草

〔泻胆火〕龙胆草　青黛　大青

〔泻膀胱火〕人中白　童便

〔泻三焦火〕青蒿草　栀子

〔散火〕柴胡　升麻　葛根　薄荷　香附　羌活　白芷　水萍

〔缓火〕甘草　麦冬　萎蕤　合欢皮

〔滋火〕地黄　山茱萸　枸杞

〔引火〕肉桂　附子　五味子

〔敛火〕白芍　乌梅

三焦　手少阳经

书曰：上焦如雾，中焦如沤，下焦如渎。又曰：三焦为相火之用，分布命门，主气升降出入，游行上下，总领五脏六腑、营卫经络、内外上下左右之气，号中清之府。上主纳，中主化，下主出。观此气虽分三，而实连为一气，通领上下，不可令有厚薄偏倚轻重之分矣。玩书所论三焦泻热，[批]泻热分三焦。大约汗则宜于麻黄、柴胡、葛根、荆芥、升麻、薄荷、羌活、防风；吐则宜于瓜蒂、莱菔子、藜芦、食盐、栀、豉；下则宜于大黄、芒硝。此泻热之味也。所论泻火，[批]泻火分三焦。大约上则宜于连翘、栀子、黄芩、黄连、生地、知母；中则宜于龙胆、青黛、白芍、石斛、石膏；下则宜于黄柏、知母、丹皮、青蒿草。此泻火之味也。至于所论补虚，大约上则宜于参、芪、桂心、当归、龙眼；中则宜于白术、炙草、怀山、首乌、山茱萸；下则宜于附、桂、硫黄、沉香、补骨脂、地黄、枸杞、菟丝。此补虚之味也。[批]补虚分三焦。李濒湖列当归以补命门相火，似觉倒置。盖此统领一身，名为决导之官，其气不可偏胜，偏则其病立见。三焦之药，不可混用，用则其害立生。明其三焦之义，以平三焦之气，则气上下适均，无轻无重，随遇而安，因地自得，又安有偏倚不平之憾者乎？汪昂曰：
十二经中，惟手厥阴心包、手少阳三焦经无所主，其经通于足厥阴、少阳。厥阴
主血，诸药入肝经血分者，并入心包；少阳主气，诸药入胆经气分者，并入三焦、
命门。相火散行于胆、三焦、心包络。故入命门者，并入三焦。

〔用汗解热〕麻黄　柴胡　葛根　荆芥　升麻　薄荷　羌活
防风

〔用吐解热〕瓜蒂　莱菔子　藜芦　食盐　栀子　豆豉

〔用下解热〕大黄　芒硝

〔泻上火〕连翘　栀子　黄芩　黄连　生地　知母

〔泻中火〕龙胆草　青黛　白芍　石斛　石膏

〔泻下火〕黄柏　知母　丹皮　青蒿草

〔补上虚〕人参　黄芪　桂心　当归　龙眼肉

〔补中虚〕白术　炙草　怀山　首乌　山茱萸　阿胶

〔补下虚〕附子　肉桂　硫黄　沉香　补骨脂　地黄　枸杞
菟丝子

胆　足少阳　甲木

　　胆为中正之官，居于表里之界。凡邪由于太阳、阳明入于是
经，自非麻、桂、升、葛，并硝、朴、大黄之所可施。惟取柴胡
辛苦微寒，以引邪气左转上行；黄芩气味苦寒，以清里邪未深。
所以寒热往来，口苦耳聋，头痛胁痛等症，靡不用以柴胡为主。
且肝开窍于目，肝与胆为表里，其色青。凡风热邪传于胆，未有
不累于目，而致目赤障翳。其药必杂木贼同入，以其能散肝经风
热也。又用空青、绿青、铜青、熊胆、青鱼胆、胆矾同入，以其
能泻胆经热邪也。若使有热而更见有痰气，症见身热咳嗽，则又
当用前胡而不可以柴胡治矣。盖柴胡性主上升，前胡性主下降，

凡水亏血涸火起，柴胡切忌。[批] 有用柴胡热愈盛者，义实基此。凡水亏血燥切忌。至于胆经有火，其泻亦不越乎胆草、大青、青黛，以其气味形色，皆与胆类，故即以此治胆可耳。若其胆气过寒，症见不眠，则又当用枣仁、半夏以温；胆气过怯，则又当用龙骨等药以镇。凡此皆当审视明确则用，自不致有所误。

〔散胆热〕柴胡

〔散胆风热〕木贼

〔泻胆热〕空青　绿青　铜青　熊胆　青鱼胆　胆矾　前胡

〔泻胆热痰〕前胡

〔泻胆火〕龙胆草　青黛　大青

〔温胆〕青黛　枣仁　半夏

〔镇胆〕龙骨

胃　足阳明　戊土

胃为水谷之海。凡水谷入胃，必赖脾为健运。盖脾得升则健，健则水谷入胃而下降矣；胃以得降为和，和则脾益上升而健运矣。但世仅知脾胃同为属土，皆宜升提补益，讵知太阴湿土，得阳则运；阳明阳土，得阴始安。故脾主于刚燥能运，而胃主于柔润能和也。[批] 胃气得阴始安。是以胃气不协，治多宜于陈仓米、人乳、大枣以为之温。使之胃气冲和，尝①以气不过胜为贵。[批] 胃宜温养。若使胃气过润，则胃多寒不温，而血亦寒而滞，治当用以韭菜、炉甘石等药以为之理。炉甘石必兼目疾方用。胃湿不爽，当以白豆蔻、草蔻、草果、肉蔻、砂仁、丁香、檀香、益智、山奈、良姜、炮姜、使君、神曲、川椒、胡椒、大蒜、荜茇等药以为之疏。

---

① 尝：通"常"。

胃有风湿不除，当以防风、秦艽、白芷以为之祛。胃有风痰内结，当以白附等药以为之散。胃有暑湿不清，当以香薷以为之解。胃有寒痰湿滞不消，当以半夏、肉蔻、草蔻、白蔻、砂仁、丁香、檀香、草果、益智、山柰、良姜、炮姜、使君、神曲、川椒、胡椒、大蒜、荜茇、红豆蔻以为之燥，以为之温。胃有湿热不化，轻则备有冬葵子、榆白皮、神曲、茅根、陈仓米、鸭肉、鲤鱼、萆薢等药可采；重则备有扁豆、白鲜皮、木瓜、苦参、茵陈、刺猬皮、白薇、寒水石、续随子、荛花等药可选。至于胃有积热及火，则有雪水、柿蒂、大黄、竹茹、竹叶、玄明粉、梨汁、西瓜、珍珠、白薇、芦根、犀角、粳米、石膏、柿干、柿霜、雷丸、朴硝、刺猬皮、茶茗，可以相症通治；胃有血热血积，则有地榆、槐角、槐花、苏木、三七、干漆等药可凉可通；胃有毒气不消，则有土茯苓、漏芦、白头翁、金汁、绿豆、蜗牛、蒲公英、人中黄可选。他如胃热在经，止宜用以升、葛以为之散，而不可妄清；胃有蛊积，则当用以使君、干漆、五倍子、百药煎、阿魏、雷丸、谷虫、厚朴以为之杀；胃气内结不消，则有枳实、枳壳、荞麦等药以为之破；胃积不化，则有山楂、使君、砂仁、神曲、麦芽等药以为之消；胃气不开，则有烟草、通草、大蒜、雄黄以为之通；胃气窄狭，则有藿香、神曲等药以为之宽；胃散不收，则有木瓜以为之敛；胃虚不固，则有莲子、诃子、赤石脂、禹余粮、肉豆蔻、粟壳、乌梅、龙骨、粳米以为之涩。然此止就胃之补泻大概立说，至于临症施治，又当细为参考。喻嘉言曰：脾之土，体阴而用阳；胃之土，体阳而用阴。两者和同，不刚不柔，谷气运行，水道通调，灌注百脉，相得益大，其用斯美。观此是真得乎论胃之要，而不失乎治胃之方也矣。

〔养胃〕陈仓米　大枣　人乳

〔温胃〕韭菜　炉甘石

〔固胃气〕莲子　诃子　赤石脂　禹余粮　肉豆蔻　粟壳　龙骨　粳米

〔敛胃气〕木瓜

〔升胃气〕干葛　升麻　檀香　白附

〔通胃气〕烟草　通草　大蒜　雄黄

〔宽胃气〕藿香　神曲　荞麦

〔破胃气〕枳实　山甲　荞麦　续随子

〔消胃积〕砂仁　使君子　山楂　神曲　麦芽　荞麦　雷丸　谷虫　阿魏　朴硝　硇砂　丁香　沙糖

〔杀胃蛊〕使君子　干漆　五倍子　百药煎　阿魏　雷丸　谷虫　厚朴

〔祛胃风湿〕白芷　秦艽　防风

〔散胃风痰〕白附

〔散胃湿热痰〕香薷_{湿热}　半夏_{湿痰}

〔燥胃寒痰湿〕肉豆蔻　草豆蔻　白豆蔻　砂仁　草果　丁香　檀香　益智　山奈　良姜　炮姜　使君子　神曲　川椒　胡椒　大蒜　荜茇　红豆蔻

〔渗胃湿〕石钟　冬葵子　榆白皮　神曲　土茯苓　茅根　陈仓米　鸭肉　鲤鱼　草薢

〔泻胃湿热〕萹蓄　白鲜皮　木瓜　苦参　茵陈　刺猬皮　白薇　寒水石　续随子　莞花

〔散胃热〕干葛　升麻

〔泻胃热〕雪水　柿蒂　大黄　竹茹　竹叶　玄明粉　漏芦　白头翁　人中黄　金汁　梨　西瓜　珍珠　白薇　芦根　犀角　蒲公英　粳米　石膏　柿干　柿霜　雷丸　朴硝　绿豆　刺猬皮　贯众

〔凉胃血〕地榆　槐角　槐花

〔破胃血〕苏木　三七　干漆

〔吐胃痰毒〕胡桐泪

〔解胃毒〕土茯苓　漏芦　白头翁　金汁　绿豆　蜗牛　蒲公英　人中黄　茶茗　茅根　石膏

大肠　手阳明　庚金

　　肠以通利为尚，与胃宜于降下之意相同。故凡肠闭不解，用药通调，亦当细为审量，不可一概混施。如肠枯而结，润之为便，凡胡麻、冬葵子、榆白皮、枸杞、花生、苁蓉肉、锁阳、油当归、蜂蜜等药，是即润之之剂也；肠冷而结，温之疏之为便，凡硫黄、巴豆、大蒜、葱白、川椒、半夏等药，是即温之疏之之味也；肠热而结，开之泻之为便，凡大黄、黄柏、朴硝、食盐、猪胆汁，是即泻之开之之剂也；肠积不化，消之为便，凡荞麦、谷虫、硇砂、厚朴，是即消之之味也；肠毒不清，清解为便，凡绿豆、白头翁、蜗牛，是即解之之剂也。至于血积不除，则有干漆以破之；血热内结，则有石脂、地榆、槐角、槐花、刺猬皮以凉之；肠气不消，则有枳实、枳壳、荞麦、厚①朴、陈皮以破之；肠蛊内蚀，则有雷丸、谷虫、硇砂、厚朴、乌梅等药以杀之。外此肠风内炽，症见鲜血四射，则有皂角等药以祛之；湿热内积，症见蚀肛内痔，则有防己、白鲜皮、莲子、诃子、赤石脂、禹余粮、肉豆蔻、粟壳、乌梅以为之清，以为之收；气陷不举，则有升麻、干葛以为之升。但须辨其寒热及病与药相投以服，不可谓其宜用而即概为之治也。

〔收涩〕莲子　诃子　赤石脂　禹余粮　肉豆蔻　粟壳　乌

---

① 厚：原作"豆"，据文义改。

梅　龙骨　粳米

〔温补〕韭菜

〔润燥〕胡麻　冬葵子　榆白皮　枸杞　花生　苁蓉　油当归　锁阳　蜂蜜

〔祛肠风〕皂角

〔开肠寒结〕硫黄　巴霜　大蒜　葱白　川椒　半夏

〔开肠热结〕大黄　朴硝　食盐　猪胆汁

〔泻肠热〕白头翁　人中黄　生地　朴硝　大黄　黄芩　绿豆　蜗牛　玄明粉

〔除肠湿〕石钟乳

〔除肠湿热〕防己　白鲜皮　苦参　刺猬皮　黄连　玄明粉

〔升肠气〕升麻　干葛

〔宽肠气〕荞麦

〔消肠积〕荞麦_气　雷丸_热　谷虫_食　硇砂_食　厚朴_湿

〔杀肠虫〕雷丸　谷虫　硇砂　厚朴　乌梅

〔凉肠血〕石脂　地榆　槐角　槐花　刺猬皮

〔破肠血〕干漆

〔解大肠毒〕白头翁　蜗牛　绿豆

小肠　<small>手太阳　丙火</small>

小肠接于胃口之下，连于膀胱、大肠之上。凡胃挟有寒热未清，靡不转入小肠以为之病。是以治此之药，亦不越乎治胃之法以推。且小肠与心相为表里，凡心或有寒热未清，皆得移入小肠。玩书有用小茴、橘核、荔枝核以治小肠之气者，是即寒气内入之意也；有用海金砂、赤小豆、木通、生地、赤苓、黄芩、川楝子、防己以治淋闭不解者，是即热气内入之意也；有用冬葵子、榆白皮以治小便不通者，是即湿气内入之意也。凡此所因不同，治各有别，惟在深于医者之能知其所因而为之治耳。

〔宽小肠气〕小茴　橘核　荔枝核

〔渗小肠湿〕冬葵子　榆白皮

〔泻小肠湿热〕海金砂　赤小豆　木通　生地　赤苓　黄芩　川楝子　防己

膀胱　足太阳　壬水

《经》曰：膀胱者，州都之官，津液藏焉，气化则能出矣。《内景图说》曰：胃之下口，曰幽门，传于小肠，至小肠下口，曰阑门，泌别其汁，精者渗出小肠而渗入膀胱，滓秽之物则转入大肠。膀胱赤白莹净，上无入窍，止有下口，出入全假三焦之气化施行，气不能化，则关格不通而为病。入气不化，则水归大肠而泄泻；出气不化，则闭塞下窍而为癃肿矣。观此，膀胱州都出入，全在真气充足，故能化其津液，而不致有泄泻癃肿之患。是以小便不通，审其真气亏损，热症全无，须用肉桂以为之开。以肉桂味辛性热色紫，故能直入血分，补其真气而化液也。若使真气既微，寒气内结，而见疝痛等症，则于荔枝核最宜。如其是经非府，寒犯太阳膀胱，而见头痛发热，恶寒无汗，则当用以麻黄，有汗则当用以桂枝；风犯太阳膀胱，而见头痛发热身痛，则又当用藁本、羌活、防风以治。以太阳本属寒水之经，不温不足以散之也。然过温则恐于热于火有助。故凡热盛而见闭溺等症，则有猪苓、泽泻、地肤子、茵陈、黄柏、黄芩、龙胆草、川楝子、田螺、滑石等药可采；火盛而见溺闭等症，则有人中白、童便可入。其余症非膀胱寒热，而见溺闭不解，则又当审别因，而不可仅于膀胱拘也。

〔补膀胱气〕肉桂

〔散膀胱气〕荔枝核

〔泻膀胱热〕猪苓　泽泻　地肤子　茵陈　黄柏　黄芩　龙胆草　川楝子

〔泻膀胱湿热〕猪苓　泽泻　地肤子　黄柏　田螺　川楝子滑石

〔祛膀胱风〕藁本　羌活　防风

〔表膀胱寒〕麻黄

〔泻膀胱火〕人中白　童便

主治卷下

六淫病症主药

绣按：病自内成，则七情固为致病之根；病自外成，则六淫更为致病之由。凡人衣被不慎，寒暑不谨，则六淫俱能致害，而症见有肌肤灼热，身痛骨痛，并或类于内伤，而致症见体瘦骨蒸，神昏气倦，痞满不食。苟以补剂混投，则邪得补愈炽。况邪袭人肌肤，始虽及于经络，终则深入脏腑，症类异形，流派百出，非不从一体会，则病根底莫晓。是篇统论药性，既以脏腑主治诸药，冠列篇首，复以六淫主治诸药，并气血等药，纵横胪列，载于篇末，俾令药性通达，而无临症岐亡之弊云。

风

《经》曰：风为百病长，其变无常。非无常也，实以风随四时之气而乃变耳。喻嘉言曰：风在冬为凓发①之寒风，在春为调畅之温风，在夏为南熏之热风，在秋为凄其之凉风。则知风随时易，其变靡定。是以风在于肝，其风为热；风在于脾于肾，其风为寒为湿；风在于胃于肺，其风为燥；风在于脾于肝，其风为痰为湿。随其脏腑气候以分，则风愈变愈多而莫测矣。考古有言，风在于肝，[批]肝风。宜用荆芥、钩藤、蛇蜕、蒺藜、蝉蜕、全蝎、浮萍、虎骨、蜈蚣、豨莶草、海桐皮、木贼、蕤仁、决明子、芎劳、南星、天麻、芜荑、薄荷、五加皮、僵蚕以治；风在于脾，[批]脾风。宜用萆薢以治；风在于肾，宜用独活、蛇床子、巴戟、淫羊藿、附子、细辛以治；风在于胃，宜用白附、蜗牛以治；风在于肺，[批]肺风。宜用甘菊、葳蕤、辛夷、牛子、杏仁、白前以治；风在经络关窍，[批]经络风。宜用白花蛇、麝香、皂角、山甲、茵芋、苏合香、樟脑、蓖麻子以治；风在膀胱，[批]膀胱经风。宜用藁本、羌活以治；风在肝肾，[批]肝肾风。宜用白花蛇、石南藤、川乌附、桑寄生、狗脊以治；风在肝脾，[批]肝脾风。宜用苍耳子、炉甘石、秦艽以治；风在肺胃，[批]肺胃风。宜用五倍子、百药煎以治；风在于卫，[批]肌表风。宜用桂枝以治。《经》曰：以辛散之。此治风之有分其经络脏腑之异也。至于风以寒见，[批]寒风。其药则有杏仁、淫羊藿之类；风以热见，[批]热风。其药则有辛夷、木贼、蕤仁、冰片、决明子、炉甘石、牛蒡子、青葙子之类；风以湿见，[批]湿风。其药则有羌活、独活、葳蕤、桑寄生、蛇床子、巴戟、狗脊、白芷、松脂、茵芋、苍耳子、豨莶草、五倍子、百药煎、萆薢、灵仙、海桐皮、秦艽、防风之类；风与痰见，[批]风痰。其药则有南星、皂角、乌尖附、白芥子、白附、天麻、白前之类；风与湿热皆见，其药则有芜荑、蜗牛之类；风与热气并见，

---

① 凓（bì）发：风寒冷。

其药则有薄荷之类;《经》曰：风淫于内，治以辛凉。风与寒湿并见，其药则有五加皮、天雄、蔓荆子、僵蚕、细辛之类。但风性急莫御，用辛宜以甘制。《经》曰：以甘缓之。且此止属论药大概，至其临症施治，则又在人心通化裁，而不为药所拘，是真得乎用药之妙法矣。

《经》曰：风淫于内，治以辛凉，佐以苦甘，以甘缓之，以辛散之。风属木，辛属金，金能胜木，故治以辛凉。过辛恐伤真气，故佐以苦甘。苦胜辛，甘益气也。木性急，故以甘缓之。木喜条达，故以辛散之。五运。厥阴司天，巳亥。厥阴在泉，寅申。

〔祛风〕荆芥 肝 钩藤 肝 蛇蜕 肝 蒺藜 肝 蝉蜕 肝 浮萍 肝 全蝎 肝 王不留行 肝 虎骨 肝 蜈蚣 肝 白花蛇 肝、肾 川乌附 肝、肾 石南藤 肝、肾 甘菊 肺、肾 藁本 膀胱 桂枝 卫

〔祛风湿〕海桐皮 肝 豨莶草 肝 苍耳子 肝、脾 松脂 肝、脾 桑寄生 肝、肾 狗脊 肝、肾 巴戟天 肾 独活 肾 侧附子 肾 蛇床子 肾 蒌蕤 肺 白芷 胃 草薢 胃 百药煎 肺、胃 五倍子 肺、胃 秦艽 肝、胃 防风 膀胱、胃 羌活 膀胱、肝 茵芋 关节 威灵仙 十二经

〔祛风热〕辛夷 肺 牛蒡子 肺 木贼 肝、胆 决明子 肝 蕤仁 肝 冰片 骨髓 炉甘石 肝、脾

〔祛风寒〕杏仁 肺 淫羊藿 肾

〔祛风气〕芎䓖 肝 麝香 关窍

〔祛风痰〕南星 肝 天麻 肝 白前 肺 白附子 胃 皂角 肝、肺、大肠 白芥子 肠

〔祛风热湿〕芜荑 肝 蜗牛 经络、肠、胃

〔祛风热气〕薄荷 肝

〔祛风寒湿〕细辛 肾 天雄 肾 五加皮 肝、肾 僵蚕 肝、肺、胃 蚕沙 肝、肺、胃 蔓荆子 筋骨、头面

〔通关诸药〕皂角 山甲 蜈蚣 白花蛇 茵芋 苏合香 樟脑 细辛 蓖麻子 麝香 冰片 全蝎 川乌附

寒

风为六淫之长，而寒亦居其次。故汉仲景专以伤寒立论。凡风寒由于背俞而入，次第传变，则为传经伤寒，其邪止在于表，而不在里。若不由经传变，直入三阴，有寒无热者，则为直中伤寒，其邪在里，而不在表。且有表症全无，厥气内生，寒战不已者，则为火衰内虚真寒而表，切禁。更有火热内闭，火不得泄，外显种种厥象者，则为假寒症见，又非温药、表药可治。是以寒初在表，邪未深入，或止偶尔感伤轻寒薄冷①，［批］寒邪在表未深。用以紫苏、桔梗、葱白、生姜，一药可愈。如其次第传变，在太阳膀胱，则当用以麻黄；在阳明，则当用以升、葛；在少阳，则当用以柴胡。此治表寒［批］寒邪传变。之大概也。《经》曰：以辛润之。至有中气素虚，其寒或兼有痰、有气、有湿，［批］寒兼诸邪。则当用以荜茇、白蔻、姜黄、红豆蔻、干姜、薰香、川椒、冬花、百部、紫白二英、马兜铃等类以治；寒兼有风，则当用以杏仁、淫羊藿等药以治；寒兼风湿，则当用以五加皮、天雄、蔓荆子、僵蚕、蚕沙、细辛以治；寒兼痰壅，则当用以生姜以治，然亦不失散药之类。若使内寒之极，［批］真寒内见。在胃则有草豆蔻、草果、白檀香、益智、丁香可逐，但丁香则合肺肾而皆治；在肾则有仙茅、胡巴、肉桂、川椒、补骨脂、阳起石可入；在肝则有吴茱萸、艾叶、大小茴可进；在大肠则有巴豆可通；在心则有桂心可投。《经》曰：寒淫于内，治以甘热，佐以苦辛。若更兼有痰湿，则又无若附子、胡椒。此逐寒之大概也。若使寒止假见，则为内热灰伏，［批］假寒外见。有非燥药可愈。在表宜以轻剂疏散，使热外发；在里宜

---

① 冷：原作"令"，据文义改。

以苦咸下降，如三黄、石膏、知母、黄柏、朴硝，《经》曰：以咸泻之，以苦坚之。使热除而寒自不见矣。但世仅知以寒治寒，而不知寒有真伪，则治又当变活，而不可仅以寒拘耳。

《经》曰：寒淫于内，治以甘热，佐以苦辛，以咸泻之，以辛润之，以苦坚之。土能制水，热能胜寒，故治以甘热。苦而辛，亦热品也。伤寒内热者，以咸泻之；内燥者，以辛润之。苦能泻热而坚肾，泻中有补也。五运。太阳司天，辰戌。太阳在泉，丑未。

〔散寒〕桔梗肺　紫苏肺　葱白肺　紫石英肺　白豆蔻肺　马兜铃肺　党参肺　白石英肺　红豆蔻肺　冬花肺　百部肺　麻黄膀胱　荜茇胸腹　良姜胃　薰香肺、心　干姜脾、胃

〔散寒风〕杏仁肺　淫羊藿肾　荷叶胆

〔散寒风湿〕五加皮肝、肾　天雄肾　细辛肾　蔓荆子筋骨、血脉　僵蚕肝、肺、胃　蚕沙肝、肺

〔散寒痰〕生姜肺

〔逐血寒〕肉桂肝、肾　桂心

〔逐寒〕阳起石肾　胡巴肾　仙茅肾　补骨脂肾　川椒肾　巴豆肾　吴茱萸肝　大茴香肝　小茴香肝　艾叶脾、肝、肾　草果胃　白檀香胃　益智胃　丁香肺、胃、肾　大蒜诸窍　草豆蔻胃口上

〔逐寒痰〕胡椒胃、肾　附子肾　砒石肠、胃

暑

书曰：静而得之为中暑，动而得之为中热。又曰：暑症有二，一曰阴暑，一曰阳暑。阴暑者，因暑受寒之谓；阳暑者，因暑受热之意。可知阴暑即为中暑，阳暑即为中热也。玩书所载治暑药类甚多，而其确实以指治暑之药，其数有限。盖暑必挟有湿，如书所言能散暑中湿气，〔批〕暑湿。其药止有紫苏以疏肺受暑邪，厚

朴以消胸腹暑胀，大蒜以开暑塞窍穴，扁豆以舒脾中暑郁，苍术以发脾中湿郁也；又暑必挟有热，如书所言能散暑中热气，〔批〕暑热。其药止有香薷以除上下热气熏蒸，木瓜以收湿热耗损之气也。至于湿热伤胃而渴，〔批〕暑湿热。则有雪水、西瓜、石膏可除；伤腑而见溺闭，则有滑石可解。他则无有论及。惟于症治之内，或言暑有宜于参、芪、白术，是因暑能伤气，〔批〕暑伤气。气补则于暑可除矣；有言宜用黄柏、黄连，是因暑挟有热，热除则于暑克除矣；有言宜用猪苓、泽泻，是因暑湿不利，湿利则于暑更可除矣；有言宜用姜、附、肉桂，是因暑挟沉寒，〔批〕暑寒。寒去则于暑无不去矣；有言宜于草果、砂仁，是因暑湿伤中，〔批〕暑伤中。中治则于暑无不治矣；有言宜于干葛、升麻，是因暑伤于胃，〔批〕暑伤中气。而气不升，气升则于暑无不消矣；有言宜于乌梅、甘草，是因暑热伤津，〔批〕暑伤津。津和而暑无不和矣；有言宜于生地、赤芍、阿胶，是因暑伤血燥，〔批〕暑伤血。血和而暑无不和矣。若使意义不明，徒以书载香薷以为治暑要剂，无论是虚是实，是阴是阳，概为投服，且令朝夕代茶，保无有伤元气之害乎？噫！误矣。

〔散暑湿〕紫苏肺　厚朴胸腹　大蒜诸窍　苍术脾　扁豆脾

〔散暑湿热〕木瓜脾　香薷肺、胃、心

〔散暑热〕雪水胃　石膏胃　滑石中下　西瓜心包、胃

〔补气治暑〕人参　黄芪　白术

〔清热治暑〕黄柏　黄芩　黄连

〔利湿热除暑〕猪苓　泽泻

〔祛寒治暑〕干姜　附子

〔消滞治暑〕草果　砂仁

〔升胃气治暑〕干葛　升麻

〔养津治暑〕乌梅　甘草

〔养血治暑〕赤芍　生地　阿胶

湿

《经》曰：诸湿胀满，皆属于脾。则湿当以理脾为主。又书有曰：湿因于寒，为寒湿；湿因于热，为热湿；湿因于风，为风湿；湿因于燥，为燥湿。则湿当视所因以治。又曰：湿在上，宜散；湿在中，宜燥；湿在下，宜清。然亦未可尽拘。如湿有宜于散，其湿挟寒而至者，则当以寒为治，[批]散寒湿。如蔓荆、细辛、天雄之属是也；因于热者，则当以热为治，[批]散热湿。如香薷、木瓜之属是也；因于风者，则当以风为治，[批]散风湿。如白芷、羌活、独活、威灵仙、海桐皮、秦艽、萎蕤、桑寄生、侧附子、蛇床子、巴戟、狗脊、松脂、茵芋、炉甘石、苍耳子、豨莶草、五倍子、百药煎、萆薢、防风之属是也；因于燥者，则当以燥为治，[批]散燥湿。如萎蕤、桑寄生、巴戟、狗脊之属是也。至于中寒而湿不去，则有宜于燥矣。[批]燥寒湿中。凡白术、伏龙肝、橘皮、红豆蔻、川椒、草豆蔻、蛇床子、密陀僧，皆属燥类。《经》曰：湿淫于内，治以苦热。又曰：以苦燥之。肾寒而湿不化，则有宜于渗矣。[批]渗寒湿在肾。其渗宜以热施，凡肉桂、钟乳、附子，皆属热类。若使中下皆热，[批]泻热湿在中下。在中，轻则宜以芡实、木瓜、木通、神曲、扁豆、山药、陈仓米、浮萍等药以为采择，《经》曰：佐以酸淡。又曰：以淡渗之。重则宜以滑石、赤小豆、萹蓄、白鲜皮、苦参、茵陈、刺猬皮、猪苓、皂白二矾、商陆、紫贝、郁李、胆草以为选入；在下，轻则宜以地肤子、文蛤、苦楝子、泽泻、琥珀，重则宜以海带、海藻、昆布、田螺以为审用。总之，湿症虽多，而要不外寒湿、热湿两种。寒湿者，宜以去寒燥湿补火为要；热湿者，宜以清热利湿滋阴为尚。若概用以清利，及仅知其苍术为上下治湿要药，不惟效不克臻，且更变见多端矣，可不慎于所用乎？

《经》曰：湿淫于内，治以苦热，佐以酸淡，以苦燥之，以淡泄之。湿为土气，苦热皆能燥湿，淡能利窍渗湿。用酸者，木能制土也。五运。太阴司天，丑未。太阴在泉，辰戌。

〔散湿〕苍术脾　厚朴胸腹　排草肌

〔散湿风〕豨莶草肝　海桐皮肝　松脂肝、脾　苍耳子肝、脾　桑寄生肝、肾　狗脊肝、肾　巴戟肾　独活肾　侧附子肾　蛇床子肾　萎蕤肺　白芷胃　草薢胃　百药煎肺、胃　五倍子肺、胃　秦艽肝、胃　防风膀胱、胃　羌活膀胱、肝　茵芋关节　威灵仙十二经

〔散湿风寒〕细辛肾　天雄肾　五加皮肝、肾　僵蚕肝、肺、胃　蚕沙肝、肺、胃　蔓荆子骨、头面

〔散湿热风〕芜荑肝

〔散湿热〕香薷肺、胃、心

〔散湿痰〕半夏脾、胃、胆、心

〔燥湿〕白术脾　石灰脾　草豆蔻脾　伏龙肝肝、脾　橘皮肺、脾　川椒肺、胃　红豆蔻胃　草豆蔻胃

〔燥湿风〕蛇床子肾

〔燥湿热〕密陀僧脾

〔渗湿〕茯神心　萱草心　山药脾　浮萍脾　扁豆脾　泽兰脾　鲫鱼脾　芡实脾　鸭肉脾　海螵蛸肾　桑螵蛸肾　椒目肾　桑白皮肺　姜皮肺　石钟乳肠、胃　冬葵子肠、胃　榆白皮肠、胃　神曲肠、胃　土茯苓肝、肾　肉桂膀胱　天仙藤肝　鲤鱼胃、肾　通草肺、胃

〔泻湿热〕白矾脾　蚯蚓脾　苦参肠、胃　茵陈肠、胃　刺猬皮肠、胃　萹蓄肠、胃　木瓜脾、胃、筋骨　石燕脾、胃、肝、小肠　瞿麦心　灯草心　黄连心　白鲜皮脾、肠、胃　黑牵牛肺　黄芩肺　石韦肺　车前子肺　海蛤肾　文蛤肾　琥珀肾　猪苓膀胱　泽泻膀胱　龙胆草肝　赤苓小肠　赤小豆小肠　白薇肺、胃　寒水石胃、肾　薏苡仁脾、肺　白蔹肝、脾　皂矾肝、脾　连翘心、肝　珍珠心、肝　木通小肠、心　滑石

中下　苦楝子心包、小肠、膀胱

〔伐水〕海藻肾　海带肾　昆布肾　郁李脾　商陆脾　葶苈肺　田螺膀胱　紫贝肝、脾　甘遂经隧　大戟脏腑　芫花里外　续随子胃腑湿滞　萆麻子经络　蝼蛄诸水

燥

　　燥为六淫之一。何肺多以燥见？以肺处于高原而燥，故肺独以燥名也。然肺燥烈不润，则脾自必见枯，血亦自必见槁，精亦自必见竭，肠亦自必见涸，又安有肺燥而不与之俱燥哉？是以治燥而在于肺，[批]肺燥。则有萎蕤、人乳、阿胶、熟蜜、榧实以润之矣；治燥而在于脾，[批]脾燥。则有山药、黄精、羊肉、人乳、猪肉以润之矣；治燥而在于肝，[批]肝燥。则有荔枝、阿胶、桑寄生、何首乌、狗脊、麋茸、獭肝、紫河车、兔屎以润之矣；治燥而在于肾，[批]肾燥。则有冬青子、燕窝、桑寄生、枸杞、龟板、龟胶、胡麻、冬葵子、榆白皮、黑铅、桑螵蛸、楮实、磁石以润之矣；治燥而在于心，[批]心燥。则有柏子仁、龟板、食盐以润之矣；治燥而在于大肠，[批]大肠燥。则有胡麻、枸杞、花生、苁蓉、油当归、锁阳、蜂蜜以润之矣。至于因风而燥，[批]风燥。则有羌活、秦艽、防风；因火而燥，[批]火燥。则有黄芩、麦冬；因热而燥，[批]热燥。则有石膏、知母、生地、大黄、朴硝。《经》曰：以苦下之。然此人所皆知，其有水极而燥，[批]水燥。寒极而燥，[批]寒燥。人绝不晓。盖水冲击横溢，血气不周，上下隔绝，而症有不燥乎？寒冻不解，津无气化，而症有不燥乎？如大便秘结，症果属热，用以大黄以下，其燥自开；症果属燥，用以胡麻、火麻以润，其燥亦开。若使燥属于寒，在表，[批]表寒。则当用以麻、桂、羌、防、细辛以开其郁；在里，[批]里寒。则当用以硫黄、巴

豆、半夏以开其结；在中，［批］中寒。则当用以香、砂、姜、半以通其滞。《经》曰：燥淫于内，治以苦温，佐以甘平。水燥而溺不通，在寒，［批］水燥因寒。则当用以苓、桂；在热，［批］水燥因热。则当用以知、柏；若使寒热皆见，［批］水燥寒热俱见。则治又当用以四苓。至于燥气结极而有块硬不消，［批］燥极成块。则治又当用以食盐、芒硝、海藻等药以为之软，其燥无有不化。《易》曰：燥万物者，莫熯①乎火。治燥必兼治火。然苟如此通活，则遇燥皆识，治无不效，又奚必仅以所见之燥为拘哉？

《经》曰：燥淫于内，治以苦温，佐以甘辛，以苦下之。燥属金，苦属火，火能胜金，故治以苦温。甘能缓，辛能润，苦能下，故以为佐也。五运。阳明司天，卯酉。阳明在泉，子午。

〔通燥〕胡麻　冬葵子　榆白皮　苁蓉肉　锁阳　熟蜜

〔通寒燥〕硫黄　巴豆　大蒜　葱白　半夏

〔通热燥〕大黄　猪胆汁　食盐

〔软坚〕海狗肾肾　牡蛎肾　海带肾　昆布肾　食盐肾　青盐肾　蛤蜊粉肾　海石肾　白梅肾　芒硝肠、胃　䗪虫肝　紫贝肝、脾　凤仙子骨穴硬处

火

火有在于外者，宜散；失于不治，则即变为郁火。火有因于虚者，宜补、宜滋、宜缓；火有因于实者，宜泻、宜清；火有根于里虚上浮者，宜引；火有因于表虚外浮者，宜敛。此治火之大概也。但人止知栀、连、芩、柏为泻火要剂，《经》曰：以苦发之。讵知火郁于表，宜散，是即麻黄、桂枝、升麻、干葛、柴胡，轻可去实

---

① 熯（hàn）：干燥。

之意也；火燥于里，宜滋，是即六味补精化气，壮水镇阳之意也；火虚于中，宜补、宜缓，是即参、芪、甘、术，甘温能除大热之意也；火实于里，宜泻、宜清，是即三黄、石膏、朴硝、知母，热不远寒之意也；《经》曰：火淫于内，治以咸冷。因于里虚上浮者，宜引，是即川膝、车前、五味、补骨脂、附桂八味，引阳归阴之意也；因于表虚者，宜敛，是即参、芪、白芍、枣仁、龙骨、牡蛎，敛阴秘阳之意也。《经》曰：以酸收之。至其泻火之味，考之本草，所载虽多，然究其要，脾不外乎石斛、白芍；肺不外乎黄芩、桑皮；心不外乎黄连、栀子；胆不外乎胆草、青黛；肾不外乎黄柏、知母。余则按症酌增，但须审症明确，则所投皆应，自无牵制悖谬之弊矣。李时珍曰：燥甚则地干，暑胜则地热，风胜则地动，湿胜则地泥，寒胜则地裂，火胜则地涸，此六淫见胜之义也。

《经》曰：火淫于内，治以咸冷，佐以苦辛，以酸收之，以苦发之。相火，肾火也，故治以咸冷。辛能滋润，酸能收敛，苦能泄热，或从其性而升发之也。五运。少阳司天，寅申。少阳在泉，巳亥。

〔散火〕麻黄　桂枝　升麻　干葛　柴胡　香薷
〔滋火〕地黄　枸杞　怀山　首乌　阿胶　菟丝子
〔补火〕人参　黄芩　白术　附子　肉桂　干姜
〔缓火〕甘草　合欢皮　人乳　黄精　麦冬　萎蕤
〔泻火〕黄柏　黄芩　黄连　石膏　知母　胆草
〔引火〕五味　补骨脂　附子　肉桂　熟地黄　牛膝
〔收火〕人参　黄芪　白芍　龙骨　枣仁　牡蛎

热 附

热者，寒郁内成之意。因其平素有火，加以寒郁而热成矣。〔批〕脏阳生热为真热。若脏气素阴，则寒虽入，而热不生，在初惟见无热恶寒，至后方有热见。且有平素无热，因于火虚而阳上浮，其症有似于热。又或中有食滞，上下气不宣泄，而身时见热作。皆非真正纯热之谓。[批] 脏阴或热为假热。所以治热须分表里阴阳，及有积热、伏热、热毒、假热之异也。但世仅知苦寒解热，而不知其邪初在表，热未内结，其可不用升麻、干葛、柴胡、秦艽，及或夏枯草之类以散之乎？[批] 表热兼症。热挟有风，而症见有鼻渊目翳，其可不用辛夷、木贼、蕤仁、冰片、决明子、薄荷、炉甘石、青葙子之类以解之乎？热挟有湿，而症见有面垢不仁，肌肤痿痹，其可不用香薷、芫荽以解之乎？热挟有痰不散，而症见有目翳痘痫，其可不用海石以散之乎？血瘀不散，而症见有肝虚目翳，疮疡恶毒，其可不用石灰、谷精草以治之乎？热不在经，而在于膈，而症见有欲吐不吐，其可不用木鳖、瓜蒌、胆矾等药以治之乎？此散表热之大概也。若热已在于里，[批] 里热。法当用泻。然泻脾则不外乎石斛、白芍；泻胃则不外石膏、朴硝、大黄；泻肺则不外乎黄芩、知母；泻大肠则不外乎黄芩、生地；泻心则不外乎连翘、山栀、黄连；泻肝则不外乎胆草、青黛；泻胆则不外乎前胡；泻肾则不外乎童便、食盐；《经》曰：热淫于内，治以咸寒。泻膀胱则不外乎猪苓、泽泻、黄柏。余则看症酌增，此泻里热之大概也。若热久伏不发，[批] 伏热。其热最深，其药亦不越乎知、连、芩、柏。《经》曰：以苦发之。但总不得妄行升发，以助其势，如春温夏热之有禁用干葛、升麻、麻黄、桂枝、柴胡之类是已。此泻伏热之大概也。至于热挟有湿，[批] 湿热。药亦不外清利之味。然亦须分病症轻重，轻则用以通草、茯苓等药以渗；重则用以泽泻、木通、车前、灯草、萹蓄、萆薢、海金沙、防己、茵陈、地肤子、猪苓、滑石等药以为泻；再重则有大戟、芫花、甘遂等药以为之伐。此泻湿热之大概也。他如热入于血，[批] 血热。而症见有蓄血便血等症，则当按其破血凉血之剂以进；久积而热不化，

［批］积热。则当用以黄芩、黄柏、知母之类以投；久积久毒不解，
［批］热毒。则当用以连翘、牛蒡、绿豆、金银花、蒲公英、金汁、
人中黄之类以治。惟有真阴素亏，真阳失守，无根之火浮溢于表，
外极似热，而内则无真正热症热脉可据，［批］假热。惟当用以附子
理中，及或附桂八味，方可回生。凡此皆属治热之品。但不可尽
以热属内实，而概用以苦寒，以伤其胃也。

《经》曰：热淫于内，治以咸寒，佐以苦甘，以酸收之，以苦
发之。水胜火，故治以咸寒。甘胜咸，佐之所以防其过。必甘苦者，防咸之过，
而又以泻热气作实也，热淫，故以酸收之。热结，故以苦发之。五运。少阴司
天，子午。少阴在泉，卯酉。

〔散热〕决明子肝　夏枯草肝　柴胡胆　干葛胃　升麻胃　秦艽
肠、胃　野菊花肝、肺　淡豆豉膈上　香薷肺、胃、心

〔散风热〕辛夷肺　蕤仁肝　决明子肝　薄荷　青葙子肝　炉甘
石肝　木贼肝、胆

〔散湿热〕芫荑皮肤、骨节

〔散热痰〕海石肾

〔散血热〕石灰骨节、皮肤　谷精草肝

〔吐痰〕木鳖热毒　瓜蒌肺、膈热　胆矾肺、膈风热

〔泻脾热〕石斛　白芍

〔泻胃热〕雪水　柿蒂　大黄大肠、胃　竹茹胃、肺　竹叶　玄
明粉大肠、胃　漏芦　白头翁大肠、胃　人中黄大肠、胃　金汁　梨
胃、肺　西瓜胃、心　珍珠胃、肝、心　芦根　犀角　蒲公英　粳米
石膏　柿干胃、肺　柿霜胃、肺　雷丸　朴硝大肠、胃　绿豆胃、大肠
刺猬皮　贯众

〔泻肺热〕马兜铃　青木香　百草霜　通草　车前子肺、肝
贝母肺、心　牵牛　石韦　牛子　金银花　山栀子肺、心　白薇　知
母　沙参　薏苡仁　百部　百合肺、心　黄芩大肠、肺　芙蓉花　柿

霜肺、胃　柿干肺、胃　土贝母肺、心　竹茹肺、胃　梨肺、胃　蛤蜊粉　太行山党参

〔泻大肠热〕白头翁大肠、胃　人中黄大肠、胃　生地　朴硝大肠、胃　大黄大肠、胃　黄芩大肠、肺、膀胱　绿豆大肠、胃　蜗牛　玄明粉大肠、胃

〔泻心热〕代赭石　木通　瞿麦　牛黄心、肝　天竺黄　连翘　山栀子心、肺　西瓜心、胃　黄连　辰砂　百合心、肺　郁金　莲须　贝母心、肺　钩藤　珍珠心、肝、胃　土贝母心、肺　川楝子心包、膀胱、心

〔泻心包热〕川楝心包、膀胱、心。

〔泻肝热〕代赭石　石南叶　琥珀肝、肾　车前子肝、肺　牛黄肝、心　前胡肝、胆　秦皮　空青胆、肝　铜青肝、胆，金部　蒙花　石决明　珍珠肝、心、胃　凌霄花　生枣仁　芦荟

〔泻胆热〕空青肝、胆　绿青石部　铜青胆、肝，金部　熊胆　青鱼胆　胆矾　前胡

〔泻肾热〕琥珀肾、肝、膀胱　防己　青盐　秋石　寒水石　龙胆草胆、肝　食盐　童便　地骨皮

〔泻膀胱热〕猪苓　泽泻　地肤子　茵陈　黄柏　黄芩　龙胆草膀胱、肾、肝　川楝子心包、膀胱、心

〔泻脾湿热〕白鲜皮脾、胃、大肠　薏苡仁脾、肺　木瓜脾、胃、肾　蚯蚓　紫贝　皂矾肝、脾　白矾　商陆　郁李仁

〔泻胃湿热〕萹蓄　白鲜皮大肠、胃、脾　木瓜胃、脾、肾　苦参胃、肾、大肠　茵陈　刺猬皮大肠、胃　白薇　寒水石胃、肾　续随子　莞花

〔泻肺湿热〕黑牵牛　黄芩小肠、肺　石韦　车前子　通草　薏苡仁肺、脾　葶苈

〔泻大肠湿热〕防己大小肠、肾　白鲜皮大肠、胃　苦参大肠、肾、

胃　刺猬皮_{大肠、胃}　黄连_{大肠、心}　玄明粉

〔泻心湿热〕木通_{小肠、心}　黄连_{大肠、心}　连翘_{心、肝}　栀子　珍珠_{心、肝}　瞿麦　苦楝子_{心包、膀胱、心、小肠}

〔泻心包湿热〕苦楝子_{心包、膀胱、心、小肠}

〔泻小肠湿热〕海金沙　赤小豆　木通_{小肠、心}　生地　赤茯苓　黄芩_{小肠、心}　防己_{大小肠、肾}　川楝子_{心、小肠、心包、膀胱}

〔泻肝湿热〕龙胆草_{肝、胆、膀胱}　连翘_{肝、心}　珍珠_{肝、心}　皂矾_{肝、脾}

〔泻胆湿热〕龙胆草_{胆、肝、膀胱}。

〔泻肾湿热〕防己_{大小肠、肾}　木瓜_{肾、脾、胃}　苦参_{大肠、肾、胃}　海蛤　文蛤　琥珀　寒水石_{肾、胃}　海藻　海带　昆布　茯苓

〔泻膀胱湿热〕猪苓　泽泻　地肤子　黄柏　田螺　川楝子_{心包、心、小肠}

〔泻脾血热〕郁李仁　射干_{肝、心}　紫贝_{肝、脾}　姜黄　藕_{脾、心、肝}　皂矾_{脾、肝}　蚯蚓

〔泻胃血热〕地榆_{大肠、胃、肝}　槐角_{大肠、胃、肝}　槐花_{大肠、胃、肝}　苏木_{胃、心}　三七_{胃、肝}　干漆_{胃、肝、大肠}

〔泻肺血热〕生地黄_{肺、心}　紫菀

〔泻大肠血热〕石脂_{大肠、胃、肝}　槐角_{大肠、胃、肝}　槐花_{大肠、胃、肝}　地榆_{大肠、胃、肝}　刺猬皮　干漆

〔泻心血热〕犀角　射干_{心、脾}　童便_{心、肾}　血余_{心、肾}　红花_{心、肝}　辰砂　紫草_{心、肝、心包}　生地黄_{心、肺}　熊胆　丹参　没药　郁金_{心包、心}　桃仁_{心包、心、肝}　茜草_{心包、心、肝}　苏木_{心、胃}　益母草_{心包、心、肝}　藕_{心、脾、肝}

〔泻心包血热〕紫草_{心包、肝、心}　郁金_{心包、心}　茜草_{心包、心、肝}　益母草_{心包、心、肝}　桃仁_{心包、心、肝}

〔泻肝血热〕白芍　代赭石　蒲公英_{肝、肾}　青鱼胆　红花

肝、心　地榆大肠、肝、胃　槐角大肠、肝、胃　槐花大肠、肝、胃　侧柏叶　卷柏　无名异　凌霄花　猪尾血　紫草肝、心包、心，夜明沙　兔肉　旱莲草肝、肾　茅根　蜈蚣　山甲　琥珀　芙蓉花　赤芍　醋　熊胆　莪术　紫贝肝、脾　灵脂　紫参　益母草肝、心包、心　蒲黄　血竭　藕肝、心、脾　古文钱肝、肾　皂矾肝、脾　归尾　鳖甲　贯众　茜草肝、心包、心　桃仁肝、心包、心　干漆大肠、肝、胃　三七肝、胃　虻虫　䗪虫　螃蟹　瓦楞子　水蛭　花蕊石

〔泻肾血热〕童便肾、心　地骨皮　血余肾、心　银柴胡　蒲公英肾、肝　生牛膝　旱莲草肾、肝　赤石脂大肠、肾　自然铜　古文钱肾、肝　青盐

〔泻肾热痰〕海石

〔泻肺热痰〕诃子　瓜蒌　花粉　白果　杏仁　旋覆花

〔泻脾热痰〕密陀僧　白矾

〔泻肝膈热痰〕礞石

〔泻胸膈热痰〕硼砂

〔泻心肝热痰〕牛黄　射干

〔泻心肺热痰〕贝母　土贝母

〔泻皮里膜外热痰〕竹沥

〔泻肝胆热痰〕前胡

〔泻肝脾热痰〕皂矾

痰

　　痰病本于人身浊气浊液所致，故书多责于脾。谓其脾气清彻则痰不生，脾气混浊则痰始成。又考书言，痰之标在脾，而痰之本在肾。盖以脾属后天，肾属先天，凡后天之病，未有不根先天

之所致也。惟是痰症异形，变幻莫测，故书所论治法，多不一端，
而药亦不一致。即以散痰药论之，[批]寒痰。如生姜、胡椒，是散
寒闭之痰也；[批]湿痰。神曲、半夏、橘皮、菖蒲，则散湿闭之痰
也；南星、皂角、白芥、僵蚕、白附、乌尖附、天麻、白前，是
散风湿之痰也。凡此因有不同，而散有各别如此。且即吐痰以论，
[批]吐痰。如木鳖、青木香，非吐热毒在膈之痰乎？瓜蒂、胡桐
泪，非吐热结在膈之痰乎？蜀漆、常山，非吐积饮在于心下之意
乎？乌尖附，非吐风痰在膈之意乎？生莱菔子，非吐气痰在膈之
意乎？砒石，非吐寒痰在膈之意乎？桔梗芦、皂白二矾，非吐风
痰热痰在膈之意乎？参芦，非吐虚痰在膈之意乎？凡此痰有不同，
而吐有各别如此。更即降痰以论，[批]降痰。如瓜蒌、花粉、贝
母、生白果、旋覆花、杏仁、诃子，是降在肺之痰矣，但贝母则
兼心痰同理；白矾、密陀僧、射干，是降在脾之痰矣，但射干则
兼心痰共除；海石、沉香，是降在肾之痰矣，但沉香则兼肾气同
治，海石则兼肺气并驱；鹤虱、磁石、牛黄、前胡、硼砂、礞石，
是降在肝之痰矣，但牛黄则兼心痰皆祛；若在竹沥，则治皮里膜
外之痰。凡此痰有不同，而降有各别如斯。惟有火衰寒胜，痰气
上沸，[批]水沸为痰。非用六味，不能以收；水气上逆，脾气不运，
[批]水泛为痰。非用八味、六君、四君，不能以去。此惟深于医
者，始能以明其蕴。若使初学褊浅，则惟知用竹沥、贝母、牛黄、
礞石等剂，又乌知其医理活变，固有若是其神者乎？此治痰之大
法也。

〔表痰宜散〕生姜肺，寒　胡椒胃，寒　半夏脾、胃、胆，湿　神
曲脾、胃，湿　天南星肝、脾、肺，风　皂角肝、肺、大肠，风　白芥子
肺，风　僵蚕肝，风　白附子胃，风　大皂肝、肺、大肠，湿　乌尖附
肾，风　石菖蒲心，湿　天麻肝，风　橘皮脾、肺，湿　白前肺，风

〔膈痰宜吐〕木鳖外治，热毒　生莱菔肺、脾，气　瓜蒂脾、肺、

胃，热结　藜芦肺、胃，风　常山心下积饮　胆矾肝、胆、肺、脾　白矾脾、胃，湿热　蜀漆心下积饮　食盐心、肾，引水　乌尖附肾，风　砒石肠、胃，寒　青木香肺，热毒　桔梗芦肺，风　胡桐泪胃，热结　皂矾肝、脾，湿热　人参芦肺，虚　栀子心、肺，热

〔实痰宜降〕瓜蒌实肺　花粉肺　磁石肾　牛黄心、肝　贝母肺　竹沥经络　白矾脾　生白果肺　硼砂肝　前胡肝、胆　儿茶心、肺　射干心、脾　旋覆花大肠、肺　杏仁肺　海石肺、肾，气　沉香肾，气　土贝母心、肺　鹤虱肝　诃子大肠、肺　密陀僧脾　礞石肝

〔寒痰宜燥〕干姜胃　附子命门

气

气者，人身之宝。凡人五脏六腑，筋骨皮肉血脉，靡不本气以为迭运，则气关人甚重。又曰：百病皆生于气。又曰：气之源，发于肾，出于肺，统于脾，护于表，行于里。又曰：气有余便是火，气不足便是寒。又曰：诸气郁膹，皆属于肺。则气之见病甚多，而其治气之药亦复不少。姑以补气之剂为论，[批]气虚宜补。如人参，黄芪，是补肺气之不足也；白术，是补脾气之不足也；杜仲、鸡肉、山茱萸、续断，是补肝气之不足者也；龙眼肉，是补心气之不足者也；附子、肉桂、沉香、鹿茸、阳起石、仙茅、胡巴、硫黄、远志、石钟乳、蛤蚧、益智、补骨脂、丁香，是补肾气之不足者也，但蛤蚧则兼肺气以同理，益智则兼心脾冷痰以为逐耳。此补气诸药之各异也。诸气缺陷不升，[批]气陷宜升。在肺，则有桔梗、白党以为用；在脾，则有苍术以为理；在胃，则有干葛、升麻、檀香、白附以为投；在肝，则有柴胡、薄荷以为散。此升提诸气诸药之各异也。至于诸气不通，[批]气塞宜通。在

心与肺，则有宜于薰香、安息香；在脾，则有宜于甘松、木瓜、菖蒲、红豆蔻、木香、大蒜、胡荽，但木香则合肝气而皆通，大蒜则合胃气以同理，胡荽则合心气以皆治也；在肝，则有宜于川芎、香附；在表与胃与肺，则有宜于生姜、烟草；在诸窍，则有宜于麝香、苏合；在血脉，则有宜于诸酒；在通阳辟阴，则有宜于雄黄。此通气诸药之各异也。若使诸气窄胀，[批]气狭宜宽。其言脾肺与肾，则有乌药可投；脾胃，则有藿香、神曲、荞麦可治；膀胱与肾，则有荔枝核可入；小肠，则有橘核、小茴可采；肝经寒窒，则有艾叶、吴萸可进；表里中外有形之气，则有槟榔可理，无形之气，则有大腹皮可施。此宽诸气诸药之各异也。气滞不通而泄，[批]气滞宜泄。于肺，不得不用丁香、冬花、白牵牛、白前、女菀；于脾，不得不用山楂、郁李、姜黄；于肝，不得不用青皮、鹤虱、玄胡索。但须相症酌用。气逆不下而降，[批]气升宜降。在肺，无有过于马兜铃、青木香、旋覆花、瓜蒌、葶苈、苏子、莱菔子、杏仁、枇杷叶、补骨脂；在肠，无有过于荞麦；在肾，无有过于沉香、黑铅；在胃，无有过于续随子。但补骨脂降肺而更降肾，莱菔子降脾而更降肺之为异耳。气结不解而破，[批]气坚宜破。在肺上膈，无有若于枳壳，在肺下膈，无有若于枳实；在肝气闭，无有若于三棱；在肝胃经络，无有若于山甲之为捷耳。他如气散气浮不敛，[批]气散宜敛。有言粟壳、乌梅于肺最宜；龙骨、枣仁、白芍于肝最宜；蛤蜊、牡蛎于肾最宜；木瓜则于脾、胃、肺又最宜也。气走不固，[批]气脱宜固。则病皆属于肾，凡治所用胡桃、菟丝、覆盆、补骨脂、莲须、金樱子、山茱萸、五味子、葡萄、阿芙蓉、没石子、龙骨、牡蛎、沉香、灵砂、秦皮、石斛、桑螵蛸、芡实、诃子、石钟乳，无不皆于肾理。惟有恶气内入，[批]气恶宜辟。在胃与肾，则必用以良姜、甘松、大蒜、苍术、山奈以辟；在肺，则必用以生姜以辟；在肝，则必用以虎骨、蛇蜕、蜈蚣、胡荽、薰香及酒以辟；在诸窍，则必用以樟脑、苏合香以辟；在胃与肝，则有雄黄以辟；在外，则有排草以辟；若使时行瘴毒，则又更有草果、烟草、槟榔、贯众以辟矣。仍须分其寒恶、臭恶、湿恶、毒恶、邪恶以治。大约寒不外于生姜、良姜为辟；臭不外于胡荽、薰香为辟；湿不外于苍术为辟；邪不外于樟脑、苏合、雄黄为辟；毒不外于蛇蜕、蜈蚣、虎骨为辟也。至于气浮不镇，[批] 气浮宜镇。总不越乎金石重坠之药以为之压；气急不舒，[批] 气急宜缓。总不越乎甘草等药以为之缓。凡此皆当审实以投。他如气寒宜散宜温，气热宜表宜清，气湿宜燥宜利，气燥宜滋宜润，气挟痰至宜开，气挟暑至宜消，亦何莫不本此理以为审治。昔人云：枳壳利肺气，多服损胸中至高之气；青皮泻肝气，多服能损真气；木香调诸经之气，兼泻肺，能使上焦之气下达，阴火上冲禁用；砂仁醒脾气而能上升，然后滞气得以下通；白豆蔻能泻肺气而使下行，然后阳气得以上达。香附快滞气，陈皮泄逆气，乌药、紫苏俱能散气，使浊从汗散也；厚朴升胃气，前胡下气推陈，槟榔泻至高之气，能使浊气下坠，后重有积者宜之；藿香、薰香上行胃气，沉香升降诸气，脑麝散真气；苏子、杏仁下气润燥，气滞有火者宜之；豆蔻、丁、沉、檀、麝俱辛热，能散郁气，暴怒者宜用，积久成火者忌之。禀壮气实，气不顺而刺痛，枳壳、乌药可用，不愈，加木香；肥人气不顺而刺痛，二陈加厚朴、枳壳；气虚脉弱，异功散加枳壳、木香。若使药性不审，病症不识，而徒用以香燥，是殆速其毙耳。观此可为妄用气药者一箴。

〔气虚宜补〕人参肺　黄肺　白术脾　杜仲肝　山茱萸肝、肾　鸡肉肝　续断肝、肾　龙眼心、脾　附子肾　肉桂肝、肾　鹿茸肾　沉香肾　阳起石肾　仙茅肾　胡巴肾　硫黄肾　远志肾　石钟乳肾、胃、大肠　蛤蚧肾、肺　益智心、脾、肾　补骨脂肾　丁香肺、胃、肾

〔气陷宜升〕桔梗肺　苍术脾　干葛胃　升麻脾、胃　柴胡肝

檀香肺、胃、脾　白附胃　白党参肺　薄荷肝　荷叶胆

〔气塞宜通〕薰香肺　安息香心、肝　烟草肺、胃　大蒜脾、胃、诸窍　雄黄胃、肝　木香脾、肝　附子肾　芎䓖肝　甘松脾　木瓜脾、肺、肝　菖蒲心　胡荽心、肺　麝香诸窍　生姜胃、肺　红豆蔻脾　酒肝血　苏合香诸窍

〔气窄宜宽〕乌药胃、肾　藿香脾、胃、肺　槟榔肠、胃　大腹皮肠、胃　神曲脾、胃　橘核小肠　荞麦肠、胃　荔枝核膀胱、肾　小茴肝、胃　艾叶肝、脾　吴萸肝

〔气实宜泄〕丁香肺、胃、肾　冬花肺　白牵牛肺　白前肺　山楂脾、胃　广皮脾、肺　郁李仁脾　青皮肝　女菀肺　鹤虱肝　姜黄脾　玄胡索心、肝

〔气升宜降〕马兜铃肺　青木香肺　旋覆花肺、肠　栝楼实肺　花粉肺　葶苈肺　续随子胃　麦蘖肠、胃　苏子肺　黑铅肾　杏仁肺　炒莱菔肺、脾　枇杷叶肺　沉香肾　补骨脂肾

〔气坚宜破〕枳壳肺　枳实脾、胃　三棱肝　山甲肝、肺、胃

〔气散宜敛〕栗壳大肠、肺　木瓜脾、肺、肝　乌梅肺、肠、肝　龙骨肝、肾、大肠　枣仁胆、肝　炒芍药肝、脾　蛤蜊粉肾

〔气脱宜固〕胡桃肉肾　菟丝子肝、肾　覆盆子肾　补骨脂肾　莲须心、肾　五味子肺、肾　山茱萸肝、肾　金樱子脾、肝、肾　葡萄肾　阿芙蓉肾　没石子肾　龙骨肝、肾、大肠　牡蛎肾　沉香肾　灵砂肾　秦皮肝、胆、肾　石斛脾、肾　芡实脾、肾　诃子大肠、肺　桑螵蛸肝、肾、膀胱　石钟乳大肠、胃

〔气恶宜辟〕良姜胃，寒　生姜肺，寒　蛇蜕肝，毒　蜈蚣肝，毒　樟脑关窍，邪　甘松脾，湿臭　山奈胃，湿臭　排草脾，臭　大蒜脾、胃，诸恶　虎骨肝，毒　胡荽心、脾，臭　薰香肺，臭　雄黄胃、肝，邪　酒肝、血，诸恶　苍术脾，湿　苏合香诸窍，邪　草果胃，瘴　烟草肺、胃，瘴　槟榔肠、胃，瘴　贯众肝、胃，瘴

〔气浮宜镇〕磁石_肾 铁粉_肝 金银箔_肝 禹余粮_{大肠} 密陀僧_脾 代赭石_肝 云母石_脾 珍珠_{心、肝} 辰砂_心 龙骨_{肝、肾、大肠} 龙齿_{肝、肾、大肠}

〔气急宜缓〕甘草_脾 合欢皮_{心、脾}

血

　　血者，人身之液。有血则筋骨脏腑皆得受其灌溉而成形，无血则形色枯槁而即死矣。玩书所论补血之剂，多以古方四物为要，盖以营中之血，非此不能以生。讵知血属有形，凡有形之物，必赖无形之气以为之宰，故参、芪最为生血要药。《经》曰：阳生则阴长。职是故耳。且血寒则血不归，血热则血不活，血凝则血不散不止，血积则血不下不破。如温血，则以桂心为最，凡乳香、泽兰、鸡苏、百草霜、天仙藤、骨碎补等药，皆属温类，但须看其形症以施，而不可以概用耳；凉血，则以生地、红花、紫草为最，凡赤芍、地榆、槐角、侧柏叶、银柴胡、蒲公英、卷柏等药，皆属凉类，仍须看其兼症兼脉以审，而不可以妄用耳；破血下血，则以桃仁、三七、水蛭、虻虫、䗪虫、螃蟹等药为最，凡郁金、姜黄、蒲黄、紫菀、血竭、归尾、苏木、瓦楞子、花蕊石、斑蝥、茜草、紫参、郁李仁等药，皆属破类，但须看其形症浅深，而不可以竟用耳。若属血瘀不散，〔批〕散血。则有石灰、谷精草等药可施；血出不止，〔批〕止血。则有炙卷柏、伏龙肝、黑姜、炒艾叶、炒蒲黄、栀子、石脂、白及、花蕊石、青黛、百草霜、炒侧柏、王不留行、刘寄奴等药可治。但须分其内外，别其微甚，审其经络以为权衡，则治始无差，而不致有鱼鲁之混矣。独惜今之补血，多以四物为主；须看柯琴、吴鹤皋、张璐、张景岳诸家注解，四物汤说自明。凉血多以生地、犀角、栀、连、芩、柏为要；止血多以卷柏、侧柏叶为尚；破血多以桃仁、红花为施。至于温血之理，绝不讲究，及补血止血，多责于气之义，绝不体会，是徒得乎治血之名，而未审乎治血之实也。

〔血寒宜温〕白虫蜡肝、脾　肉桂肝、肾　阳起石肾　续断肝、肾　荆芥肝　芎䓖肝　香附肝、胆　伏龙肝肝、脾　玄胡索心、肝　安息香心、肝　炉甘石胃　苍耳子肝、脾　桂心心　海螵蛸肝　乳香心　酒肝、脾、胃、肺　百草霜肝、肾　沙糖　兔屎肝　王不留行肝、胃　韭菜肝、肾、肠、胃　天仙藤肝、脾　骨碎补肾　泽兰肝、脾　墨肝、肾　刘寄奴肝　大小蓟肝　鸡苏肠、胃　海狗肾肝、肾　鹿茸肾　鹿角肾、督　蒺藜肝、肾　赤石脂大肠

〔血热宜凉〕白芍肝　代赭石心、肝　犀角胃　射干心、脾、肝　童便膀胱　地骨皮肺、肾　血余肝、心　银柴胡肾　蒲公英胃、肝　青鱼胆肝、胆　红花心包、肝　地榆肝、肾、肠、胃　生牛膝肝、肾　槐角大肠、胃、肝　槐花肝、胃　辰砂心　侧柏叶肺、肝　卷柏肝　无名异肝　凌霄花肝　猪尾血肝　紫草心包、肝　夜明沙肝　兔肉肝　旱莲草脾、肾　茅根胃、肝　蜈蚣肝　琥珀心、肝　刺猬皮肠、胃　生地肾　芙蓉花肺　赤芍药肝　鲤鱼鳞脾　醋肝　熊胆心、肝

〔血凝宜散〕石灰肝、脾　谷精草肝

〔血积宜破〕丹参心包　山甲肝、肺、胃　郁李仁脾　莪术肝　紫贝脾、肝　没药心　郁金心　桃仁心包、肝　五灵脂心、肝　茜草心包、肝　紫菀肺　紫参肝　苏木心、胃　姜黄脾　蒲黄肝　益母草心包、肝　血竭肝　生藕心、脾　自然铜骨　古文钱肝、肾　皂矾脾、肝　蚯蚓经络、脾　归尾肝　鳖甲肝　贯众肝、胃

〔血死宜败〕斑蝥下部　干漆肝、脾　三七肝　水蛭肝　虻虫肝　䗪虫肝　螃蟹肝　瓦楞子肝　花蕊石肝

〔血出宜止〕卷柏肝　伏龙肝肝、脾　墨肝、肾　黑姜肾　炒黑艾肝、肾　炒蒲黄肝、肾　栀子心、肺　石脂大肠　白及肺　花蕊石

肝 **青黛**肝 **百草霜**肝、肾 **刘寄奴**肝 **石灰**肝、脾 **象皮灰**肌肉 **王不留行**肝、胃 **炒侧柏**肝、肺、肾

积

积者，久积不消之意。其病本非暴起，治亦未可忽视。但人止知积滞不消，多以食填太阴，用以消导。讵知食积止属病标，而其所以致积之由，则有不在于食而在于寒与热，及在于痰、于气、于水、于虫、于血之谓也。玩书所言，治积总不越乎缩砂密、木香、使君子、山楂、麦芽、神曲、荞麦、雷丸、谷虫、苦酒、阿魏、珍珠、橘皮、大蒜、干漆、海石、朴硝、硇砂、丁香、桂心、牵牛、紫苏、生姜、莪术、胡连，以为温胃消食，杀虫快滞之品。而不知积因寒成，［批］寒积。则积当从寒治，如乌头、干姜、肉桂、吴茱萸、巴霜之属是也；积因热致，［批］热积。则积当从热理，如黄连、黄芩之属是也；积自气生，［批］气积。则积当从气化，如木香、沉香、陈皮、青皮、玄胡索、厚朴、荞麦、枳实、蓬术之类是也；积由虫致，［批］虫积。则积当从虫杀，如鹤虱、苦楝根、胡粉、阿魏、川椒、雷丸、使君子、槟榔、雄黄、榧实之属是也；积由痰聚，［批］痰积。则积当从痰解，如茯苓、半夏、磁石、白芥子、海石之属是也；积由血蓄，［批］血积。则积当从血破，如桃仁、山甲、干漆、蛀虫、瓦楞子之属是也；积自水结，［批］水积。则积当从水下，如大戟、芫花、甘遂、荛花之属是也；积自食至，［批］食积。则积当从食消，如山楂、麦芽、神曲、谷虫之属是也；积由虚致，［批］虚积。则积当从虚除，如黄芪、人参、白术之属是也。凡此道理靡尽，随症活泼，但不可专以所见之积以为治耳。

〔消寒积〕乌头 干姜 肉桂 吴茱萸 巴霜

〔消热积〕朴硝 黄连 大黄

〔消气积〕木香 沉香 厚朴 玄胡索 荞麦 枳实 陈皮 枳壳 青皮 牵牛

〔消虫积〕鹤虱 胡粉 阿魏 苦楝根 川椒 雷丸 槟榔 使君子 雄黄 榧实 乌梅

〔消痰积〕茯苓 半夏 礞石 磁石 海石 白芥子

〔消血积〕桃仁 干漆 虻虫 水蛭 瓦楞子 花蕊石

〔消水积〕大戟 芫花 商陆 甘遂

〔消食积〕山楂脾、胃，肉 麦芽胃，谷 神曲脾、胃，风、寒、气 谷虫肠、胃，食

〔消虚积〕人参 白术 黄芪 炙甘草

〔杀虫蛊药附〕黄连心，湿热 苦参肾，湿热 萹蓄脾，湿热 白牵牛肺，湿热 白矾脾，湿热 芫荑脾，风湿热 大黄脾、胃，热 朴硝肠、胃，热 青黛肝，热郁 蓝子肝，热郁 苦楝根小肠、膀胱，热郁 苦楝子心包、小肠、膀胱，热郁 贯众肝、胃，热毒 雷丸胃，热积 芦荟肝、冲，热积 蚯蚓脾，热积 青葙子肝，风热 苍耳子肝、脾，风湿 松脂肝、脾、风湿 密陀僧脾，湿 川椒脾、肺、肾，寒湿 椒目肾，寒湿 干姜胃，寒 附子命门①，寒 硫黄命门，寒 巴豆寒 雄黄脾、肺、肝，恶气 苏合香诸窍，恶气 阿魏脾、肾，臭恶 樟脑诸窍，恶气 蛇蜕肝，恶毒 犀角胃，蛊毒 川槿皮肝，风癣 海桐皮肝，风癣 水银外，疥 轻粉筋、骨，疥 铅粉肾，疥 黄丹血，疥 大风子肝、脾，疥 石膏皮肤、骨、肉、血，热湿 山茵陈膀胱、胃，口疮 五倍子肺、胃，疥 百药煎肝、胃，疥 紫贝肝、脾，瘀 桃仁肝，瘀 干漆肝、胃，瘀 皂矾肝、胃，瘀 百草霜肝，瘀 厚朴肠、胃，湿

---

① 门：原脱，据前后文补。

瘴 槟榔肝，湿瘴 谷虫肠、胃，滞 鹤虱肝，痰滞 使君子脾、胃，积滞 榧实肺，燥 乌梅肺、脾、大肠，酸收 百部肺，清热 甘蜜脾、肺，引蛊 藜芦肺、胃，上涌 相思子肺、胃，上涌 芫花脾、肺、肾，水积 胡桐泪胃，齿虫 莨菪齿虫 韭子肝、肾，齿虫 蟾酥肌肉，齿虫 覆盆叶阴蚀虫 獭肝肝，痨瘵 獭爪肝，痨瘵 败鼓心，痨瘵 桃符板大肠，痨瘵 鹳骨痨瘵 死人枕肝，痨瘵 虎粪骨肝，痨瘵

痛

　　痛者，血气不通之意。考之《内经》有言，是病多因寒气内客，而热绝少。又考诸书所论，痛有因寒、因热、因风、因湿、因滞、因血、因气、因火、因虫之分。予尝按书细考，大约痛属于寒、于湿、于滞、于血，则多守而不走；痛属于风、于火、于热、于气、于虫，则多走而不守；痛属于湿、于滞，则多肿胀高起；痛属于寒，则多毛骨耸直；痛属于热，则多神气不失；痛属于气，则痛必见肿突，其肿时胀时消；痛属于滞，则痛得食则增；痛属于虚，则痛得食则减。且痛属寒、属虚，则喜热手揉按；属热、属火、属实，则最忌手揉擦。痛之大概如斯。是以风痛之症，多见周身骨节疼痛，故药有不离乎羌活、防风、桂枝、独活、山甲、白花蛇、乌蛇、白附子、石南藤、川乌附、天雄，但须分其上下里外以治；寒痛之症，多见手足厥逆，饮食不思，痛喜热手揉按，并或发热恶寒，无汗脉紧，故药有不离乎麻黄、细辛、附子、干姜、良姜、荜茇、吴茱萸、大茴、小茴、川椒、肉桂、艾叶，但须分其在表在里寒症以治；湿痛之症，多见肿胀痞满，手足酸软麻痹，其痛守而不移，故药有不越乎苍术、半夏、南星、猪苓、泽泻、木通、车前、薏苡，但须分其寒多热多以治；热通

之症，其痛多见口渴发热，痛则手不可近，故药有不越乎石膏、知母、山栀子、黄芩、大黄、朴硝，但须分其热势轻重上下以治；火痛之症，其症必见面赤唇焦，口燥舌干，脉则洪数有力，痛则拒手揉按，故药有不外乎黄芩、黄柏、黄连、天冬、麦冬、沙参、玄参、白芍，但须分其火势微甚以投；气痛之症，其痛必见上下无常，面青目赤，故多治以厚朴、枳壳、槟榔、乌药、陈皮、青皮、香附、木香等药，但须分其上下左右以投；血痛之症，其痛多见一定不移，脉则苁涩不长，故治多以姜黄、乳香、没药、玄胡索、五灵脂、益母草、桃仁、红花、三七、虻虫、水蛭、槐花、地榆等药，但须分其痛处缓急病症以进；滞痛之症，其痛必见不食则减，得食则增，故治多以木香、神曲、山楂、麦芽、砂仁等药，但须分其滞势久暂以施；虫痛之症，其痛多见气上冲心，口吐白沫，时痛时止，故治多以川椒、乌梅、榧实、雷丸、苦楝根、苦参等药，但须分其挟寒挟热以治。凡此痛皆属实。若使痛属中虚，[批]虚痛。则以芪、术为要；痛属血虚，则以芎、归为要；痛属精虚，则以地、茱为要；痛属火衰，则以附、桂为要。然要皆有虚症虚脉可据。若以实症道虚，补剂妄投，其杀人也惨矣。

〔风痛〕羌活　防风　桂枝　山甲　白花蛇　乌蛇　白附子　石南藤　川乌附　天雄　独活

〔寒痛〕麻黄　细辛　附子　干姜　良姜　荜茇　吴茱萸　大茴　小茴　川椒　肉桂　艾叶

〔湿痛〕苍术　半夏　南星　猪苓　泽泻　木通　车前　薏苡

〔热痛〕石膏　栀子　知母　大黄　黄芩　朴硝

〔火痛〕黄芩　黄柏　黄连　天冬　麦冬　沙参　玄参　白芍

〔气痛〕厚朴　枳壳　槟榔　乌药　陈皮　青皮　香附　木香

〔血痛〕姜黄　乳香　没药　玄胡索　五灵脂　益母草　桃仁　红花　三七　虻虫　水蛭　槐花

〔滞痛〕木香　神曲　山楂　麦芽

〔虫痛〕川椒　乌梅　榧实　雷丸　苦楝根　苦参

〔虚痛〕人参气　白术气　黄芪气　当归血　地黄精　山药精　附片火　肉桂火

消　渴

消渴之症，按书有言三焦火起而渴，[批]火渴。盖人津液有限，火胜则水必竭，犹之釜里火猛，谷食皆焚，水必竭泽而燥，而渴以生，是谓火渴；有言表里热盛而渴，[批]热渴。盖以气以卫外，血以营内，表里邪闭，津受煎熬，犹之地气上升，天气闭塞，人物皆烦，而渴应见，是谓热渴；有言表里寒盛而渴，[批]寒渴。盖以人身阳胜则阴微，阴胜则阳弱，阳气既微于中，阴气复增于内，则身中外皆寒而气不温，犹之坚冰既至，滴点全无，而渴应有，是谓阴渴；有谓食滞中宫而渴，[批]滞渴。盖以人身上下，本贵通活，一有物滞，则上不克下，下不克上，津液断绝，两不相接，犹之谷食在釜，内有物闭，气实不空，津不克上，而渴应生，是为滞渴；有谓津借精生，精虚则津无由而布，犹之天雨不降，地无醴泉，而渴以成，是谓水衰而渴；[批]水衰渴。有谓津赖火充，火衰而气不化，精不附气，犹之釜里无薪，锅盖干灼，而渴应见，是谓火衰而渴；[批]火衰渴。有谓津借气布，气实则气充而津生，气衰则气馁而津竭，犹之天气既降，地气不升，而渴应有，是谓气衰而渴。[批]气衰渴。凡此，火不外于三黄、石膏、知母；热不外于大黄、朴硝、花粉、贝母；寒不越乎麻、桂、升、葛、姜、附、丁、桂；滞不越乎香附、川朴、枳壳。至于渴属精虚，则六味有不可离；渴属火衰，则八味必不可弃；渴属气薄，则参、芪、白术自必见用。毋谓渴皆属实，虚症全无，而悉可用苦寒之味也。

〔火渴〕大黄　黄柏　黄芩　黄连　石膏　知母

〔热渴〕大黄　朴硝　花粉　石膏　知母

〔寒渴〕麻黄_{外寒}　桂枝_{外风}　升麻_{外寒}　干葛_{外寒}　干姜_{内寒}　附子_{内寒}　丁香_{内寒}　肉桂_{内寒}

〔滞渴〕香附　川朴　枳壳　木香

〔虚渴〕人参　白术　黄芪　当归　山药　熟地　附子　肉桂

卷十

忌　义

张元素曰：凡药酸入肝，苦入心，甘入脾，辛入肺，咸入肾。此明五味之义。［批］药有五味。辛主散，酸主收，甘主缓，苦主坚，咸主软。统论五味之用。辛能散结润燥，致津液通气；酸能收缓敛散；甘能缓急调中；苦能燥湿坚软；咸能软坚；淡能利窍。复明五味之用。《阴阳应象大论》曰：阴味出下窍，阳气出上窍。清阳发腠理，清之清者。浊阴走五脏。浊之清者。清阳实四肢，清之浊者。浊阴归六腑，浊之浊者。味厚者为阴，薄者为阴中之阳。气厚者为阳，薄者为阳中之阴。味厚则泄，降泻。薄则疏通。渗利。气薄则发泄，表散。厚则发热。温燥。辛甘发散为阳，酸苦涌泄为阴。咸味涌泄为阴，淡味渗泄为阳。［批］药分阴阳。六者或收，或散，或缓，或急，或润，或燥，或软，或坚，以所利而行之，调其气使之平也。此明阴阳之义。［批］阴阳之气平则无病，不平则病生。宗奭曰：生物者气也，成之者味也。寒气坚，故其味可用以软；热气软，故其味可用以坚；风气散，故其味可用以收；燥气收，故^①其味可用以散。土者，冲气之所生，冲气则无所不和，故其味可用以缓。气坚则壮，故苦可以养气。脉软则和，故咸可以养脉。骨收则强，故收可以养骨。筋散则不挛，故辛可以养筋。肉缓则不壅，故甘可以养肉。坚之而后可以软，收之而后可以散。故缓则用甘，不欲则弗用，用之太过亦病矣。古

---

① 故：原脱，据兴顺堂本补。

之养生治疾者，必先通乎此，否则能愈人之疾者，鲜矣。

李杲曰：**味薄者，升而生**；象春。如甘平、辛平、辛微温、微苦平之药是也。**气薄者，降而收**；象秋。如甘寒、甘凉、甘淡、寒凉、酸温、酸平、咸平之药是也。**气厚者，浮而长**；象夏。如甘热、辛热之药是也。**味厚者，沉而长**；象冬。如苦寒、咸寒之药是也。**气味平者，化而成**。象土。如甘平、甘温、甘凉、甘辛平、甘微苦平之药是也。

汪昂曰：气厚味薄者，浮而升；味厚气薄者，沉而降；气味俱厚者，能浮能沉；气味俱薄者，可升可降。［批］药有气味升降浮沉。

李时珍曰：酸咸无升，辛甘无降，寒无浮，热无沉，其性然也。而升者引之以咸寒，则沉而直达下焦；沉者引之以酒，则浮而上至颠顶。一物之中，有根升梢降，生升熟降者，是升降在物亦在人也。此统明升降浮沉之义。

元素曰：凡药根之在土中者，中半以上，气脉之上行也，以生苗者为根；中半以下，气脉之下行也，以入土者为梢。病在中焦与上焦者用根，在下焦者用梢，根升梢降。人之身半以上，天之阳也，用头；中焦用身；身半以下[1]，地之阴也，用梢。乃述类象形者。

汪昂曰：凡药之为枝者，达四肢；为皮者，达皮肤；为心为干者，内行脏腑。质之轻者，上入心肺；重者，下入肝肾。中空者，发表；内实者，攻里。枯燥者，入气分；润泽者，入血分。此上下内外各以其类相从也。

《五伤篇》曰：酸伤筋，辛胜酸。苦伤气，咸胜苦。甘伤肉，酸胜甘。辛伤皮毛，苦胜辛。咸伤血，甘胜咸。此五行相克之义。［批］药有五伤。

《五走篇》曰：酸走筋，筋病毋多食酸，多食令人癃。酸气涩

———————
[1] 下：原作"上"，据文义改。

收，胞得酸而缩卷，故水道不通也。苦走骨，骨病毋多食苦，多食令人变呕。苦入下脘，三焦皆闭，故变呕也。甘走肉，肉病毋多食甘，多食令人悗心。甘气柔润，胃柔则缓，缓则虫动，故悗心也。辛走气，气病毋多食辛，多食令人洞心。辛走上焦，与气俱行，久留心下，故洞心也。咸走血，血病毋多食咸，多食令人渴。血与咸相得则凝，凝则胃汁注之，故咽路焦而舌本干。此五病之所禁。[批]药有五走。

《五过篇》曰：味过于酸，肝气以津，脾气乃绝，肉胝^①胎而唇揭。味过于苦，脾气不濡，胃气乃厚，皮槁而毛拔。味过于甘，心气喘满，色黑，肾气不平，骨痛而发落。味过于辛，筋脉阻绝，精神乃失，筋急而爪枯。味过于咸，大骨气劳，短肌^②，心气抑，脉凝涩而变色。此五味之所伤。[批]药有五过。

汪昂曰：人之五脏，应五行金木水火土，子母相生。[批]药有子母相生。《经》曰：虚则补母，实则泻子。又曰：子能令母实。如肾为肝母，心为肝子，故入肝者并入肾与心；肝为心母，脾为心子，故入心者并入肝与脾；心为脾母，肺为脾子，故入脾者并入心与肺；脾为肺母，肾为肺子，故入肺者并入脾与肾；肺为肾母，肝为肾子，故入肾者并入肺与肝。此五行相生，子母相应之义也。

汪昂曰：药之为物，各有形性气质。其入诸经，有因形而相类者，如连翘似心而入心，荔枝核似睾丸而入肾之类。有因性相从者，如属木者入肝，属水者入肾，润者走血分，燥者入气分，本天者亲上，本地者亲下之类。有因气相求者，如气香入脾，气焦入心之类。有因质相同者。如药之头入头，干入身，枝入肢，皮行皮，红花、苏汁似血而入血之类。又药有以形名者，如人参、狗脊之类。有以色名者，如黄连、黑参之类。有以气名者，如豨莶、香薷之类。有以味名者，如甘草、苦参之类。有以质名者，

---

① 胝：此字下原衍一"伤"字，据《素问·五脏生成》删。

② 肌：原脱，据《素问·生气通天论》补。

如石膏、石脂、归身、归尾之类。有以时名者，如夏枯草、款冬花之类。有以能名者。如何首乌、骨碎补之类。此自然之理，可以意会也。[批]药有形性气质。

时珍曰：药有七情。独行者，单方不用辅也；相须者，同类不可离也；如人参、甘草、黄柏、知母之类。相使者，我之佐使也；相恶者，夺我之能也；相畏者，受彼之制也；相反者，两不相合也；相杀者，制彼之毒也。古方多有用相恶、相反者。盖相须、相使同用者，帝道也；相畏、相杀同用者，王道也；相恶、相反同用者，霸道也。有经有权，用者识悟耳。[批]药有佐、使、恶、畏、反、杀。

嘉谟曰：制药贵适中，不及则功效难求，太过则气味反失。火制四，煅、炮、炙、炒也。水制三，渍、泡、洗也。水火共制，蒸、煮二者焉。酒制升提，姜制发散。入盐走肾而软坚，用醋注肝而住痛。童便制，除劣性而降下；米泔制，去燥性而和中。乳制润枯生血，蜜制甘缓益元。陈壁土制，借土气以补中州；面煨、面制，抑酷性勿伤上膈；乌豆汤、甘草汤渍爆，并解毒致令平和；羊酥油、猪脂油涂烧，咸渗骨容易脆断。去穰者免胀，抽心者除烦。大概具陈，初学熟玩。[批]制药贵适中。

卷后目录

绣按：是书编次，悉从药性气味类载。如补火则以补火一类，滋水则以滋水一类，散寒则以散寒一类，泻热则以泻热一类，以便披阅。但人药性不明，或以仓卒之会，有难稽查，则仍照以古式类编，俾令开卷易于检对。

草部一九一

木部 七二

果部三六

谷部二八

菜部三八

金部七

土部四

禽部十二

兽部二二

鳞部十七

鱼部十一

介部十四